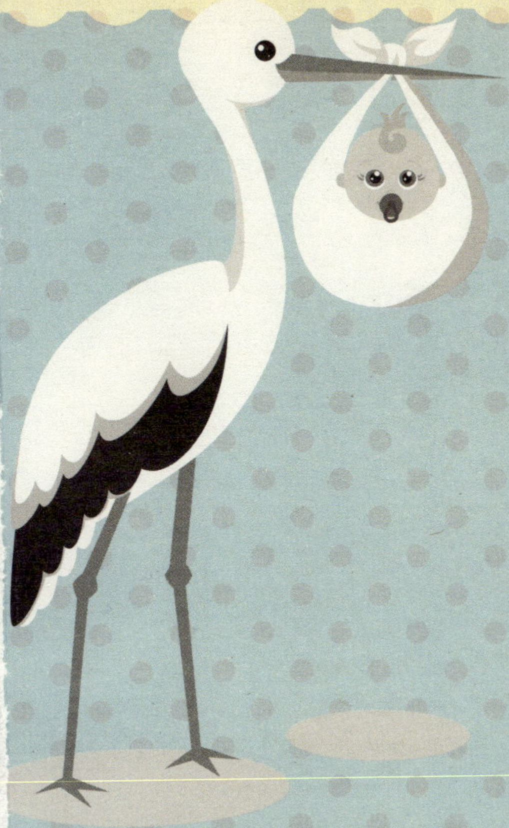

Klan

Bir zamanlar kendilerine Dans Eden Wu'lar denilen bir grup bilge şaman klanı yaşardı. Yüzyıllar boyunca danslarıyla Yer ile Gök arasındaki dengenin korunmasını sağladılar. Tavsiyelerini dinleyen tüm hükümdarların halkı barış ve mutluluk içinde yaşadı. Danslarını sürdürdükleri sürece evrenin ışığı yerden ve halkların üzerinden uzak kalmadı. Ne zaman danslarını bıraksalar o kudretli ışık dünyadan uzaklaştı...

Klan Yayınları

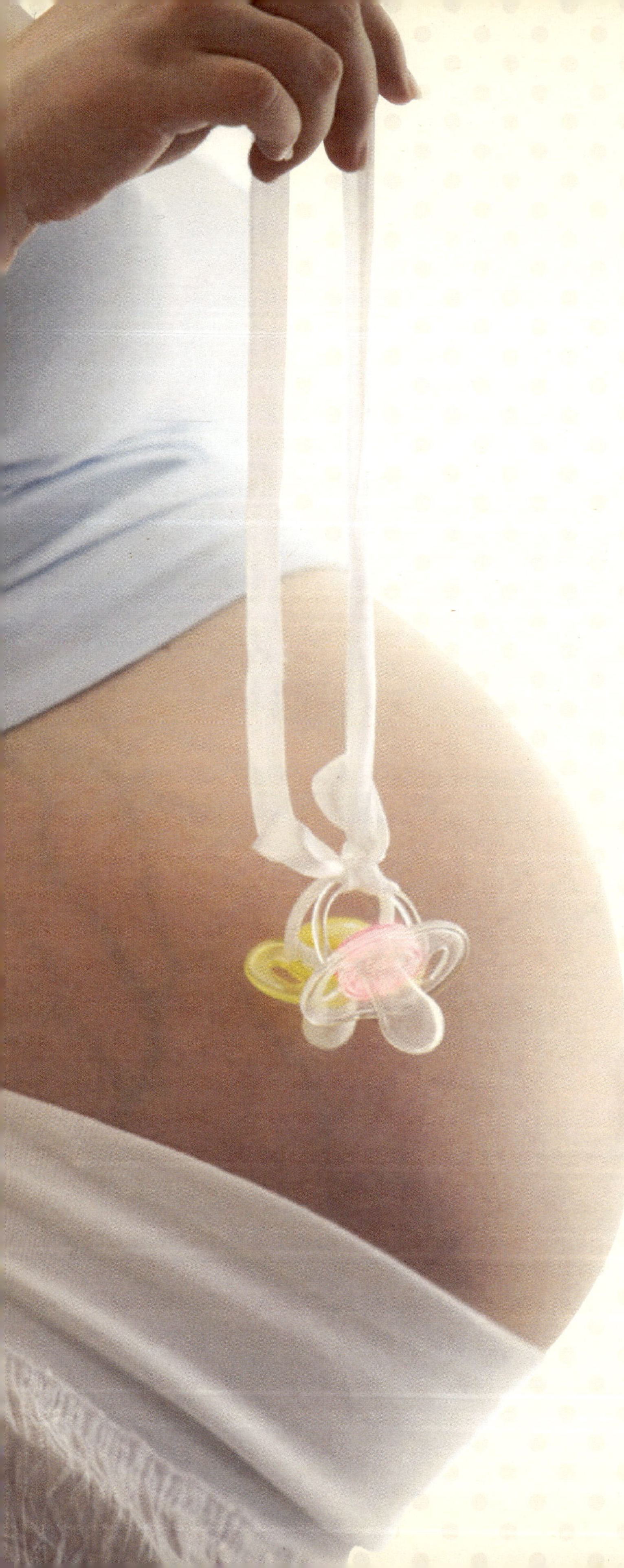

Hamilelik Doğum ve Bebek Bakım Kitabı

Ayşe Öner

T.C. Kültür ve Turizm Bakanlığı
Sertifika No: 12325

Yazar	Ayşe Öner
Yayın Yönetmeni	Hamdi Yüksektepe
Editör	Cem Şen
Grafik Tasarım	Elif Karlı
Redaksiyon	M. Ali Pehlivan
Baskı Hazırlık	İrfan Güngörür
Kapak Tasarımı	Sercan Arslan
Baskı	Şenyıldız Matbaacılık Topkapı / İstanbul Tel: 0212 483 47 91 (Sertifika No: 11964)
Yayın Tarihi	İstanbul, 2019

Kütüphane Bilgi Kartı (CIP)
Hamilelik Doğum ve Bebek Bakım Kitabı
Ayşe Öner
1. Sağlık 2. Anne 3. Bebek 4. Doğum ve Sonrası
İstanbul, Klan Yayınları, 2019, 21,5 x 25,5 cm
304 sayfa, ISBN 978-975-6388-84-6

KLAN YAYINCILIK VE REKLAMCILIK LTD. ŞTİ.
Narlıbahçe Sok. No: 19 Kat: 1 34112 Cağaloğlu - Fatih / İstanbul
Tel.: +90 212 522 15 64 (3 hat) Faks: +90 212 522 15 85
www.klankitap.com • iletisim@klankitap.com
/klankitap

Hamilelik Doğum ve Bebek Bakım Kitabı

Ayşe Öner

Klan

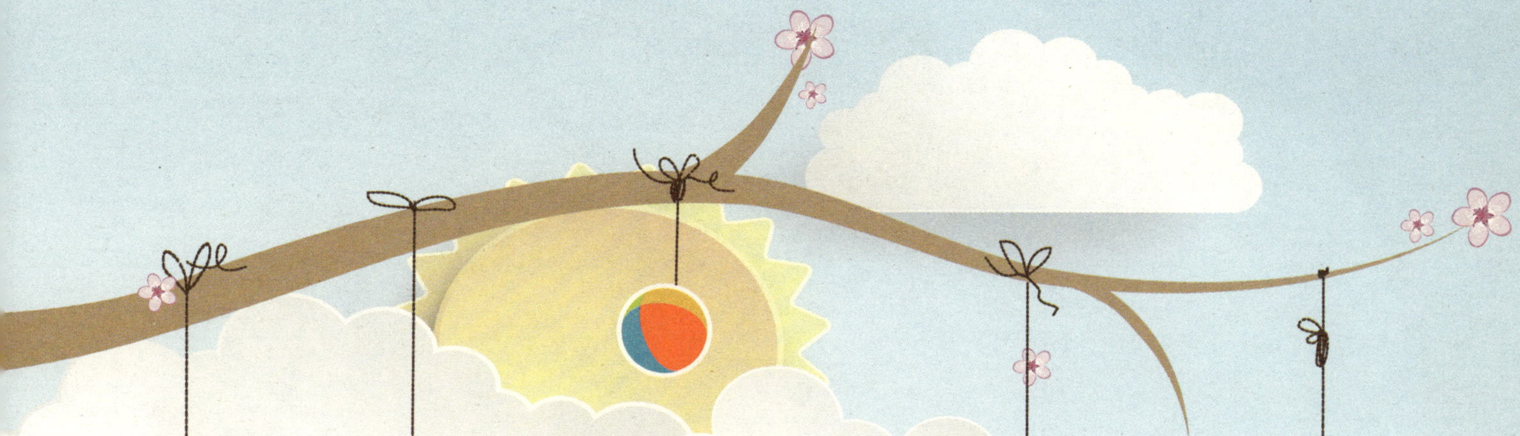

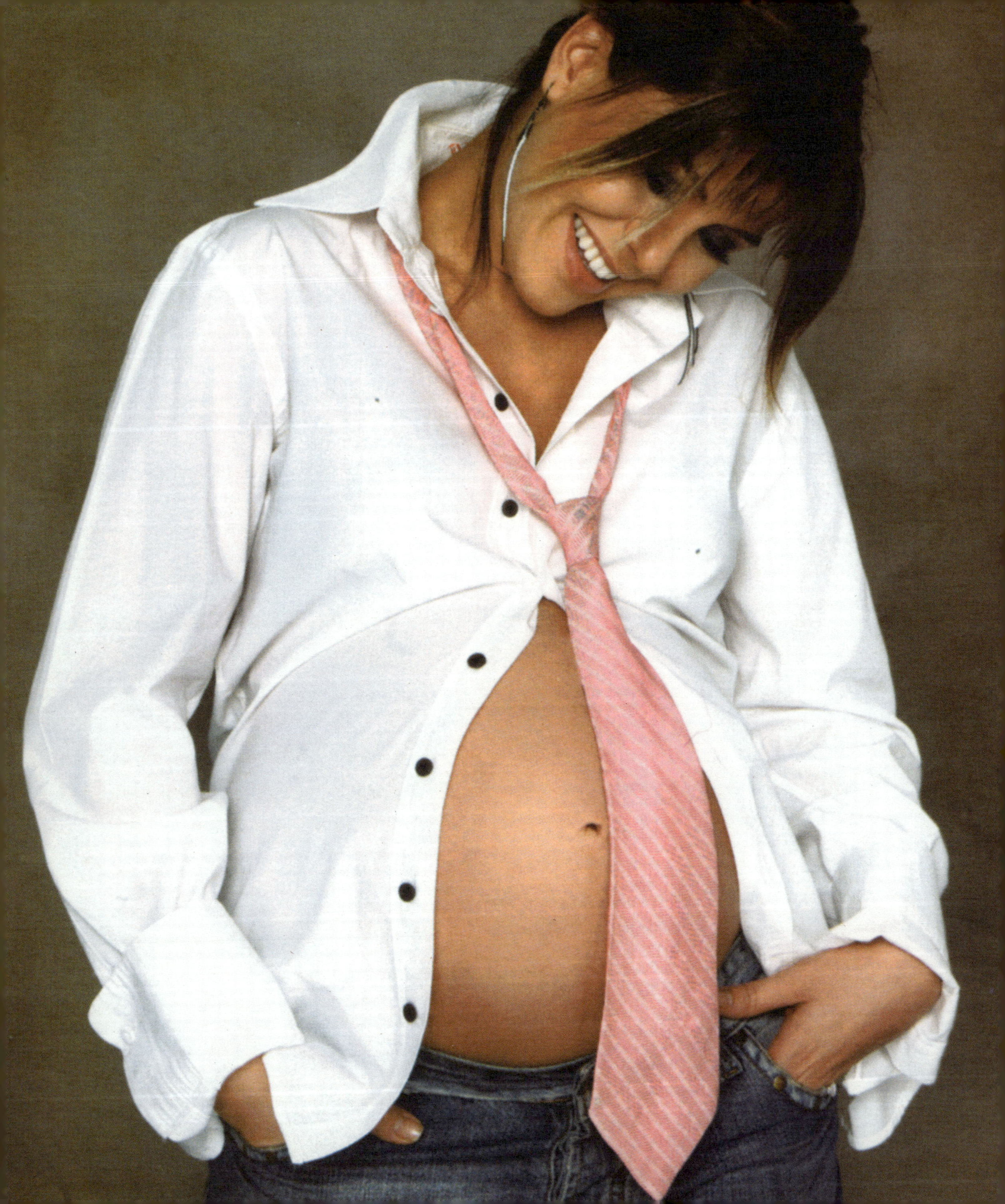

Yüreğe dokunan bir yürek
Ayşe hanım

Annelerin annesi... Tüm bebeklerin yaşayan meleği Ayşe hanım. İlk doğumum olduğu için ne kadar okusam da, araştırsam da inandığım her isim, doktorum, herkes, herkes Ayşe Öner diyordu bana. Zarif sesinden aldığım elektrikle Bebek'te mis kokan, mütevazi yerinde aldım soluğu. Bitki çayım elimde, sırtıma hemen bir yastık konuverdi. O kadar güven veren bir insan ki Ayşe hanım, ilk dersimiz ve devamı art arda geliverdi... Dokuz ayın her evresini... Doğumun tek başrolü doğru nefes almanın önemini ve uygulamasını... Tüm bedenimde ve ruhumda yaşadığım değişimlerin gerçek sebeplerini... Normal doğumun önemini... Anne sütünden, bebeğimin ilk banyosuna kadar çok şeyi Ayşe hanımdan öğrendim ben. Doğumda doktorum sayın Süreyya Menteş'in de olağanüstü teşvikiyle gecenin 04:30'undan ertesi gün 13:45'e kadar her daim güler yüzü ve tüm tecrübeleriyle elimi tutan, ne yapmam gerektiğini defalarca başımı okşaya okşaya tekrar eden Ayşe hanıma bir ömür teşekkürler ediyoruz...

Ben ve Atlas...

Gülben Ergen

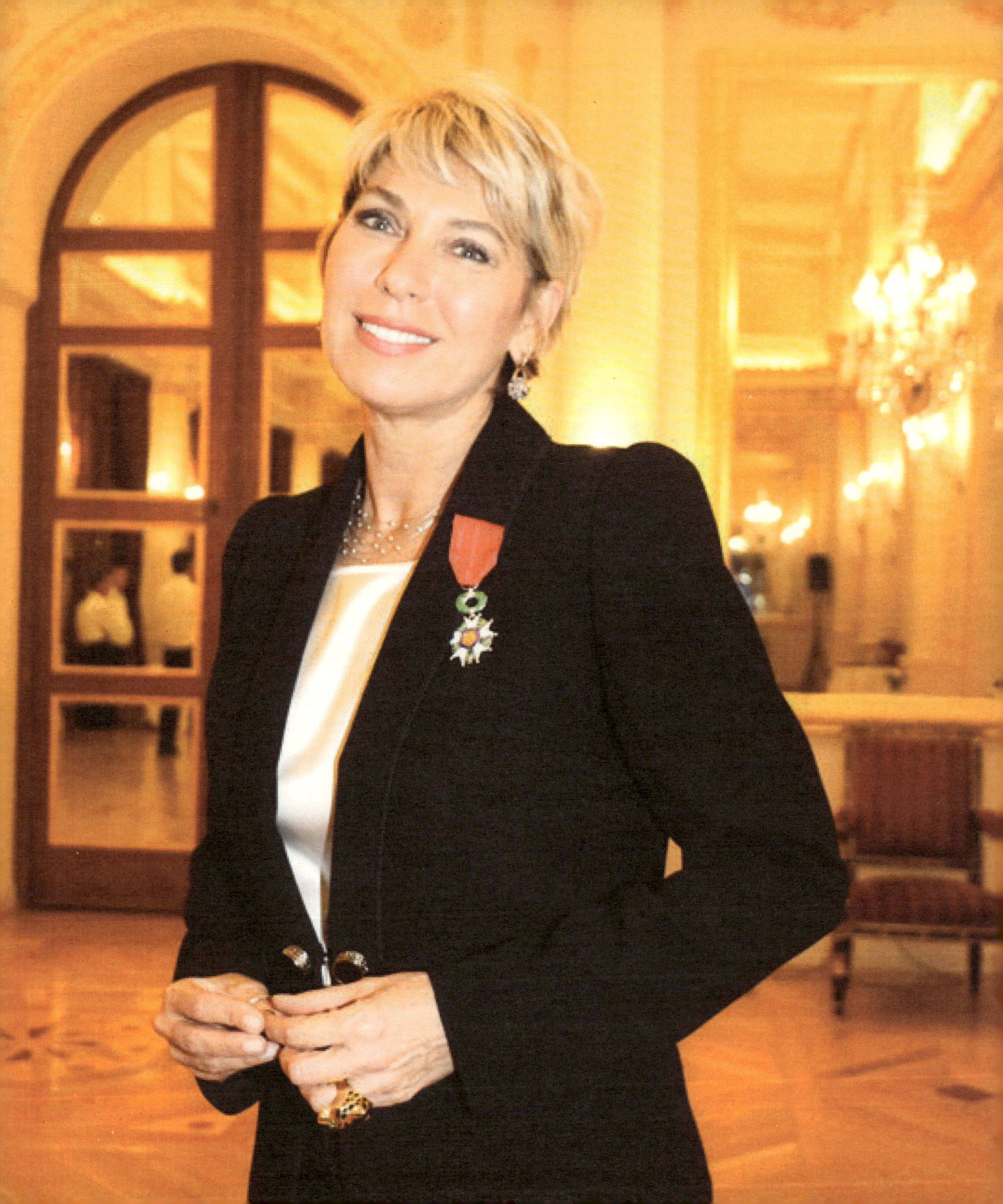

“Hamilelik, Allah’ın kadınlara bahşettiği muhteşem hediye...”

Geriye dönüp baktığımda, ilk oğlum Eros’u, 38; ikinci oğlum Atlas’ı 40 yaşında doğurmuş bir anne olarak, hamilelik dünyasına ne mutlu ki Ayşe hemşire ile girmişim diyorum. Başından beri manen desteklediğim bu kitap projesinin gerçekleşmiş olduğunu görmek beni çok sevindirdi. Zira, hiçbir yerli veya yabancı yayın, Ayşe’nin huzur ve şefkat dolu, son derece bilgili ve bilinçli sesinden duyduğum öğretilerin yerini tutamadı. Her hamileye candan tavsiye ettiğim bu kitapla, hamileliğinizin zevkine varmanızı ve Allah’ın kadınlara bahşettiği bu muhteşem hediyeyi beklerken başucunuzdan ayıramayacağınız bu kitabı hararetle tavsiye ederim.

Leyla Alaton

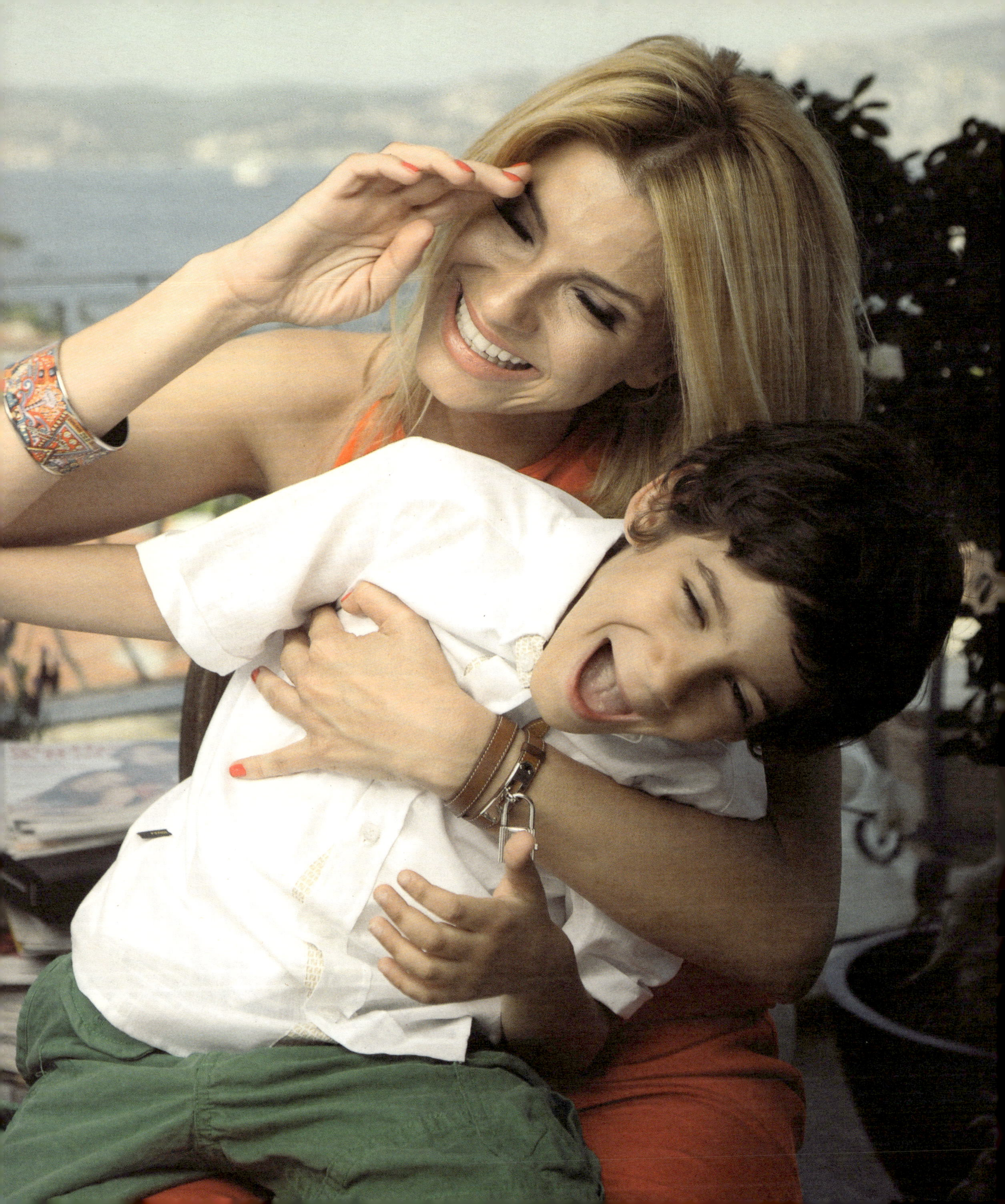

“Hayatımın en muhteşem duygusu annelik...”

Hayatımın en muhteşem duygusu olan anneliğe hazırlanırken; bu büyüleyici yolculukta bana bilgileriyle ışık tutan Ayşe hemşireye herkesin bu kitap aracılığıyla ulaşabilecek olması beni mutlu etti. Tanrı'nın biz kadınlara armağanı olan doğurganlığı, normal doğum yapmak, emzirmek ve bilinçli bir anne olabilmek yolunda sürdürürken hep yanımda olduğu ve o sıcacık sesiyle beni yüreklendirdiği için çok teşekkür ediyorum.

Tuğba Coşkun

Başlarken

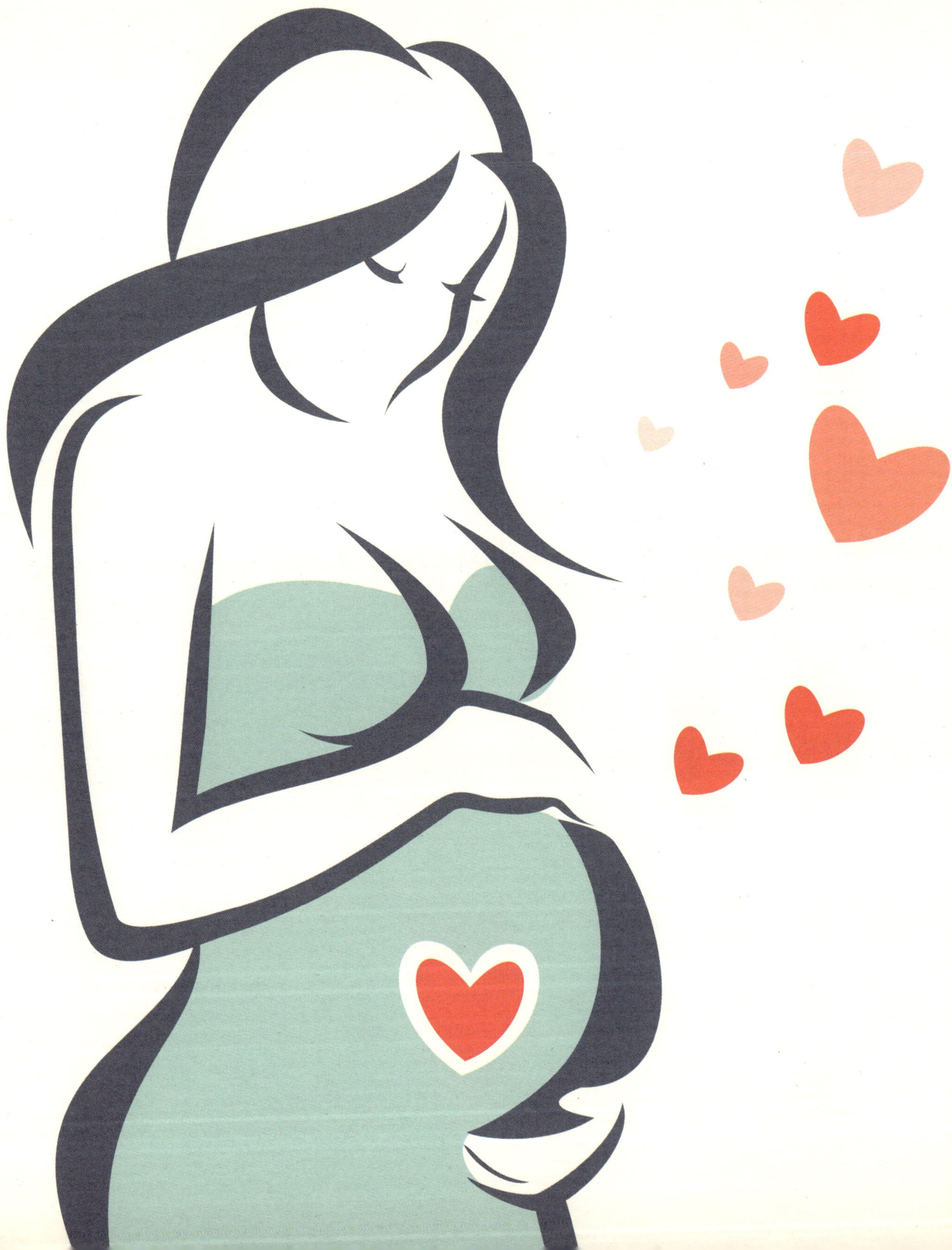

Hiçbir bilgi, hiçbir kitap sizi anne yapmaz. Ancak bir bebeğiniz olduğunda anne olursunuz.

İnsan yaşamı, doğum mucizesi ile başlar. Doğum, bedeninize, ruhunuza, duygularınıza, zihninize, sevgi ve anlayışınıza derinlik katarak size bir "bebek" ve "anne" olmayı armağan eden yaşamınızdaki en büyük değişimdir. Bu mucizeye bedeniniz ve ruhunuzla tanık olmak istemeli, korkudan kurtulmalı, bedeninize ve doğaya güvenerek hamilelik dönemine özen göstermelisiniz.

Yeni mezun bir hemşire olarak hastanede nöroşirurji yoğun bakım ünitesinde çalışmaya başladığım yıllarda, baktığım hastalarımın ölümle yaşam arasındaki ince çizgide gidip geldiklerini hissettiğim anlarda, onların ellerinden sıkıca tutup yaşama doğru çekmeye çalışırdım. Doğum yapan bir kadının da elini sıkıca tutup, bebeğinin dünyaya gelmesine yardımcı olduğum zamanlarda da benzeri şekilde bana doğru akan yaşam enerjisini yoğun olarak hissedip, bu mucizevi olayın gerçekleşmesine katkım olur diyerek mi bilmiyorum ama, anne adayı ile birlikte ıkındığım anlar çok olmuştur.

O yıllardan bugünlere çok zaman geçti ve ben, anne baba adaylarına tecrübelerimi, bilgilerimi aktararak hamilelik dönemine, doğuma ve bebek bakımına yardımcı olacak bir rehber olmak üzere yaşamımın amacını ve işini hedefledim. Hemşirelik mesleğini seçmiş olmam en büyük şansımdı. Mesleğimde edindiğim tecrübeler, inancım, sevgim, yaptığım işten aldığım derin doyum, sevinç, huzur sayesinde oluşan sinerji, kurslarda anne adaylarına da yansıyor. Kursları tamamlayan çiftler, doğum, bebeklerinin bakımı, emzirme ve doğum sonrası dönemde kendilerine duydukları güvenle hayatlarına açılan bu mucizevi kapıdan geçiyorlar. Dünyamıza katılan bebekler için, anne ve baba kimliğini kabullenişteki bilinçlilik sayesinde benim de katkım olduğunu hissetmek içime huzur ve ışık veriyor.

Otuz yıldan bu yana doğum öncesi kurslar veriyorum; zaman çabuk geçiyor. Bu süre içinde işime ve yaşama dair çok şey öğrendim. 2005 yılında günlük gazetelerde köşe yazısı deneyimim oldu. Annelere, anne - baba adaylarına yazarak ulaşmaya çalıştım, son iki yılda yaptığım kursları İstanbul dışındaki kentlere birkaç günlük seminerler konseptinde uyguladığım sırada, beni bu köşe yazılarından tanıyan anne adayları ile karşılaşmak, heyecanlanmama neden oldu doğrusu. Kitap yazma konusu ise son beş yıldır hep gündemdeydi; ancak yazmak, bilgiyi, tecrübeyi, duyguları kaleme aktarmak, gazeteye yazdığım sırada fark ettim ki, o kadar kolay olmuyor. Bu konuda beni ilk teşvik eden, on beş yıl önce doğum öncesi kurslara eşiyle birlikte katılan sevgili editörüm ve kitabın basımını gerçekleştiren Klan Yayınevi sahibi Cem Şen olmuştu. Hamile olduğu sırada kurslarıma katılan, sonrasında da dostluğunu, iş hayatındaki görüşlerini, tecrübelerini aktararak vizyonumu genişleten, mutlaka bir kitap yazmamı ısrarla öğütleyip kitabıma da bir önsöz yazan, iki erkek çocuk annesi, güzel insan sevgili Leyla Alaton'a, hamileyken kursuma katılarak

Yazacaklarım aslında sizlerin de bildiği, hissettiği şeyler. Belki buradan ipuçları edinip, kendi bilginize, sezgilerinize güvenmeye başlayarak evrensel gücün sizin aracılığınızla dünyaya gelmesine vesile olduğu çocuklarımıza, yaşam yolunda doğru rehberler olmanıza yardımcı olur…

tanışıp, bebeği kırk günlük iken ilk seminer organizasyonunu Ankara'da yapıp bunu tüm illere taşımayı kendine amaç edinen iş arkadaşım sevgili Lale Kılıç Süer'e, değerli bilgilerini bizlerle paylaşan ve kitabın oluşumunda yazılarıyla önemli katkı sağlayan çocuk doktoru Sayın Kadir Tuğcu'ya, kızının doğumunda yanında olduğum ve dünyamıza kazandırdığı üç harika çocuğun annesi, sevgili arkadaşım Sema Von Bremen-Kühne'ye, doğum öncesi kurslarıma katılarak, başarılı bir normal doğum ile oğlu bilge bebek Ali Sadi'yi dünyaya getiren, bir yıl boyunca emzirmeye devam eden, kitabın oluşumuna verdiği içten destek, doğum sonrası egzersizler bölümünde anne-oğul fotoğrafları ile kitabıma kazandırdığı renk ve güzellik için sevgili Tuğba Coşkun'a, değerli bilgilerini kitapta paylaşacağımız diyetisyen Deniz Emsen Sezgin'e, Doğum Sonrası Beslenme ve Egzersiz Danışmanımız Şeyda Coşkun'a, Editörümüz ve Klan Yayınevi olarak Sayın Cem Şen ve Hamdi Yüksektepe'ye, Klan ekibine ve bu kitabı sizlere ulaşabilir hale getiren tüm sevgili dostlara, seminerlerimde ve derslerimde teknik konularda bana destek olan kardeşim İbrahim Öner'e gönülden teşekkür ediyorum.

Kitap içindeki fotoğrafları hazırlayan Sinan Özbalkan'a ve sevgili Çiğdem Karabacak'a ayrıca teşekkür ederim.

Hamile egzersizleri bölümünde kitabıma verdiği harika resimlerle renk katan Sevgili İpek Değer Şen'e ve bu zamanı çektiği fotoğraflar ile unutulmaz kılan Sevgili Zeynep Pabuççuoğlu'na, büyük sabır gösterip kitabım için masaj resimlerini çekmemize izin veren sevgili bebeklerim, Serra, Sena Tiryaki kardeşlere ve Emre Ünal'a teşekkür ederim.

Bu kitabı yazarken kurslardaki üslubumu kullanmaya çalışacağım, umarım bunu yazarak da başarabilirim. Kadın olmaya, hamile olmaya, doğum ve doğum sonrasına, geleceğimiz olan bebek ve çocuklarımıza, aileye, sevgiye ve yaşama dair…

Kadınlar, 1960'lı yıllarda hamileliği gizleyecek giysilerle karınlarının büyümesini saklıyorlardı.

Hamilelik, kadın cinselliğinin tanrısal boyutudur. Vücudunuz kanınızdan, canınızdan, ruhunuzdan katarak bir yaşam var etmektedir. Hamilelik ve bedeninizdeki değişiklik, insan soyunu devam ettiren bir kadın olmanın gururu ve güzelliğidir. Büyüyen karnınızı sevin ve saklamayın, bu sürecin keyfini çıkarmaya bakın.

Tarihte ilk planlı kentlerin görüldüğü yerler olan Mezopotamya, Anadolu ve Orta Doğu'da yaşayan insanlar, kentlerini Ana Tanrıça tapınaklarının çevresinde yapılandırırlardı. Bereketin, doğurganlığın ve hayatın sembolü Ana Tanrıça idi.

Bu çağlarda doğa koşullarında oldukça zavallı olan insanın, varlığını sürdürebilmesi temel sorundu, çünkü tehlikelere karşı koyacak araç ve gereci yoktu. Ölümlerin çok yüksek olduğu bu ortamda, doğurarak, insan varlığının devamını sağlayan kadın kutsandı.

Anadolu'da Çatalhöyük ve Hacılar gibi Cilalı Taş Dönemi yerleşim bölgelerinde yapılan kazılarda, büyük memeli hamile görünümlü Ana Tanrıça heykelcikleri bulunmuştur. Anadolu'nun eski dillerinde bu Ana Tanrıça, "Ma" adı ile anılırdı. Uzun insanlık tarihi boyunca inançlar ve gelenekler değişti ama ilk insandan bu yana hücrelerimize kodlanan bilgiler değişmeden kaldı. Hücremizin merkezinde yer alan çekirdekte, sağlam bir şekilde koruma altına alınmış bir bilgi bankamız bulunmaktadır. DNA adı verilen bu bilgi bankası, milyarlarca şifreyi barındıran gözle görebildiğimiz en küçük noktanın on milyonda biri küçüklüğündeki, dev bir kompleks moleküldür. Bu şifreler sürekli olarak DNA benzeri RNA moleküllerine aktarılır. Hücrelerimizdeki DNA ve RNA molekülleri evrensel bilgiyi taşıyan özümüzdür.

Dünyamızın ve insanın varoluşu asla bir tesadüf olamaz. Maddenin çekim gücü ve yerçekim gücü milim değişse bile var oluş, yok oluşa döner. Her şey olması gerektiği şekilde tam ve mükemmeldir. Bakmayı bildiğimizde bu, gördüğümüz her şeyin üstün ve kusursuz bir yaradılışın mucizesi olduğunu ortaya koymak için yeterlidir.

Hamileyken bebeğiniz ve doğumla ilgili kaygılar; örneğin; sağlıklı olup olmayacağı, çocukluğu, yetişkinliği ve tahsil hayatıyla ilgili bitmeyen endişe ve korkularınız çocuğunuzun gelecekteki yaşamını da etkileyecektir. O da korku ve kaygı dolu bir birey olarak yaşamda var olacaktır.

Hamile bir kadın, içinde büyüttüğü bebeğinin evrenidir. Sizin bedeninizden alacağı her şey, duygularınız da dahil onun geleceğini, bedensel ve ruhsal sağlığını önemli ölçüde etkiler. Artık kıpırtılarını hissettiğiniz hamileliğin 4. ve 6. ayları bebeğinize, sevginizi, bilginizi, yaşam felsefenizi aynı zamanda korku ve kaygılarınızı da en yoğun biçimde aktardığınız süreçtir.

Gene aynı dönemde, olası negatif duyguları yok etmek için, eşinizle veya yalnız katılacağınız, doğum öncesi hazırlık, bebek bakımı kursları ve bu konudaki yayınlar size yardımcı olacaktır.

Kurslara katılan anne adaylarının çoğunda tanık olduğum şey, sabırsızlıktır. Bu, hamilelik sürelerinin çabuk bitmesi, bebeğin ilk yaşam haftalarının, aylarının çabuk geçmesi, ilkokulu vs. çabuk bitirmesi gibi konularla ilgilidir.

Aslında her dönemden olabildiğince keyif almaya, tadını çıkarmaya bakın. Bebeğinizle birlikte bu ilk günlere ve süreçlere asla geri dönemeyeceğinizi bilerek, içinde bulunduğunuz ânı hissedin ve sevinç duyun. Çevrenizdeki insanların size söylediklerine değil, kendi iç sesinize kulak verin. Kendinizi ve bebeğinizi sevin.

Hamile Olmak

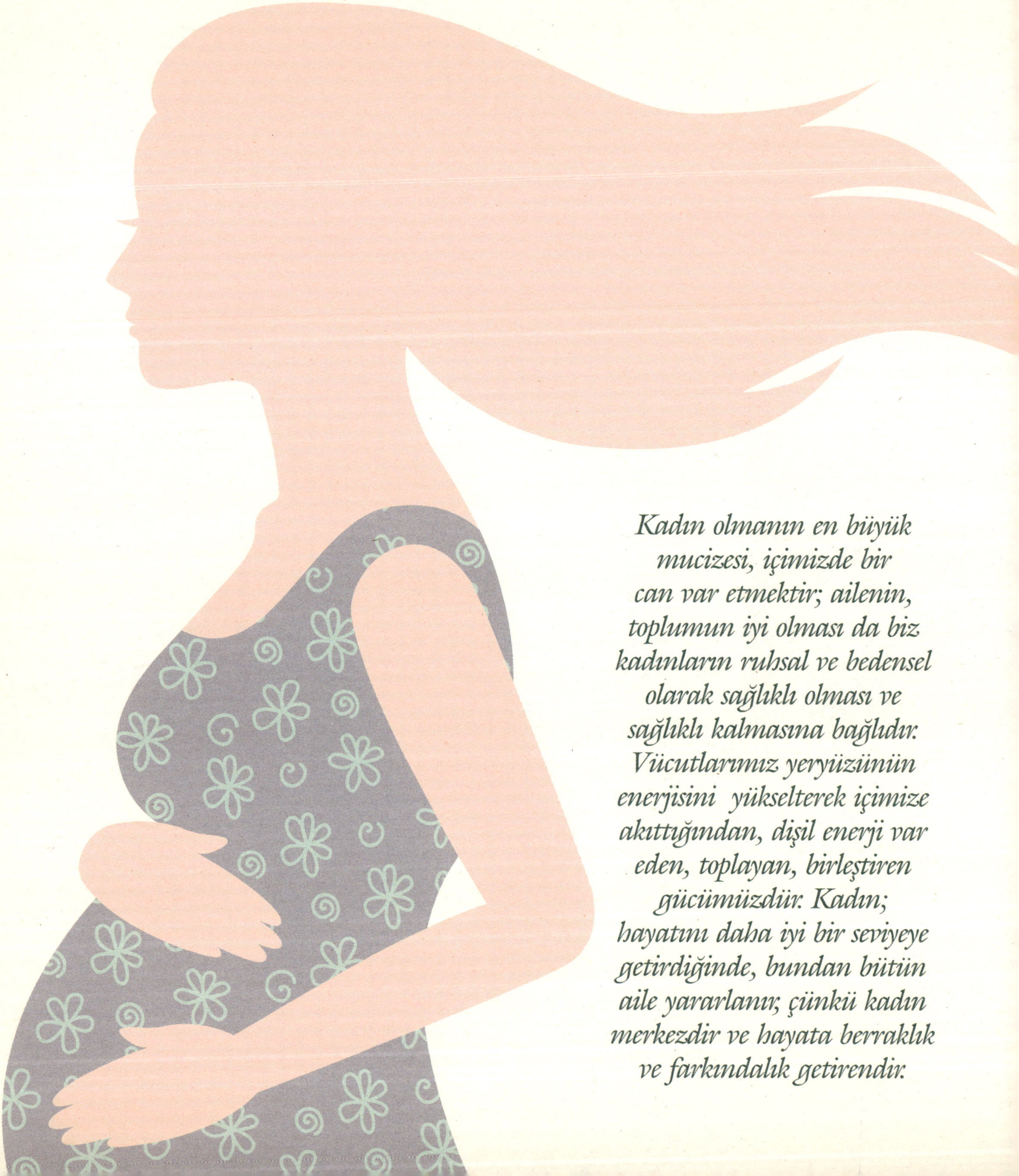

Kadın olmanın en büyük mucizesi, içimizde bir can var etmektir; ailenin, toplumun iyi olması da biz kadınların ruhsal ve bedensel olarak sağlıklı olması ve sağlıklı kalmasına bağlıdır. Vücutlarımız yeryüzünün enerjisini yükselterek içimize akıttığından, dişil enerji var eden, toplayan, birleştiren gücümüzdür. Kadın; hayatını daha iyi bir seviyeye getirdiğinde, bundan bütün aile yararlanır; çünkü kadın merkezdir ve hayata berraklık ve farkındalık getirendir.

Nasıl Hamile Kalınır?

Kadınlarda adet dönemi sona erer ermez, beyindeki hipofiz bezi tarafından FSH (folikül stimüle hormonu) denilen bir hormon salgılanır, bu hormon yumurtalığı etkiler. Kız çocuklar dünyaya geldiklerinde yumurtalıklarında yaklaşık 3 milyon yumurta ile doğarlar ancak ergenliğe kadar 400.000 yumurta kalır. Bu yumurtaların hepsi FSH hormonuna maruz kalır ama neden sadece birkaç tanesinin tam olarak geliştiği bilinmemektedir. Her bir yumurtalık, dönüşümlü olarak bir sonraki adet döngüsünde bir adet (arada sırada 1'den fazla olabilir) yumurta bırakır. Olgunlaştırılmak üzere seçilen bu yumurtalar FSH salgısı etkisiyle folikül denen sıvı dolu bir kesede gelişir. Ama sadece bir yumurta baskın olur. Diğerleri folikül keseleri içinde küçülüp yok olurlar. Yumurta folikül kesesi içinde özel besleyici hücrelerin bulunduğu tarafta gelişimini tamamlarken, bu hücreler östrojen hormonu da çıkarır. Böylece rahim içi doku ve göğüslerdeki süt hücreleri gelişir. Kanda östrojen arttıkça bu beyindeki hipotalamus bezi tarafından LH (Luteinizan hormonu) salgılayarak; olgunlaşan yumurtanın foliküllü yırtıp serbest kalmasını sağlar. Buna yumurtlama denir. Genellikle adet döngüsünün 7. veya 14. günü yumurtlama olur. Bu esnada yırtılmış olan folikülün arta kalan hücreleri, yumurtalık içinde sarı cisim denilen (corpus litiüm) bir şişlik oluşturur ve progesteron salgılar. Progesteron, embriyo için gerekli besinleri sağlayıp rahim içi yüzeyini kan damarlarıyla kalınlaştırarak hamileliğe hazırlar.

Kadının yumurtası bir sperm (erkek eşey hücresi) tarafından döllenirse gebelik gerçekleşir. Eğer yumurta döllenmezse, luteinizan hormonunun kandaki seviyesi düşmeye başlar. Rahim iç yüzeyindeki gelişen kan dolu iç yüzey kanama olarak dışarı atılır.

Erkek çocuklarda ise sperm (eşey hücre) üretimi ergenlik döneminde başlar ve saniyede 1.500 adet sperm üretirler. Cinsel ilişkide orgazm sırasında vajinaya atılan meni içindeki spermlerden en güçlü olanları, akıntının tersi istikametine doğru yüzerek yumurtaya ulaşırlar. Tüplere gelen ve kadının eşey hücresini bulana kadar devam eden bu zorlu yolculukta, tek sperm yumurtayı döller ve şampiyon olur. İşte 23 kromozomlu kadın eşey hücresi ve 23 kromozomlu erkek eşey hücresinin buluşup birleşmesi ile 46 kromozomlu ilk insan hücresi oluşur. Döllenen yumurta, diğer spermlerin girmesine engel olmak üzere etrafında kalın bir duvar bariyeri oluşturur, böylece hamilelik başlamış olur. Döllenmiş yumurta ikiye bölünür, bu haline zigot adı verilir. Zigot da kendi içinde bölünmeye başlar, kendi içinde bölünmesini sürdürürken, rahme doğru tüpler içinde ilerler ve rahime ulaştığında, bu yolculuk yaklaşık 2,5 gün sürer. Bu süre içinde 50-60 hücre oluşmuştur. Döllenmiş yumurtanın bu haline blastosist denir. Rahime ulaşamayıp tüp içinde veya karın boşluğunda kalarak gelişimini sürdürmesine dış gebelik (ektopik) denir. Kadın için riskli olan ve sonlandırılması gereken bir gebeliktir. Gebelik, idrarda çıkan HCG hormonu ile tespit edilir. Sonrasında doktor kanda BHCG hormonunu kontrol ederek gebeliği kesinleştirir. Daha sonrasında ise ultrasonografik muayene ile embriyoyu görebilir.

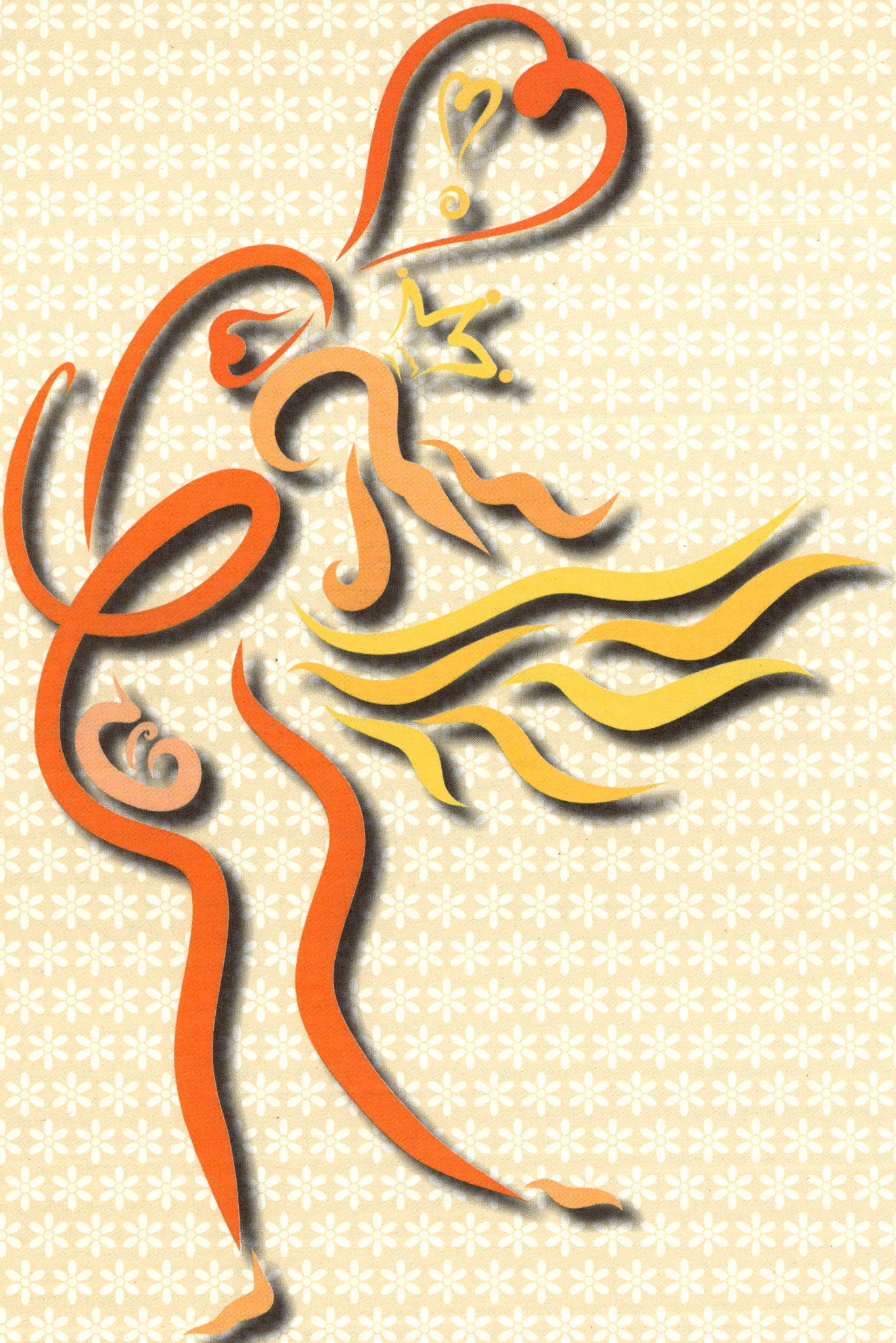

Hamilelik zamanı, kadının gerçek doğasını ortaya çıkaran, en geniş anlamıyla kadını özgür bırakmak için verilmiş bir hediyedir. Kendisini tanıması, sevmesi, sezgi gücünü hissetmesi, içinde hızla dönen var edici güce odaklanabilmesi, ışığını yansıtması ve kendinin bir mucize olduğunu fark edebilmesini sağlayan kutsal bir zaman... Hamilelik ve doğum, tüm yaşamı kucaklayan, benden bize geçiş zamanıdır ve çocuk sahibi olmak, değişime uğramak "anne" olmaktır.

Eğer hamile kalmayı planlıyorsanız, kadın doğum doktorunuzla bir görüşme yapmalı ve hamileliğinizi tehdit edecek bazı durumları önceden tespit edip, gerekli önlemleri almalısınız.

Hamile kalmaya çalışmadan en az üç ay önce yaşam tarzınızda değişiklikler yapmanız gerekebilir.

Sigara ve alkol kullanıyorsanız hamile kalma şansınız da azalır. Hamilelik sırasında bu maddeleri kullanmak bebeğinize ve size zarar verir. Bebeğiniz düşük kilolu doğabilir, solunum yolu hastalıkları, astım ve orta kulak iltihabı olasılığı artar ya da bebeğinizin boyu kısa olabilir. Alkol tüketimi ilk aylarda düşüğe veya bebeğin zihinsel ve fiziksel sağlığı ile ilgili çok ciddi zararlara neden olabilir. Doğum kontrolü için spiral kullanıyorsanız çıkartmalısınız. Hamile kalmayı planlamayı düşündüğünüzde en az iki âdet döneminden önce doğum kontrol haplarınızı da bırakmalısınız.

Çok kilolu veya zayıf olmak da hamile kalma şansınızı azaltır. Kilonuz düşükse vitaminler, kalsium, demir gibi gebeliğin devamı için önemli olan elementler yetersiz kalıp, bebeğin sağlığını olumsuz etkileyebilir. Buna ek olarak, çok zayıf kadınlarda adet düzensizlikleri de görülmektedir. Böyle bir durum, hamile kalmayı zorlaştırır. Çok kilolu kadınlarda hamilelik sırasında gelişen şeker hastalığı riski yüksektir; ayrıca tansiyon yükselebilir. Bu durum hamileliğin son haftalarında sorun yaratır. Vücut ve eklem ağrıları artıp, nefes almada zorluk yaşanabilir. Fazla kilolu bir haldeyken hamile kaldığınızda hamilelik sırasında rejim yapamayacağınız için, önceden kilo vererek hamile kalmak en doğrusudur.

Kendi olanağınız dahilinde günde yarım saat egzersiz yapmalısınız; bu egzersiz yalnızca yürüyüş bile olabilir. Her zaman yapmak istediğiniz ama bir türlü başlayamadığınız bir egzersiz programına katılmak da diğer bir alternatiftir. Böylece kaslarınız güçlü ve esnek olur, kan dolaşımı iyileşir, zinde bir vücuda sahip olursunuz. Bu sayede, hamile kaldığınızda oluşan değişikliklerle daha kolay başa çıkabilir, egzersiz yapma alışkanlığınızı da devam ettirirsiniz.

Folik asit eksikliği, bebeğin düşük kilolu olmasına, omurga yapısında bozukluğa ve annede anemiye yol açar. Hekiminizin önerisi ile hamile kalmadan ve hamileliğin 12. haftasına kadar her gün 0.4 mg folik asit tableti alabilirsiniz. Besinler içinde, koyu yeşil yapraklı sebzeler, karaciğer, et, yumurta, süt ve süt ürünleri ile portakal ve muzda da folik asit bulunur. Kızamık, kızamıkçık, hepatit B, toksoplazma, HIV virüsü kontrolü için kan testi yaptırmanız gerekmektedir. Kızamıkçık hastalığı gebeliğin ilk üç ayında geçirilirse bebekte ağır hasarlara yol açar. Eğer kanınızda kızamıkçık antikorları yoksa aşı yaptırabilir ve aşıdan üç ay sonra hamile kalabilirsiniz. Genital bölgede herpes, mantar veya cinsel yolla bulaşan zührevi hastalığınız varsa eşinizle birlikte tedavi görüp hastalık iyileştikten sonra hamile kalabilirsiniz.

Dişlerinizde sorun varsa gerekli olan tedaviyi hamile kalmadan önce diş hekiminize yaptırmanız, hamilelik sırasında ağız ve diş sağlığınız için önemlidir. Hamilelik sırasında kullanacağınız reçeteli veya reçetesiz ilaçlar bebeğiniz ve sizin için sakıncalı olabilir. İlaç kullanmanız gerekiyorsa mutlaka hamilelik takibinizi yapan doktorunuza danışmalısınız. Çiftlerin soy geçmişinde genetik yollarla geçen hastalıklar (orak hücreli anemi, kistik fibrozis, Akdeniz anemisi gibi...) varsa, doktor tarafından öngörülen genetik tarama testi mutlaka yaptırılmalıdır. Baba adayları da bebek yapma kararı verildikten sonra yaşamlarına özen göstermeli, alkol ve sigara alımını azaltmalı veya bırakmalı, dar pantolon ve külotlar, sürtünmeden dolayı kasık bölgesindeki ısıyı arttırıp sperm üretimini azalttığı için daha rahat, sıkı olmayan pantolon ve şort külotları tercih etmelidirler.

Hamilelik Değişimleri

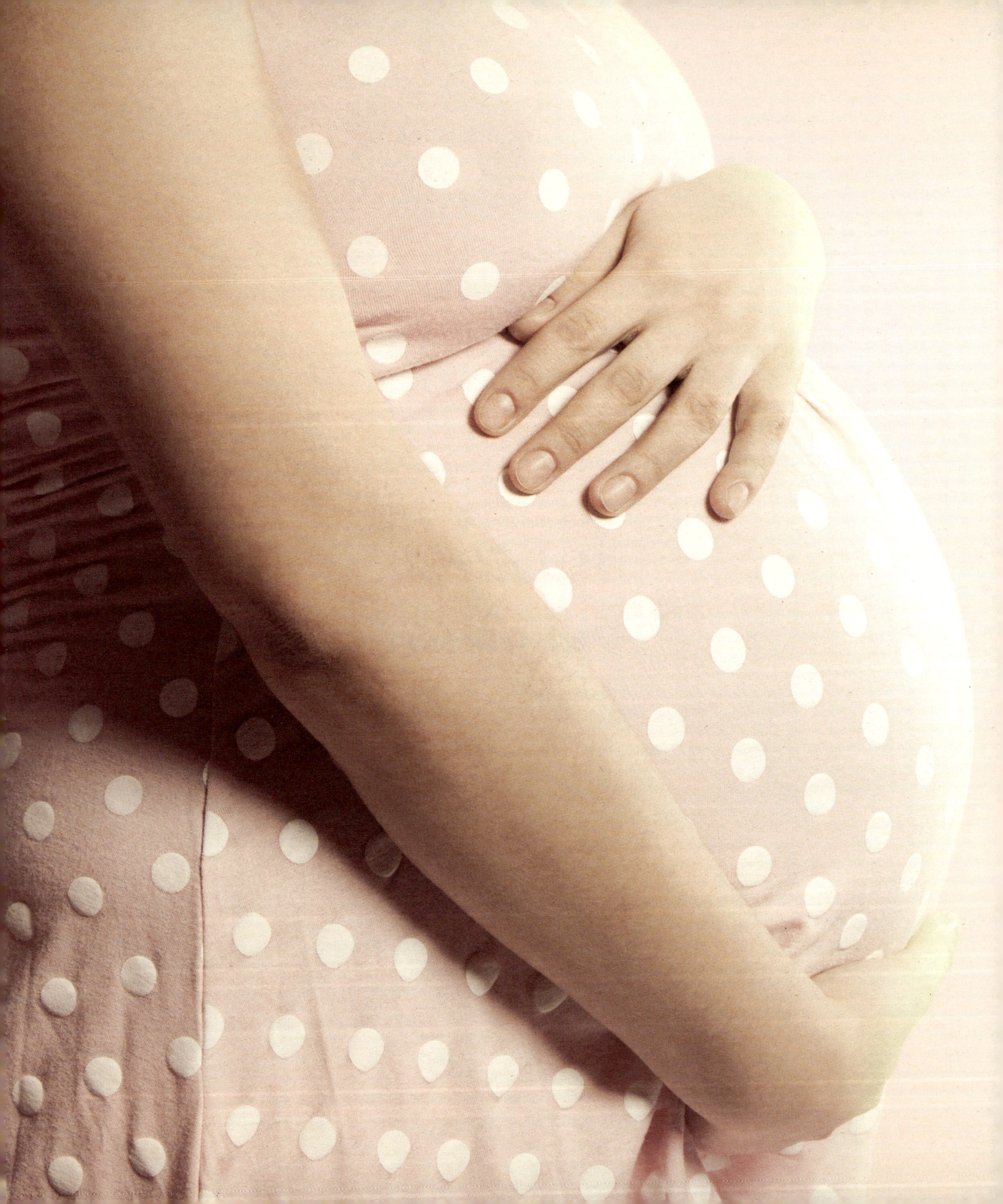

Eğer hiç hazırlıksız hamile kalmışsanız o zaman kendinize bir kadın doğum doktorundan hemen randevu almalı, muayene ve önerilen tetkiklerinizi yaptırmalı, doğuma kadar da doktorunuzun öngördüğü zamanlar kontrollere gitmelisiniz. Düşükler çoğunlukla hamileliğin ilk iki ayında olur, ancak dört ve altıncı aylarda da düşüklere rastlanabilmektedir. Sıkı bir sağlık kontrolünde bulunulsa bile hamileliğin ilk aylarındaki bu düşüklerin bazılarının önüne geçilemeyebilir. Nedeni anlaşılmayan düşükler de olabilir. Hormon yetersizliğine bağlı düşüklerin çoğu, doktor kontrolüne hemen girmişseniz, alınan gerekli tedbirlerle önlenebilir.

Hamilelik süreci bir değişim ve gelişim sürecidir. Hamilelik bir hastalık değildir ve siz de bir hasta değilsiniz ama yine de etrafınızdaki insanlar sanki size hastaymışsınız gibi davranabilirler. Hamileliğinizle ilgili kanama, düşük tehdidi gibi bir sorun varsa ancak o zaman doktorunuz sizi bir süre gözlem altında bulundurmak ve gerekli tıbbi müdahaleyi sağlamak için hastanede yatırır ya da evde yatak istirahati verebilir. Bu, özel bir durumdur. Kadınlar, ergenlik dönemine girdikten sonra menopoz sürecine kadar vücutları her ay hamile kalmak için hazırlanır. Hamile kalmadıklarında da regl olurlar. Hastalık ise beklenmedik bir durumdur ve vücut direncimizi azaltarak bizi yatağa düşürür. Kadınlar erkeklerden farklı olarak, yaşamları boyunca destek ve iskelet sistemlerinde değişiklikler yaşarlar. Hamilelik ve lohusalıkta bu değişikliğin yanı sıra tüm organ fonksiyonları ve duygu durumları da farklılaşır. Buna neden olan şey, hamilelik sırasında artan, hamilelik değişimlerini sağlayan ve devamı için gereken progesteron ve östrojen hormonlarıdır. Bunlara ek olarak ilk aylarda salgılanan embriyoya ait hormon ve diğer steroid hormonlar, kadınların tüm sistemini etkiler.

Genellikle ilk üç ay, anne adaylarının % 50'sinde bulantı şikayeti vardır ve bazen bulantıya kusma da eşlik eder. Bulantı, çoğunlukla sabah uyanınca hissedilir, üç veya beşinci haftalarda başlayıp, dördüncü aya kadar devam eder. Nadiren dördüncü aydan sonra devam eden bulantılar da olabilmektedir. Yemeklerden sonra olan bulantı ve kusmalar, sindirilmemiş yemeklerin dışarı atılmasıdır. Hamileliğinizin sekizinci ayına kadar bebek ile birlikte büyüyen rahminiz, diyaframın altına kadar yükselerek midenizi sıkıştırır ve hazmı zorlaştırır. Bu nedenle sekizinci ayda yeniden mide bulantısı hissedebilirsiniz ama bu uzun sürmeyecektir, çünkü bu aydan sonra bebeğiniz yavaş yavaş aşağıya doğru inişe geçecektir.

Bulantı şikayetlerinizi hafifletmek için küçük önlemler alabilirsiniz:

- Sabah uyandığınızda yataktan hemen kalkmayın, kızarmış ekmek, peynir ve çay ile yatağınızda hafif bir kahvaltı yaptıktan, bir süre sonra yataktan çıkın.
- Sık aralıklarla, az miktarda birkaç öğün yiyin, midenizi boş bırakmayın, fırsatınız olursa her yemekten sonra biraz uzanın.
- Karbonhidratlı besin tüketimini biraz arttırın. Ekmek, pasta, patates, pirinç, meyve gibi besinler mide bulantınıza iyi gelebilir.

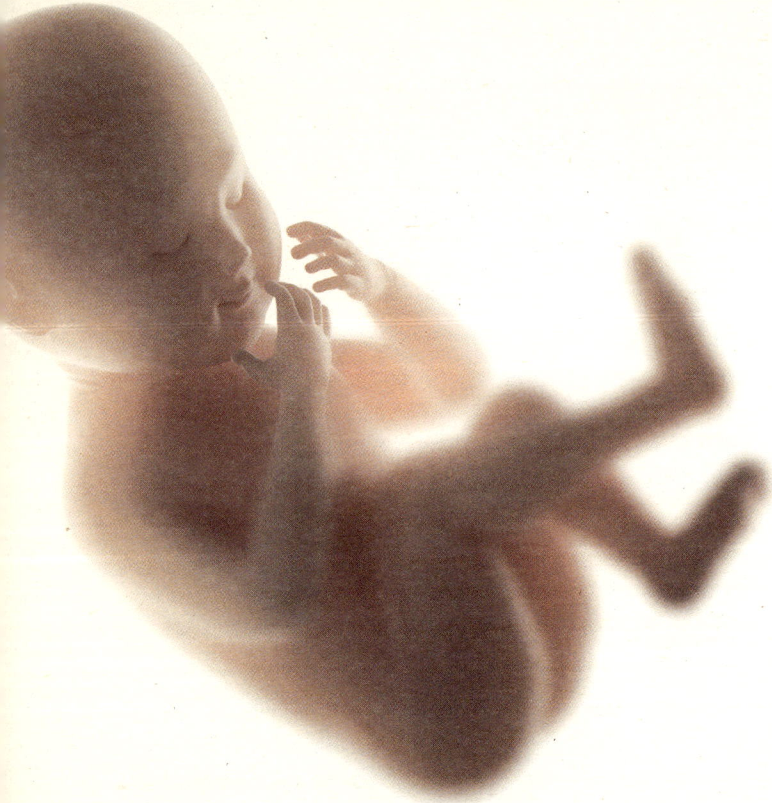

Hamileliğiniz boyunca bebeğinizle birlikte büyüyen rahminizin karnınızın içine sığabilmesi için vücudunuzun açılması gerekir.

Buna rağmen kusmalarınız devam ediyor ve çoğalıyorsa doktorunuza danışın. Kesinlikle kusmaya karşı ilaç kullanmayın.

Bazı hamilelerde bu şikayetlerin hiçbiri olmaz, sadece çokça uyuduklarından söz ederler. Bebeğin ve plasentanın oluşumunun gerçekleştiği bu ilk üç aylık dönemde anne adayının enerjisi azaldığı için, yorgunluk ve uyku ihtiyacının artması çok doğaldır.

Hamileyken kalp atışlarınızın ve solunum hızınızın arttığını hissedeceksiniz. Merdiven çıktığınızda veya çalan telefonu hızlıca gidip açtığınızda, sanki ağır bir spor yapmış gibi nefes nefese kalacaksınız. Çünkü kalbiniz, bebeğiniz için de çalışmakta ve bebeğiniz sizin kanınızdaki oksijeni kullanmaktadır. İyi nefes almanız çok önemlidir ve anne adayının bebeği ve kendisi için yapabileceği en yararlı çalışma, nefes egzersizleridir.

Hamileyken etrafınızdaki kişiler ve aile fertleri hareketlerinizle ilgili sizi sürekli eleştirirler ve "Aman eğilme, aman uzanma, aman gerinme, yürüme, yüzme, kıpırdama, bebeğe bir şey olur," gibi uyarılarda bulunurlar. Bu uyarılardan çok tedirgin olabilirsiniz; bazıları doğrudur ama zarar görecek olan bebeğinizden ziyade sizin bedeninizdir. Bebeğiniz, rahminizin içindeki içi sıvı dolu bir torbada (amniyotik sıvı) bulunmaktadır. Bu sıvı onu dışardan gelecek travmalara karşı korur ve bebeğe hareket kolaylığı sağlar. Sıvının etrafını kaplayan zar da (amniyotik zar) kolayca yırtılamayacak kadar esnek ve üç katlıdır. Ayrıca rahim kaslarının da dış tepkilere karşı sertleşerek bebeği koruduğunu belki fark etmişsinizdir. Bebeğin eşi (plasenta) ise rahim içi duvarına yapışmıştır ve oradan ayrılma ihtimali çok zordur, göbek kordonunun bir ucu bebeğin göbeğinde diğer ucu da plasentaya bağlıdır. Göbek kordonundan çıkan üç damar bebeğin kanını taşır ve toksin maddeler annenin kanına verilip, annenin kanından, gelişmesi için gereken her türlü maddeyi ve oksijeni yüklemiş olarak, bebeğin vücuduna geri döner. Yani plasenta, anne ve bebek arasında her türlü alışverişi sağlayan bir yol kavşağı olup, anne ve bebeğin kanını birbirinden ayrı tutan bir duvar gibi düşünülebilir. Göbek kordonundaki damarların çevresinde ise jöleye benzer bir doku bulunur. Bu doku sayesinde bebek takla da atsa, kordon kıvrılıp katlansa da damarların kanı pompalaması devam eder. Anlaşılacağı üzere bebeğiniz içerde iyi bir korunma altındadır.

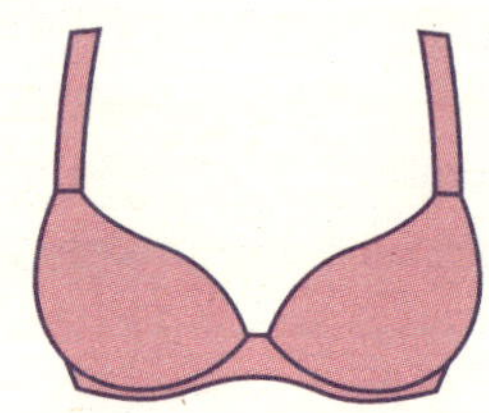

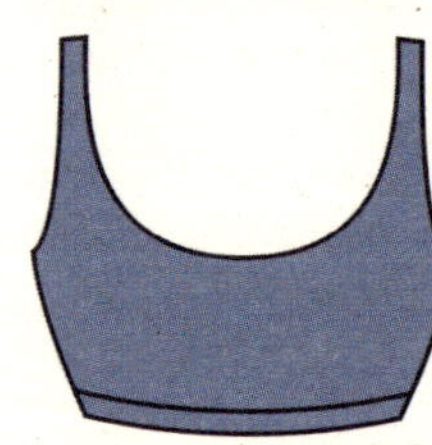

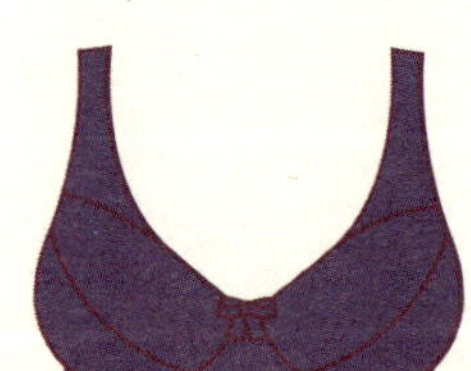

Hamileliğiniz boyunca bebeğinizle birlikte büyüyen rahminizin karnınızın içine sığabilmesi için vücudunuzun açılması gerekir. Bunu sağlayan hormonlar, vücudunuzun iskeletini tutan bağları yumuşatır, hareketsiz olan kalça kemiğinin eklemleri daha ilk aylardan itibaren hareketli hale gelir; bu sebeple de ilk günlerden itibaren beliniz ve kuyruksokumu dediğimiz bölgelerde ağrı olur ve hassaslaşır. Omurganızın yükü artar, ağırlık merkeziniz karnınız büyüdüğü için öne doğru yer değiştirir ve bel çukurunuz derinleşir. Bu statik değişikliğin yanı sıra bir de vücudunuzu yanlış kullanırsanız ömür boyu size ızdırap verecek bozukluklar ortaya çıkabilir.

Vücudunuzu kullanmayı öğrenmek ve kaslarınızı ayırt edebilmek, bedeninizin esnemesine ve güçlenmesine yardımcı olacaktır. Hamilelik sürecini ve doğumu kolaylaştıracak nefes ve hamile egzersiz programlarına katılmanız size vücudunuz hakkında çok şey öğretecektir. Hamileyken her şeyi yapabilirsiniz, ancak aşırı güç gerektiren ve oksijen kullanımının artmasına neden olan işlerden ve egzersizlerden kaçınmalısınız. Uzun süre oturmak ve ayakta durmak varis oluşumuna yol açabilir. Otururken ayaklarınızın altına küçük bir tabure koyarak yükseltirseniz, daha az şişlik olur. Ağır kaldırmamanızı tavsiye ederim; yerden bir şey almak ve ayakkabılarınızı bağlamak için

AYAKKABI GİYME POZİSYONU

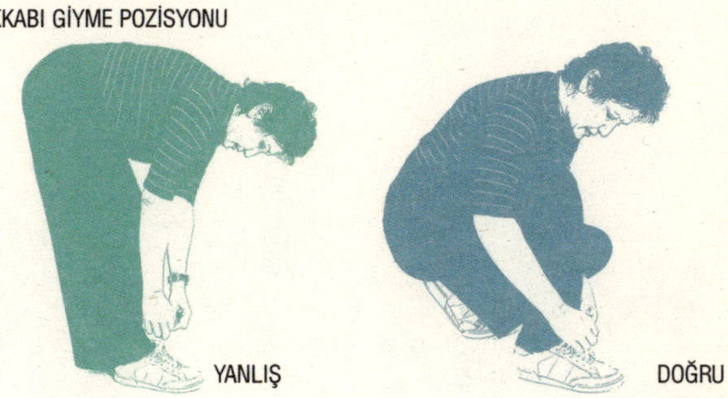

eğilmek yerine çömelmeyi deneyin. Bu pozisyon, kalça ve taban kaslarınızı esnetir, bacakları ve diz eklemlerinizi güçlendirir; bunun yanı sıra belinize ve omurganıza yük bindirmez. Yatarken ve yataktan kalkarken önce yan dönüp kollarınızın desteğini kullanarak yatıp kalkmaya özen gösterin. Bir koltuğa oturup kalkarken sırtınızı eğmeden gövdenizi kalçadan hafifçe öne eğin, ellerinizi bacaklarınıza dayayıp, bacaklarınızın gücünü kullanarak oturup kalkın. Bu sayede, bel ve kuyruk sokumu bölgenizde olacak zorlanmalardan korunmuş olursunuz.

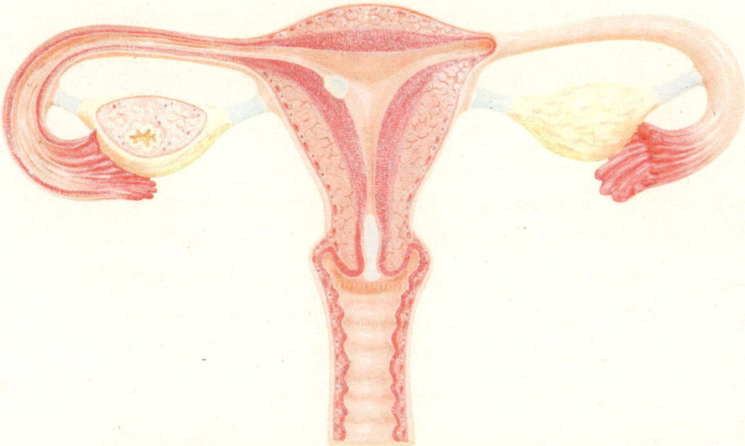

Hamileyken vücudunuzun size verdiği mesajlara da dikkat etmelisiniz. Zorlandığınız iş ve hareketleri yapmaya çalışmayınız; ani uzanmalar ve dönüşler tehlikeli olabilir. Ama kontrollü yapılan uzanma, gerinme ve esnetme egzersizleri, kaslarınıza daha çok oksijen gelmesini sağlar ve kaslarınızı güçlendirip rahatlamanıza yardımcı olur.

Hamile kalan bir kadın regl atlamadan önce göğüs dokusundaki değişiklik, ağrı, hacim artışı, hassasiyet nedeniyle durumunu tahmin edebilir. Sonrasında ise testler ve doktor kontrolu ile hamilelik olduğu kesinlik kazanır.

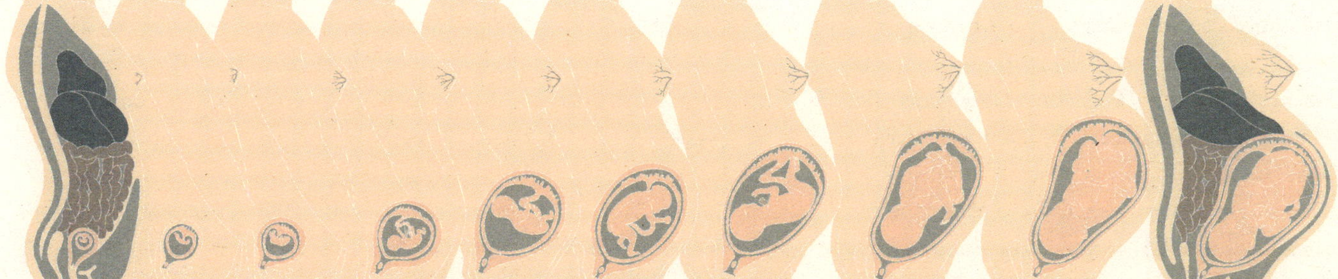

DOĞRU YATIŞ VE KALKIŞ POZİSYONU

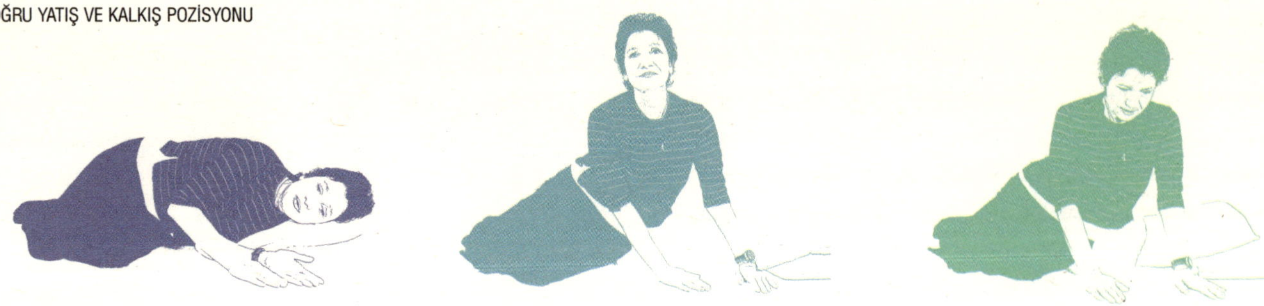

Hamilelik sırasında salgılanan hormonlar, süt bezlerinin hacminde bir artışa neden olur ve bu da gerginlik hissi yaratır. Doğumdan sonra hormonlar normale döner ve göğüslerin hacminde bir azalma söz konusu olur. Bu hacim değişiklikleri cildi zayıflatır, esnekliğini kaybetmesine ve gevşemesine yol açar. Bu nedenle göğüs derinizin gevşemesine engel olmak için hamileliğin başlangıcından emzirme döneminin sonuna dek göğüslerinizin bakımına özen göstermeniz gerekir. Göğüslerdeki büyüme ve hassasiyet bazen acı verir. Destekleyici sütyenler rahatsızlığı azaltır ancak balenli sütyen kullanılmamalıdır.

Hamilelik ve emzirme sırasında esneklik kaybını önlemeye, güçlü bir nemlendirme sağlamaya ve cildin gerilimini azaltmaya yardımcı olacak Göğüs Bölgesi Serumu, göğüs hacmindeki değişimlere karşı koymak ve böylece doğum sonrası olabilecek esneklik kaybını önlemek üzere, cildin sıkılığını ve esnekliğini arttırır. İçeriğindeki patentli aktif maddelerle göğüslerin hacmindeki değişimlere karşı koyar. Aynı zamanda göğüslerdeki gerilimi azaltmaya yardımcı olur.

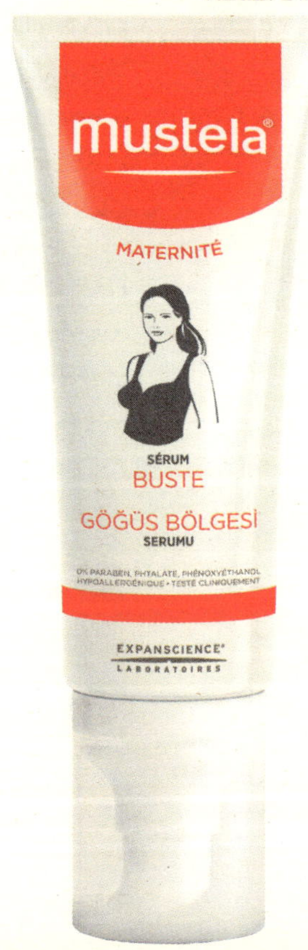

Yemek borunuzu mide ile birleştiren kapak, dokularınızdaki yumuşama sebebiyle tam kapanamadığı için mide sıvınız yemek borunuza doğru çıkar; bu da yanma ve ekşime hissine neden olur. Hamileliğin ilk haftalarında, çok yemek yediğinizde ve akşam saatlerinde, ayrıca hamileliğin sekizinci ayında bu şikâyet artabilir. Mide sıvısının yemek borusundaki hareketi, buradaki dokunun ödemleşmesine yol açtığından, besinlerin sanki boğazınıza takılmış gibi hissedilmesine neden olur. Kurslardaki anne adayları bana en çok bu yakınmalarından söz etmektedirler. Mide rahatsızlıkları için az miktarda ve sık yemelisiniz; ızgara ve az haşlanmış sebze yemeklerini tercih ediniz. Asitli, yağlı ve salçalı gibi sindirimi zor olan besinlerden kaçının.

Dokular yumuşayabilmek için su tutar ve bu duruma neden olan şey de yine hamilelik değişikliklerini düzenleyen hormonlardır. Vücudunuzda ödem hissedebilirsiniz. Bunu engellemek için çok tuz tüketmeyin, çünkü tuzun su tutma özelliği vardır. Fazla tuz tükettiğinizde, hissettiğiniz ödem daha da artarak sıkıntılar yaşamanıza neden olur. Vücudumuzu dıştan örten derimiz gibi, içimizi kaplayan kaygan, kırmızı dokuya mukoza deniyor. Ödem mukozada da mevcuttur, burnunuz tıkalıymış gibi hissedebilir nefes almakta zorluk çekebilirsiniz. Gece uykudan ağız kuruluğu ile kalkıyorsanız, yanınızda içmek için su bulundurmalı, burnunuzu rahatlatmak için de zaman zaman tuzlu su ile burnunuzu temizlemelisiniz.

Hamilelikte kabızlık sıkça karşılaşılan bir şikâyettir. Bağırsak hareketlerinin yavaşlaması ve rahmin, karın içi organlarına yaptığı basınç sonucu ortaya çıkan kabızlıkla baş edebilmek için bol sıvı alın, nefes çalışmaları ve fiziksel egzersizler yapın, meyve (üzüm, kayısı, erik, incir gibi) ve sebze yiyin, ihtiyaç hissetmeseniz de düzenli olarak tuvalete gidin. Kabızlık şikâyeti uzun süre devam ettiğinde bu durumun kaçınılmaz sonucu hemoroid olabilir.

Kilo artışı ve hamilelik hormonlarının damar yapısında ortaya çıkardığı değişiklik, damarların genişlemesi ve duvarlarının incelmesi sonucunda kılcal damarlar yüzeysel hale gelip, cildinizde örümcek ağı görünümünde belirir. Ağız içi mukozası ve burun kılcalları kanamaya meyillidir. Dişlerinizi fırçalarken diş etleriniz biraz kanar, çok kanıyorsa mutlaka diş doktorunuzu görmelisiniz. Dişlerinizi fırçalamayı ihmal etmeyin, diş etlerinin şiş ve kanamaya meyilli olması ve tükürük salgısındaki artış, mukozadaki ph değişikliği sebebiyle, dişlerdeki zayıf noktalarda çürük yapabilir. Bir de fırçalanmazsa çürüme hızlanır. Dişler üzerindeki bakteri plağını temizlemek için, günde en az üç kere dişlerinizi fırçalamalı, diş araları için diş ipi kullanmalı ve ara öğünlerde de mutlaka ağzınızı çalkalamalısınız.

Rahminiz büyürken, kasıklardan geçen damarlar üzerine baskı olur, kanın bacaklardan yukarı doğru pompalanması zorlaşır, genişleyen damarlardaki kan, damar duvarlarına basınç yaparak bazı noktalarda damarı genişletir ve kan, o noktada göllenme yapar; buna varis denir. Varis, ağrı ve acı verir. Bu tür şikâyetlerin olmasını önlemek için, uzun süre ayakta durmayın ve mümkün olduğunca ayaklarınızı yüksekte tutarak oturun. Sıcak banyo ve güneş banyosu varisler için sakıncalıdır. Doktorunuz tavsiye etmişse varis çorabı kullanmak yararlıdır.

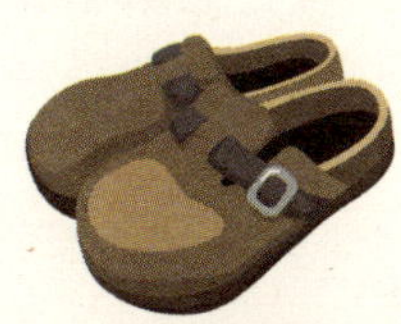

Çorabınızı sabah yataktan kalkmadan önce giymelisiniz. Masaj ve bacak egzersizleri bacaklardaki dolaşıma katkı sağlar, akşamları yere uzanarak bacaklarınızı kaldırıp duvara dayayarak dinlendirmek de iyi gelir.

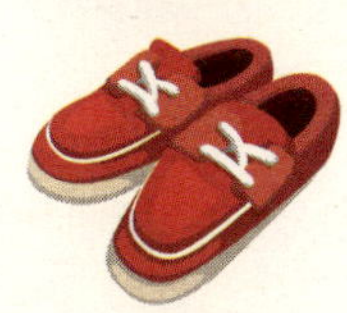

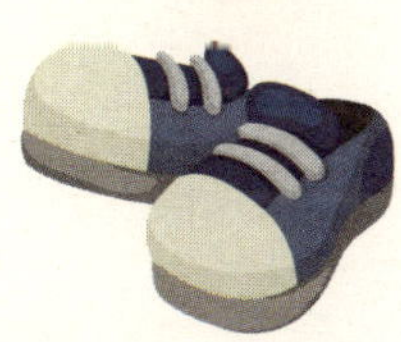

Vücudun yükünü taşıyan ayaklarınız için doğru ayakkabı seçilmelidir. Topuklu ayakkabılar kadar, düz ayakkabılar da ayaklarınız için sağlıklı değildir. İki santim kadar geniş topuğu olan ayakkabılar sizi rahat ettirir. Ayak ve ayak bileklerindeki şişmeler özellikle sıcak havalarda artar, uzun süre ayaklarınızı yere sarkıtarak oturmayın. Masa başında çalışıyorsanız, masanın altına küçük bir tabure koyup, zaman zaman bacaklarınızı tabureye uzatarak oturun. Taban ağrılarına masaj ve parmak ucu yürüyüşleri iyi gelir. Masaj yapamıyor veya yaptıramıyorsanız bir tenis topu veya kalın bir merdane üzerinde ayak tabanınızı yuvarlayarak rahatlayabilirsiniz. Akşam saatlerinde ayaklarınızı şiş ve yorgun hissediyorsanız kabın içine ılık su koyarak içine bir çorba kaşığı deniz tuzu atın, ayaklarınızı içine sokun, sonrasında ayaklarınız ve bacaklarınız için rahatlatıcı özellikteki kremler kullanarak küçük bir masaj yapın ve nefes egzersizleri ile gevşeyip, dinlenin.

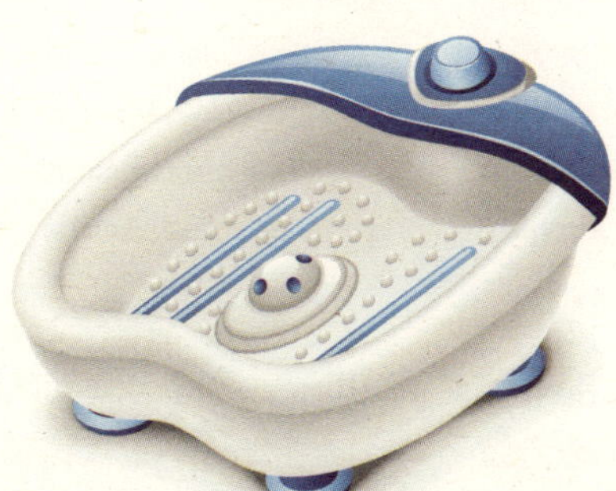

Cilt gerginliği kaşıntıya neden olur. Kaşınan bölgelere cildinizi rahatlatacak, badem yağı, susam yağı, buğday veya zeytinyağı sürebilirsiniz. Cildinizde çatlak oluşmasını önleyecek kremlerin de kaşıntı hissedildiği zamanlarda kullanılması önerilmektedir.

Hamilelik sırasında oluşan çatlaklar, anne adaylarının korkulu rüyasıdır. Hamilelik sırasında hormonların etkisinde kalan ve gerilen dokularda cildin yapısını ve esnekliğini sağlayan kolajen ve elastin lifler iyice gerilir ve koparlar. Bu nedenle de daha ince ve düzensiz yapıdaki yeni liflerin oluşumuyla telafi edilirler. Aynı zamanda bu liflerin üzerindeki deri de daha incedir. Sonuç olarak ciltte bir yara izi niteliğinde gözle görülür izler ortaya çıkar.

Çatlaklar kaçınılmaz olarak hormonal faktörler nedeniyle ortaya çıkarlar. Vücut ağırlığındaki artış nedeniyle cildin sıkılığındaki değişimde mekanik faktör de etkilidir, ancak asıl sorumlu hormonal değişimdir.

Bununla birlikte kadının hamilelik öncesindeki kilosu, kolajen kalitesi ve genetik faktörler de ayrıca rol oynamaktadır. Ayrıca karın çatlakları çoğunlukla genç kadınlarda oluşmaktadır. Daha önce yaşanmış olan hamileliklerin sayısı ise yeni karın çatlaklarının ortaya çıkmasında herhangi bir rol oynamaz. Bel çevresi genişliği ile karın çatlaklarının varlığı arasında da herhangi bir bağlantı yoktur.

Ciltte oluşan lekeleri önlemek için özellikle yüzünüzü, güneş ışınlarından mutlaka korumalısınız. Yeterli korunma önlemi alınmadığında güneş lekeleri kalıcı hale gelebilmektedir. Çok güneşli günlerde şapka ve organik veya mineral filtreli güneş koruyucu krem kullanarak sokağa çıkınız.

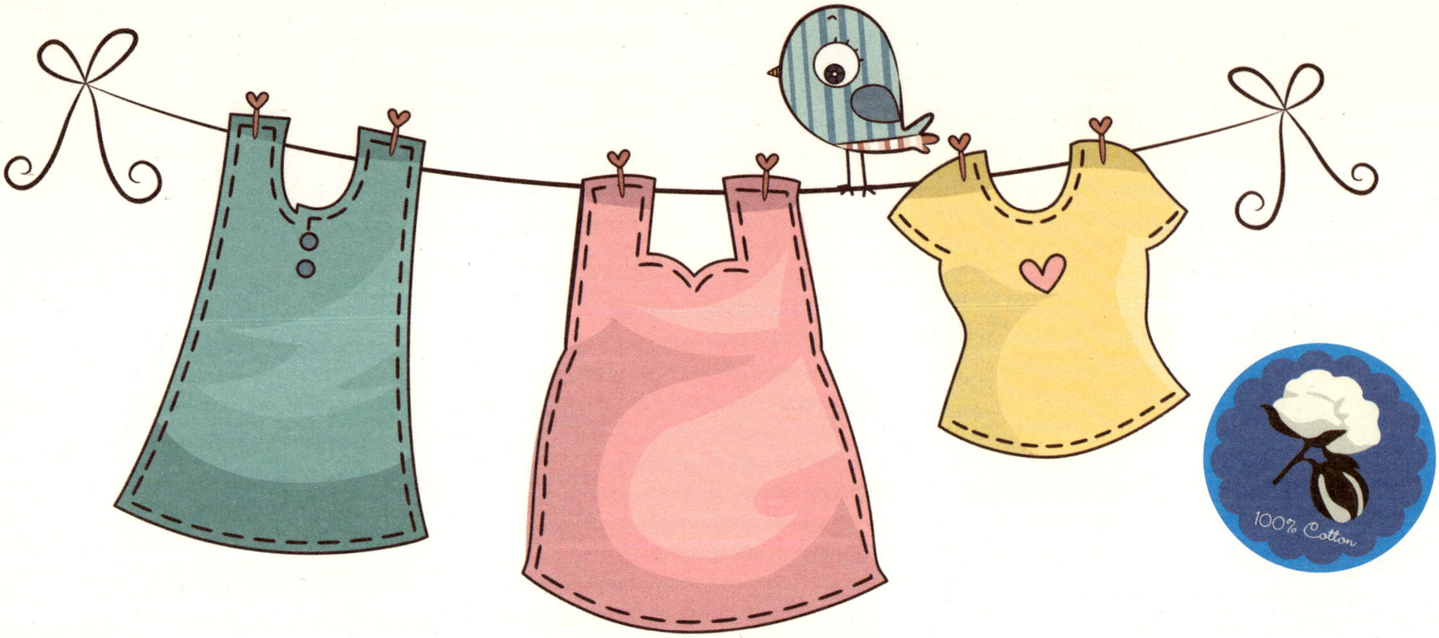

Kan şekeri düzeyindeki düşüş sebebiyle tansiyonunuz düşerse, halsizlik ve terleme yaşayabilirsiniz. Ayaklarınızı biraz yükselterek uzanırsanız bu belirtiler geçecektir. Üzerinizde dar bir kıyafet varsa çıkarın veya gevşetin.

Kıyafetleriniz rahat olmalıdır, terletmeyen pamuklu kumaşları tercih edin. Dar kıyafetler sizi rahatsız eder ve nefes almakta zorluk çekebilirsiniz.

Gece hissettiğiniz kas krampları için uyumadan önce nefes egzersizi, bacak arkasını germe egzersizleri ve masaj yardımcı olur. Kalsiyum ve magnezyum açısından zengin besinler tüketmek de kramp şikâyetlerini azaltır. Bunları denemenize rağmen kramplar devam ediyorsa doktorunuza danışmalısınız. Kursa gelen anne adaylarının gebe kalmadan önce masaj yaptırmakta olup, gebelik sürecinde masajı kestiklerine tanık oldum. Oysa asıl bu dönemde masajın vereceği rahatlığa ihtiyacınız vardır. Doğum dersinde baba adaylarına gebelik boyunca, özellikle son haftalarda, eşlerine yardımcı olacak birkaç küçük masaj manevrasını öğretmekteyim; tabiî ki doğum eylemi sırasında yapılan karşı basınç uygulamaları ve küçük basınç masajları çok işe yaramaktadır.

Kasıklarınızda hissettiğiniz ağrılar, bu bölgedeki kasların uzaması ve bağların gevşemesiyle ilgili olabilir. Çok rahatsız eden ağrılar varsa doktorunuza danışmalısınız. Bazen idrar yolu enfeksiyonu da kasık ağrısına neden olur. Bazı durumlarda doktorunuz bir süre yatarak dinlenmenizi önerebilir ve bu tavsiye işe yarar. Eklem ağrıları ve ellerde uyuşukluk hissi anne adaylarından en sık duyduğum yakınmalar. Vücuttaki sıvı artışı, eklemleri de etkilemekte ve ağrıya yol açmaktadır. Bu sorunun en iyi çözümü, eklemleri rahatlatacak egzersizler uygulamaktır.

Ellerdeki uyuşukluk, genellikle duruş bozukluğu ve boyun omurlarındaki sıkışıklığın sinirlere baskı yapmasından kaynaklanır. Bu durumda duruş çalışmaları ve boyun egzersizleri yapmak, rahatlamanızı sağlayabilir. Bu rahatsızlıklar uykuda hissediliyorsa, pozisyon değiştirmek, elleri hızlı sallamak, başınızın üstüne koymak, uyuşukluk hissini giderir.

Genital bölgede ıslaklık hissi, mukoza salgısının hormonlar nedeni ile artmasından kaynaklanır. Sık sık çamaşır değiştirmek, emici yüzeyli, kuru tutan pedler kullanmak işe yarar. Salgı, renk değiştirmiş ve kokulu ise hemen doktorunuza danışmalısınız. Bazen amniyotik sıvı sızıntısı, akıntı gibi algılanır. Bazense mantar oluşur; bunu ancak doktorunuz ayırt edebilir.

Genital bölgede sıklıkla sabun kullanarak temizlik yapmak da mukozanın ph dengesini bozar, koruyucu bakterilerin azalmasına yol açar ve mantar görülme sıklığını arttırır.

MUSTELA ANNE SERİSİNDEN ÖNERİLER

- Önleyici cilt bakımına hamileliğin birinci ayından itibaren başlanmalıdır. Ne kadar erken başlanırsa çatlakların önlenmesindeki başarı o kadar yüksek olacaktır.

- Cilt bakım ürünü ne kadar düzenli aralıklarla uygulanırsa etkinliği o kadar yüksek olacaktır.

- Cilt bakım ürününün kullanımına doğum sonrasında da devam edilmelidir.

- Tüm yara izleri gibi karın çatlakları da güneşe maruz kalmamalıdır.

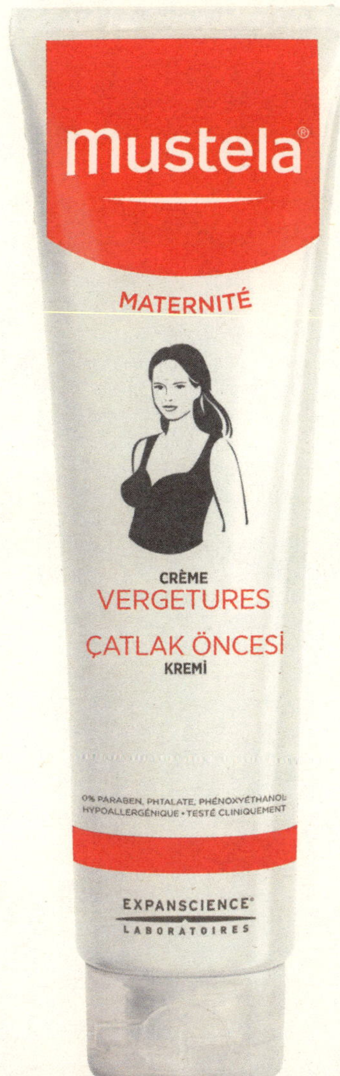

Bebeğin Anne Karnındaki Haftalık Gelişimi

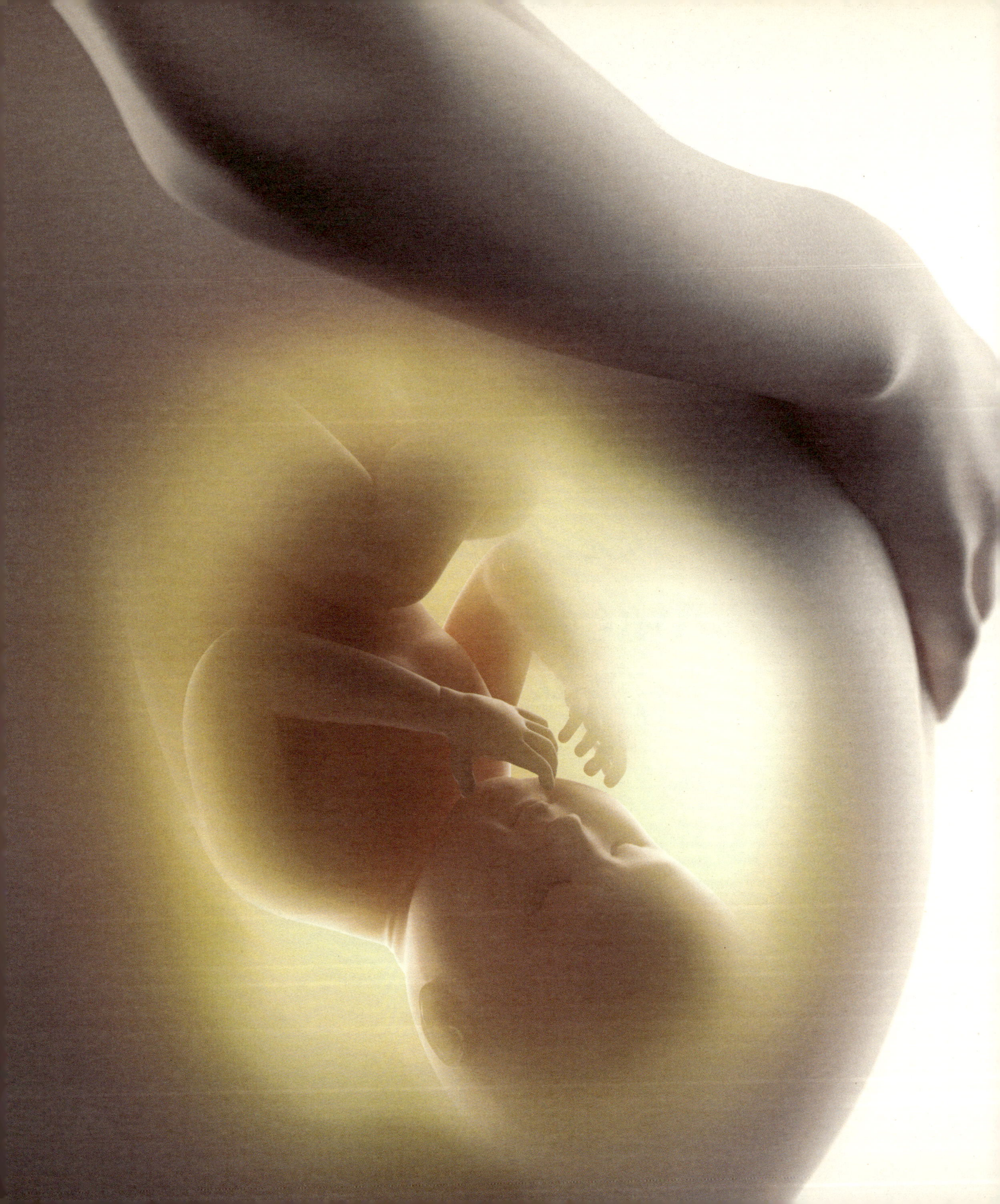

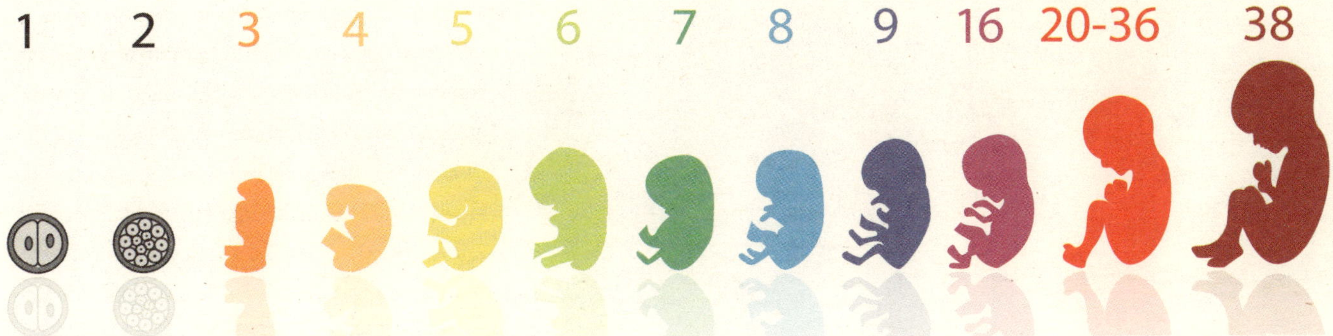

Hamileliğinizin ilerleyen haftalarında bebeğiniz nasıl değişiyor ve dünyaya doğmaya nasıl hazır hale geliyor.

Bu bölümü, bebeğinizin haftalar içindeki değişimi ve gelişimini izlemeniz için oluşturduk.

Bebeğinizin 0-4. Haftaları

Kadının yumurtasını dölleyen spermin x veya y kromozomlu olması, bebeğin cinsiyetini belirler. Döllenme sırasında x kromozomlu spermden kız, y kromozomlu sperm ile döllenen yumurtadan ise erkek çocuk olur. Sperm ve yumurtanın birleşmesinden sonra erkek ve dişi kromozom çekirdeklerinin birbirine karışması sonucu, her iki eşin özelliklerinden oluşan bir kombinasyon ortaya çıkar. Bu sırada birden fazla yumurtlama olmuş ve bu yumurtalar sperm ile döllenmiş ise birden fazla gebelik olması da mümkündür. Tüp bebek tedavisi gören ve yumurtlamayı uyaran ilaçlar, yumurta sayısını çoğaltacağı gibi, 30 yaş üstü kadınlarda birden fazla yumurtlama olabilmektedir.

İkiden fazla yumurta oluşup, bunlar döllenmiş ise ayrı yumurta ikizleri oluşur. Her bebeğin ayrı amniyon kesesi ve plasentası vardır.

Tek bir yumurtanın döllendikten sonra ayrılarak ikiye bölünüp, ikisinin ayrı olarak bölünmeyi devam ettirerek gelişmesi ile tek yumurta ikizleri oluşur. Amniyon keseleri ayrıdır, ancak tek plasentaları vardır.

Bebeğiniz doğduktan sonra onu kucağınıza aldığınız zaman onun yüzünde kendi gözlerinizi, gülümsemesinde ise eşinizi görüyor olmanız size tarifsiz bir mutluluk verir.

2 ay boyunca embriyon adı verilen bebeğinizin 21. gününde büyüklüğü 2 mm'yi geçer ve biçim almaya başlar. Artık o yalnızca mikroskopla değil, çıplak göz ile de görülebilecek hale gelmiştir. Omurilik iplik görünümünde olup, ucunda, yuvarlak bir biçim alan kısım başıdır. Başın içinde beyni oluşmaya başlamıştır. İpin diğer ucunda da bir gelişim ortaya çıkar, bu da bebeğinizin kuyruk sokumunu oluşturacak kısımdır ve küçük bir kuyruk görünümündedir.

4 haftaya gelindiğinde ilkel kalbi, iki kan damarının birleşmesiyle oluşmuş ve atmaya da başlamıştır. Onun ultrasonda gördüğünüz ilk organı bu mini minnacık kalbidir. Böylece bebeğinizle ilk kalp bağınız kurulmuş olur.

İlk ayın sonunda embriyon yaklaşık 5 mm olmuştur. Kalbi çarpar, kan dolaşımı başlamış ve kendi kanını oluşturabilir duruma gelmiştir.

Bebeğin 4-8. Haftaları

Bu haftalarda kollar, sonra da bacakları oluşturacak tomurcuklanmalar başlar. Ardından yüzdeki organların girintileri oluşur; gözler için iki küçük çukur, virgüle benzer iki kulak deliği, ağız ve burnu için de iki delik daha ortaya çıkar. Sinir sistemi de gelişimini sürdürür, omurilik tüpü tamamlanır. Beyin kıvrımları oluşmaya başlar, bebek 5. haftanın bitiminde içinde

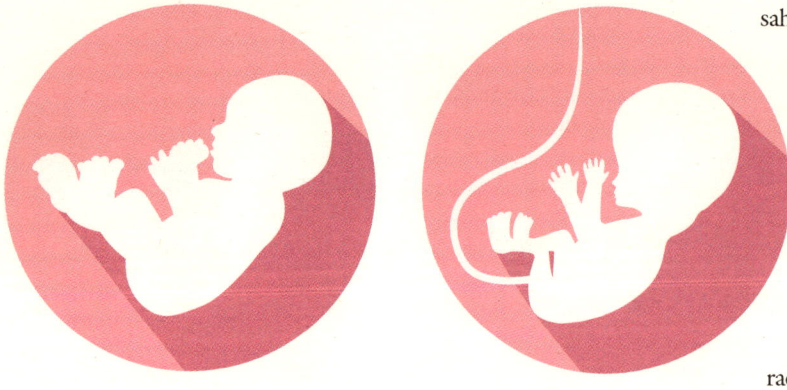

beyninin yapısı görünen şeffaf başını, karnında kalbin yer alacağı geniş çıkıntıya doğru eğer. Altta göbek kordonu, kuyruk sokumunda uzayan ve sırtının ortasına dizilmiş 25 tane küçük omurları rahatlıkla görülebilir. Karnında karaciğer çıkıntısı oluşur, kol ve bacakları uzar, kollar bacakları kadar uzundur, omurga kemikleri tamamlanır. El ve ayak tomurcukları 7. haftada patlayarak birer küçük resim paleti görünümünde ortaya çıkarlar. Bu paletlerin üstündeki el ve ayak kemiklerini 5 adet çizgi halinde görebiliriz. Yüzünde birbirine hayli uzak olan gözleri belirgin hale gelir. Dudaklar ve burun delikleri belirir, midesi şekillenir, ağız içinde süt dişlerinin taslağı oluşur. 7. haftanın sonunda yumuşak doku halinde olan iskeletinin oynak yerlerini teşkil eden 110 parçası 15 gün içinde tamamlanır.

Böylece güçlenen embriyon, başını yukarı kaldırarak dikleşir, boyu 2 cm'e ulaşır. 8. hafta bitiminde yaklaşık 3 ila 5 cm boyunda ve 11 ila 14 gr ağırlıkta olup tüm organlarının taslağı şekillenmiş insan şekline dönüşmeye başlamıştır. Artık embriyon değil bir cenin olmuştur.

Hamile olduğunuzu öğrendiğiniz zaman mutlaka doktorunuza başvurmalı, doğum öncesi kontroller ve bakım ile ilgili bilgi edinmelisiniz.

Bebeğin 8-12. Haftaları

Bu haftalarda bebeğin cinsel organları oluşur. Hamile kaldığınız zaman x veya y kromozomlu sperm cinsiyetini saptamasına rağmen, bu aya kadar bebek hem kız hem de erkek organlarına sahiptir. Yüzü daha belirgin hale gelir, gözkapakları oluşur. Gözkapakları gelişim halinde olan gözü korumak üzere sıkıca kapalıdır. Alnı oldukça geniş, burun delikleri çok aralıklıdır. Ses telleri de 3. ayda gelişir, dünyaya geldiği zaman da ciğerlerine dolan hava ile birlikte ilk sesini çıkarır. Kulakları iki küçük yarık halinde başının yanlarında yer alır. Kolları, bacaklarından daha hızlı uzamaktadır ve parmakları görünmeye başlar. Bedeninin içinde karaciğeri tamamen oluşmuş, böbrekleri ilkel bir şekilde ortaya çıkmaya başlamıştır. İskeleti, omurgasının sertleşmesi ile beraber sağlamlaşır. Yüzünden başlayarak tüm vücudunu saracak lanugo tüyleri oluşur, artık hafif de olsa hareketlenmeye başlamıştır; başını yana çevirebilir, yumruk yapar, kol ve bacaklarını oynatabilir. Ancak henüz bu hareketleri siz hissetmezsiniz.

12. haftanın sonunda bebeğin ağırlığı yaklaşık 14 gr boyu ise 5.4 cm civarındadır.

Bebeğin 12-16. Haftaları

Bu haftalarda bebeğinizin gövdesi geliştiği için başı ile daha orantılı görünür. Bebeğinizin büyümesi sürerken aynı zamanda plasenta ve rahminiz de büyümeyi sürdürür. Bebeğin içinde bulunduğu amniyotik sıvısı da yaklaşık 200-250 ml'ye ulaşmıştır, göbek deliğinizin altına kadar ulaşan rahminizi kolayca hissedebilirsiniz. Çoğunlukla 16 ila 21. haftalar arasında bebeğin hareketlerini de fark etmeye başlarsınız, hareketler seğirme, kelebek kanadı çırpıntısı gibi duyumlar şeklinde algılanır. Derisinin rengi kırmızıdır, çünkü kan damarlarının görünmesini sağlayacak kadar şeffaftır. Tüm bedeni ve başı lanugo denilen yumuşak tüylerle kaplıdır. Bu ay bebeğinizin saçları da çıkmaya başlar, biliyorsunuz midenizdeki yangı şikayetinin saç çıkmasıyla hiç alakası yoktur, bunun sebebini hamilelik değişimleri bölümünde anlatmıştık.

Yağ ve ter bezlerinin faaliyeti de başlamış, küçük kalbi hızlıca çarpmaya devam ederken karaciğeri de çalışmaya başlamıştır. Sindirim organlarının mide ve safra kesesi faaliyeti, bağırsakta ilk dışkısını oluşturur. Böbrekleri işlevini sürdürür,

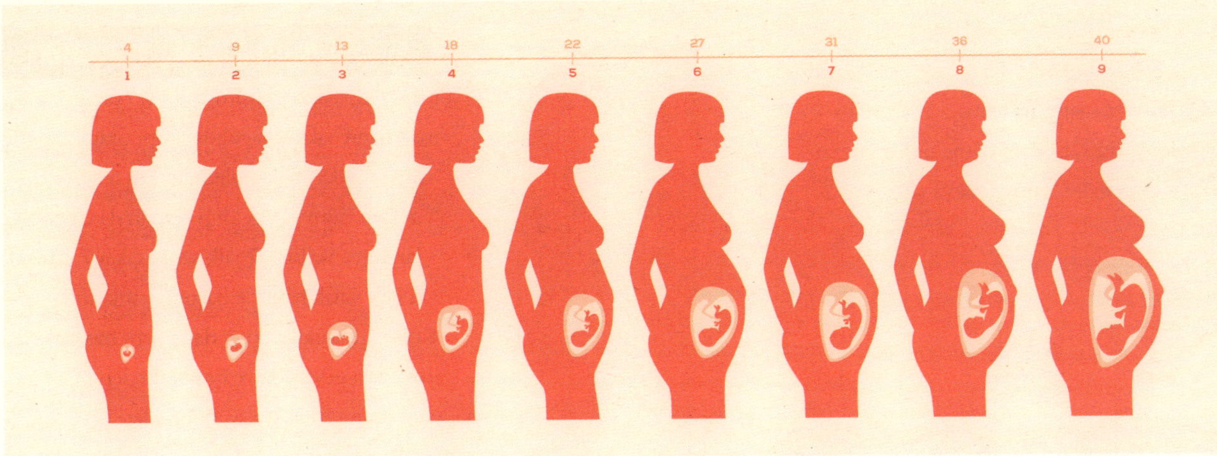

bebeğin yaptığı çiş amniyotik sıvısına karışır. 11 ila 14. haftalar arasında ikili tarama testi yapılmalıdır. Bu test ile kanda HCG, plasenta tarafından üretilen bir tür östrojen ve alfa-fetoprotein seviyesi ölçülür. Bu testin sonucu bebeğinizin Down sendromu riskinin yüksek olup olmadığını gösterir. İleri yaşlardaki hamileler için risk oranı % 60'ın üzerindedir. Eğer üçlü test sonuçları şüpheli ise doktorunuz amniyosentez yapılmasını önerecektir.

Bu haftalarda bebeğinizin boyu yaklaşık olarak 11,5 cm, kilosu ise 100 gr civarındadır

Bebeğin 16-20. Haftaları

Bu zamana kadar aldığınız kilo 3,5 veya 6,2 kg'dır. Kilonun 200 gr'ı bebek, yaklaşık 150 gr'ı plasenta, 340 gr'ı amniyotik sıvı ve 310 gr'ı büyüyen rahminizin ağırlığıdır. Göğüslerinizin toplam ağırlığı ise yaklaşık 340 gr civarındadır. Tabii ki artan kan hacmi, sıvı tutulması, yağ dokusunun gelişmesi de kilo alımınızı etkiler. Bebeğin kafa kemikleri, omurgası, kol ve bacak kemikleri oldukça kuvvetlenmiştir. Düzensiz hissedilen hareketler daha da sıklaşır. Akciğer, sindirim ve sinir sistemi gelişmeye başlar. Cinsel organları tamamen gelişmiştir, erkek veya kız bebek olduğu kolaylıkla ayırt edilebilir. Göz kapakları genelde kapalıdır ancak gözlerini sağ ve sola hareket ettirir. Buruşuk derisinin kırmızı rengi açılmaya başlar, dış kulakları biçim almış, duyma duyusunun da yüksek seslere verdiği tepki nedeniyle bu haftada geliştiği bilinmektedir. Artık ona müzik dinletebilirsiniz.

Dokunmaya karşı da duyarlıdır, eşiniz bu aydan itibaren karnınıza elini koymaya başladığında babasının dokunuşlarına bir süre sonra tepki vermeye başlar. 20. hafta ultrasonunda bebeğin plasentası rahmin alt kısmında görülebilir ama rahim büyüdüğü sırada plasenta da yükselerek yan duvara geçecektir.

Amniyotik sıvıdan birkaç yudum içerek yutkunabilir, bazen ultrasonda ağız hareketlerini görebilirsiniz. Karnınızdaki bebeğinizin ilk nefes hareketi olan hıçkırıkları da başlamıştır.

Fetusun bu haftada ağırlığı yaklaşık 450-500 gr, boyu ise 25-30 cm civarındadır.

Bebeğin 21-24. Haftaları

Bu haftalarda bebeğinizin artan hareketlerinden onun kaslarının güçlendiğini fark edebilirsiniz. Kemiklerde kalsiyum artmakta ve sertleşen kemikleri iskeletini görünür hale getirmektedir. Bir uyku ve uyanma zamanı olduğunu da anlayacaksınız, çünkü bazen hareketler yoğun, bazen de sakindir. Gün içinde siz hareket halinde olduğunuz için vücudunuz onun beşiği olur, bebeğinizi sallayarak uyutur, oturduğunuz veya yattığınız zamanlarda ise hareket durduğu için uyanır ve varlığını size hissettirir. Bebeğinize giden kan akışını arttırmak için gün içinde zaman zaman sol yanınıza uzanarak dinlenmeyi ihmal etmeyin. Beyninin büyümesi de hızlanır. Bebekle anne arasındaki alışverişi sağlayan yaşam destek sistemi plasenta, bu haftalara kadar bebeğinizden daha ağır iken, bu haftalarda bebeğiniz, plasentasının ağırlığını geçmiştir.

Bu haftada bebeğin ağırlığı yaklaşık 1000 ila 1100 gr, boyu 30 ila 35 cm arasıdır. Doğmak için hazırdır, ancak doğduğunda yaşama şansı azdır. Günümüz teknolojisinin sağladığı olanaklar bu haftalarda doğan bebeklere dahi yaşama şansı sağlamaktadır.

Bu haftalar bir doğum öncesi kursa katılmak için ideal zamandır.

Bebeğin 24-28. Haftaları

Bu haftalar da bebeğinizin beyin ve akciğerleri gelişir, beynin büyümesi, kafa kemikleri içine sığabilmesi için kıvrımlı hale gelir. Bu haliyle bir ceviz içine benzer, sinir liflerinin iletisi beyin zarının gelişmiş olması nedeniyle hızlanır, hareketleri daha güçlü hissedilir. Bebeğinizin pozisyonu değişebilir, bu haftalarda genellikle başı yukardadır, kendi çevresinde döner, taklalar atar; göğüs kafesine doğru baskı ve kaburgalarınızda ağrı hissedebilirsiniz. Bebeğinizin başı yukarıda diyerek kaygı duymayın, doğuma yakın haftalarda başını aşağı çevirecektir; çevirmediği halde ters, yani makat gelişi doğum, sizi ve bebeğinizi çok zorlayacağı için, sezaryen operasyonu ile doğumunuz gerçekleştirilir. Akciğerlerdeki hava keseciklerinin gelişme ve esnekliğini sağlayan fetal akciğer sıvısının oluşumu ve açılıp kapanma hareketleri, ritmik vuruşlar gibi ara ara hissettiğiniz bebeğinizin hıçkırıkları, dünyaya doğduğunda nefes almak için yaptığı antrenmanlardır.

Göz kapakları açılmıştır. Aydınlık ve karanlığı fark edebilir. Aylık doktor kontrolünde yapılan ultrason sırasında, bebeğinizin başparmak veya elini emerken görüp mutlu olabilirsiniz.

Bu haftanın sonunda kilosu ortalama 1000-1500 gr, boyu ise 30-37 cm civarındadır.

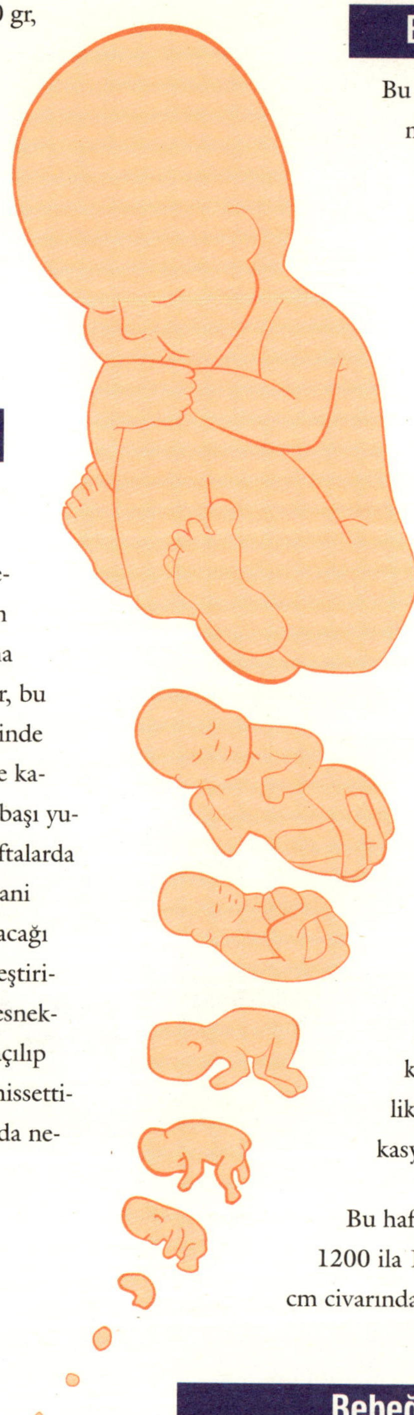

Bebeğin 28-32. Haftaları

Bu haftalar da bebeğin büyümesi hızlanır, cilt altı yağ dokusu hızla artar, boyu uzar, cildinin yaşlı görünümü değişir, gerginleşir, pembeleşir; cildini kaplayan lanugo tüyleri dökülür, alnı, sırtı ve omuzlarında kalan bir miktar tüy de doğumdan sonraki birkaç ay içinde tamamen yok olur. Bebek, bu haftada, diyaframın altına gelmiş ve mide yangısı şikayetleriniz artmış olabilir, sizin bu zamana kadar aldığınız kilo da yaklaşık 9,5 ila 11 kg civarındadır.

Bebeğinizin el tırnakları parmak ucu seviyesine ulaşmıştır ve sürekli parmaklarını emerek, emme refleksini güçlendirir. Hareketleri, büyüdüğü için rahim içinde rahat dönemediğinden yavaş ama bazen de canınızı acıtacak kadar güçlüdür.

Bu haftalar arasında doktorunuz glikoz tolerans testi yaptırarak, hamilelikte görülebilen şeker hastalığı komplikasyonunu kontrol eder.

Bu hafta da bebeğinizin ağırlığı yaklaşık 1200 ila 1700 gr, boyu ise yaklaşık 38 ila 42,5 cm civarındadır.

Bebeğin 32-36. Haftaları

Bu haftalar arasında bebeğinizin akciğer gelişimi tamamlanır ve eğer 36. haftada doğarsa rahatça nefes alıp verebilir. Çoğul gebelik yaşayan anne adayları bu haftaya geldiklerinde büyük bir rahatlama duygusu yaşarlar, artık bebekleri doğsa da dünya yaşamına rahatça nefes alarak başlangıç yapabilirler. Amniyotik sıvısının büyük kısmını bebeğin yaptığı çiş oluşturur, 35 haftadan sonra sıvının miktarı yavaş yavaş azalmaya başlar, doğuma yakın sıvı miktarı 1000 ila 300 ml arasındadır. Büyümesi, haftada 250 gr alarak hızlı bir şekilde sürmektedir, başı genellikle aşağı doğru dönmüştür, ancak hamilelerin %3'ünde kalça ve bacaklar pelviste olur, bu makat gelişi olarak adlandırılan durumdur.

Kilosu ortalama 2500 - 2800 gr, boyu ise 45 - 47 cm civarındadır.

Bebeğin 36-40. Haftaları

Bugünler de doğum yapıp, bebeğinizi kucaklamak için sabırsızlanırsınız. Doktor kontrolleri sıklaşmıştır, fetal monitör (NST) ile bebeğinizin kalp atımları, hareketleri ve rahimdeki kasılmalar kontrol edilir. Böylece bebeğin içinde bulunduğu şartlar değerlendirilir. Bebeğin yeterli oksijen alıp almadığı, herhangi bir stres yaşayıp yaşamadığı tespit edilir. NST kontrolü bazen erken haftalarda doğum riski olan hamilelere kasılma kontrolü yapmak için de kullanılır.

Kalp dakikada 120-160 arasında atar, akciğer gelişimi artmış, sindirim sistemi hazım yapabilecek gelişimini tamamlamıştır. Yutmuş olduğu amniyon sıvısının içindeki tüyler, deri parçaları ve verniks artıkları bağırsaklarında safra salgısı ile ilk kakasını oluşturmuştur. İlk kaka doğumdan sonra ki 48 saat içinde atılmalıdır.

Bu haftalar rahim kasılmaları artar, bu kasılmalar yalancı doğum kasılmalarıdır, bazen doğum başladı zannedilerek hastaneye gitmeye de sebep olur.

Bebeğin kilosu, ortalama 3250-3500 gr, boyu ise 49-54 cm civarındadır. Artık bebeğiniz dünyaya gelmeye hazırdır. İnsanın en hızlı büyüdüğü zaman anne karnında geçirdiği süredir, gözle görülemeyen bir başlangıçtan insan yavrusuna dönüşü 40 haftalık bir zamanda gerçekleşir. Bebeğinizin 20. haftadan itibaren algısı gelişmeye başlar. Son 3 aylık dönem, algısının en yüksek olduğu ve alt beyninin, duygusal zihninin oluştuğu zamandır, sizin bedeniniz onun evreni ve kaderinin oluştuğu yerdir. Ona sevgi, mutluluk, neşe, güven ve nefes gönderin. Böylece doğacağı yeni dünyaya gelmek için istekli olsun.

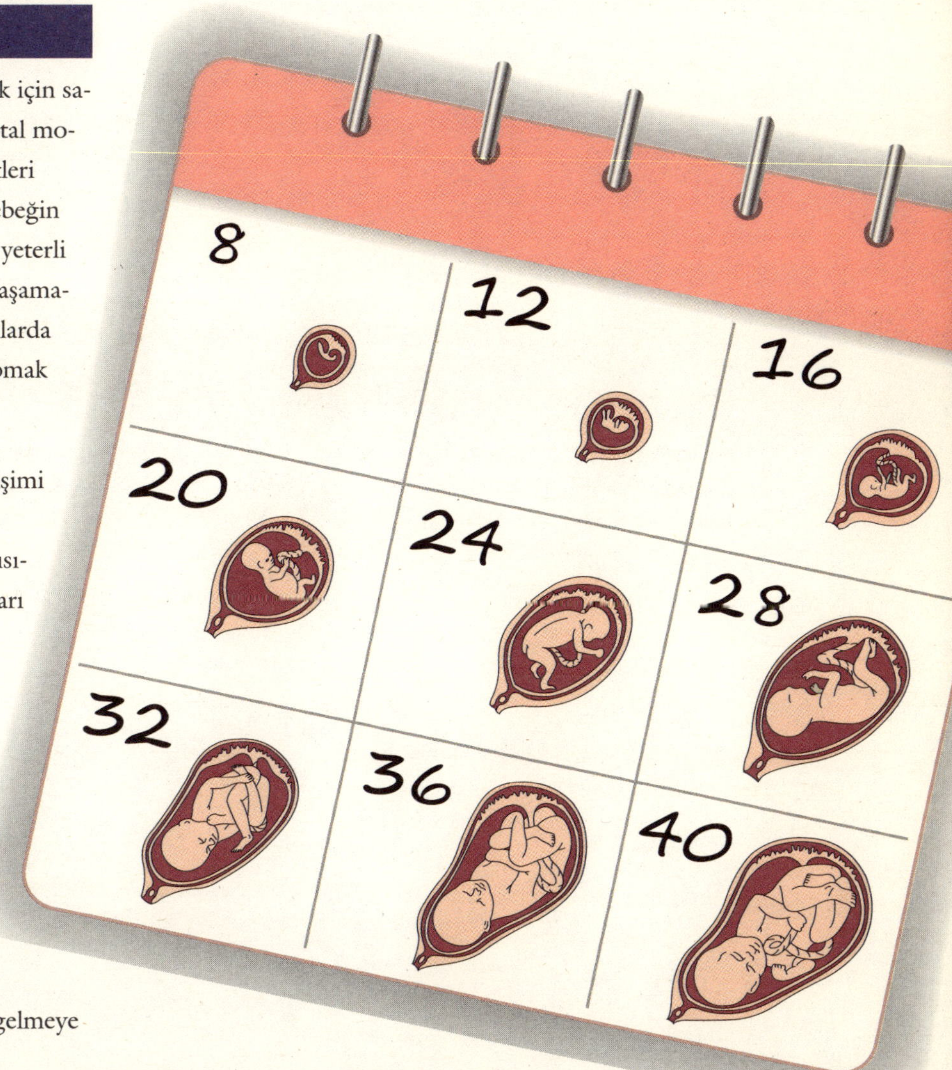

Hamilelik ve Beslenme

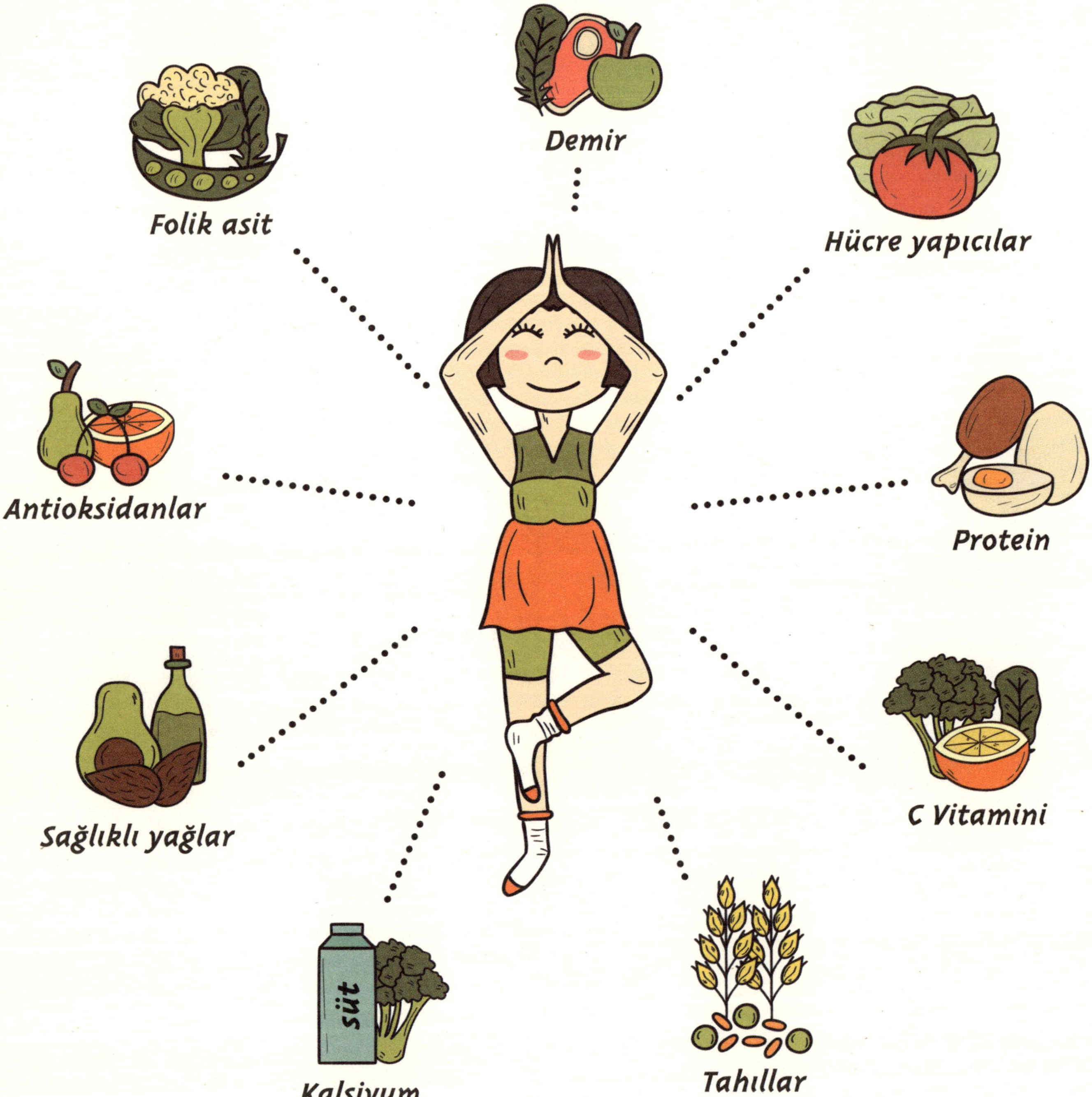
Demir
Folik asit
Hücre yapıcılar
Antioksidanlar
Protein
Sağlıklı yağlar
C Vitamini
süt
Kalsiyum
Tahıllar

Hamilelikte
Sağlıklı Beslenme

Hamilelikte sağlıklı beslenme, karbonhidrat, protein, vitamin ve minerallerin dengeli birleşiminden oluşur. Gün içinde mevsime uygun sebze ve meyveleri de içeren ne kadar çok çeşitli yiyecek yiyebilirsek gerekli olan beslenmeyi gerçekleştirmiş olacağız.

Protein

Hamileliğin ilk haftalarından itibaren proteine olan ihtiyacınız %15-20 artmış olacaktır. Kemik, kas, bağ dokusu ve iç organlar için en gerekli yapı taşıdır. Aynı etki bebeğinde sağlıklı şekilde büyümesi için geçerlidir. Proteinler grubunda et, tavuk, balık, yumurta, süt ve süt ürünleri 1. sınıf olarak proteinlerdir. Bunun yanı sıra kabuklu yemişler, tahıllar, bakliyat da protein içerir. Bunlara 2. Sınıf protein denir. Çünkü proteinlerde ki gerekli olan amino asitleri verebilmeleri için belli bir bileşimde tüketilmeleri gerekmektedir. Eğer yumurta, süt ve süt ürünleri dahil, hiçbir hayvansal ürün yemeyen kişi iseniz veya laktoza karşı aşırı duyarlıysanız bu yiyeceklerden bol tüketmek gerekir. Proteinden zengin gıdaların hepsi aynı besin değerine sahip değildir. Bazıları diğerine göre daha fazla yağlıdır. Bazıları da ekstra vitamin ve mineraller içerir. Dolayısıyla kırmızı et birinci sınıf bir protein kaynağı iken, tavuk ve balıketine göre daha yağlıdır. Balık etinde yağ oranı düşük, vitamin oranı yüksektir. Somon ve sardalye gibi balıklar bebeğin özellikle beyin gelişimi için faydalı olan yağ asitleri içerir. Ancak yağlı balıklar aynı zamanda ağır metaller gibi zehirli maddeler içerebilir bu sebeple haftada 2 porsiyondan fazla balık yemememiz önerilir.

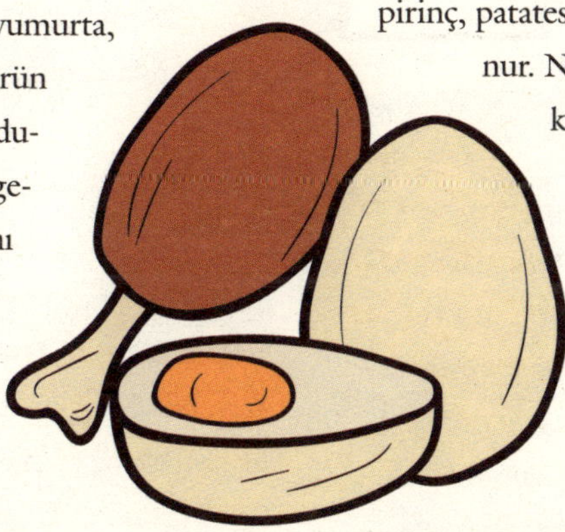

Günde 2 – 3 öğün protein den zengin gıda almaya ihtiyacınız vardır. Tipik bir öğün 85 gr kırmızı et veya tavuk, 150 gr balık, 30 – 60 gr kaşar tüt sert peynir veya 125 gr bakliyat yada tahıllardan oluşur.

Karbonhidratlar

Karbonhidratlar, basit ve bileşik olmak üzere iki cinstir. Kekler, bisküviler, kolalı içecekler gibi maddelerde şeker(sakaroz) oranı yüksektir ve besin değeri çok yüksektir. Bunlardan sadece meyvelerdeki früktozu hariç tutmalıyız. Meyveler bol vitamin, mineral ve lif kaynağı oldukları diyetisyen tarafından bir kısıtlama getirilmemişse, günde en aşağı 5 porsiyon yenmelidir.

Birleşik karbonhidratlar, makarna, tam tahıllı ekmek, esmer pirinç, patates ve bakliyat gibi nişastalı yiyeceklerde bulunur. Nişastanın kana karışabilmesi için önce basit karbonhidrata dönüştürülmesi gerektiğinden, daha uzun süreyle düzenli olarak enerji verir.

Sağlıklı bir beslenmenin ana malzemeleri günde 4 – 6 porsiyon tüketilmelidir. 1 dilim tahıllı ekmek, 60 – 125 gr tam tahıllı makarna, esmer pirinç ve patates, 60 gr tahıl

Yağlar

Hamilelikte her ne kadar yağ tüketimini azaltmak gerekse de, tamamen sıfıra indiremeyiz. Yağların besin değeri vardır ve vücuttaki hücre duvarlarının inşasına yardım eder. Büyümekte olan bebek içinde gerekli vitaminleri bünyelerinde barındırır. Yağlar, hayvansal kaynaklardan sağlanan daha az sağlıklı doymuş yağlar ve bitkisel kaynaklardan ve balıktan elde edilen, bebeğin sinir sisteminin gelişmesi için gereken daha sağlıklı doymamış yağlar olarak ikiye ayrılır.

Hamur işleri, yağda kızaran yiyecekler, yağlı et ve et ürünleri bol miktarda sağlıksız doymuş yağ ile doludur. Hem kilo yapar hem de kan damarlarını etkiler.

Az yağlı süt ürünlerini ve mümkün olduğunca yiyeceklerin doymamış yağ içerenlerini tüketin.

Süt Ürünleri

Sür ürünleri tüketmek, dengeli olarak protein, yağlar, kalsiyum, A, B ve D vitamini almanızı sağlar. Hamilelikte süt harika bir destektir. Seviyorsanız bol yarım yağlı süt için. Yarım yağlı sütte yağlı süt kadar kalsiyum ve vitamin içerir. Günde 2 – 4 porsiyon süt ve süt ürünleri tüketmeyi hedefleyin.

Tipik porsiyonlar 30 – 60 gr kaşar türü sert peynir veya 200 ml yarım yağlı süttür.

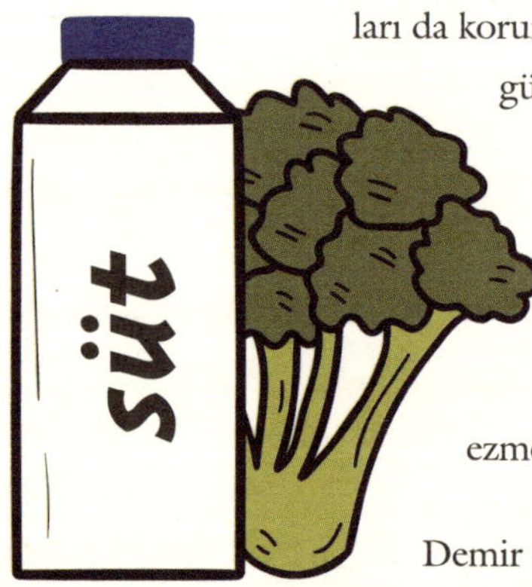

Vitaminler

A, B, C, D, E olmak üzere toplam 5 çeşit vitamin vardır. D vitamini dışında ki vitaminler turfanda olmamak şartı ile mevsimine uygun yediğimiz taze sebze ve meyveler, et, süt, yumurta, balık, tahıllar, baklagiller, kabuklu ve kuru yemişler tüketilerek alınabilir. D vitaminini yeterli üretmek için günde 40 dakika gün ışığı yeterlidir. A, C ve E vitaminleri antioksidandır. Antioksidanlar kimyasalları paspaslayıp vücuttaki hücrelere zarar vermesini engeller.

B ve C vitamini gibi bazı vitaminler vücutta depolanmaz. Bu sebeple hamilelikte her gün yeterli miktarda almak gerekir. C vitamini gibi bazı vitaminlerde hava ve ısı ile temas ettiğinde kısa sürede etkilerini kaybeder. Bu sebeple meyve ve sebzelerin çiğ veya az pişmiş olarak tüketilmesi tercih edilir. Aynı sebepten; işlem sırasında vitaminin çoğunu kaybettiklerinden dondurulmuş sebzeler konserveye göre daha çok vitamin içerir.

Mineraller

Minerallerde tıpkı vitaminler gibi vücut tarafından üretilmedikleri için gıdalardan alınmalıdırlar. Mineraller söz konusu olduğunda bebek bir parazit gibi ihtiyacı olan mineralleri rezervlerden emer. Bu da kendinizi bitkin ve yorgun hissetmenize neden olur.

Demir

Alyuvarlarda oksijen taşıyan hemoglobin için gereklidir. Kasları da korur. Vücuttan çok kısa sürede atıldıkları için her gün demirden zengin yiyecekler yenilmelidir. Hamilelikte kan çoğalması hayvansal kaynaklı demir, meyve ve sebzelerde ki demirden daha iyi emilir. Eskiden karaciğer çok yenilirdi, demirden zengindir ama aynı zamanda doğum aksaklıklarına sebep olabilir. Sakatat ve ciğer ezmesi gibi yiyeceklerden uzak durulmalıdır.

Demir C vitamini gibi portakal veya suyuyla alındığında emilimi arttırmaktadır. Süt ve antiasitlerle alındığında ise emilimi azaltır. Sütü öğün aralarında mide yanması için antiasit alıyorsanız demir ağırlıklı yiyecekleri arttırın.

Çinko

Büyümeyi teşvik eden bir mineral, aynı zamanda bağışıklık sistemini, yaraların iyileşmesi ve hazım için de önemlidir. Çinko emilimi demir hapları tarafından engelleneceği için bol çinkolu yemek yediğinizde almayınız.

Kalsiyum

Bebek ihtiyaç duyduğu kalsiyumu anneden alır. Bu işlem çok erken gerçekleşir. Bebeğin kemikleri 4 – 6 haftadan itibaren gelişmeye başlar. İdeal olan hamile kalmadan önce yüksek miktarda kalsiyum almaya başlamanızdır. Ve hamilelik boyunca da devam edilmelidir.

Tüm süt ürünleri, kabuklu yemişler, brokoli gibi yeşil sebzeler kalsiyumdan zengindir.

Tuz

Tatlandırıcı ve koruyucu özelliği sebebiyle hazır ve işlenmiş gıdalarda yüksek miktarlarda kullanılmaktadır. Az tuz kullanın.

Gıda Zehirlenmeleri

Dikkatli olunmalı, özellikle ilk 3 ay ciddi gıda zehirlenmesi düşüğe yol açabilir. Aldığınız gıdaların son kullanma tarihine mutlaka bakınız.

Salmonella Bakterisi: Bu bakteri öncelikle yumurta ve tavukta bulunur. Kusma, mide bulantısı, ishal, ateşe sebep olur. Bozuk gıda yendikten 12 -48 saat içinde görülür. Bu bakteri plasentadan geçmeyeceği için bebeğe zarar vermez ama şüpheli durumlarda derhal doktora gidilmelidir.

Bakteri ısıyla ölür, tam pişmemiş ve çiğ yumurta içeren mayonez, dondurma, cheesecake ve çikolatalı mousse gibi yiyeceklerden uzak durun. Yumurtanın iki bölümünün de piştiğine emin olmalısınız. (beyaz ve sarısı)

Nadir görülen ancak bebeğin ölümcül tehlikeye maruz kalmasına sebep olan diğer bir enfeksiyon da Listeria enfeksiyonudur. Ciğer ezmesi, krem peynir, küflü peynir gibi yumuşak ve pastörize edilmemiş peynirlerde ve yüksek standartlarda depolanmamış donmuş yiyeceklerde görülür.

Pastörize edilmemiş sütten uzak durun, pastörize edilmiş ama şüpheli iseniz sütü kaynatarak kullanın.

E Coli: Yanlış sıcaklıkta muhafaza edilen pişmiş et mikroorganizmaların hızlıca üremesine yol açabilir. Pişmiş et alırken temizliği kanıtlanmış kaynaklardan alın. Tahta üzerinde servis edilen et yemeklerinden kaçının.

Toksoplazma sık görülen, hafif grip gibi belirtileri olan, özellikle ilk 3 ayda bebekte ciddi sorunlara yol açan bir enfeksiyondur. Kedi pisliğinden olan ve hayvanın dışkısında 24 saatte ortaya çıkan bir parazit olduğundan ev kediniz varsa kumunu eldiven kullanarak 24 saatte bir temizlenmesi gerekir. Bunun yanı sıra çiğ et toprakla temas ettiğinizde (temas etmemeye veya eldiven kullanmaya özen gösterin) ellerinizi 10 dakika sabun ve bol su ile yıkamalısınız. Sebze ve meyveleri de çok iyi yıkayıp, dışarıda yeşillik yememeye özen göstermelisiniz.

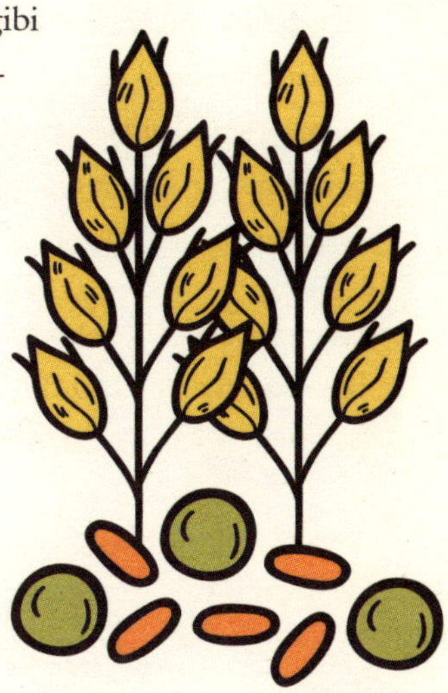

Vitamin Hapları

Hamilelik planlanıyorsa folik asit başlanmalı eğer hamileliğiniz hazırlıksız gerçekleşmişse hemen folik asit tablet kullanmaya başlamalısınız. Eğer doktorunuz tavsiye etmişse demir, kalsiyum tablet kullanabilirsiniz. Vücudunuz vitamin ve mineralleri gıdalardan alır. Sağlıklı bir diyet seçmişseniz folik asit hariç ekstra vitamin hapı kullanmanız gerekmez.

Gıdaların Temizliğinde Dikkat Etmeniz Gerekenler

Çiğ eti hazırlanmış yiyeceklerden uzak tutunuz. Gıdaları elledikten önce ve sonrasında ellerinizi yıkayınız(çiğ et ve tavukta daha dikkatli olunuz).

Meyveleri yemeden önce iyice yıkanmasına dikkat ediniz, kabuklarını soyarak yemeği tercih ediniz.

Yemeklerin ısıtılması esnasında mikrodalga fırın kullanacaksanız yemeklerin her noktasının sıcak olmasına özen gösterin. İyi ısıtılmamış yemeklerde bazen kaynama ısısında ölmeyen mikroorganizmaların süratle çoğalması gerçekleşebilir.

Dondurulmuş yiyecekleri açtıktan sonra tekrar dondurmak üzere derin dondurucuya koymayınız.

Hamilelikte
Propolis

Hamilelikte hastalanmamak ve antibiyotik gibi çeşitli ilaçları kullanmak zorunda kalmamak için bağışıklığı güçlü tutmak gerekir. Propolis bilinen en güçlü doğal bağışıklık desteklerinden biridir. Propolis, arıların bitkilerin reçinemsi kısımlarından topladıkları, çok güçlü antioksidan ve antimikrobiyal etkilere sahip tamamen doğal bir arı ürünüdür. Arılar tarafından kovandaki mikropları yok etmek ve kovanın sterilizasyonu için kullanılır. Propolis düzenli tüketildiğinde bağışıklığı güçlendirerek hastalanma sıklığının azalmasına yardımcı olur. Ayrıca propolisin solunum sistemi rahatsızlıklarında, ağızda çıkan yaralar, aftlar, uçuklarda, mide bağırsak rahatsızlıklarında kullanım alanının bulunduğu ve kansere karşı etkilerinin olduğu, vücutta sağlıklı ve canlı hücre sayısını arttırdığı yapılan bilimsel çalışmalarla ortaya konulmuştur.

Hamilelik döneminde anne adayları bağışıklığına destek amaçlı propolisi doğal bir takviye olarak kullanabilir. Propolise alerjiniz olup olmadığını bilek iç kısmınıza 1 damla damlatıp, kaşıntı, kızarıklık, tahriş vb. durum oluşup oluşmadığını kontrol ederek gerçekleştirebilirsiniz. Propolise günde 1 damla ile başlayıp yavaş yavaş arttırabilirsiniz. Günde 10-20 damla şeklinde kullanabilirsiniz. Hasta olduğunuz zamanlarda faydasını daha çabuk görebilmek için miktarı 4 katına çıkarmanız tavsiye ediliyor.

Her propolis aynı değildir!

Propolis kovandan çıktığı ham haliyle tüketilebilir özellikte değildir. Kovanda balmumu ile karışık halde, oldukça sert bir üründür. Bu haliyle vücudumuz propolisi yalnızca %2 oranında sindirebilmektedir. Bu sebeple propolisi ham haliyle tüketmemelisiniz. Propolisi insanlar tarafından tüketilebilir bir ürün haline getirmek gereklidir. Bunun için mutlaka uzmanlar tarafından uygun koşullarda ekstraksiyon yani özütleme işlemi yapılmalıdır. Bu özütleme aşamasında propolisin içerisindeki balmumu ve diğer safsızlıklar ayrıştırılarak, ona antimikrobiyal, antioksidan vb. özellik kazandıran yararlı bileşenler ekstrakte edilir. Uygun koşullarda işlenmediği takdirde propolisin sağlık etkilerinden bahsetmek söz konusu değildir.

Peki sevgili anne adayları gerçek propolisi nasıl ayırt edeceksiniz. Propolis ne yazık ki çoğunlukla Çin'den ithal ediliyor. Çin'den gelen ürünler saf değiller. Kadın Girişimci Gıda Yüksek Mühendisi Aslı Elif Tanuğur Samancı, İstanbul Teknik Üniversitesi'nde gerçekleştirdiği çalışmalarda, Çin propolislerine ağaçların yaprak, sap ve tomurcuklarının toz haline getirilerek katıldığını, ayrıca katkı maddeleriyle propolisi çoğalttıklarını, propolise benzemesi için boyar maddeler eklediklerini tespit etti. Bunlar alerjik etki yapabiliyor. Maalesef ürün etiketleri doğru değil ve gerçek içerikleri beyan edilmiyor. Bu anlamda tüketici aldatılıyor. Bu tarz ithal ürünlerin sağlığa zararlı etkileri mevcut. Propolis adı altında satılan pek çok üründe propolis namına bir şey yok. Samancı, Çin menşeli ürünlerin sahte propolis olabileceği konusunda uyarıyor.

Propolis kullanırken anne adaylarının mutlaka yerli Anadolu propolisini tercih etmeleri gerekiyor. Propolisin üretim şekli ve özütleme yöntemi çok büyük önem taşıyor. Özütleme işleminin mutlaka uzman gıda ve kimya mühendislerinin kontrolünde gerçekleşmesi gerekiyor. Propolisin faydalarından bahsedebilmek için bunlara mutlaka dikkat edin.

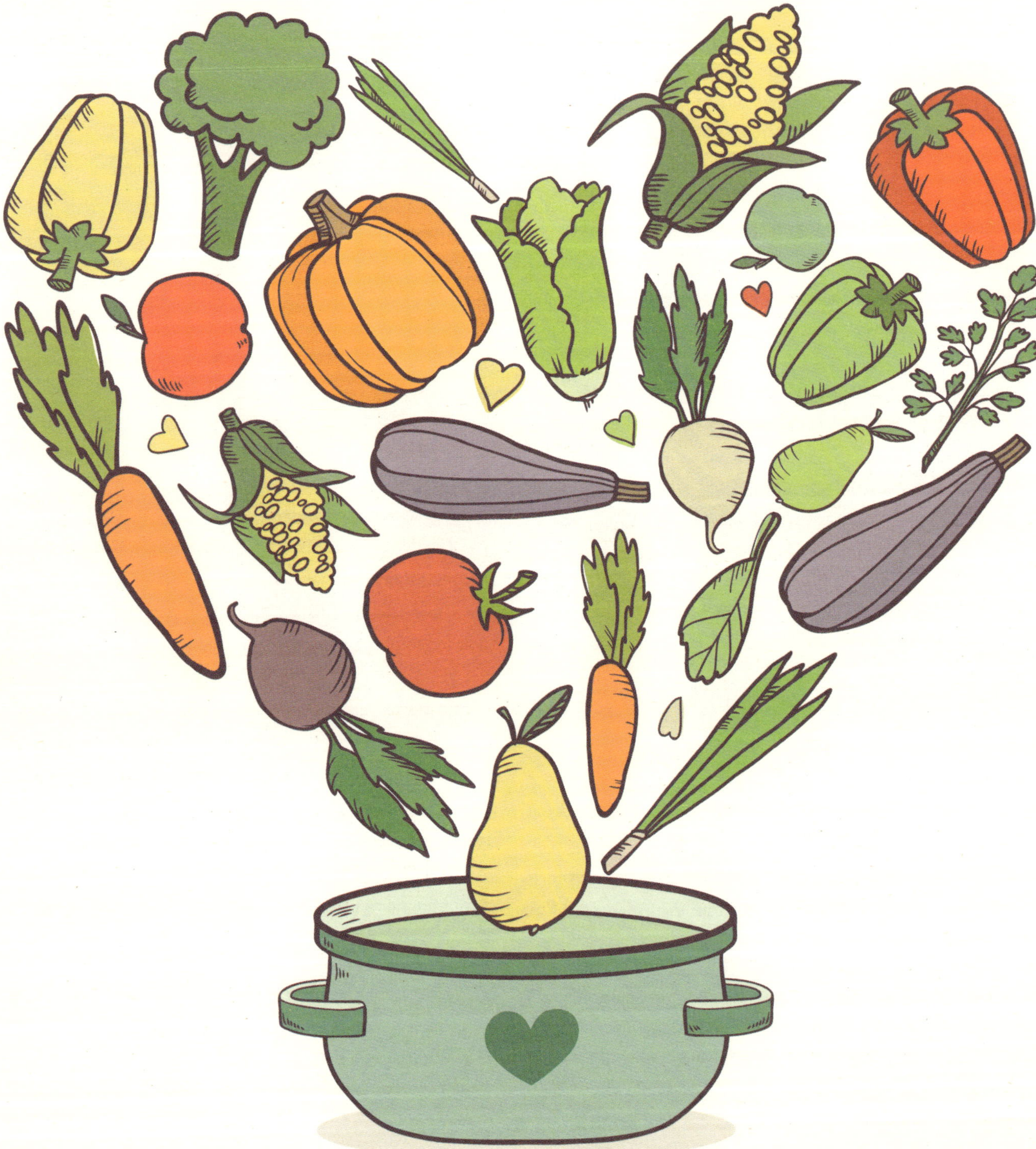

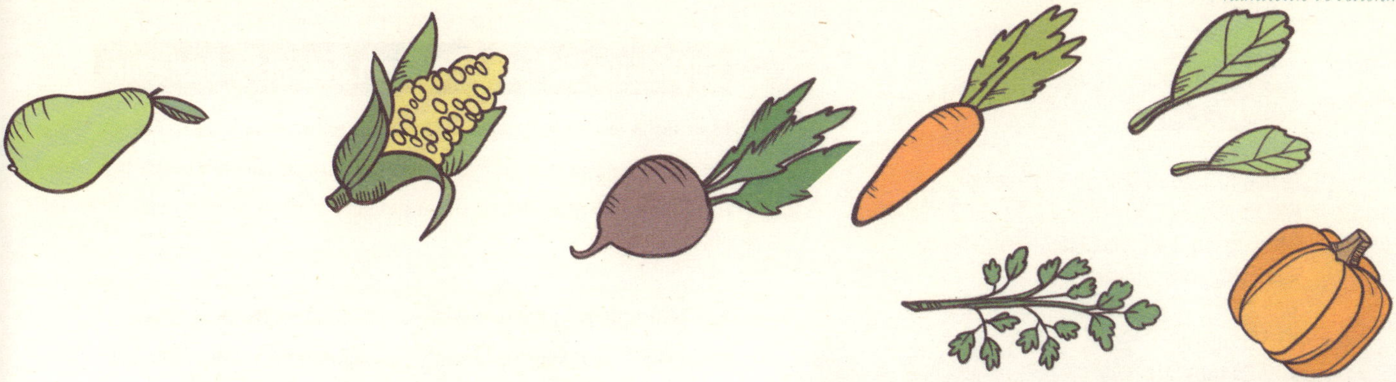

Hamilelikte Düzenli Beslenme

Beslenme konusunda Diyetisyen Deniz Sezgin'in vereceği bilgiler beslenme düzeninizi doğru şekilde planlamanızı kolaylaştıracaktır.

Hamile olduğunu yeni öğrenen kadınların çoğu, en çok beslenme şekillerinin nasıl olması gerektiğini merak eder.

Çoğu kadın, bebeğinin gelişimi için doğru ve dengeli beslenemediğini düşünür. Hatta ilk aylarında kilo alamayan hamileler endişelenebilirler. Aslında tüm bu endişeler çoğu zaman gereksizdir. Çünkü bulantı ve kusmalar ile iştahsızlık problemleri ilk aylarda kilo almayı doğal olarak engelleyebilir.

Gelecek 9 ay süresince bebeğinizin gelişimine dikkat etmelisiniz. Bilinçli beslenerek, fiziksel açıdan aktif olarak ve yeterince dinlenerek hem kendinizin hem de bebeğinizin sağlığını koruyabilirsiniz.

Sağlıklı bir bebeğin doğumunu belirleyen birçok etken bulunmaktadır. Yaşınız ve ailenizden gelen özellikler gibi bazı etkenleri kontrol edemezsiniz, ancak sağlıklı besinler tüketmek, alkol ve uygun olmayan ilaçlardan kaçınmak, sigara kullanmamak ve düzenli olarak hekime gitmek tamamıyla size bağlıdır.

İyi beslenen ve bilinen risklerden sakınan kadınlarda, gebelikleri süresince ve doğumda çok az komplikasyon görülmekte ve bu kadınlar dünyaya sağlıklı bebekler getirmektedirler. Bu nedenle, doğmamış çocuğunuzun ve sizin, gelecekteki sağlınızın güvencesinin temel taşlarından birisi besleyici bir diyettir.

Hamilelik Süresince Kaç Kilo Alınmalıdır?

Hamilelik, kilo alımının durdurulması veya kilo vermek için iyi bir zaman değildir. Hamilelik süresince kesinlikle zayıflama diyeti yapmayın. Hamilelik boyunca yapmanız gereken, gebelik ihtiyaçlarına uygun, yeterli ve dengeli beslenmeyi benimsemektir.

Hamilelikte sağlıklı kilo alımı, bebeğin doğuma kadar geçen süredeki sağlıklı kilo alımını etkiler. Sınırlandırılan kilo alımı, bebeğin yetersiz kiloyla doğma riskini arttırır.

Anne sütü ile besleme tercih edilirse, gebelik süresince doğal olarak depolanan yağ, annenin yararına olur. Bu yağ depoları, doğum sonrası süt üretimi için annenin, artan enerji gereksinimini karşılamaktadır.

Bu Ağırlık Kazanımı Ne Kadar Olmalıdır?

Hamilelik öncesi ağırlığınız bu konuda önemli bir yere sahiptir. Ağırlığı boyuna göre normal olan kadınların gebelik süresince 12.5–17.5 kg ağırlık kazanımı beklenmektedir. Zayıf olan kadınlarda ise bu artış 14–20 kg arasında olmalıdır. Şişman olan kadınlarda ise bu oran yaklaşık olarak 7.5–12.5 kg arasında beklenmektedir. Peki zayıf mıyız, şişman mı? Yoksa normal kiloda mı? Bunu belirlemenin en kolay yolu beden kütle indeksinin (BKI) bulunmasıdır:

$$\text{BKI} = \text{kilo (kg)} / \text{boy (m}^2\text{)}$$

Sözel olarak ifade edilecek olursa: Beden kütle indeksi kilonun, boyun metre cinsinden karesine oranlanmasıyla bulunan değerdir.

Örneğin; 1.70 m boy, 55 kilo ağırlık
BKI= 55 kg / (1.70 m)2 = 19.0 kg/m2
BKI sonucu, bir tabloda değerlendirilir ve kilo sınıflaması yapılır.
KABACA;
0 - 20 zayıf
20 - 25 normal
25 - 30 fazla kilolu
30 ve üzeri şişman olarak sınıflandırılabilir.

Boyunuz: Her kadının yapısı farklı olduğundan, hedef belli bir kiloda olmak değil, ağırlık kazanımı için belli bir aralıkta bulunmaktır. Örneğin kısa boylu kadınlar için (155 cm ve daha kısa) ağırlık kazanımı önerilen aralığın alt kısmında olmalıdır.

Yaşınız: Ergenlerin (18 yaşa kadar) ağırlık kazanımları için önerilen ağırlığın en üst düzeyi sağlanmalıdır. Ergen gebeler büyüme dönemlerinde olduklarından hem bu büyüme gelişimini sağlayacak hem de gebeliği sürdürecek ek enerji ve besin öğelerine ihtiyaç duyarlar.

İkiz bebek bekleyen gebelerde ağırlık kazanımı biraz daha fazla olmalıdır.

Alınan Kilolar Nereye Gidiyor?

Yaklaşık ağırlık kazanımı	**kg**
Bebek	3.5 - 4
Plasenta	0.5 - 1
Amniyotik Sıvı	1
Anne	
Göğüsler	0.5
Rahim	1
Kan hacminde artış	1.5
Vücut yağı	2.5 +
Artan kas dokusu ve sıvı	2 - 3.5
Toplam Minimum	12.5 kg

Sağlıklı Bir Gelecek İçin Besin Seçimi ve Beslenme

Hamilelik süresince, sağlıklı bebeğin gelişimini sağlamak için çoğu besin öğesinin gereksinimi artmaktadır. Beslenmeniz bütünü ile yetersizse, bebeğinizin gelişimi bozulabilir ve yetersiz kiloyla doğabilir.

Beş besin grubundan yeterli ve dengeli düzeyde alım, artan besin öğesi gereksinimini sağlamak için en iyi yoldur. Günlük olarak 300 kalorilik ek, sizin ve bebeğinizin gereksinimlerinizin karşılanmasını sağlar, gebeliğiniz çoğul gebelik olsa bile. Daha geniş bilgiler için besin piramidine göz atalım:

Besin piramidi, sağlıklı beslenme için 3 adet mesaj içermektedir: çeşitlilik, denge, aşırıya kaçmama.

Çeşitlilik için, piramidin içinde yer alan beş besin grubunun her birinden seçimler yapın. Vücudunuzun ihtiyaç duyduğu besin öğelerini sadece tek bir besin grubu sağlayamaz. Çeşitli besinleri tüketmek beslenme gereksinimlerinizin karşılanmasında bir sigortadır.

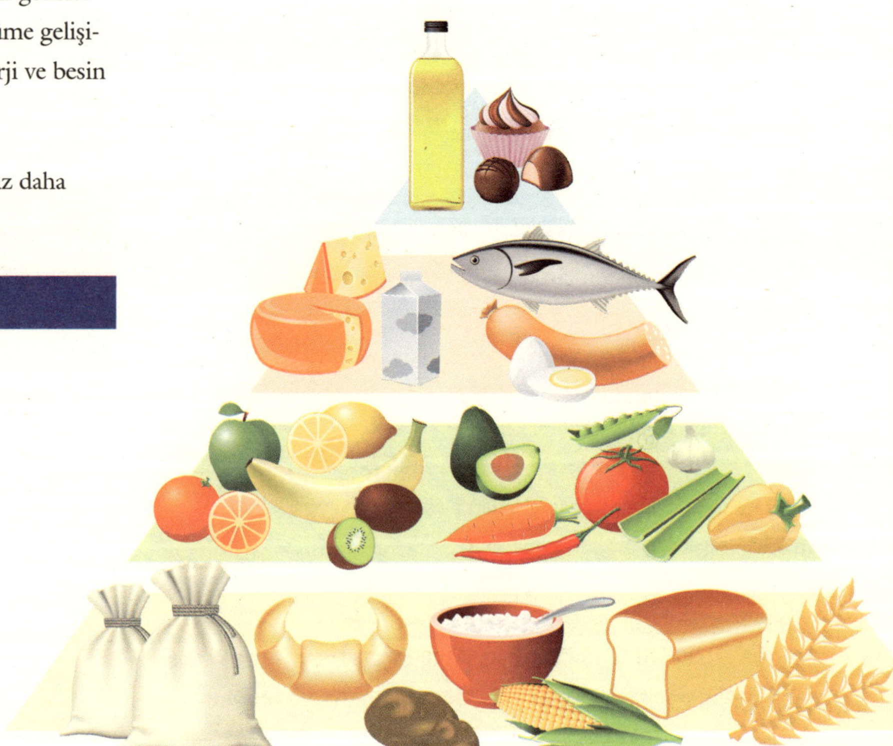

Denge için, her gün uygun miktarda –yeterli, fazla olmayan– her besin grubundan besinleri seçerek tüketin. Vücudun gereksinim duyduğu besin öğelerini ve enerjiyi sağlayan, dengeli beslenmedir. Her yaş, cinsiyet, aktivite durumuna göre önerilen porsiyon miktarları değişiklik gösterir.

Aşırıya kaçmamak için, enerji gereksiniminizi karşılayan ve toplam yağ, kolesterol, sodyum, şeker ve alkollü içecek alımınızı kontrol altında tutacak şekilde yiyeceklerinizi seçin. Aşırı miktarlarda seçimler yapmamak hamileliğinizin sağlıklı ilerlemesini ve bebeğinizin gelişiminin normal olmasını sağlayacaktır.

Enerji gereksiniminiz yaş, fiziksel aktivite, cinsiyet ve fizyolojik durumunuza göre değişiklik göstereceğinden porsiyon miktarlarındaki seçimleriniz konusunda bir diyetisyenden yardım almanız en olumlu adım olacaktır. Özellikle hamilelik döneminde bu porsiyon miktarları hamilelik için gereken ek besin öğesi ve enerjiyi içermelidir. Örneğin, hamile ve emziren kadınlar, süt grubunu günde üç porsiyon olarak tüketmelidirler.

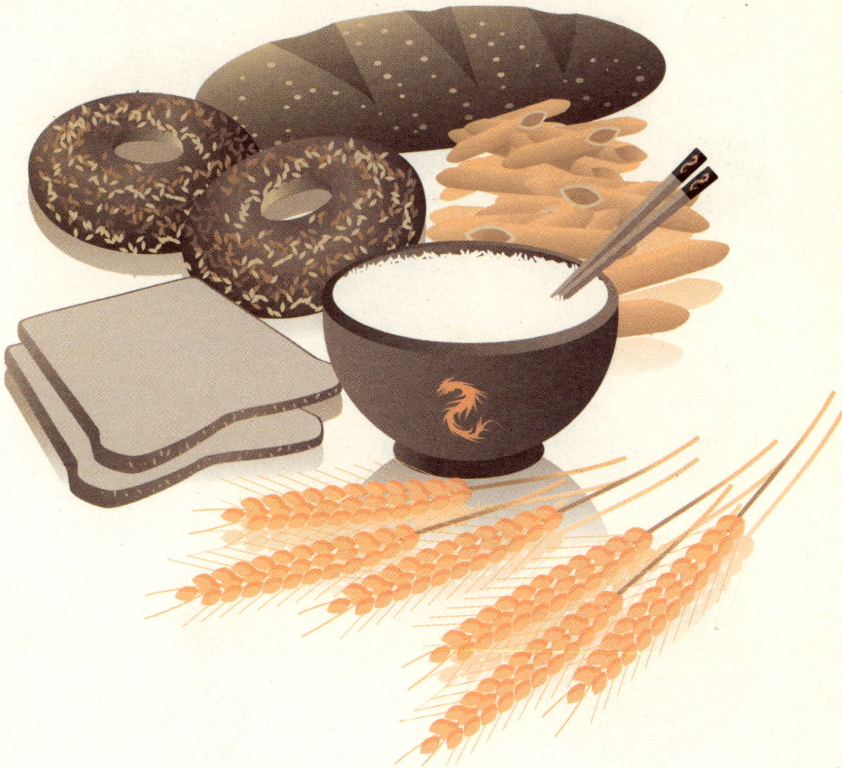

Besin Piramidinin Basamakları

Ekmek, Pirinç, Tahıl ve Makarna Grubu

Bu basamakta ekmek, tahıl, makarna gibi karbonhidratlı yiyecekler bulunmaktadır. Bu basamak, günlük karbonhidrat gereksiniminin büyük bölümünü karşıladığı ve çok iyi bir enerji kaynağı olduğu için beslenmenin temel basamağı olarak kabul edilebilir. Karbonhidrat olarak, basit karbonhidratların yerine kompleks karbonhidratların tüketimi özellikle gebelikte önem kazanmaktadır, çünkü gebelikte karşılaşılan sorunlardan biri gestasyonel diyabettir.

Özellikle zenginleştirilmiş tam tahıl ürünleri B grubu vitaminlerini ve demiri de sağlayabilirler. Tahıl ürünleri genelde B vitaminleri, demir ve folik asitle zenginleştirilebilir.

Bu gruptaki besinlere yapılan ekler, bu besinlerin enerji ve besin öğelerinin artmasına neden olabilir. Örneğin, kızartılarak yapılan hamur işleri, yağ eklenerek yapılan kekler gibi.

Ekmek grubunun tüketim miktarları günlük 6 - 11 porsiyon olarak belirlenmiştir. Bu miktar hamilelikte bireyin gereksinimine göre değişiklik göstermektedir.

Sebze Grubu

Gerek vitamin gerekse posa ihtiyaçlarımızı karşılamalarından dolayı sebzeler değerli besin gruplarımızdır. Her grup sebze, çok iyi birer vitamin kaynağıdır. Örneğin, havuç, patates, ıspanak gibi koyu yeşil yapraklı sebzeler ve sarı sebzeler A vitamininin öncü maddesi olan beta karoten açısından çok iyi kaynaklarıdır. Brüksel lahanası, taze biber, domates gibi sebzelerin C vitamini içerikleri yüksektir. Taze bezelye gibi bazı sebzelerin vitamin içerikleri daha düşük olmalarına karşın çok iyi kompleks karbonhidrat kaynaklarıdır. Sağlığınızın iyi olması için sebze grubundan günde 3-5 porsiyon tüketmelisiniz. Gebelik döneminde enerjisi düşük ve besleyici besin grupları arıyorsanız sebzeler sizin için iyi bir kaynaktır. Beslenmenizi sebzeler ile renklendirin.

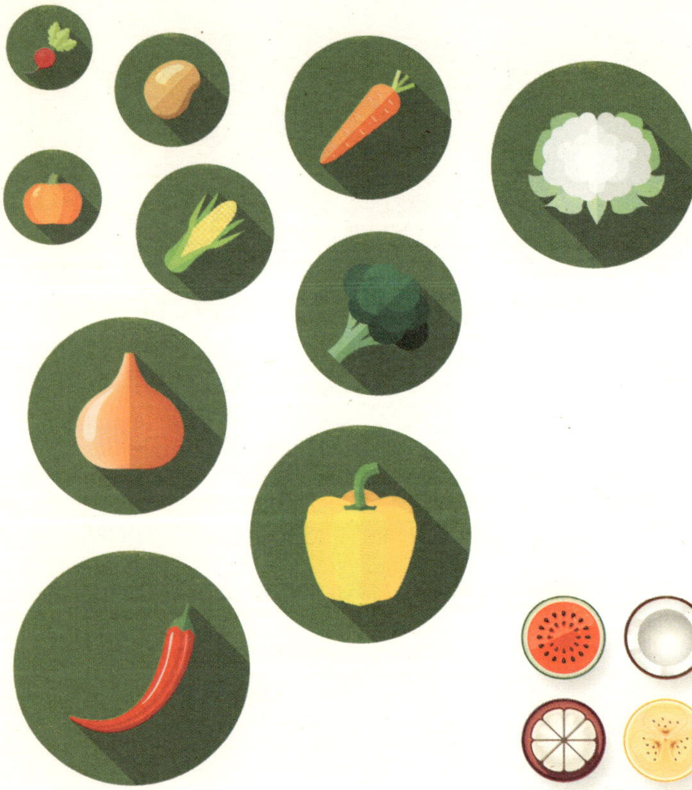

Meyve Grubu

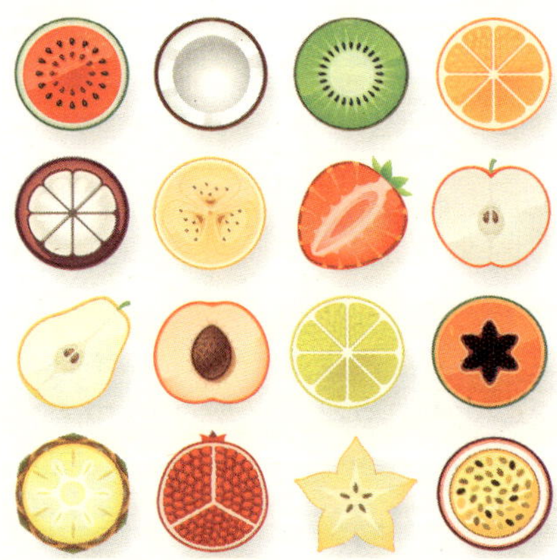

Meyveler de sebzeler gibi doğal vitamin kaynaklarıdır; ancak miktar konusunda özellikle gebelik döneminde dikkatli olunmalıdır. Gestasyonel diyabette glisemik indeksi yüksek meyveleri az tüketmek tercih edilmelidir. Meyveler, sebzeler gibi kolesterol içermez. İyi bir tatlı tercihi olarak kullanılabilirler. Meyvenin tatlı tadı, içerisinde doğal olarak bulunan meyve şekeri, yani fruktozdan gelmektedir.

Günlük 2-4 porsiyon meyve tüketimi yeterlidir. Hamilelikte 4 porsiyona kadar çıkabilirsiniz. Tatlı tüketiminizin aşırı olduğunu düşünüyorsanız sizin için meyve grupları iyi bir seçim olacaktır. Meyveler tatlı yerine tüketilebilirler.

Süt, Yoğurt, Peynir Grubu

Bu grubun içinde, sütün dışında, sütten elde edilen yoğurt, peynir, süzme peynir, yayık ayranı, dondurulmuş yoğurt, dondurma, puding ve milk shake gibi besinler de yer almaktadır. Süt, yoğurt ve peynir, vücudumuz için gerekli kalsiyum ve riboflavinin en iyi kaynaklarıdır. Buradaki besinler protein, fosfor, potasyum, A ve D vitamininin iyi birer kaynaklarıdır.

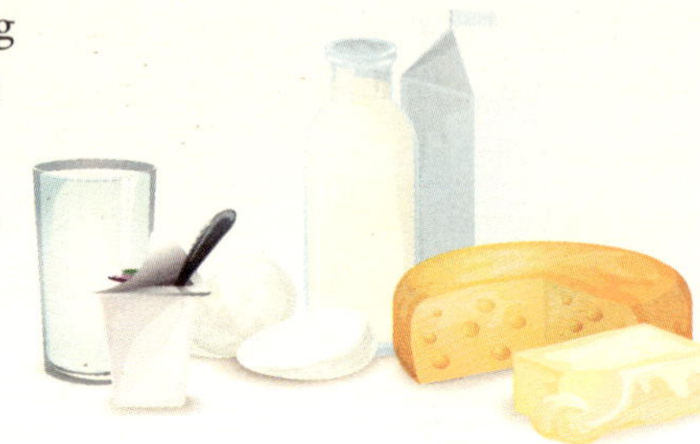

Süt grubu besinlerin yağ ve kolesterol içeriği değişkenlik göstermektedir. Yağsız süt % 0.5 veya daha az oranda yağ içermektedir. Yağ içeriği azaltılmış olan süt ve süt ürünlerinde kolesterol içerikleri de azalır. Kalsiyum, protein, fosfor ve D vitamini içerikleri ise değişkenlik göstermez. Özellikle hamilelik döneminde süt grubu besinlerin tüketimi artırılmalı, ancak yağ içeriklerine dikkat edilmelidir. Hamileler için günde 3-4 porsiyon süt grubu gıda tüketimi önerilmektedir.

Et, Kümes Hayvanları, Balık, Kuru Baklagiller, Yumurta ve Yağlı Tohumlar Grubu

Bu gruptaki besinler çeşitli miktarlarda protein kaynaklarıdır. Et grubu besinler çok iyi bir protein kaynağı olmalarının yanında vücuda gerekli olan demir, çinko ve B vitaminlerini sağlarlar. Özellikle hayvansal kaynaklı besinler Demir açısından iyi bir kaynaktırlar. Hayvansal kaynaklı olan demirin vücudumuz için biyo-yararlılığı bitkisel kaynaklı demirden daha çoktur.

Düşük yağlı et denildiği zaman akla gelen gruplar yağsız et ve derisiz tavuk etidir, ancak bu gruplar hayvansal kaynaklı gıdalar oldukları için kolesterol içerikleri vardır.

Balık, protein açısından oldukça önemli bir kaynaktır ve dengeli bir diyetin önemli bir bileşenini oluşturmalıdır. Balığın demir, çinko, A, B ve D vitaminleri gibi elzem vitamin

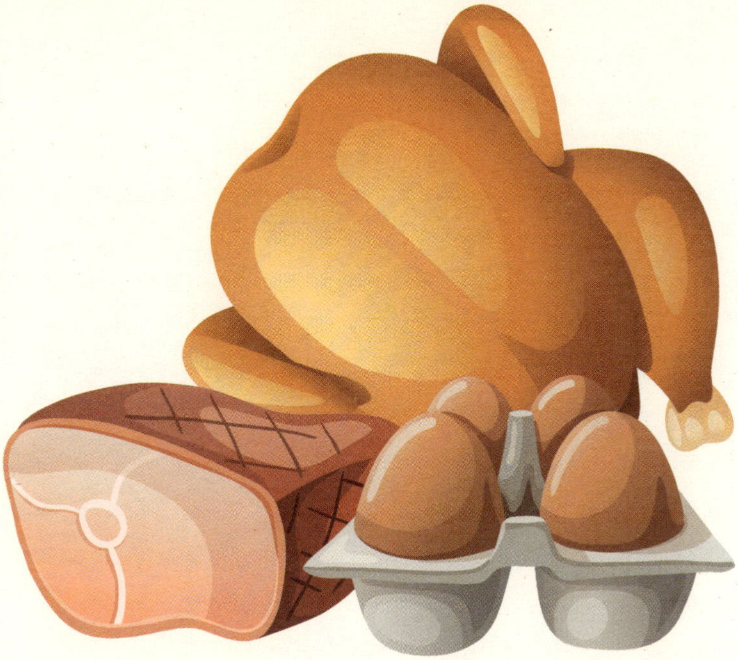

ve mineralleri içermesinin yanı sıra uzun zincirli yağ asitlerinden omega-3 yağ asitlerini de içeriyor olması sayısız faydasına fayda katmasını sağlamaktadır. Omega-3 yağ asitleri çoklu doymamış yağ asitleri grubunda yer almaktadır ve keten tohumu, ceviz ve yağlı balıklarda bol miktarda bulunur. EPA (Eikosapentaeonik asit) ve DHA (Dekosahegzaenoik asit) balık yağında bulunan en önemli yağ asitleridir. Keten tohumu ve cevizde bulunan en önemli yağ asidi ise alfa-linoleik asittir. EPA ve DHA vücutta sentezlenemediklerinden dışarıdan ek olarak mutlaka alınmalıdır.

Yağ asitleri insan vücudunda göz, beyin, testis ve plasentada toplanır. Balık yağında bulunan DHA retina ve beyin oluşumu ve gelişimi için çok önemlidir. Ayrıca beyin gelişiminin önemli bir bölümü anne karnında olmaktadır. Beyin gelişimi doğumdan sonraki dönemden itibaren 3 yaşına kadar tamamlanmaktadır. Bu nedenle balık tüketimi özellikle gebelikte, emzikilikte ve çocukluk çağında da oldukça önemlidir.

Gebelik döneminde doymamış yağ asitleri yeterli miktarlarda tüketilmelidir. DHA, cenin ve bebeğin beyin ve retina oluşumunda önemli yere sahiptir. Hamileliğin özellikle son 3 ayında anneden bebeğe önemli ölçüde omega-3 yağ asitleri iletilir. Bu dönemde, anne adaylarının bol miktarda balık tüketmeleri önerilmektedir. Hamile ve emziren kadınların günde 500-600 mg, çocuk ve yetişkinlerin de günde 800-1000 mg omega-3 yağ asitleri almaları gerekmektedir.

Kuru baklagiller, kompleks karbonhidratlar, posa yönünden çok iyi kaynaklardır. Kolesterol ve yağ içermezler. Kurubaklagillerin yarım kupası 1 porsiyon sebze veya et besinine eşdeğerdir. Et grubundaki besinler normalde 2-3 porsiyon tüketilmelidir ancak gebelik döneminde ihtiyaca göre 4 porsiyona kadar çıkabilir.

Katı ve Sıvı Yağlar, Tatlılar

Günlük yaşantımızda olduğu gibi gebelik döneminde de besin piramidinin en üst bölümünde yer alan bu yiyecekleri de az tüketmemiz gerekmektedir.

Katı ve sıvı yağlar aslında besin grubu olarak tanımlanmazlar, çünkü bu besinler için ihtiyaç duyduğumuz miktar belirtilmemiştir. Besin öğesi düşük, enerjisi yüksek olan bu besinleri mümkün olduğunca az tüketmek gerekmektedir. Özellikle gestasyonel diyabet varsa tatlı tüketimi konusunda diyetisyeninizle konuşun.

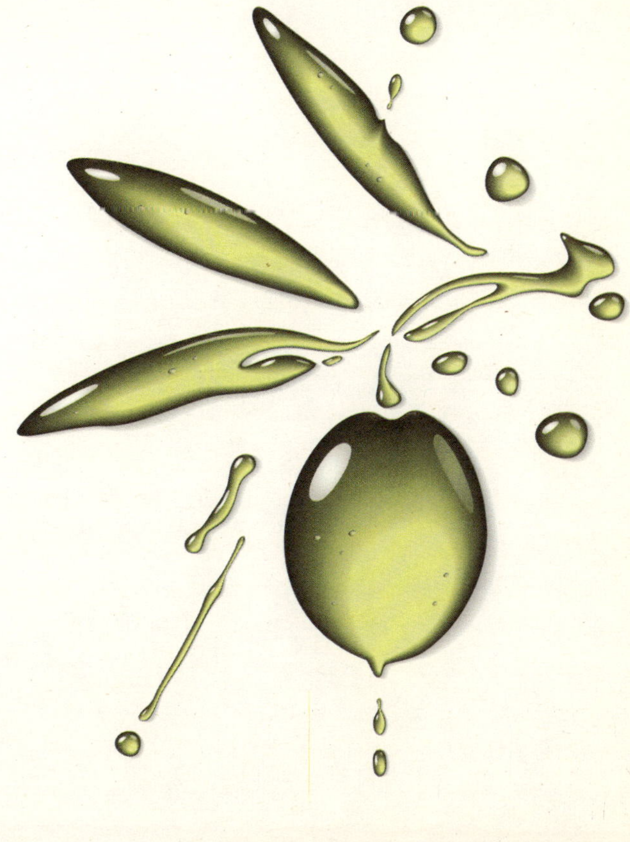

Nefes Egzersizleri

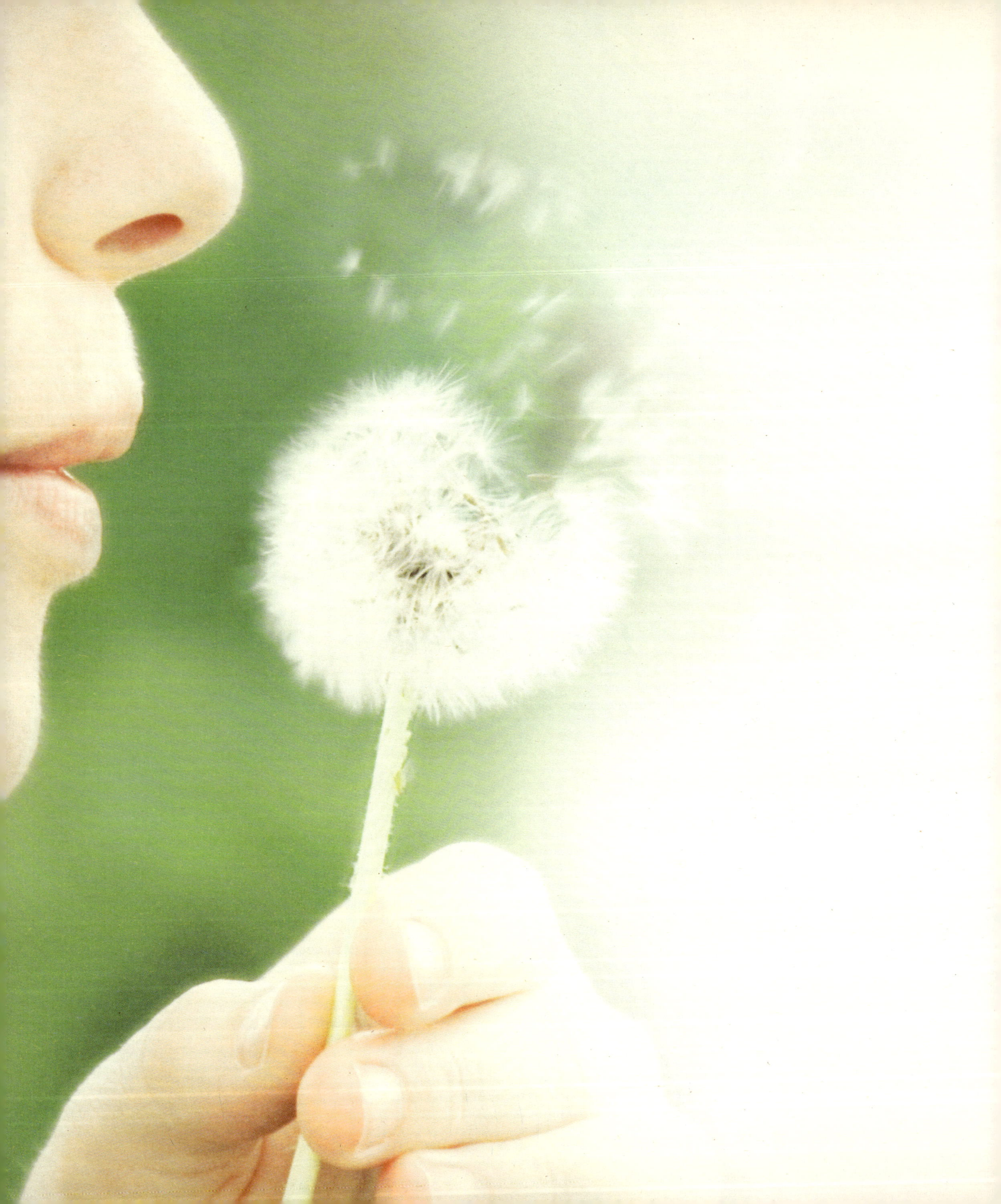

Hamilelikte Nefes Çalışmalarının Önemi

Nefes almak yaşamaktır, nefesiniz üzerinde geliştireceğiniz farkındalık; zihnin ön yargılarından kurtulup yaşamla, evrensel enerjiyle bütünleşmenizi, içinizde büyüyen ışığın, sevginin, yaşamın ve bebeğinizin güneşi olmanızı ve tüm evrene parlak ışığınızın yansımasını sağlayacaktır.

Kendinize ve bebeğinize vereceğiniz en değerli hediye iyi nefes almayı öğrenmektir. Nefes almak, yaşamın ilk hareketidir. Tüm dinlerde nefesle ilgili ritüeller mevcuttur. Nefes almanın sağlık, bilinç, iç huzur, genç kalmak üzerindeki önemi bilimsel olarak kanıtlanmıştır.

Hamilelik sürecinde yaşanan fiziksel, metabolik ve psikolojik değişimlere uyum sağlamak için, yapabileceğiniz en yararlı çalışmalar, nefes egzersizleridir. Nefes almak yaşamın ilk hareketidir. Ancak pek çoğumuz nefes aldığımızın bile farkında değiliz. Hamile iseniz nefesiniz size hemen kendini hatırlatır. Nefes almak için zorlanır, baskı hisseder, panik yaşayabilirsiniz. İşte bu sebepledir ki her hamilenin nefesle ilgili çalışma yapması, nefes kapasitesini iyileştirmesi, hamilelik sürecinde bebeğinin iyi gelişmesinde, doğumda ve doğum sonrası yaşamda ancak yaşayarak hissedebileceği değişimler hakkında yazmak istedim. Okuyunuz ve bu basit çalışmayı yapmak için istekli olunuz. Nefes çalışması derslerine mutlaka katılmayı deneyiniz.

Nefes, yeryüzündeki benliğinizle, görünmeyen transandantal dünya arasındaki ekseninizdir. Zihninizin illüzyonlarından ancak dikkatinizi nefesinize odaklayarak kurtulabilirsiniz. Yoksa zihninizin gevezelikleri, vesveseleri, şartlanmışlıkları, ön yargıları ile başa çıkamazsınız. Gece dahi garip rüyalarla sizi yorar ve korkutur. Sabahları yatağınızdan yorgun kalkarsınız. Zihnin dikkati yoktur, nereye çeksen oraya gider. İşte uygulaması basit olan ama sizi zihninizin derinliklerine götüren, kalbinizi güçlendiren, akciğerlerinizi büyüten ve kullanım alanının genişliğini anlamanızı sağlayan nefes egzersizleri sayesinde, tüm yaşamınız değişecek. Algınıza aydınlık katacak ve evrensel enerjinin nimetlerinden faydalanabileceksiniz. Bedeniniz doğum yapabilme gücünü keşfedecek, neşelenecek, gülecek, ağlayacak ve daha önce mümkün olmadığını düşündüğünüz her şeyin ötesine geçebilmenizi sağlayacaktır. Zihninize bağlı olan korkularınızın, şartlanmışlıklarınızın, ön yargılarınızın çelik halatlarını gevşetmenize ve böylece duygularınıza, içgüdülerinize ve kendinizle ilgili daha daha derin bilgilere açılan yolda ilerleyerek, içinizde hızla dönen yaratma gücünüzle ve bebeğinizle derin bir bağ kuracaksınız.

Nefes egzersizleri sizi yaşam ağının içine alır. Tüm evrenle bütün olduğunuzu hissettirir. Her şey görünmez bağlarla birbirine bağlı ve canlı cansız her şey bu dünyanın motifleri, bütünün parçalarıyız.

Siz bu dünyaya bir bebek vermek için üzerinize düşen kısmı yapma şansını ve onurunu da ancak nefesinize odaklanarak hissedeceksiniz.

32. haftaya kadar bebeğiniz ile birlikte büyüyen rahminiz tam diyaframın altına gelir. Diyaframın itilmesi, tıkanmışlığa neden olur ve nefes almanızı zorlaştırır. Beraberinde, midenizin de yukarıya itilmesi, mide sıvısının yemek borusuna doğru hareket etmesine ve bu haftalarda mide yanması ve bulantı şikayetlerinizin artmasına yol açar. Çevrenizdekiler, size "bebeğin saçları çıkıyor" yorumunda bulunurlar her zaman. Oysaki, rahminizin içindeki amniyotik kesede olan bebeğinizin saçlarının midenize kadar gelebilmesi olanaksızdır!

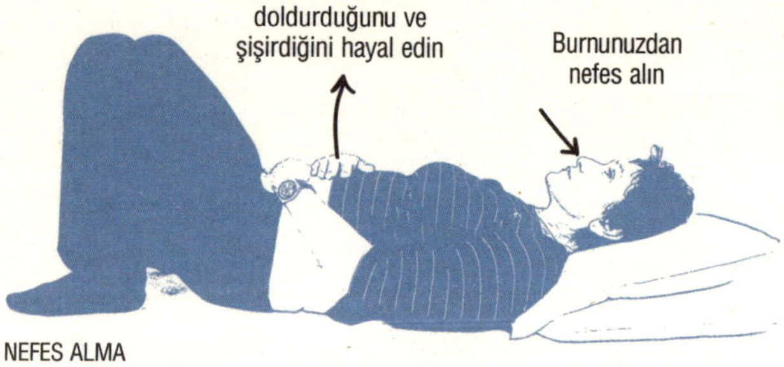

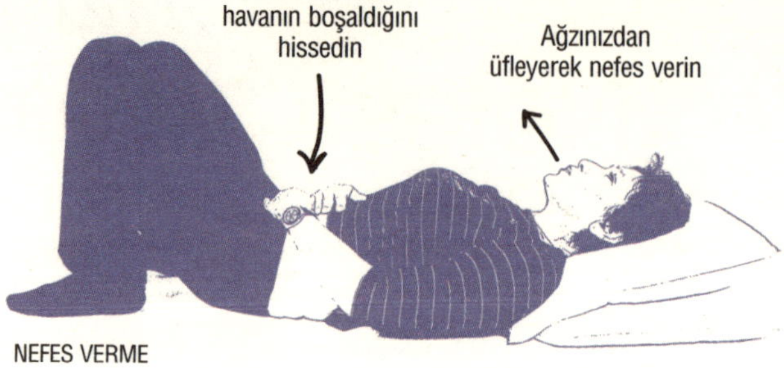

Nefes egzersizleri sayesinde, mide yanması şikayetleri azalır, hazım kolaylaşır ve karın içi organları uyarılır, bağırsağın peristaltik hareketleri hızlanır, kabızlık ve gaz şikâyetleri azalır. Aynı zamanda kan dolaşım sirkülasyonu düzene girer, akciğer kapasitesi genişler, bebeğinize giden oksijen miktarı artar. Hamilelerde sıklıkla görülen nefes alma zorlukları, güçlenen diyafram kasıyla önemli ölçüde azalacaktır.

Nefes çalışmalarına düzenli olarak devam ettiğinizde, doğal nefes ritimleri de iyi ve rutin hale gelir.

Nefes egzersizlerini denediğiniz ilk günler hafif baş dönmesi, sıcaklık hissi, kalp atışlarınızda hızlanma hissedersiniz, o zaman normal nefes ritmine dönün, bir süre sonra tekrar deneyin. Her gün düzenli çalıştığınızda bu şikâyetler azalıp bitecektir.

Nefes çalışması yapmak için:

- Evinizde kendinize rahat bir ortam yaratın.
- Telefonları kapatın.
- Odayı havalandırın.
- Üstünüze sıkmayan, terletmeyen rahat bir giysi giyin.
- Bir bardak da içme suyu alın.
- Yere çok yumuşak olmayan bir minder veya battaniye serip üzerine oturun ya da yatın.
- Hafif ve rahatlatan bir müzik çalın.

Egzersiz yaparken gözlerinizi kapatıp, nefes alırken vücudunuza, duygularınıza, bebeğinize konsantre olun.

- İlk hafta; karna doğru, uzanarak nefes almak daha kolay olacağı için, sırtüstü uzanıp dizlerinizi kırarak nefes çalışmanızı bu şekilde uygulayın.
- İkinci haftadan itibaren, bağdaş kurun veya dizlerinizin üstüne (namaz pozisyonu) oturun. Eğer zorlanıyorsanız, rahat oturduğunuz pozisyonu bulun.
- Karın ve göğüs kapasitesini en geniş şekilde kullanabilmek için sırtınızın dik ve gevşek olmasına özen gösterin. Kalçanızın altına kuyruksokumunu destekleyecek kadar bir minder yerleştirin ve başınızdan bir ip sizi yukarı doğru çekiyormuş gibi düşünün, böylece bedeniniz hemen doğru duruşu bulacak, omuzlarınız ve sırtınız kasılmayacaktır.
- Bir elinizi karnınızın üzerine, diğerini göğsünüzün üzerine koyup, karın boşluğunuzu göğüs boşluğundan ayıran diyafram ile nefes alın. Dilinizi üst damağınıza, dişlerinizin arkasına dayayın ve burnunuzdan yavaşça karnınıza doğru nefes almaya başlayın. Eğer doğru uyguluyorsanız, adeta nefes karnınıza doluyormuş gibi elinizin karın duvarınızla itildiğini hissedeceksiniz. Fazla zorlamadan yapabildiğiniz kadar derin bir nefes alın. Nefesi verirken ağızdan, sanki bir balon şişiriyor gibi üfleyin. Üfleme sesini duyarak, elinizle karın duvarını hafifçe itip, havayı sonuna kadar boşaltın. Bundan sonra alacağınız derin nefes daha kolay olacaktır.

NEFES ALMA

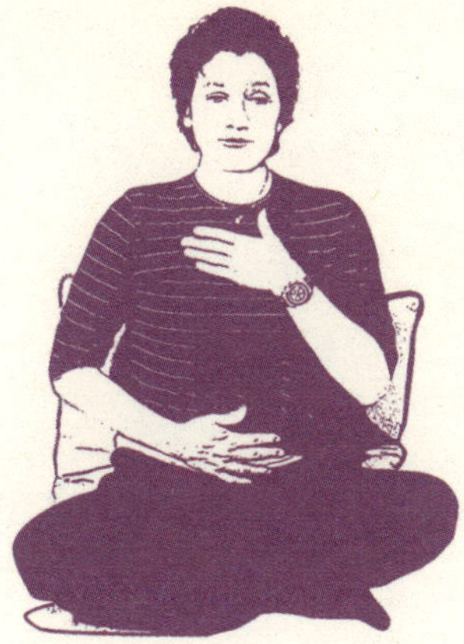

NEFES VERME

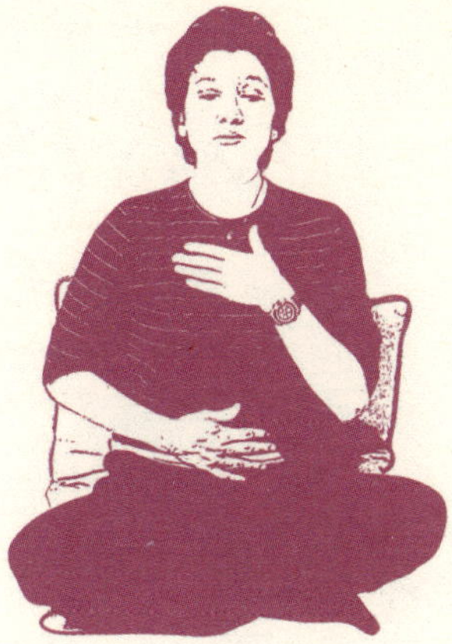

Başlangıçta nefes açlığı hissedebilirsiniz. Bu durumda doğal nefes ritminize geri dönün ve tekrar acele etmeden yukarıdaki hareketi tekrarlayın. Kısa bir süre sonra dikkatiniz nefeslerinize yoğunlaştıracaktır.

Nefes çalışmalarına başlamak, günlük hayata mola verip, duygularımıza ve sezgilerimize dikkat etmeyi, sürekli akan düşünceleri yavaşlatmayı ve zihnimizin kısa bir süre için de olsa, düşünce üretmeyen aralıklarını yakalamamızı sağlar. Bu esnada bebeğiniz hareket ediyor ise bu rahatsız olduğu için değil, tam aksi artan oksijeni ve enerjiyi hissettiği, mutlu ve sağlıklı olduğu içindir. Bu esnada onunla derin bir bağ kurabilirsiniz. Ama canınızı yakacak ölçüde vuruşlar yapıyorsa, derin nefes almayı bir süre bırakıp, elleriniz karnınızın üzerinde, bebeğinizi okşayabilir ve onunla konuşabilirsiniz. Nefes çalışmalarına devam ederseniz birkaç gün sonra, başlangıçta duyulan rahatsızlıklar azalır. Çalışma sürenizi uzatmaya başlayabilirsiniz. Bitirdiğinizde, gözleriniz kapalı olarak bir süre daha doğal nefes ritimlerinize dikkat etmeyi sürdürün; böylece nefes alışverişlerinizin daha geliştiğini ve yararlarını fark edeceksiniz.

Zihninizi nefeslerinize odaklamayı öğrenmiş olmak, doğumda kasılmalar sırasında hissedilen ağrıyı da azaltacaktır. Kasılmalar sırasında doğru nefes almak, bebeğin ve bedeninizin artan oksijen ve enerji ihtiyacını karşıladığı gibi, nefes seslerine odaklanmak, beyinde ağrı mesajını alan kapıyı da kapalı tutacaktır.

Doğumda kasılmalar sırasında bu kadar derin nefesler almak zor olabilir; ama hamilelik boyunca yaptığınız çalışmalar, akciğer kapasitenizi artırır ve güçlü bir diyafram kasınız olur. Kasılmalar sırasında yapabildiğiniz ölçüde derin nefes almayı deneyin. Buna rağmen derin nefes almakta zorluk çektiğiniz ve basınç hissettiğinizde ise korkuya kapılmayın. Çünkü diyaframınızda bir kas ve doğumun başlangıcı olan "erken faz" da doğum kasılmaları yalnızca rahminizle sınırlıdır. Ama ilerleyen doğum sürecinde "aktif faz" zamanı vücudunuzda ki diğer kaslar da eyleme katılır, diyaframınız sertleşir ve sizin derin nefes almanız zorlaşır. Basınç hissettiğiniz zaman derin nefes almak için kendinizi zorlamak yerine (böyle zorlamak panik yaşamanıza da yol açar) nefesi ağızdan hıçkırır gibi, bölerek, 2 veya 3 kerede çekebilirsiniz. Nefes vermede sorun olmayacaktır. Nefesinizi uzun ve yine mum üfler gibi boşaltabilirsiniz. Nefes ne kadar uzun sürede boşalırsa pelvis taban kasları o kadar yumuşak kalacak ve süreç kolaylaşacaktır. Bu nefes ritmlerine "Hıçkırık Nefesleri" denilmektedir. Nefes egzersizlerini uygularken yanınıza su alabilirsiniz. İlk çalışmalarda ağız kuruluğu yaşanabilir. Doğumda ise su veya buz parçacıkları kullanabilirsiniz. Dudaklarınızı nemlendirmek için de dudak nemlendiricisini hastane çantasına eklemelisiniz.

Doğum başladığında ve doğuma yakın günlerde hissedilen kasılmalar kısa sürdüğünden, bir derin nefes alıp verene kadar rahmin sertliği geçer. Doğum sırasında ise ıkınma refleksini kontrol etmek için, derin nefes almak yerine yukarıda açıklandığı şekilde ama daha güçlüce kısa ve kesik nefesler almalısınız. Doğum öncesinde bu nefesler konusunda ustalaşıp, ihtiyaç duyduğunuz anda kolayca kullanabilmelisiniz. Ikınmanızı kontrol etmek üzere kısa nefesleri kullanacağınız zamanı doktorunuz ya da ebe size söyleyecektir.

Hamilelikte Egzersizler

Hamile Egzersizlerinin Önemi ve Dikkat Edilmesi Gerekenler

Hamilelik sırasında uygulanacak bazı fonksiyonel egzersizler, vücudunuzda ortaya çıkan değişikliklere uyum sağlamanızı kolaylaştırır.

Artan yükün duruşumuza getirdiği değişiklik, ağrılara ve strese yol açar. Hormonlardaki değişim, sıvı tutulmasına sebep olur; böylece dokular ve kasların yumuşaması kolaylaşır. Ağır ve zorlayıcı egzersizler, zorlanma ve yırtılmalara yol açar. Eklemlerdeki hassasiyet ve vücudumuzun en büyük eklemi olan kalça kemiğinin arka ve ön eklemlerinin normalde hareketsizken, hamilelik sırasında hareketli hale gelmiş olması sebebiyle bu bölgede oluşan ağrılar, düzenli uygulanacak egzersizler ile büyük ölçüde azalır. Kan dolaşımı iyileşir, vücudumuzun merkezi olan belimiz güçlenir, böylece dengemiz korunur.

Vücudumuzu kullanmayı öğrenerek, hareketlerimiz üzerinde denetim kazanabiliriz. Bu sayede kendimize olan güven duygumuz artar. Doğum sırasında gevşemeyi ve vücudu kullanmayı öğrenmiş olmak doğumu kolaylaştırır ve doğum süresini kısaltır. Hamilelik süreci boyunca en iyi kondisyonda olmamızı sağlar ve doğum sonrasında kısa sürede eski formumuzu kazanmamızı kolaylaştırır.

Egzersiz yaparken:

- Egzersizler aç veya tok karınla yapılmamalı. Egzersiz öncesinde sindirimi zor besinler tüketilmemeli ve egzersize başlamak için yemeğin üzerinden bir saat geçmesi beklenmelidir.
- Egzersiz öncesinde ya da sırasında, ihtiyaç duyulduğunda mesane boşaltılmalı, idrar tutulmamalıdır.
- Egzersizler yapılırken, vücudu sıkan giysiler kullanılmamalı, az miktarda sıklıkla su içilmeli ve nefesler doğru kullanılmalıdır.
- Egzersiz yapılan alan çok sıcak veya soğuk olmamalı, egzersizler hızlı tempo ile uygulanmamalıdır.
- Sırtüstü uzanarak yapılan çalışmalarda, yastıkla desteklenmelidir. Sırtüstü uzanarak uygulanan egzersiz sırasında nefes alma zorluğu ve kalp atışları hızlanması olursa, sol yana dönülerek egzersiz sonlandırılmalı ve uzanarak yapılan hareketler oturarak veya ayakta uygulanmalıdır.

Egzersiz yapılmasına engel olan durumlar:

- Düşük riski olan hamileler
- Kanaması olanlar
- Amniyotik sıvı sızıntısı olanlar
- Sorunlu bir gebelik nedeniyle, doktor tarafından egzersiz yapması yasaklanmış olan anne adayları.

Hamile Egzersizleri

1. Egzersiz:

Bu hareketi yandaki şekilde görüldüğü gibi sırtüstü yatar pozisyonda uygulayabilirsiniz. Ancak ilerleyen haftalarda egzersizi sırtüstü yaparken zorlanıyorsanız, sırtınız ve kalçanızla duvara dayanıp, ayaklarınızı omuzlarınızın genişliğinde açık tutarak ayakta uygulayabilirsiniz.

Resimde görüldüğü şekilde ayaklarımızı kalçalarımıza yakın olacak şekilde, bacaklar dizlerden bükülü tutarak yere uzanıyoruz. Kollar yanlarda, avuçlar yere dönük şekilde pozisyon alıp, nefes alıyoruz. Bu sırada vücudumuz rahat ve gevşek.

Nefes verirken önce kalça kaslarımızı, ardından çiş tutar gibi taban kaslarımızı sıkıyor ve kuyruk sokumunu içeri doğru çevirerek, belimizin çukurunu düzelttiğimizi hissedip, belimizi geriye yere doğru bastırıyoruz.

Bu hareketi yapmak vücudumuzun merkezi olan ve hamilelik sırasında bebeğin ağırlığından en çok etkilenen belimizi güçlendirip, duruşun olumsuz anlamda değişmesini büyük ölçüde engelliyor. Bu hareketi yaparken vücudumuza dikkat edersek, sırt, bel, kalça, taban, karın ve üst bacak kaslarımızın da çalıştığını ve güçlendiğini fark

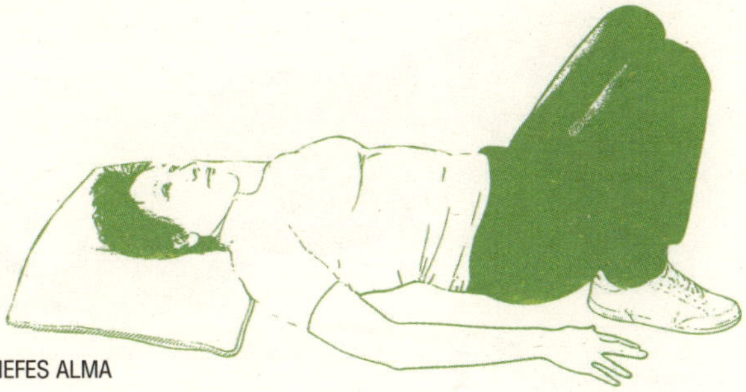

NEFES ALMA

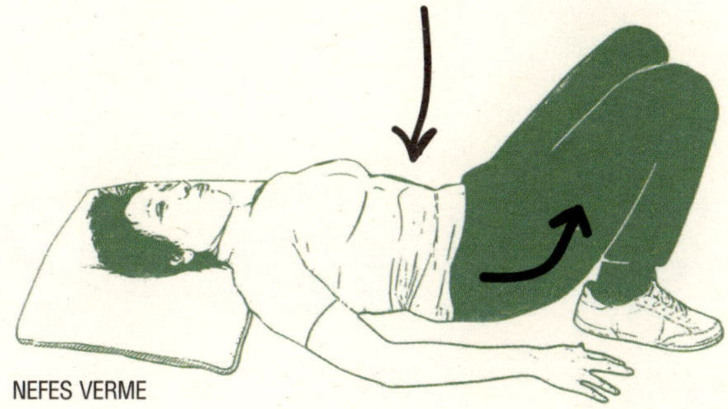

NEFES VERME

ederiz. Böylece hamilelik yükünü sadece omurgamız ve karın kaslarımızla değil, çalıştırıp kuvvetlendirdiğimiz bu kaslarla taşıyabilir ve duruşumuzu iyileştirerek dengemizi korumuş oluruz. Bu hareket doğumda, ıkınma zamanında doğru pozisyonda bebeğimizin geçeceği kanalı en geniş şekilde kullanarak itmek ve etkin bir iniş kolaylığı sağlamak için de çok faydalı olup gün içinde, sabah ve akşamları yapılacak en önemli hamilelik egzersizidir. Normal doğum sonrasında ikinci günden itibaren, kuyruk sokumunu öne itme hareketi, kalça ve taban kaslarına göbek deliğini de katarak (yani karın kaslarınızı belinize doğru çekerek) yapılmaya devam edilmelidir. Sezaryen sonrasında ise dikiş yerinde ağrı hissedilmediği zaman başlanması önerilir.

Yandaki resimlerde, bir duvardan yardım alarak kuyruk sokumunun eğilmesi ve bel boşluğunun düzleştirilmesi görülmektedir.

Yukarıdaki resimlerde, dizlerden çömelerek ve duvardan yardım almadan kuyruk sokumunun eğilmesi ve bel boşluğunun düzleştirilmesi görülmektedir. Bu hareket aynı zamanda dizlerin ve bacak adalelerinin güçlenmesine de yardımcı olmaktadır.

2. Egzersiz:

En önemli bir diğer egzersiz ise gövdemizin tabanını oluşturan kegel kasını çalıştıran egzersizdir. Bazı hamileler, bu kasın zarar göreceği ve doğum sonrasında vajinal kaslarının eski sıkılığına kavuşamayacağı korkusuyla sezaryen olmaktadırlar. Oysa bu egzersiz bu kası güçlendirmektedir.

Alışkanlık kazandığınızda her yerde (araba kullanırken, yemek yerken, tv seyrederken...) yapabileceğiniz, doğum sonrasında ve kadınlar için yaşam boyu uygulaması faydalı olan, vajinanın eski sıkılığına gelmesini sağlayan bir egzersizdir. Bu egzersizi birkaç farklı şekilde yapabilirsiniz. Aşağıdaki açıklamalardan faydalanarak egzersizi deneyiniz:

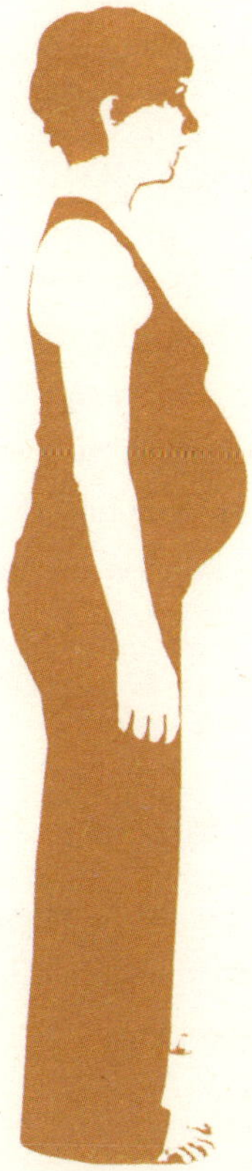

1. EGZERSİZ
NEFES ALMA

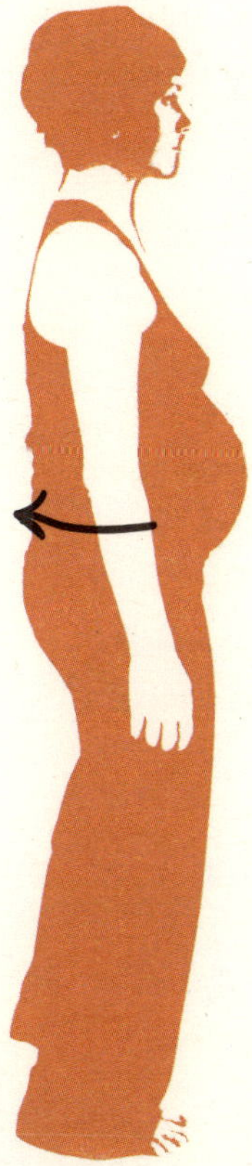

1. EGZERSİZ
NEFES VERME

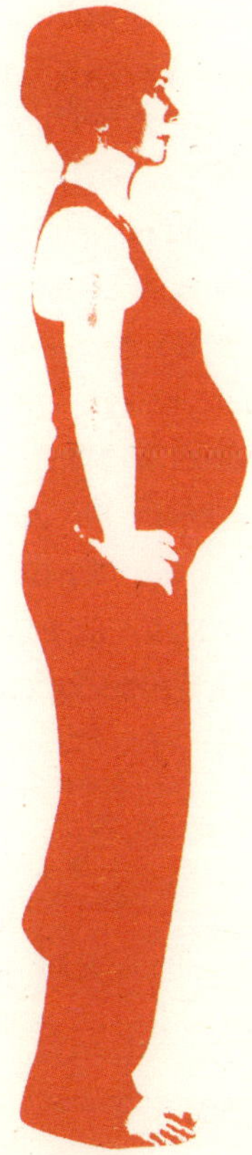

2. EGZERSİZ
NEFES ALMA

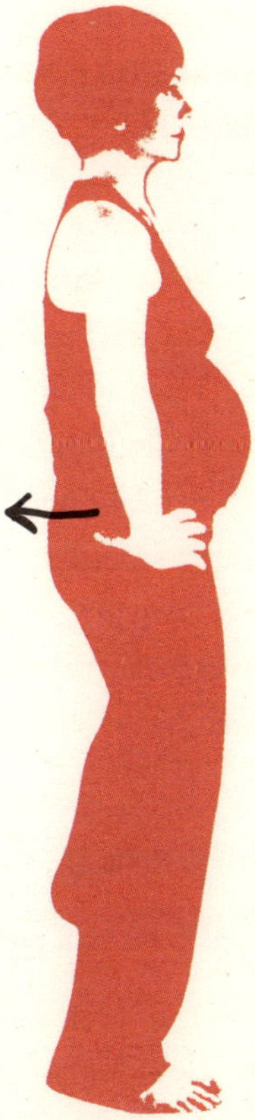

2. EGZERSİZ
NEFES VERME

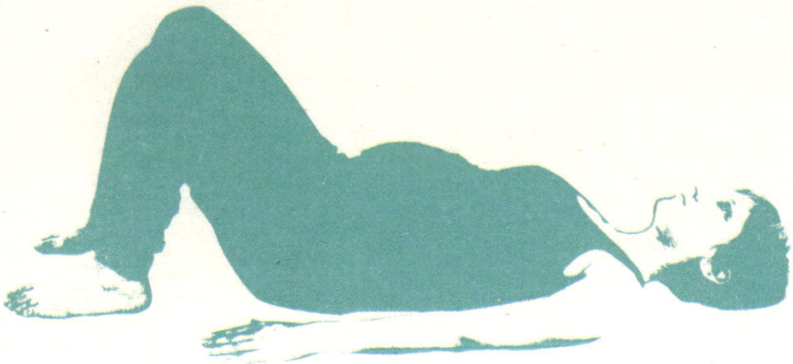

3. EGZERSİZ / 1. hareket

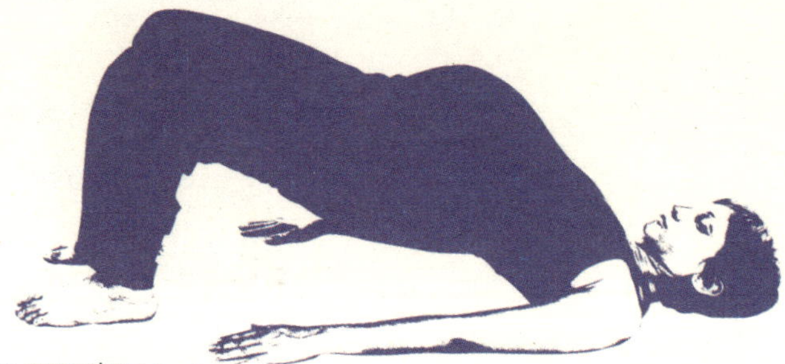

3. EGZERSİZ / 2. hareket

Vajinal adaleleri ve rahim adalelerini güçlendirici egzersiz: Bu egzersizi ilk başlarda yatarak uygulamak daha kolaydır. Zaman içinde ayakta ya da oturarak da çalışabilirsiniz. Bu egzersizde ustalaştıkça onu her yerde ve her zaman kullanabileceğinizi fark edeceksiniz. Sırtüstü yere yatın ve gevşeyin. Dizlerinizi kırıp ayak tabanlarınızı yere basın. Karın adalelerinizi mümkün olduğunca gevşek tutmaya çalışarak nefes alın ve nefes verirken, sanki tuvalette çişinizi tutuyormuşsunuz gibi vajinal adalelerinizi kasın ve rahat olduğunuz sürece adaleleriniz kasılı olarak bekleyin. Ardından yeniden nefes alın ve gevşeyin. İsteğiniz kadar tekrarlayabilirsiniz.

Tuvalette rahim adalelerini güçlendirici egzersiz: Bu çalışmayı tuvalette çişinizi yaparken de kullanabilirsiniz. Çişinizi yaparken kısa aralıklarla çişinizi tutun, sonra yeniden serbest bırakın. Tutun ve yeniden serbest bırakın. Bu şekilde vajinal adalelerinizin gücünü kontrol edebilirsiniz. Deneyebileceğiniz bir egzersiz daha bulunmaktadır. Bu egzersizde, dikkatinizi nefesinize yönlendirmeyeceksiniz. Yapmanız gereken tek şey, tıpkı nabız atışı gibi, vajinal adalelerinizi hızlıca kasıp gevşetmektir. Bu çalışmayı televizyon izlerken, arkadaşlarınızla otururken, duşta, yatarken yani her yerde tekrarlayabilirsiniz.

3. Egzersiz:

Burada sırtüstü pozisyonda, ayaklar olabildiğince kalçalara doğru çekilmiş, kollar gövdenin yanlarında, avuç içleri yere dönük olmalıdır.

Önce nefes alıp vücudumuzu gevşek bırakıyor, nefes verirken kalça, daha sonra taban kaslarımızı sıkıştırarak, kalçamızı, belimizi ve sırtımızı yukarı itip yükseltiyoruz.

Yukarıda nefes alıp nefes verirken sırt, bel ve kalçamızı yavaşça başlama noktasına geri getirip gevşiyor ve çalışmayı tamamlıyoruz. Belimizi kuvvetlendiren bu hareket, kalça, bacak ve sırt kaslarımızı da çalıştırıp güçlenmesini sağlıyor.

Sabah ve akşam veya günde bir kez yapılabilir. Doğum sonrası yapmaya devam edebileceğiniz önemli bir egzersizdir.

4. Egzersiz:

Beli güçlendiren ve doğum sonrası günlerde yapmayı sürdüreceğiniz bu egzersizde, daha önceden de olduğu gibi ayak tabanlarınızı yere basarak sırt üstü uzanın. Dizlerinizi birleştirin, kollarınızı başınızın altına koyun ve ardından nefes verirken, birleştirdiğiniz dizlerinizi sol tarafa yatırırken başınızı sağ tarafa çevirin. Nefes alırken gevşeyin ve başlangıç pozisyonunuza geri dönün. Daha sonra yeniden nefes verirken, dizlerinizi bu kez sağ tarafa yatırın ve başınızı sol tarafa çevirin.

5. Egzersiz:

Bu serinin sonunda uygulayacağınız egzersiz, gevşeme ve rahatlama veren diz çevirme ve dizleri karnın yanlarına çekme çalışmasıdır.

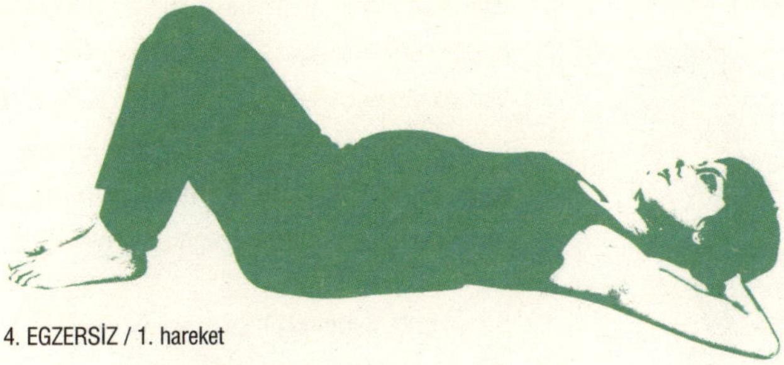
4. EGZERSİZ / 1. hareket

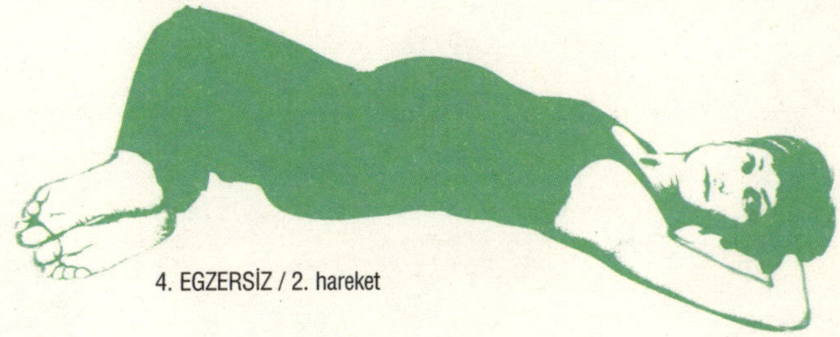
4. EGZERSİZ / 2. hareket

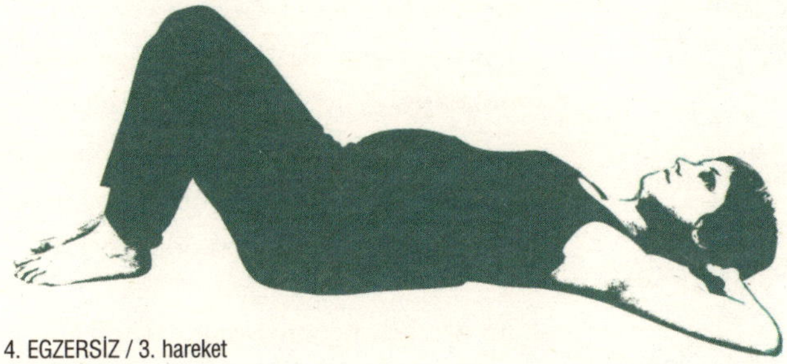
4. EGZERSİZ / 3. hareket

4. EGZERSİZ / 4. hareket

Sırt üstü pozisyondayken, kollarımızı uzatıp, ellerimizle dizlerimizi tutuyoruz. Kalçamızı ve bacaklarımızı tamamen gevşek kullanarak ellerimizle dizlerimizi yönlendirip, önce birkaç kez saat yönünde ve ardından saatin ters yönünde yavaş yavaş bacaklarımızı çeviriyoruz.

Ardından eller, diz altına doğru kaydılıp tutulur ve bacaklar yavaşça açılabildiği kadar yanlara doğru bırakılır. Bu noktada ellerimizi kullanarak, dizlerimizi çekebildiğimiz ölçüde karnımızın yanlarına doğru çekip, nefes alıp vermeyi sürdürerek ve gözlerimizi kapatıp, kalça eklemimizin, kalçalarımızın rahatladığını hissederek rahat ettiğimiz sürece bu pozisyonda kalıyoruz.

Egzersiz ile ilgili açıklama: Doğumun yaklaştığı haftalar bebek, rahmin yaptığı kasılmalarla inişe geçer ve başını kalça kemiğinin içine indirir. Doğuma yakın günlerde de çenesini göğsüne doğru çekerek kafasının en küçük yuvarlak kısmını (yumurtanın uzun kısmı gibi görünen bölümü) kalça kemiğinin içine yerleştirir. Bu esnada taban kasları iyice yumuşar ve kalça kemiğinin eklemleri de açılır. Bu açılma kasıklarda ağrıya neden olabilir. Ayrıca pelvis tabanınızda da zaman zaman bıçak batıyormuş gibi ani ve keskin bir ağrı hissedebilirsiniz.

Işte böyle hissettiğiniz anlarda bebek başını kemiğin içine yerleştirmek için çaba gösteriyor demektir. Dizleri çekme pozisyonu bu tip ağrıları azaltır. Bebeğin başını kemiğin girimine yerleştirmesini de kolaylaştırır.

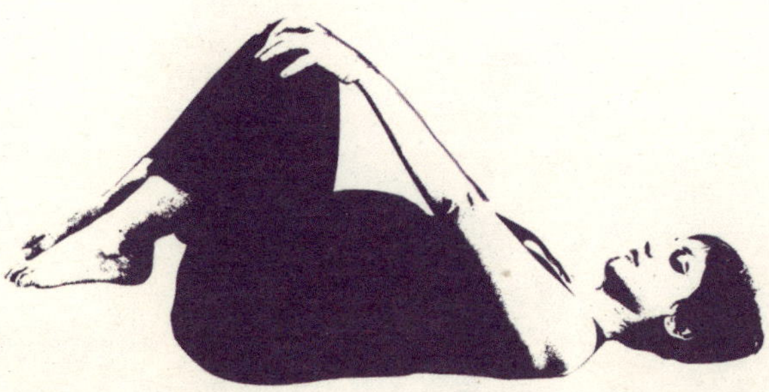
5. EGZERSİZ / 1. hareket

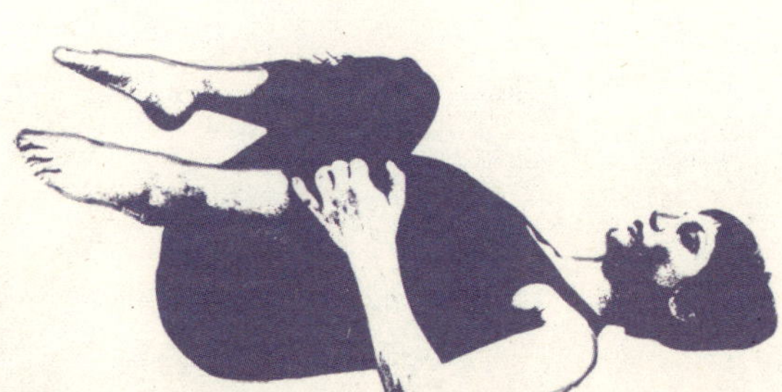
5. EGZERSİZ / 2. hareket

6. EGZERSİZ / 1. hareket

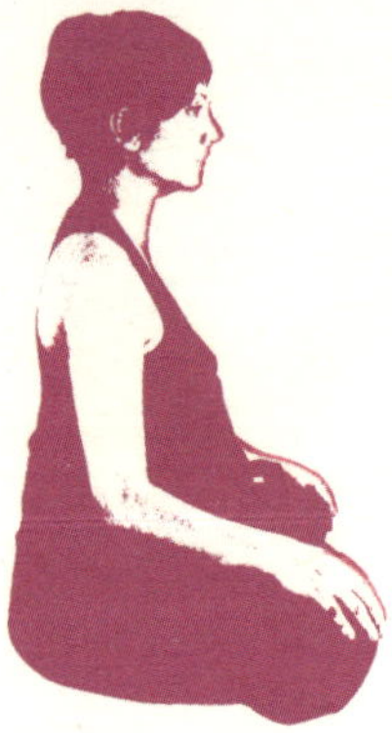

6. EGZERSİZ / 2. hareket

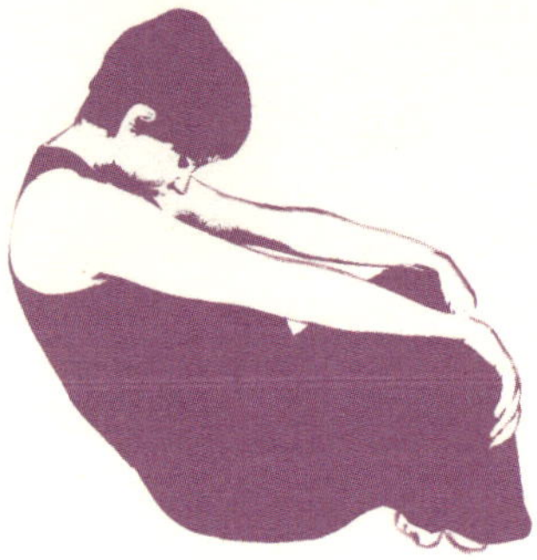

6. EGZERSİZ / 3. hareket

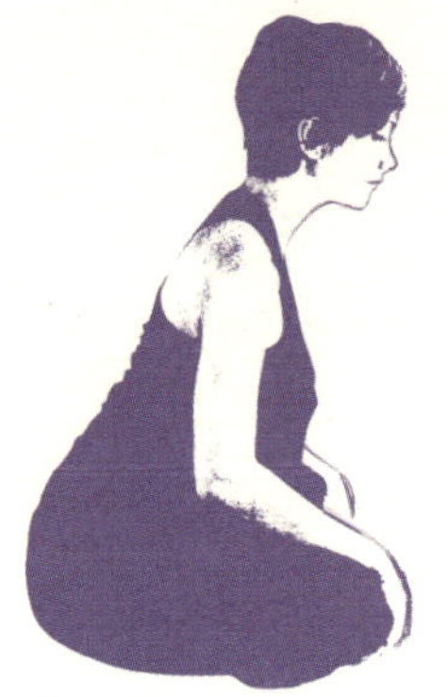

6. Egzersiz:

Bağdaş kurarak oturun. Sanki sırtınızı duvara dayayıp bel boşluğunuzu düzleştiriyormuşsunuz gibi belinizi geriye doğru hafifçe itin. Başınızın tepesindeki bir kancaya bağlı ip yardımıyla yukarıya doğru çekildiğinizi hayal ederek, omurganızı dikleştirip düz bir hale getirin. Bedeninizin uzadığını, omurganızın açıldığını ve omuzlarınızın gevşek olduğunu fark edip şaşırabilirsiniz.

Ellerinizle dizlerinizi tutun ve nefes alın, nefesinizi verirken omurlarınızı tek tek kullanıyormuş gibi yavaşça sırtınızı geriye doğru yuvarlayıp çenenizi de göğsünüze doğru çekin. Sanki ıkınıyormuş gibi bir pozisyon ama sakın ıkınmayın; nefes alıp vermeye devam ederken sırtınızda, kollarınızda, omuzlarınızda ve ensenizde size rahatlık veren bir esneme duygusunu hissedin.

Ardından, omurganızı öne yuvarlayarak bedeninizi ileriye doğru itin. Sonra sırtınızı düzleştirerek başlangıç pozisyonuna geri dönün.

Bu hareketi yerde, dört ayak pozisyonda da uygulayabiliyoruz. Ama bazen anne adayı el bileklerine fazla ağırlık verebiliyor ve bileklerinin rahatsızlık duyduğunu ifade ediyor. Bu tür yakınması olanlar ve çalışan kadınlar, esnetme hareketini yukarda gösterildiği şekilde otururken, ihtiyaç duydukları anda rahatlıkla yapabilirler.

7. Egzersiz:

Esnemenin ardından başlama noktasına geri geliyor ve ellerimizi ayak bileklerimize doğru kaydırarak, bacaklarımızı tutuyoruz. Gövdemizi eğmeden nefes alıp nefes verirken kalçadan öne doğru itiyoruz. Aynı anda başımızı da ileriye doğru uzatıyoruz. Nefes almaya başlarken yavaşça gövdemizi belden sağa doğru, kaburgalarımızdaki ve sağ yanımızdaki esnemeyi, açılmayı, rahatlamayı hissederek çevirmeye başlıyoruz.

Sırtımızla esneyerek gövdemizi çevirmeyi ve nefesimizi boşaltmayı sürdürürken, sol kaburgalarımızı ve bedenimizin yanını da esneterek, başlangıç noktasına geliyor ve nefesleri kullanarak birkaç kez gövdemizi sağa, birkaç kez de sola çevirip tamamlıyoruz. Başlangıç pozisyonuna geri dönüyoruz.

Bu hareket, belimizi ve gövdemizin yanlarını esnetir ve rahatlatır.

8. Egzersiz:

Şimdi ayaklarımızı tabanlardan birleştirip, topuklarımızı çekebildiğimiz kadar içeri alıyoruz. Bu pozisyonda bacak içi ve pelvis tabanı kaslarımızın esnediğini hissediyoruz. Yapabildiğimiz ölçüde dizlerimizi yere doğru esneterek itiyoruz.

Aynı pozisyonda iken, sırtımızı eğmeden gövdemizi kalçadan öne doğru itip yanlara sallanma hareketini deniyoruz. Nefes verirken, sağ yana doğru eğilip sol bacağımızı ve kalçamızın sol tarafını mümkün olduğunca havaya

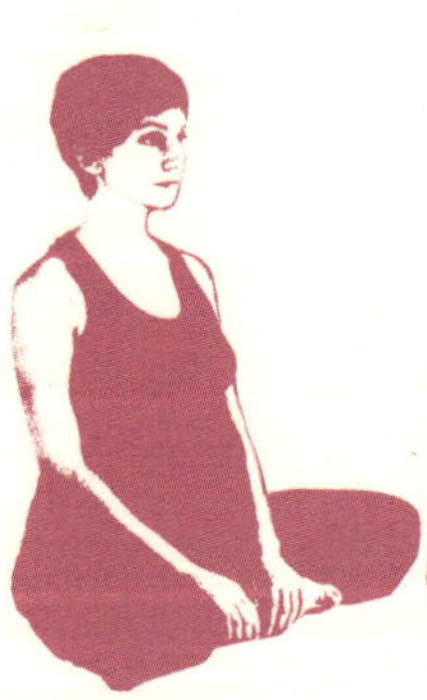

7. EGZERSİZ / 1. hareket

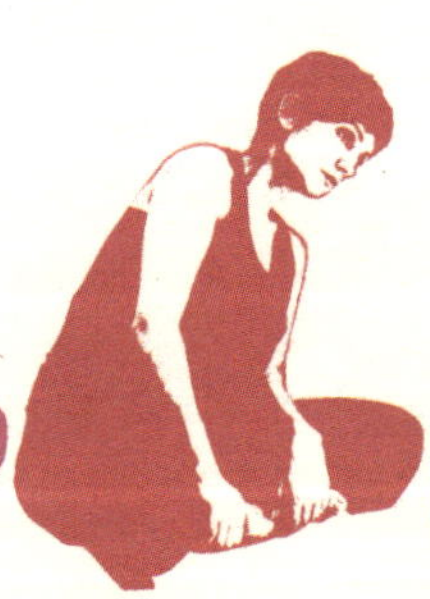

7. EGZERSİZ / 2. hareket

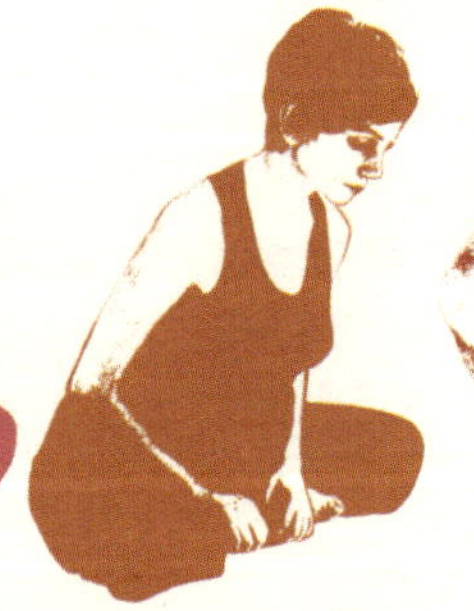

7. EGZERSİZ / 3. hareket

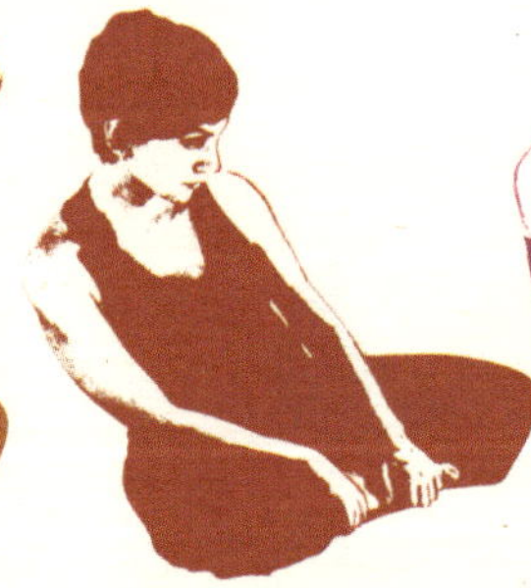

7. EGZERSİZ / 4. hareket

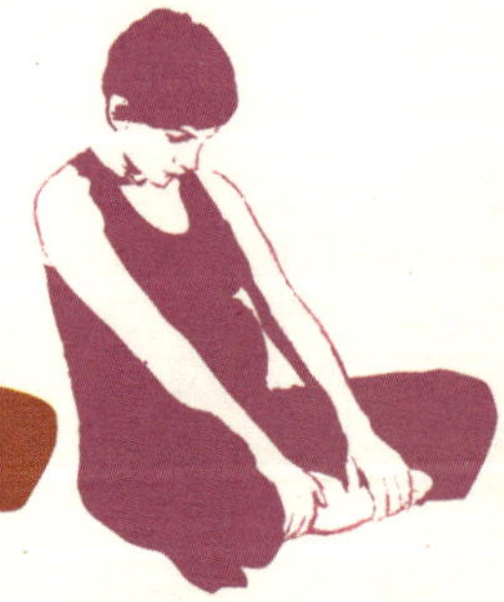

7. EGZERSİZ / 5. hareket

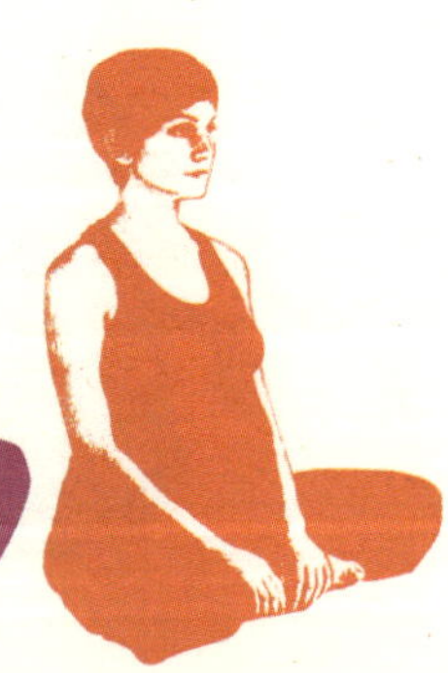

7. EGZERSİZ / 6. hareket

8. EGZERSİZ / 1. hareket

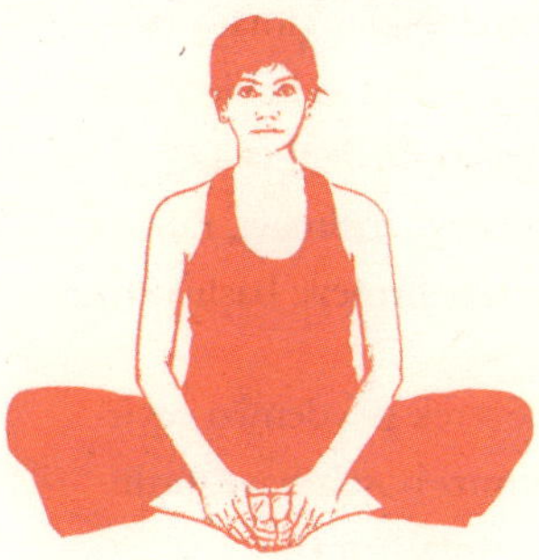

8. EGZERSİZ / 2. hareket

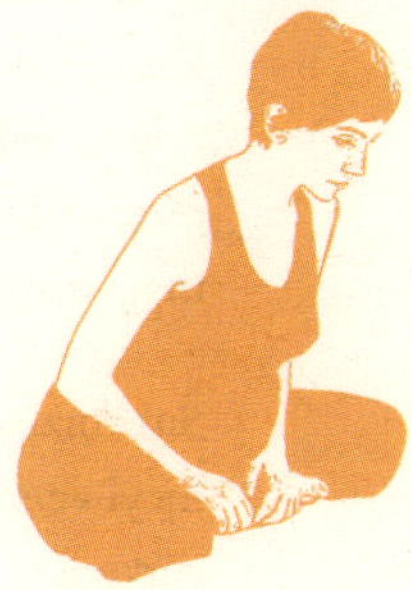

8. EGZERSİZ / 3. hareket

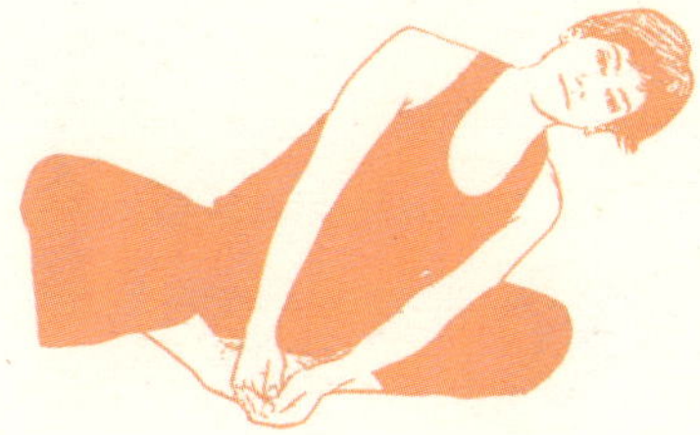

8. EGZERSİZ / 4. hareket

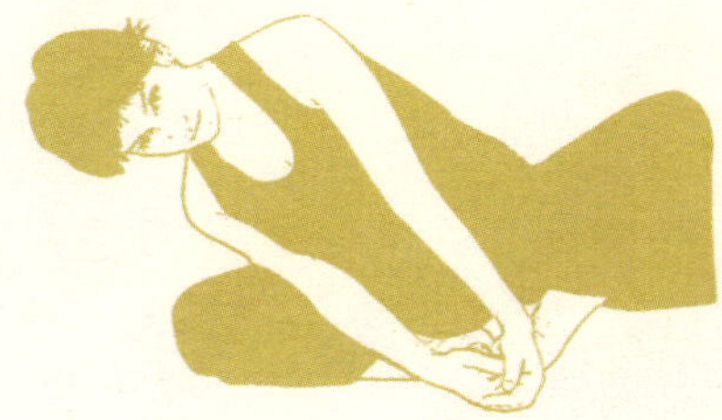

kaldırıyoruz. Nefes alırken yeniden başlangıç pozisyonuna geri dönüyoruz. Yeniden nefes verirken bu sefer hareketi diğer taraftan tekrarlıyoruz.

Kalça kemiğinin, kenarlarından masaj yapılmış kadar rahatlatıcı etkisi olan bu hareketi ihtiyaç duyduğunuzda uygulayabilirsiniz.

9. Egzersiz:

Ense ve boynunuzu rahatlatmaya yönelik bu egzersiz 3 hareket serisinden oluşmaktadır.

İlk seride, nefes alıyor, verirken başınızı sıra ile sağ yana, nefes alıp ortaya ve nefes verirken sol yana çeviriyorsunuz.

İkinci seride, önce çeneniz göğsünüze değecek şekilde başınızı öne eğiyorsunuz. Ardından ağzınızı kapalı tutup boynunuzdaki esnemeyi hissederek, tavanı görecek şekilde başınızı geriye yatırıyorsunuz.

Üçüncü seride, nefes verirken, sanki sağ kulağınızı sağ omuzunuza değdirecekmiş gibi başınızı sağa eğiyorsunuz. Ardından nefes alırken başlangıç pozisyonuna dönüyor ve yeniden nefes verirken hareketi bu kez diğer tarafa uyguluyorsunuz. Hareket sırasında başınızı omuzunuza eğerken, omuzlarınızı yukarıya kaldırmamaya dikkat ediniz.

Aynı seriyi, bu defa aşağıdaki resimlerde görüldüğü şekilde boyun hareketlerini yaparken elinizle direnç oluşturarak tekrarlayabilirsiniz. Bu sayede boyun adelelerinizin güçlenmesine yardımcı olabilirsiniz. Boyun egzersizleri, boyun ağrıları ve kolda oluşan uyuşma ve ağrı şikayetlerinizi en aza indirir.

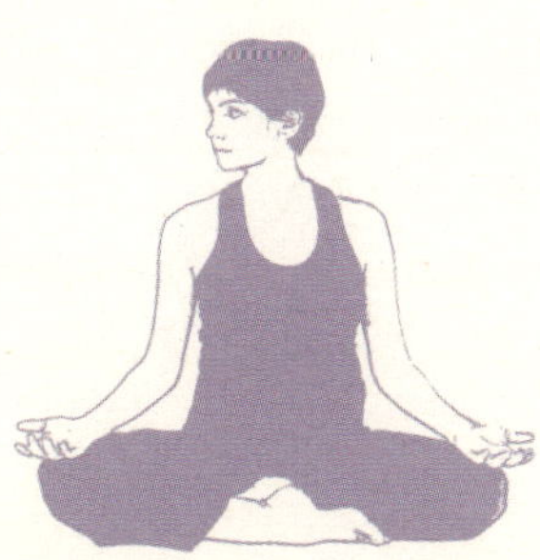

9. EGZERSİZ / 1. hareket

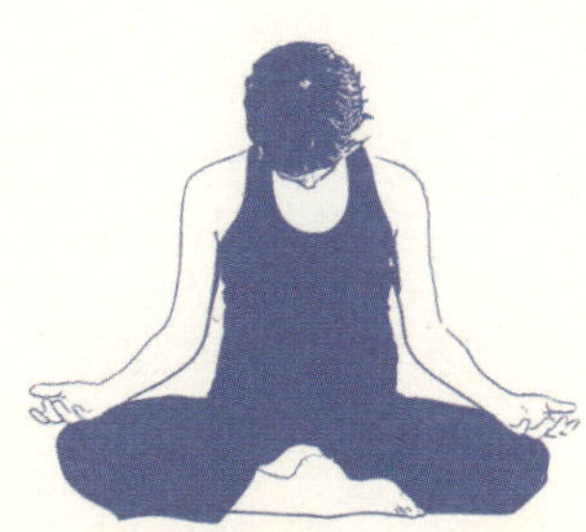

9. EGZERSİZ / 2. hareket

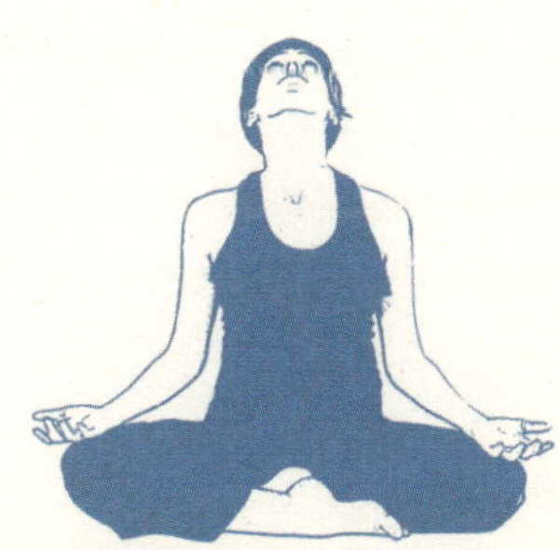

9. EGZERSİZ / 3. hareket

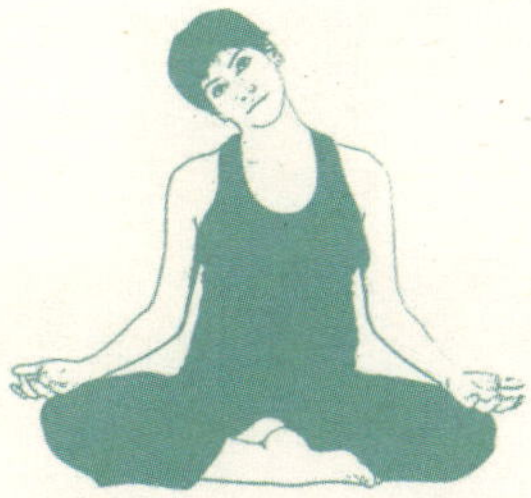

9. EGZERSİZ / 4. hareket

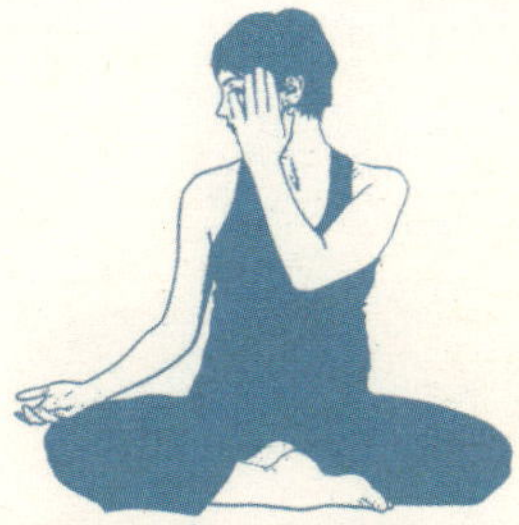

9. EGZERSİZ / 5. hareket

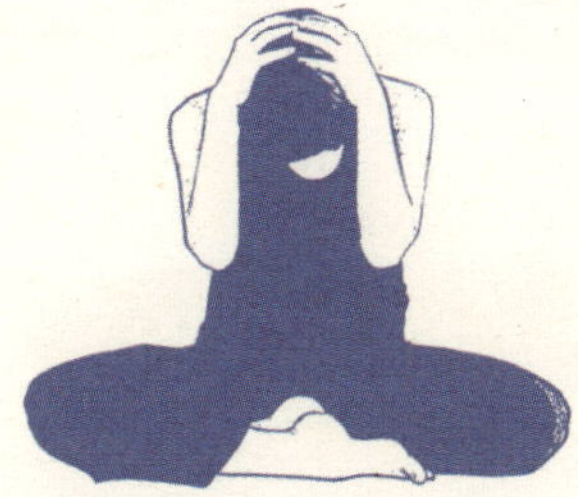

9. EGZERSİZ / 6. hareket

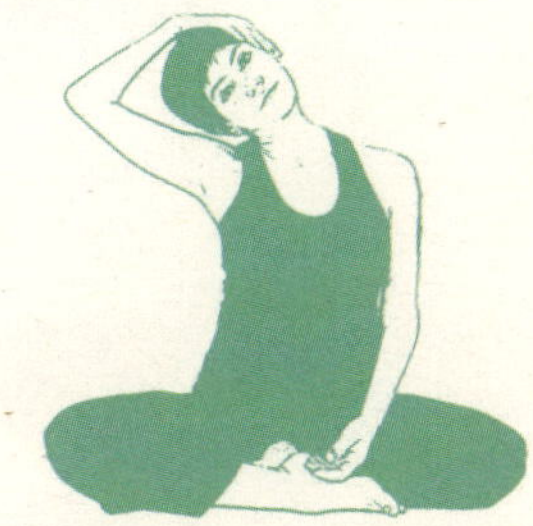

9. EGZERSİZ / 7. hareket

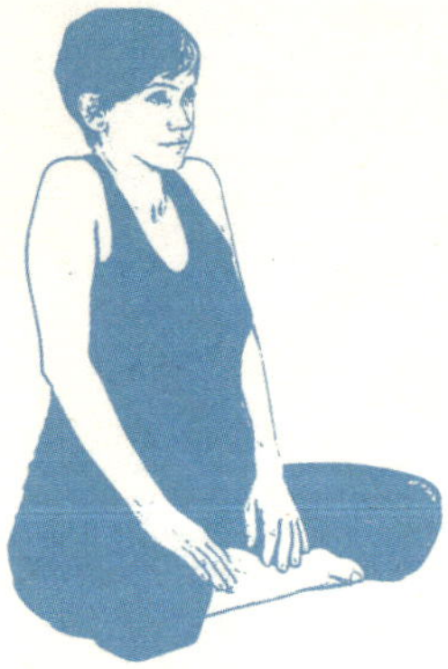

10. EGZERSİZ / 1. hareket

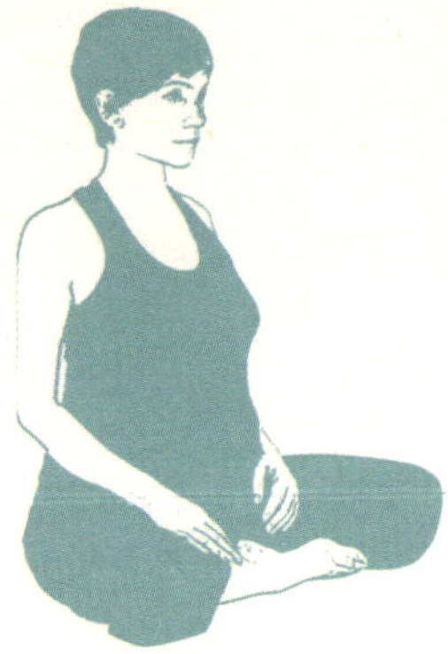

10. EGZERSİZ / 1. hareket

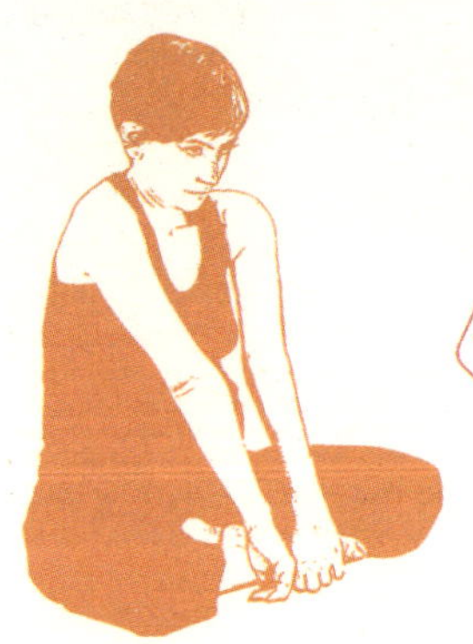

11. EGZERSİZ / 1. hareket

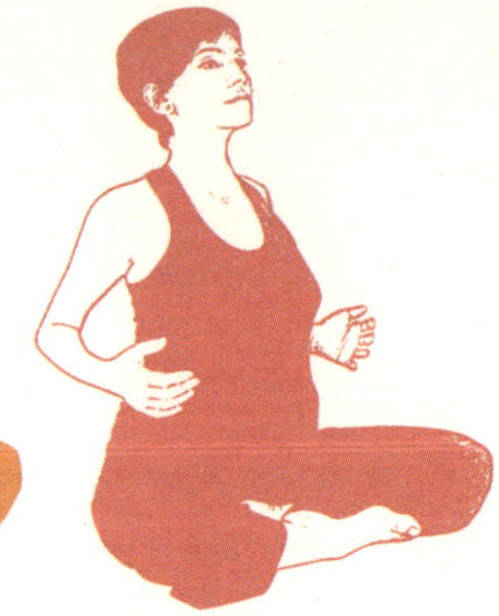

11. EGZERSİZ / 1. hareket

10. Egzersiz:

Bu egzersizi ayakta ya da oturarak uygulayabilirsiniz. Nefes alın ve nefes verirken omuzlarınızı geriye doğru dairevi bir şekilde döndürün. Birkaç kez tekrarladıktan sonra bu kez omuzlarınızı öne doğru dairevi bir şekilde döndürmeye başlayın.

11. Egzersiz:

Bu egzersizi ayakta ya da oturarak uygulayabilirsiniz. Nefes alın ve verirken omuzlarınızı öne doğru itin. Yeniden nefes alırken başlangıç pozisyonuna dönün. Nefes verirken bu kez, omuzlarınızı dirseklerinizle birlikte geriye doğru iterken kürek kemiklerinizi sıkıştırın.

12. Egzersiz:

Bu egzersizi ayakta ya da oturarak uygulayabilirsiniz. Nefes alın ve nefes verirken sağ omuzunuzu aşağıya, sol omzunuzu yukarıya itin. Bu sırada sağ tarafta kaburgalarınızın sıkıştığını, sol tarafta ise kaburgalarınızın açıldığını hissedin.

Aynı hareketi diğer tarafta tekrarlayın.

Bu hareket, kaburgalarınızdaki ağrıları gidereceği gibi, tüm karın içi organlarınıza ve böbreklerinize güzel bir masaj uygulamaktadır. Bu sayede, iç organlarınızın daha rahat işlemesine yardımcı olmakta ve ağrılarınızın azalmasını sağlamaktadır.

13. Egzersiz:

Bu egzersizi uygulamak için yere ya da arkalıksız bir sandalyeye oturun. Nefes alırken avuçlarınızı havaya döndürüp kollarınızı yana açın ve geriye doğru çekin. Bu sırada kürek kemiklerinizin birbirine yaklaştığını hissedin. Başınızı da geriye doğru atarak göğüs kafesinizin iyice açılmasına yardımcı olun.

Sonra nefes verirken, kollarınızı öne doğru uzatın ve başınızı öne doğru eğerken kollarınızla kendinizi kucaklayın.

Yeniden nefes alırken başınızı kaldırın ve kendinizi kucaklamayı sürdürürken önce sağa sonra sola dönün. Bu dönüşler sırasında, belinizi hareket ettirmeyin, dönüşü yalnızca bedeninizin

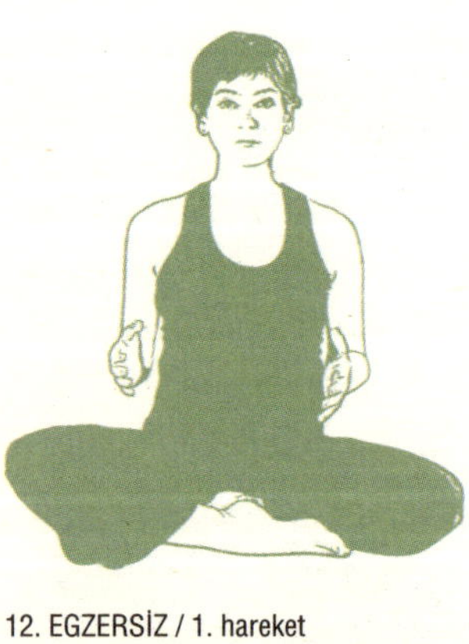

12. EGZERSİZ / 1. hareket

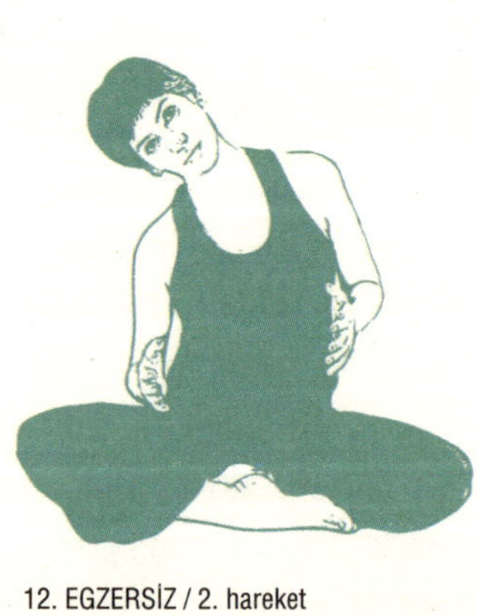

12. EGZERSİZ / 2. hareket

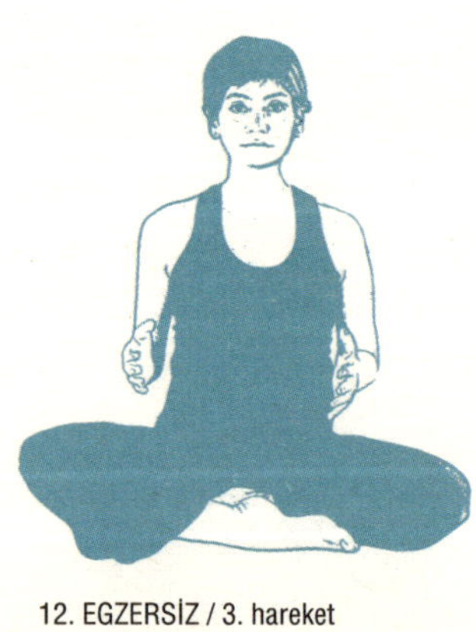

12. EGZERSİZ / 3. hareket

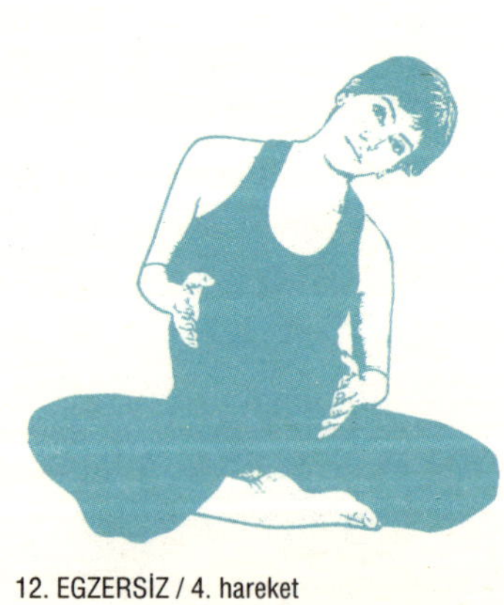

12. EGZERSİZ / 4. hareket

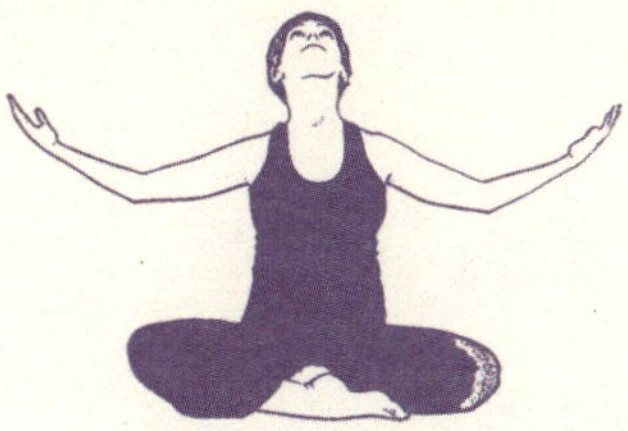
13. EGZERSİZ / 1. hareket

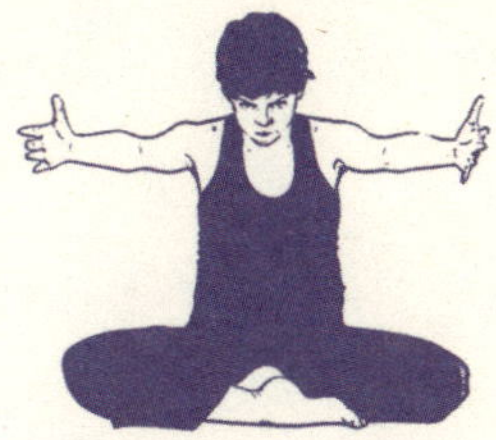
13. EGZERSİZ / 2. hareket

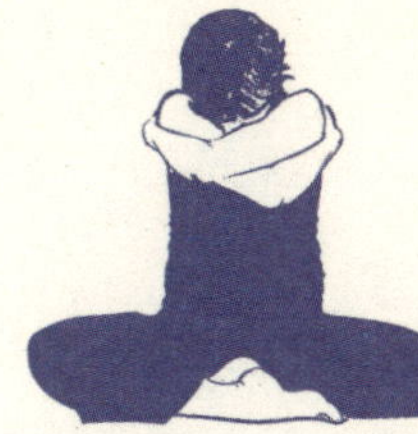
13. EGZERSİZ / 3. hareket

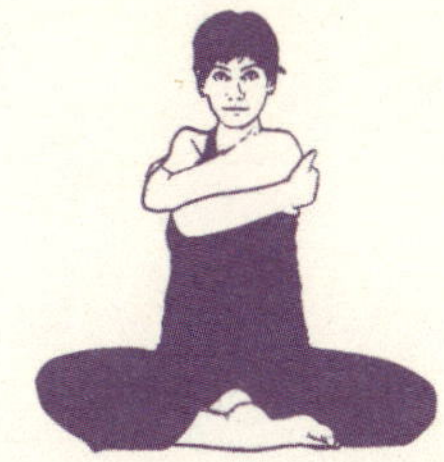
13. EGZERSİZ / 4. hareket

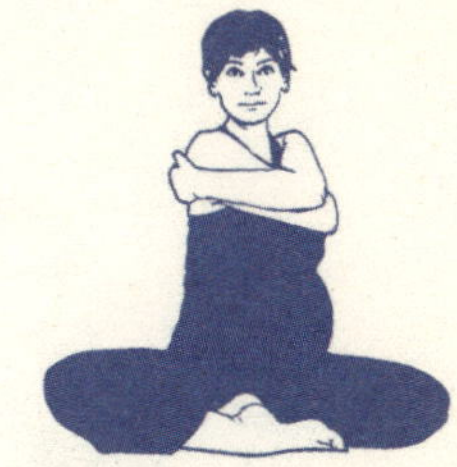
13. EGZERSİZ / 5. hareket

üst kısmından yapın. Dönme hareketi sırasında bakışlarınızı ileride bir noktaya odaklayın.

Hareketi ikinci kez baştan yaparken bu sefer kendinizi kucaklarken diğer kolunuz altta olsun.

Bu çalışma, sırt ve bel adalelerinizi esnetip rahatlatırken, tüm omurganızı, kollarınızı, omuzlarınızı, boynunuzu ve diyaframınızı canlandırmaktadır.

14. Egzersiz:

Bu egzersizi uygulamak için yere ya da arkalıksız bir sandalyeye oturun. İlk olarak dirseklerinizi ve bileklerinizi birleştirin ve avuçlarınızı yukarıya doğru açık olacak şekilde lotus pozisyonunda tutun. Şimdi avuçlarınızı yüzünüze doğru çevirin. Avuçlarınızı çevirmeyi sürdürürken ellerinizin sırtı birbirine değmeye başlasın. Avuçlarınızın tersi birbirine değdiğinde, ellerinizi önce aşağıya ardından ileriye doğru döndürün ve öne doğru uzatın. Elleriniz dönmeyi sürdürüp turunu tamamlarken, yeniden başlangıç pozisyonunuza döneceksiniz.

Hareketin ikinci bölümüne yine lotus pozisyonundan başlayacaksınız. Bu kez hareketi tersine döndürecek ve avuçlarınızı dışarıya doğru açacaksınız. Avuçlarınızı dışarıya doğru açıp ellerinizi ileriye doğru uzatırken ellerinizin sırtı birbirine değsin. Ardından bilekleriniz dönmeyi sürdürürken parmak uçlarınız önce yeri ardından göğsünüzü işaret edecek şekilde hareketinizi sürdürün. Hareketinizi tamamladığınızda yeniden lotus pozisyonuna geri dönmüş olacaksınız.

Bu hareket serisi, kitaptaki egzersizlerin hemen hemen tamamında olduğu gibi, eklemlerde durgunlaşan kanı ve sıvıları harekete geçirerek, tüm bedende rahatlama sağlamaktadır. Bu sayede kan dolaşımı hızlanmakta, hızlanan kan dolaşımı bedeninizin tüm hücrelerinin oksijenle dolmasına, yorgunlukların ve ağrıların ortadan kalkmasına yardımcı olmaktadır.

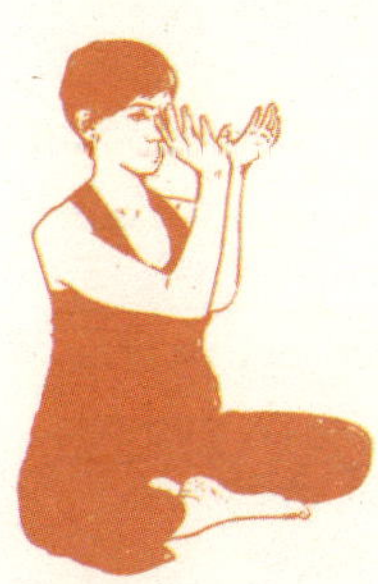
14. EGZERSİZ / 1. hareket

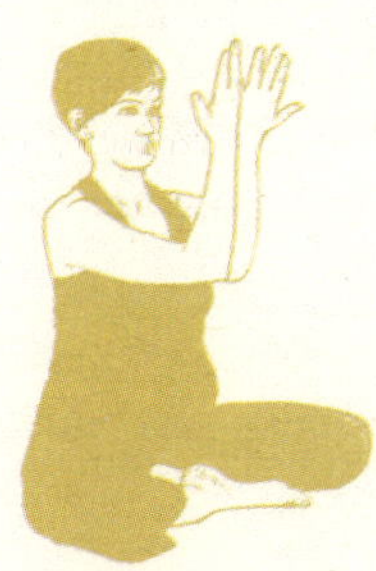
14. EGZERSİZ / 2. hareket

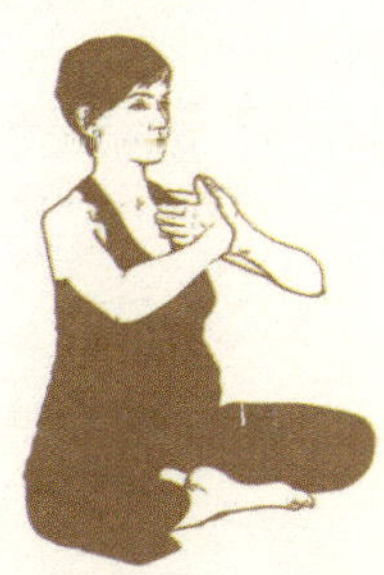
14. EGZERSİZ / 3. hareket

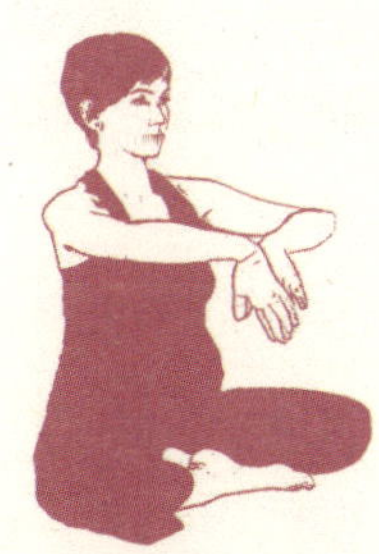
14. EGZERSİZ / 4. hareket

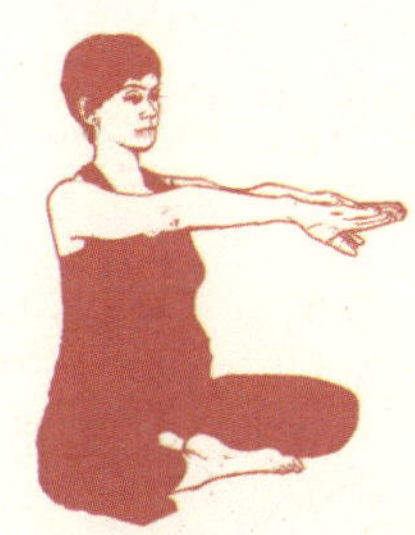
14. EGZERSİZ / 5. hareket

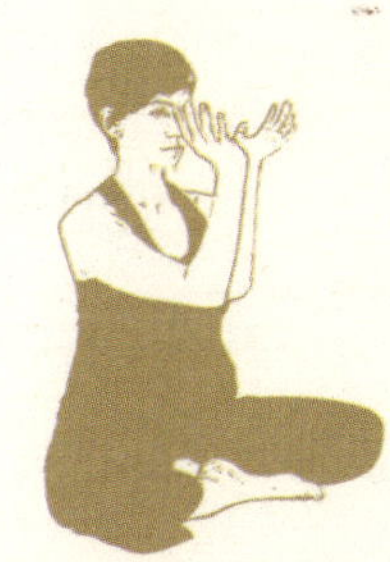
14. EGZERSİZ / 6. hareket

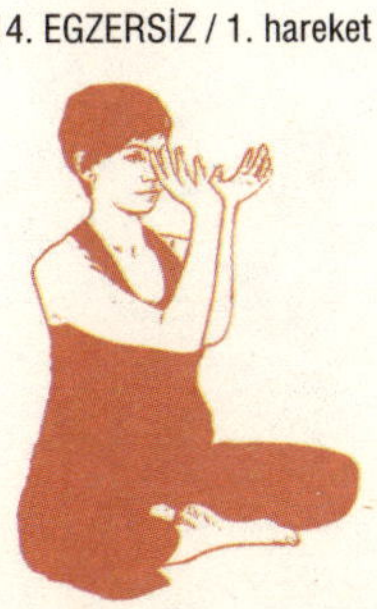
14. EGZERSİZ / 7. hareket

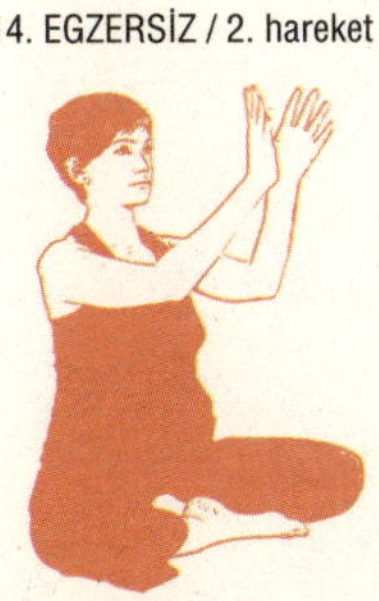
14. EGZERSİZ / 8. hareket

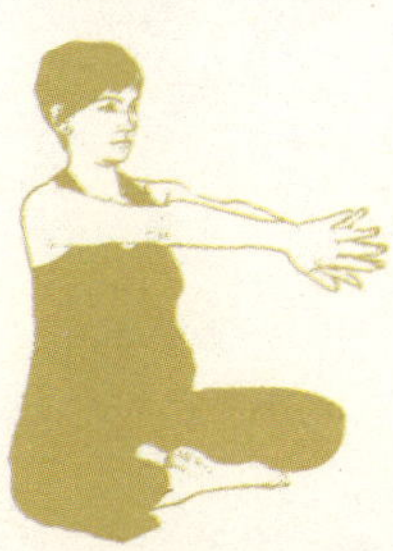
14. EGZERSİZ / 9. hareket

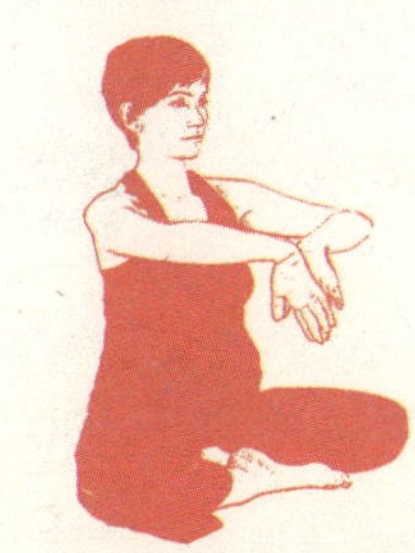
14. EGZERSİZ / 10. hareket

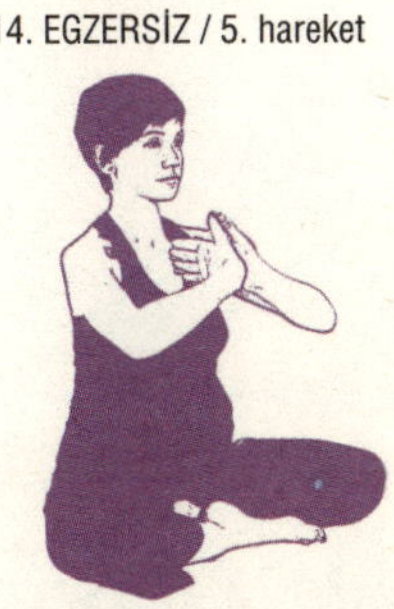
14. EGZERSİZ / 11. hareket

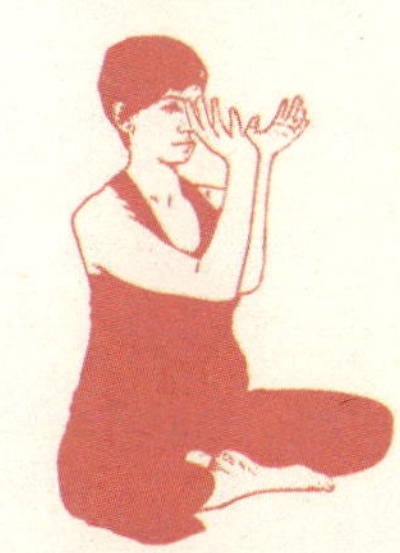
14. EGZERSİZ / 12. hareket

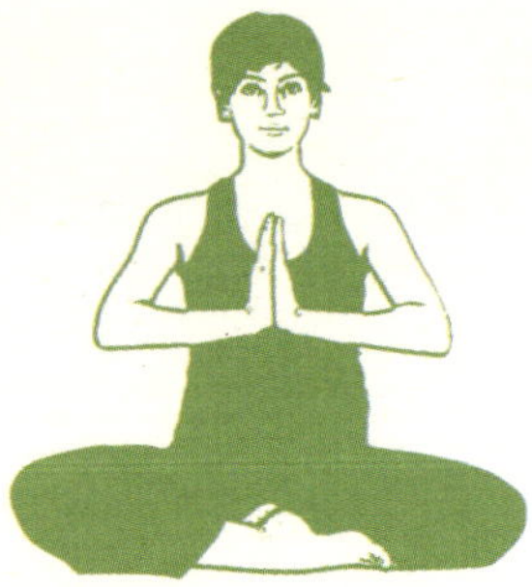

15. EGZERSİZ / 1. hareket

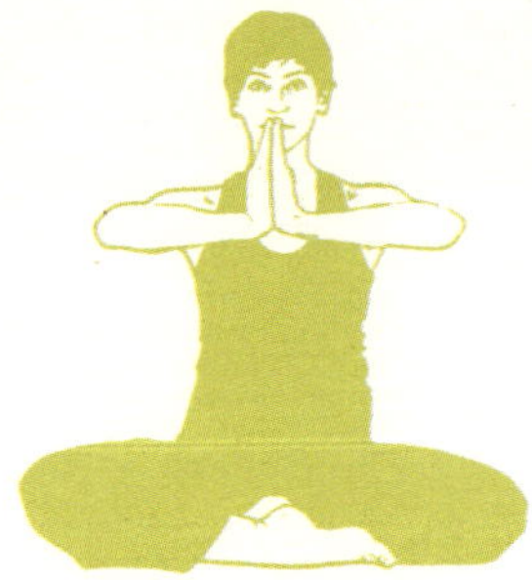

15. EGZERSİZ / 2. hareket

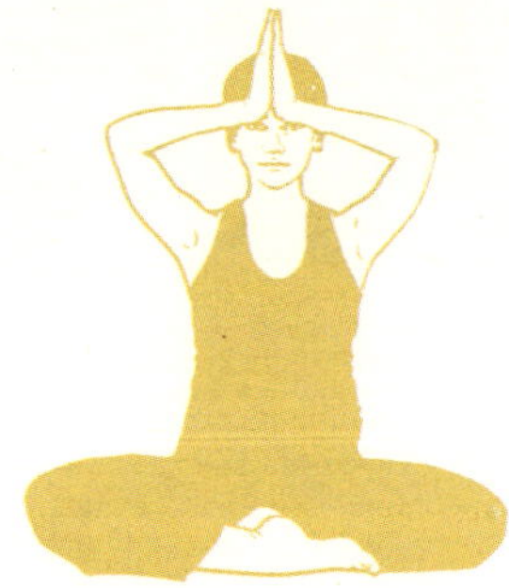

15. EGZERSİZ / 3. hareket

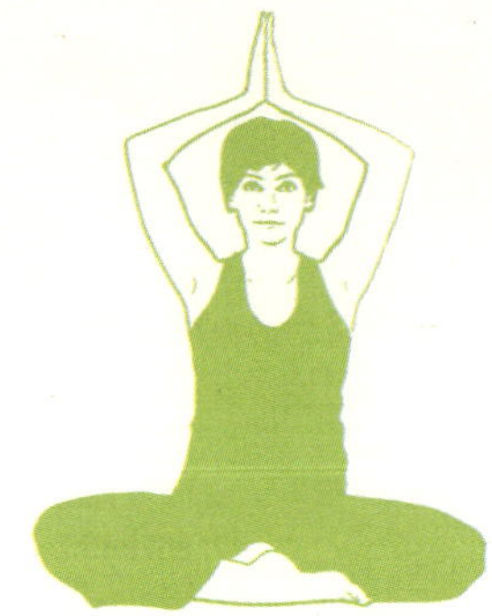

15. EGZERSİZ / 4. hareket

15. Egzersiz:

Bu egzersizi uygulamak için yere ya da bir sandalyeye oturun. Avuçlarınızı göğsünüzün önünde birleştirin. Nefes alın ve nefes verirken ellerinizi birbirine itin.

Ellerinizi boğazınızın hizasına kadar yükseltin. Nefes alırken gevşeyin ve nefes verirken ellerinizi yeniden birbirine doğru itin.

Ellerinizi kaşlarınızın arasına kadar yükseltin. Nefes alıp gevşeyin ve nefes verirken ellerinizi birbirine doğru itin.

Ellerinizi başınızın üzerine yükseltin. Nefes alırken gevşeyin ve nefes verirken ellerinizi birbirine itin.

Aynı şekilde hareketi yukarıdan aşağıya doğru indirin ve göğsünüzün hizasında tamamlayın.

Bu hareket, kol, omuz, göğüs ve sırt kaslarınızın gelişmesine yardımcı olmaktadır.

16. Egzersiz:

Bu egzersizi uygulamak için yere oturun ve ayaklarınızı ileriye uzatın. Duruşunuz mümkün olduğunca dik olsun. Kendinizi dengelemek için ellerinizi kalçalarınızın yakınında yere koyabilirsiniz.

Nefes alın ve nefes verirken ayaklarınızı kendinize doğru çekerek bacaklarınızın arkasındaki esnemeyi hissedin.

Özellikle gece uykuda kramp sorunu olan hamileler, bu egzersizin faydasını göreceklerdir.

Şimdi yeniden nefes alın ve nefes verirken bu kez ayaklarınızı ileriye doğru uzatın.

Eğer bacağınıza kramp giriyor gibi hissederseniz bu itme hareketini yapmayabilir ya da yumuşak bir şekilde yapabilirsiniz.

Bu çekme ve itme hareketini birkaç kez tekrarladıktan sonra serinin bir sonraki hareketine geçebilirsiniz.

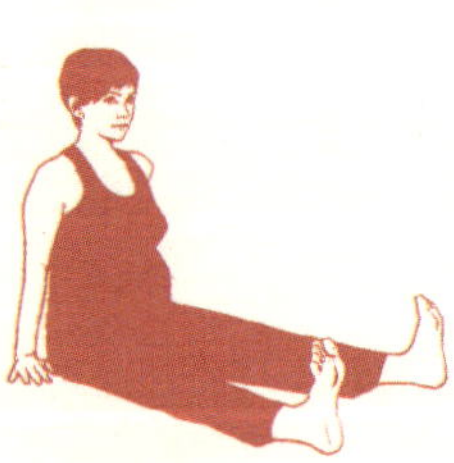

16. EGZERSİZ / 1. hareket

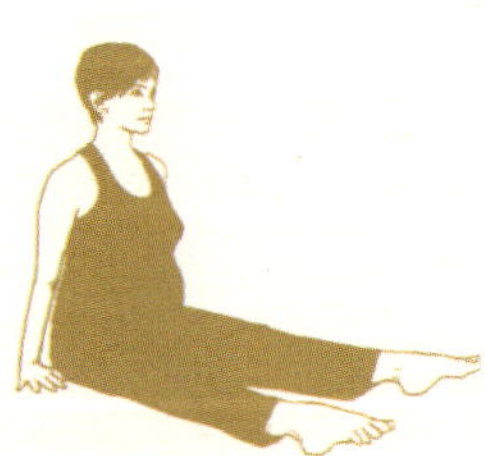

16. EGZERSİZ / 2. hareket

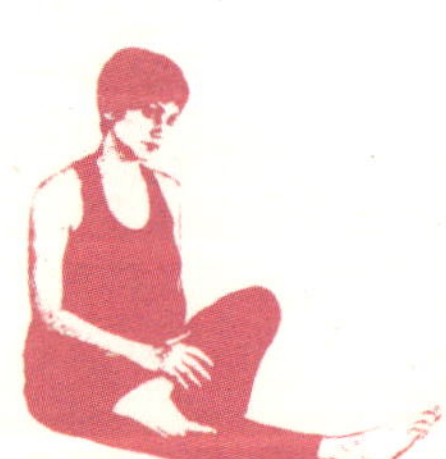

16. EGZERSİZ / 3. hareket

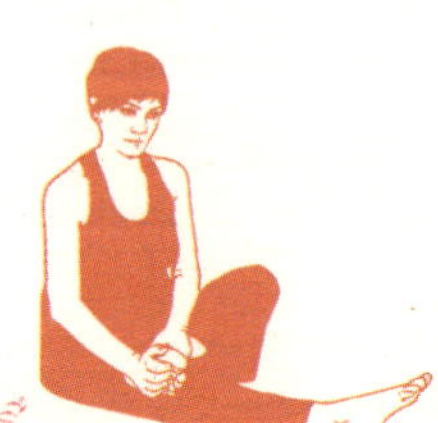

16. EGZERSİZ / 4. hareket

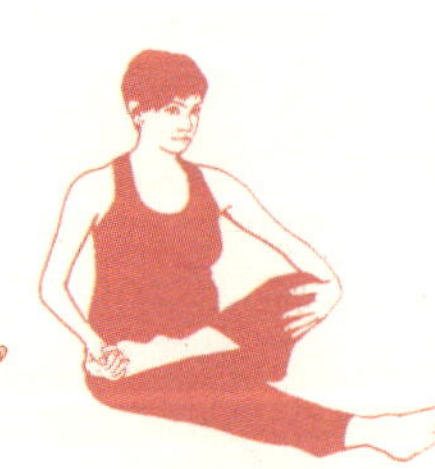

16. EGZERSİZ / 5. hareket

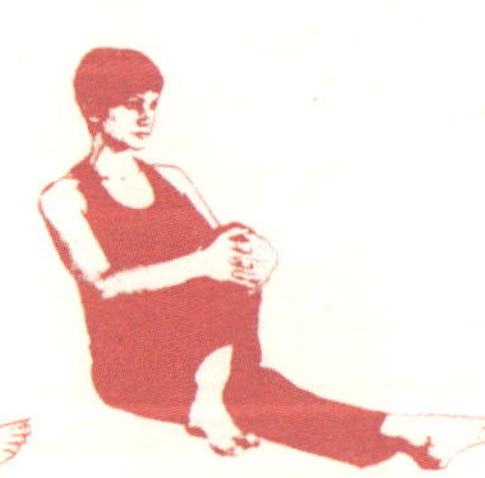

16. EGZERSİZ / 6. hareket

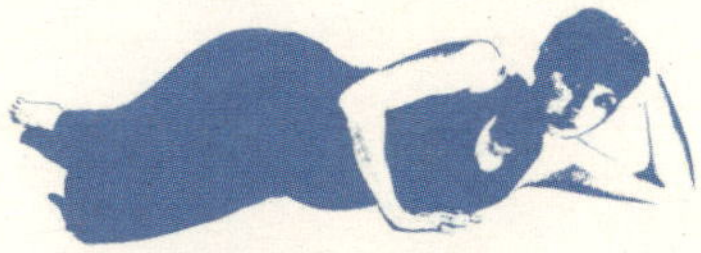

17. EGZERSİZ / 1. hareket

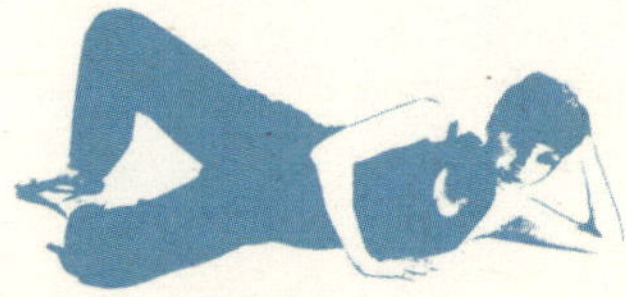

17. EGZERSİZ / 2. hareket

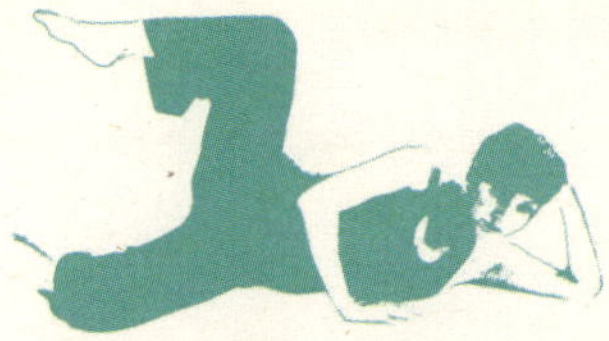

17. EGZERSİZ / 3. hareket

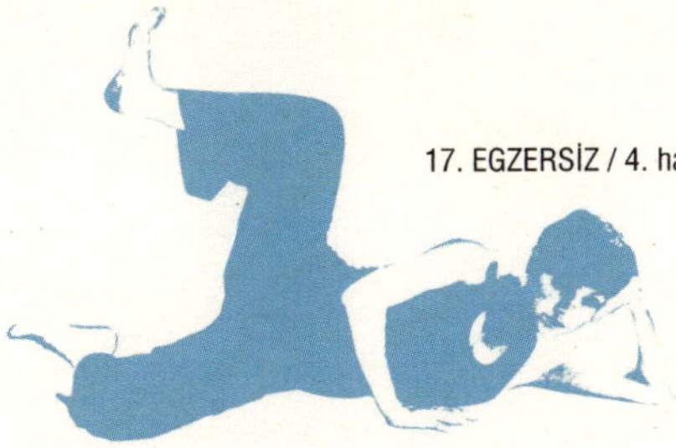

17. EGZERSİZ / 4. hareket

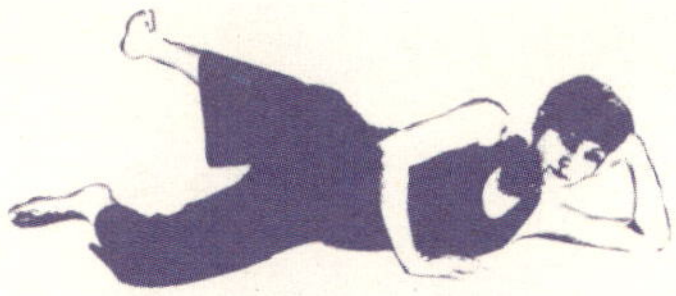

17. EGZERSİZ / 5. hareket

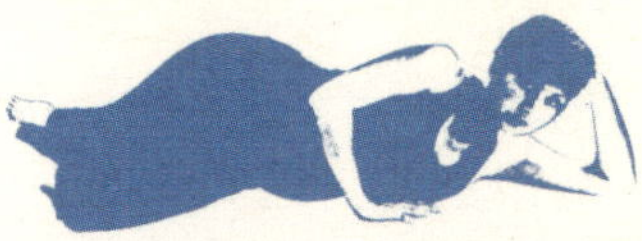

17. EGZERSİZ / 6. hareket

Şimdi bir ayağınızı, ileriye doğru uzattığınız bacağınızın üzerine koyun ve ayak bileğinizi sağdan sola, soldan sağa daireler çizerek döndürün.

Bu hareket özellikle bacaklarınızdaki ve ayaklarınızdaki dolaşımın hızlanmasına yardımcı olacak ve ayak şişmelerinizi azaltacaktır. Ayak bileklerinizi döndürmeyi bitirdikten sonra, bir elinizin topuğunu ayak tabanınızda aşağıya ve yukarıya doğru hafif basınçla hareket ettirin. Bu sayede ayak tabanlarınıza masaj yaparak buradaki refleksoloji noktalarını harekete geçirebilir, hem iç organlarınızı rahatlatır hem de ayak şişmelerinizden kaynaklanan rahatsızlıkları en aza indirirsiniz.

Masajın ardından, ayak tabanınızı tavana doğru döndürüp ayağınızı mümkün oldukça kendinize doğru çekin.

Bu hareket, kalça kaslarınızın esnemesini ve hem belinizin hem de kalçanızın rahatlamasını sağlayacaktır.

Bir sonraki harekette ise bundan önceki hareketlerde üzerinde çalışmakta olduğunuz ayağınızı yere basmayı deneyebilirsiniz. Ayağınızı yere bastıktan sonra ellerinizle dizinizi kavrayıp bedeninizi dikleştirebilir, aynı zamanda kalçanızı biraz daha etkin bir şekilde esnetebilirsiniz.

Eğer harekette zorlanırsanız, yapmayabilirsiniz.

17. Egzersiz:

Bu hareketi uygulamak için ilk olarak yan yatın ve bir elinizi başınızın altına dayayın. Boşta kalan elinizi yere dayayarak bedeninizi dengeleyin. Dizlerinizi kırarak, iki bacağınızı üst üste olacak şekilde yerleştirin.

Ardından nefes alın ve nefes verirken, ayaklarınızı birleşik tutmayı sürdürün ve yukarıda kalan bacağınızı, dizinizden yukarıya doğru kaldırmaya başlayın. Diziniz yere dik hale gelince durun.

Nefes alın ve yeniden nefes vermeye başladığınızda, üstte kalan ayağınızı kaldırın ve dizinizi kendinize doğru çekin.

Ardından bacağınızı bu şekilde tutarak, sanki iki dizinizin arasında büyük bir top varmış ve siz de bu topu dizlerinizle sıkıyormuşsunuz gibi hayal ederek, yukarıdaki dizinizi aşağıya doğru indirmeye başlayın.

Başlangıç pozisyonuna döndükten sonra hareketi birkaç kez daha tekrarlayın.

18. Egzersiz:

Yan yatıp, iki bacağınızı üst üste koyun ve dizlerinizi kırık tutun.

Ardından nefes alın ve nefes verirken, üstte kalan bacağınızı ileriye doğru uzatın. Bu pozisyonda, ayağınızı, parmak uçlarınızdan kendinize doğru çekerek bacağınızın arkasındaki esnemeyi hissedin.

Nefes almaya başladığınızda, yukarıdaki bacağınızı dizinizden kırın ve elinizle dizinizi tutarak karnınıza doğru çekin. Bu sayede kalçanızdaki esnemenin verdiği rahatlamayı hissedin.

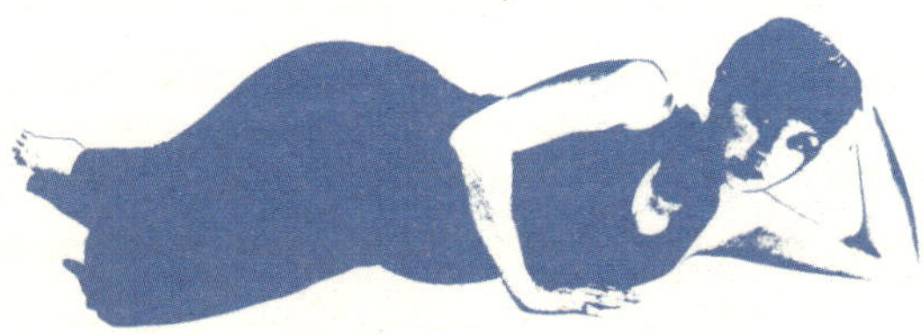

18. EGZERSİZ / 1. hareket

18. EGZERSİZ / 2. hareket

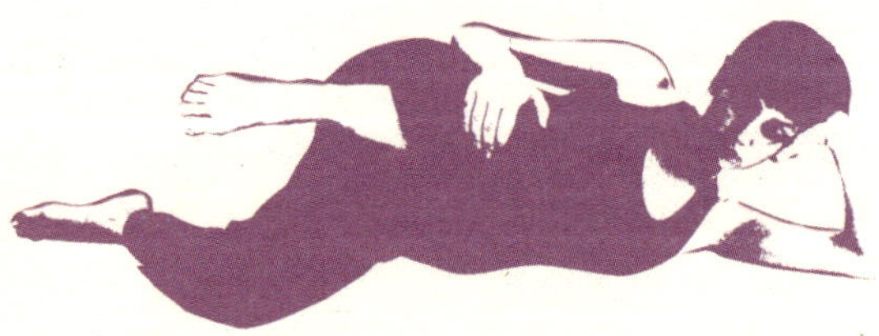

18. EGZERSİZ / 3. hareket

19. EGZERSİZ

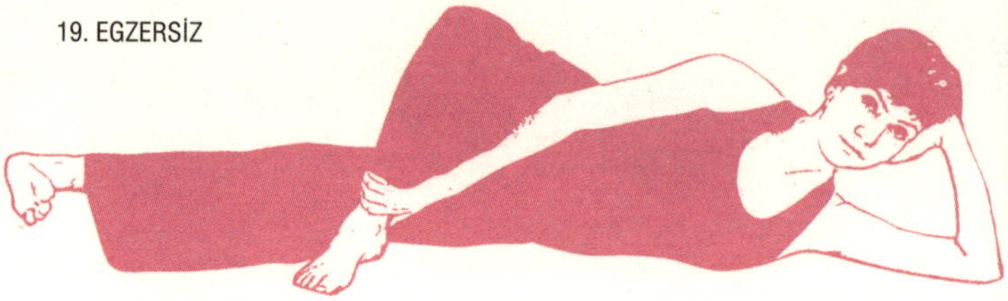

19. Egzersiz:

Yan yatıp, bir elinizle başınızı destekleyin. Her iki bacağınızı da ileriye doğru uzatın. Üstte kalan ayağınızı, zorlanmadan, çekebildiğiniz kadar kendinize çekin ve yerde kalan bacağınızın önünde yere basın. Eğer ayağınızı, öne almakta zorlanıyorsanız arkada da tutabilirsiniz. Ardından boşta kalan elinizle yere bastığınız ayağınızın bileğini tutun ve gerekirse buradan güç alın. Nefes alın ve nefes verirken yerdeki bacağınızı aşırı zorlanmadan kaldırabildiğiniz kadar havaya kaldırın. Havadaki ayağınızın parmaklarını kendinize doğru çekin ve bacağınızın arkasındaki esnemeyi hissedin. Kendinizi aşırı zorlamadan bir süre burada kalın ve bir yandan da nefes alıp vermeyi sürdürün.

Hareketi tamamlamak için nefes alın ve nefes verirken bacağınızı yere indirin.

Hareketi çalışmayı bitirdiğinizde, 17., 18. ve 19. hareketleri diğer tarafınıza dönerek tekrarlayın.

20. Egzersiz:

Ayaklarınızın arasında yaklaşık olarak omuzlarınızın bir buçuk katı genişliğinde bir aralık olacak şekilde dizlerinizi kırarak yarı çömelmiş şekilde ayakta durun. Kuyruk sokumunuzu ileriye doğru iterek bel boşluğunuzu düzleştirin. Ellerinizi karnınızın önünde avuçlarınız yukarıya bakacak şekilde tutun.

Ardından nefes alırken ellerinizi bedeninizin iki yanından yukarıya doğru yükseltmeye başlayın. Bu arada dizlerinizi de yavaş yavaş düzleştirmeye başlayın. Kollarınız, bedeninizin iki yanında ve yere paralel hale geldiğinde nefes almayı tamamlayın ve ellerinizi yükseltmeyi sürdürürken nefes vermeye

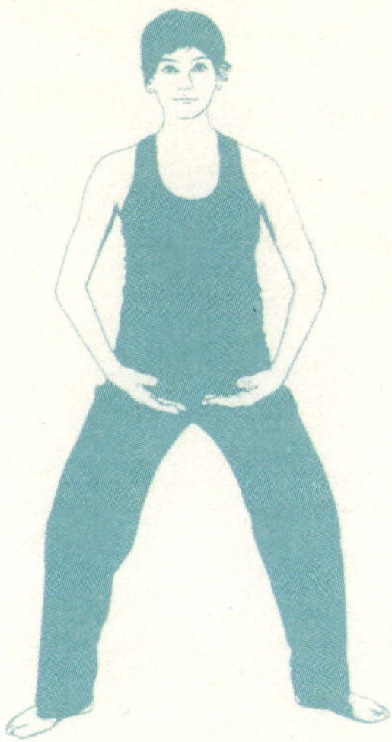

20. EGZERSİZ
1. hareket

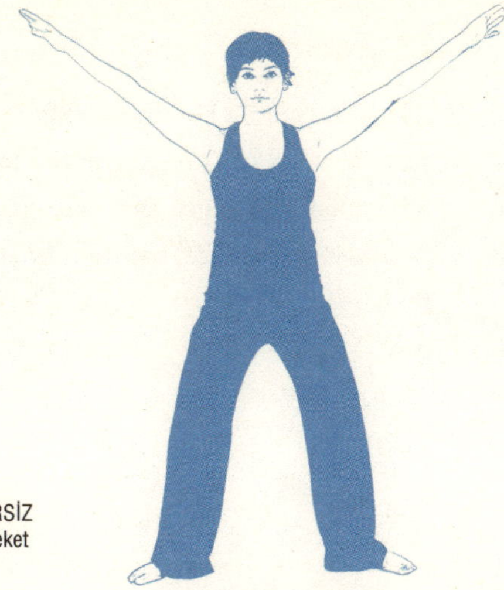

20. EGZERSİZ / 3. hareket

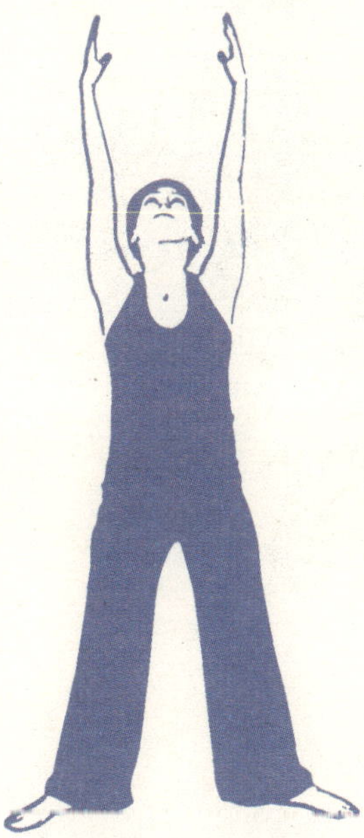

20. EGZERSİZ / 2. hareket

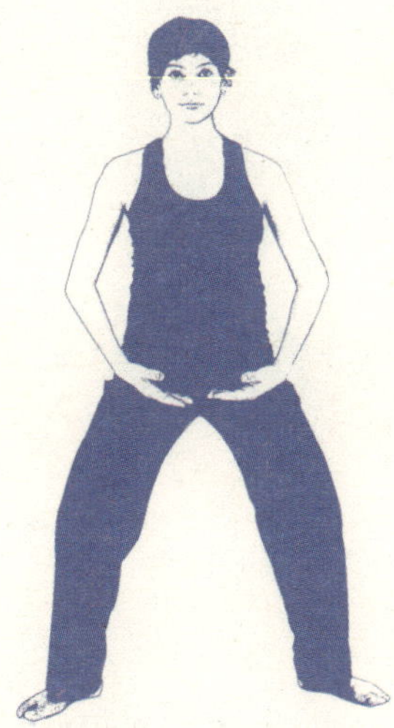

20. EGZERSİZ / 4. hareket

başlayın. Elleriniz, başınızın üstüne ulaştığında nefes vermeyi tamamlayın.

Yeniden nefes alırken kollarınızı aynı şekilde aşağıya indirin ve bir yandan da dizlerinizi kırmaya başlayın. Kollarınız yine bedeninizin iki yanında yere paralel hale geldiğinde nefes almayı tamamlayın.

Kollarınızı indirmeyi sürdürürken nefes vermeye başlayın ve dizlerinizi iyice kırıp başlangıç pozisyonunuza döndüğünüzde nefes vermeyi tamamlayın.

21. Egzersiz:

Ayaklarınızın arasında omuzlarınız kadar bir açıklık olacak şekilde ayakta durun. Kollarınızı iki yana uzatın ve avuçlarınız yere baksın. Nefes alın.

Nefes verirken, kollarınızı düz tutarak ellerinizi, bedeninizin önünde birleştirin ve aynı zamanda, başınızı öne eğerken dizlerinizi kırıp çömelin.

Yeniden nefes alırken, kollarınızı iki yana açın, dizlerinizi düzleştirin ve başlangıç pozisyonuna geri dönün. Nefes verip gevşeyin.

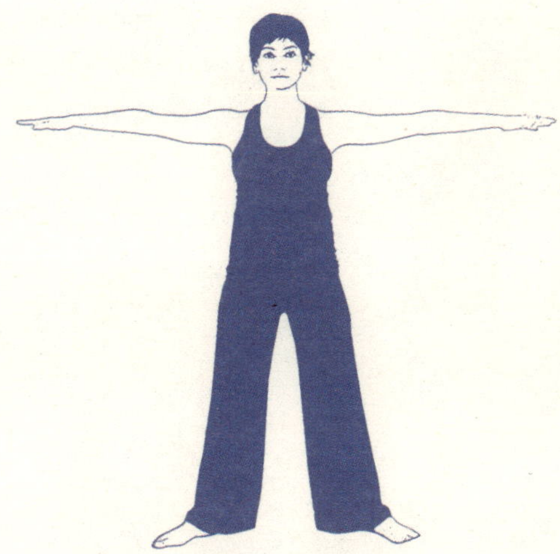

21. EGZERSİZ / 1. hareket

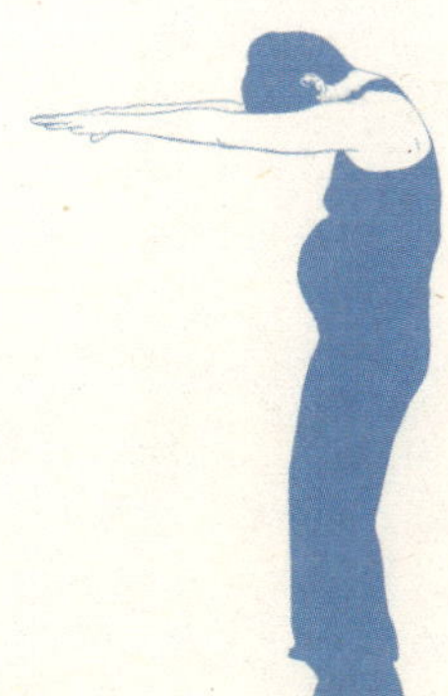

21. EGZERSİZ / 2. hareket

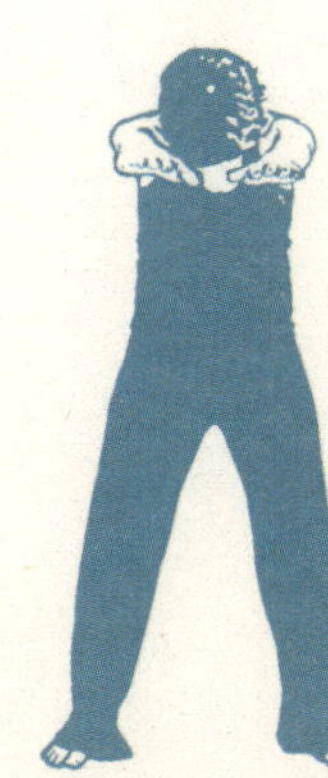

21. EGZERSİZ / 3. hareket

22. Egzersiz:

Ayaklarınızı, omuzlarınızın genişliğinde açarak dik bir şekilde durun. Her iki kolunuzu da başınızın üstünde yukarıya kaldırın. Nefes verirken önce bir elinizle, ardından da diğer elinizle sanki yüksek bir daldan meyve koparıyormuşsunuz gibi yukarıya uzanın.

Ardından, bir kolunuzu dirseğinizden kırın ve diğer elinizi kırdığınız dirseğinizin üzerine koyun itin. Bu itiş sayesinde, kırdığınız dirseğinizin eli, kürek kemiklerinizin arasına doğru inmelidir.

Bu hareket bir yandan üst kolunuzun esnemesini sağlarken bir yandan da mide yanması şikayetinin bir süre için rahatlamasını sağlayacaktır.

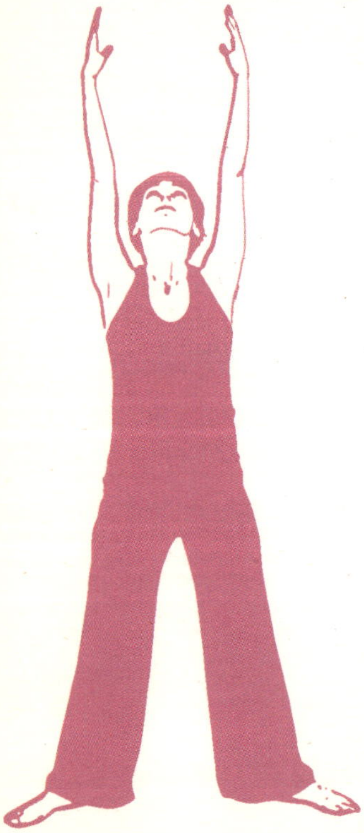

22. EGZERSİZ
1. hareket

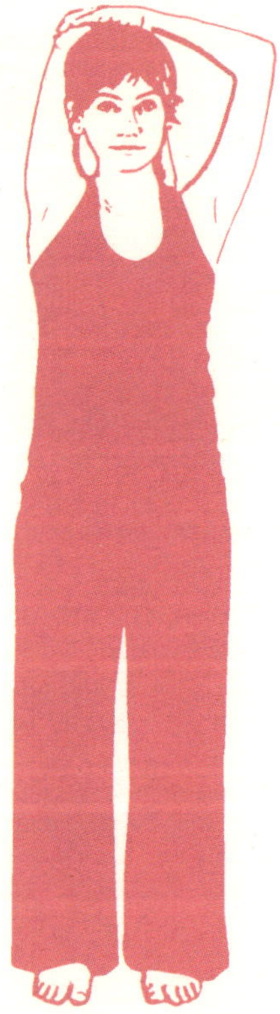

22. EGZERSİZ / 2. hareket

23. Egzersiz:

Ellerinizi belinize koyarak, kendinizi bir bardağın içinde hayal edin. Kalçanızla bardağın içini temizleyeceksiniz. Kalçanızı belinizden sağa doğru tam daire çizecek şekilde 3 kez çevirin. Ardından sola doğru, bardağın içi en iyi şekilde temizlenmeli! Bu hareket pelvis kaslarını güçlü hale getirir ve belinizi rahatlatır.

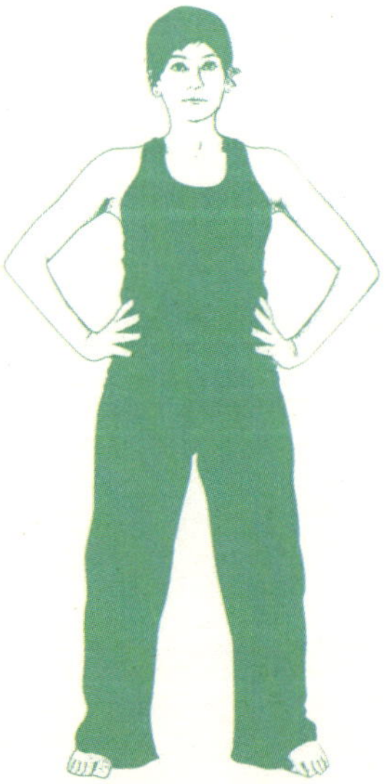

23. EGZERSİZ / 1. hareket

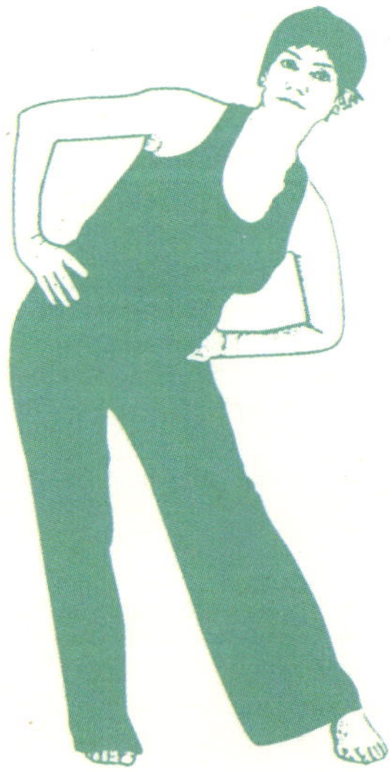

23. EGZERSİZ / 2. hareket

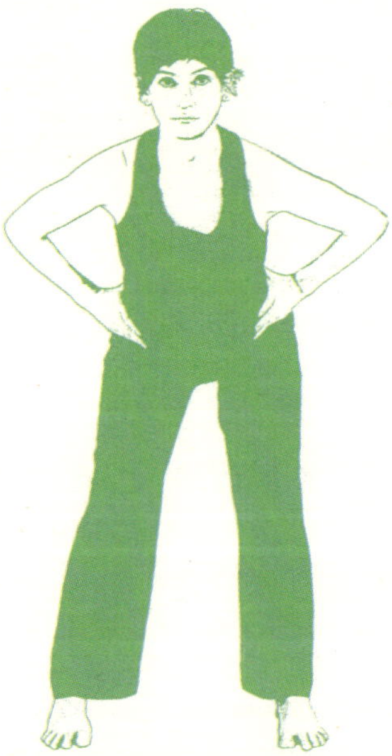

23. EGZERSİZ / 3. hareket

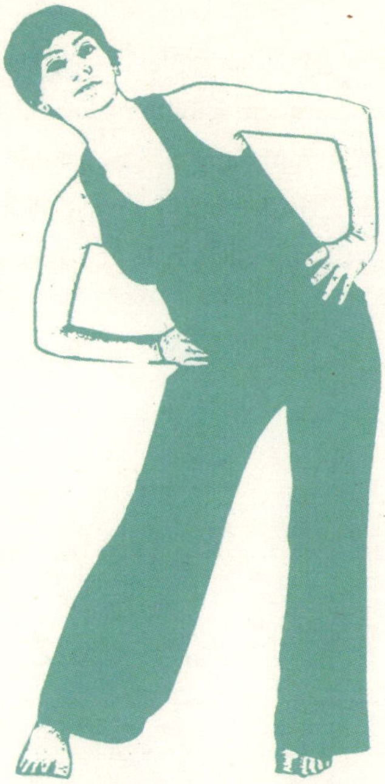

23. EGZERSİZ / 4. hareket

24. Egzersiz:

Ayaklarınızın arasında, bir, bir buçuk omuz genişliğinde açıklık olacak şekilde ayakta durun. Bu hareketi isterseniz bir yere tutunarak da yapabilirsiniz.

Eğer bir yere tutunmadan yapacaksanız, ellerinizi, avuç içlerinizden birbirine değdirin. Nefes alın ve nefes vermeye başladığınızda, sırtınızı dik tutmaya özen göstererek yavaş yavaş aşağıya çömelin. Yere iyice çömeldiğinizde, dirseklerinizi, dizlerinizin içine koyun ve dizlerinizi iki yana itin.

Bu şekilde, yere çömelmiş durarak kalçanızı esnetebilirsiniz.

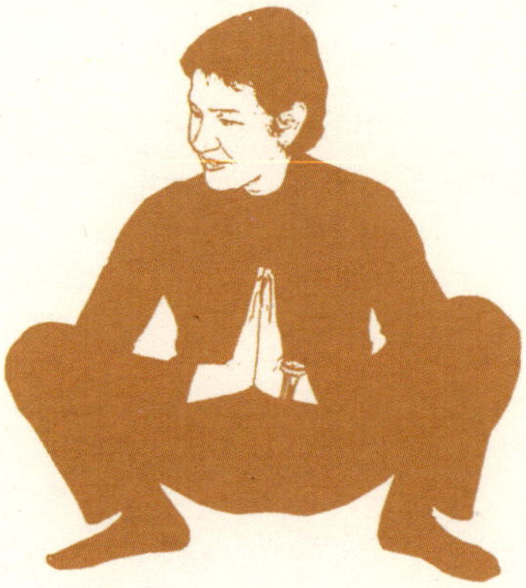

24. EGZERSİZ

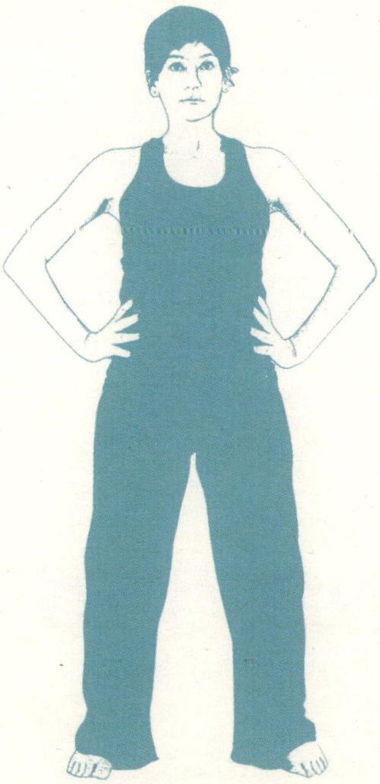

23. EGZERSİZ / 5. hareket

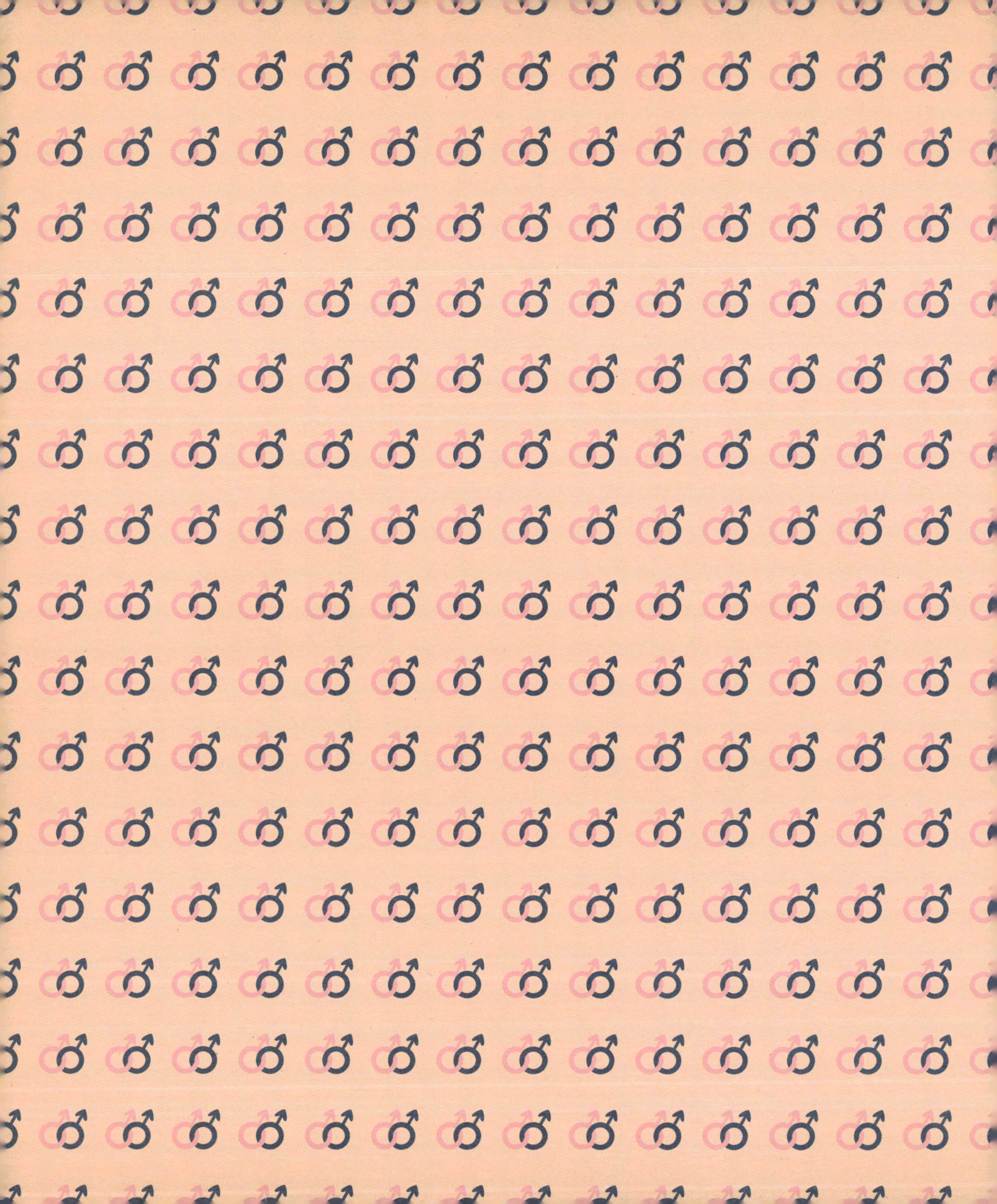

Hamilelikte Cinsellik

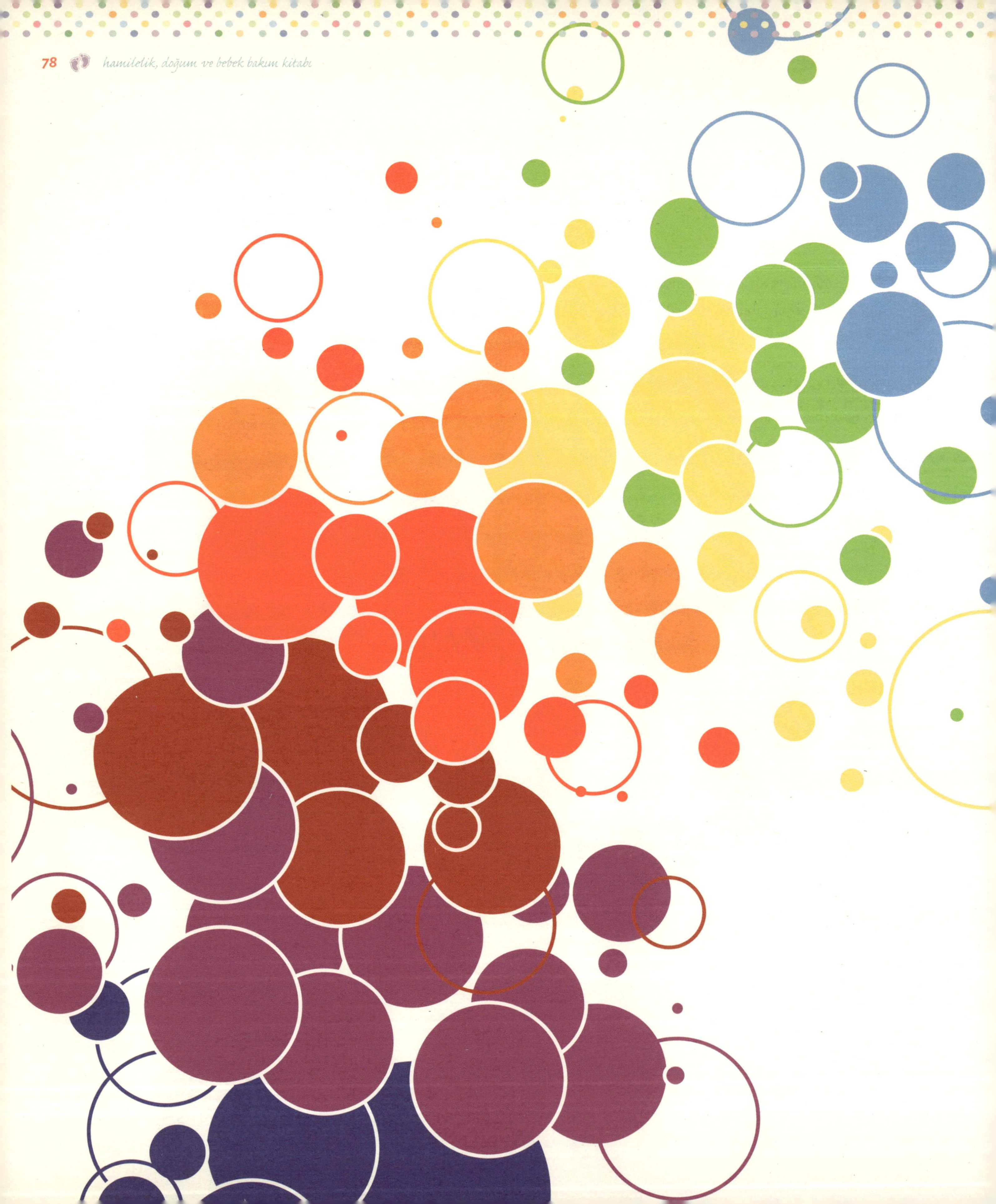

Hamilelikte Cinsel Yaşam

Gelişmiş ülkelerde cinsellik, insanların birbiri ile rahatça konuşabildikleri bir konu iken, gelişmekte olan ülkelerde ise cinselliğe bir tabu olarak yaklaşılmaktadır. Kadın doğum doktoruna muayene olma konusunda bile çekinen kadın; hamilelikte cinsel yaşamın nasıl olması gerektiğini doktoruna sormaya çoğunlukla cesaret bile edemez. Böylelikle de hamilelik dönemi ve cinselliği ile ilgili soruları da bir türlü yanıt bulamaz. Kulaktan dolma bilgiler, araştırılan kitaplar ve bilgisizlikten doğan endişeler hamile kadını sürekli rahatsız eder. Cinsellik konusu çoğunlukla gebelikle ilgili bir problem yaşandığında gündeme gelir ve cinsel ilişkiye bir süreliğine veya gebelik sonuna kadar yasak getirilir.

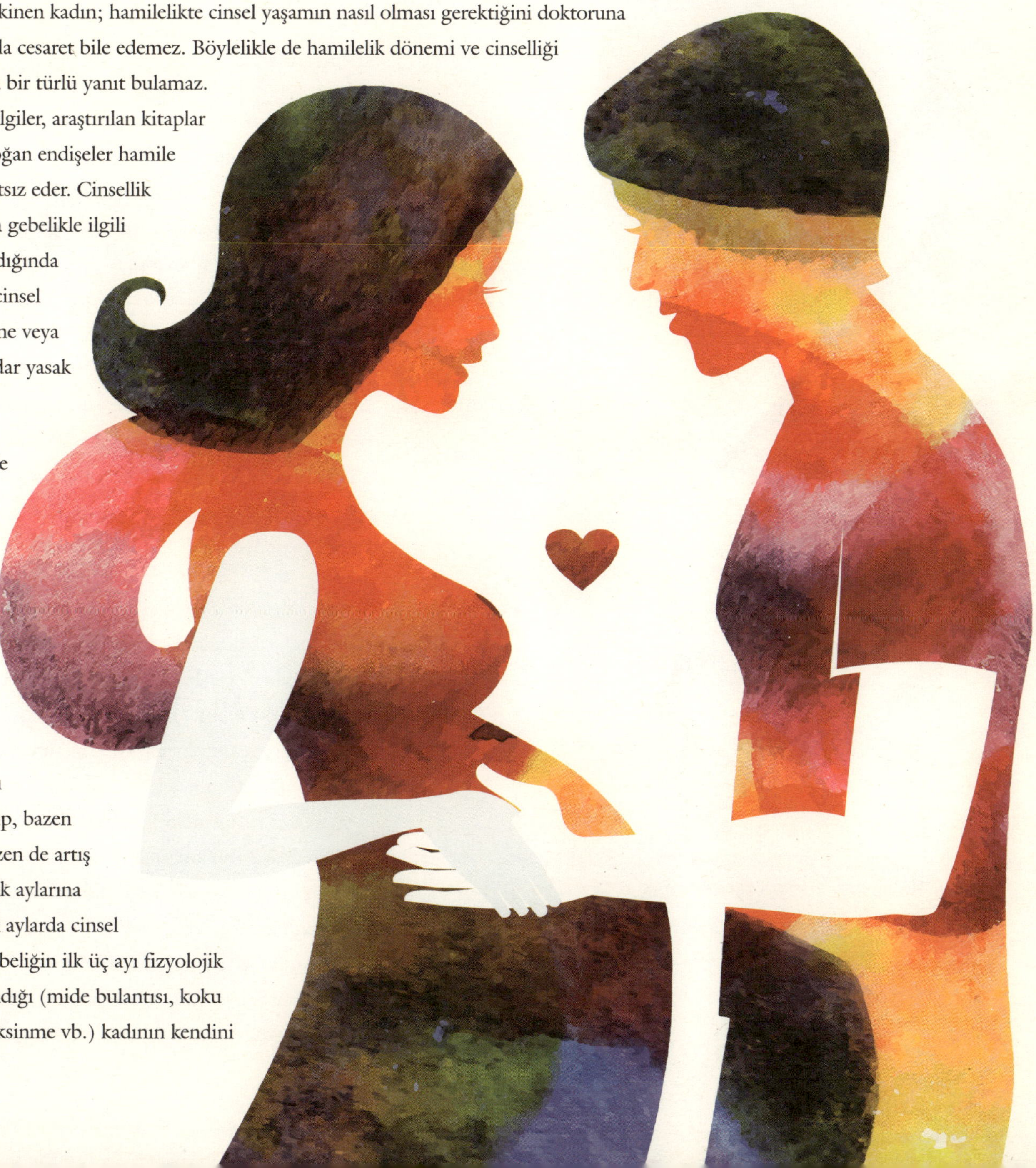

Gebelik döneminde kadınların yaşadığı ruhsal ve bedensel değişimlere paralel olarak, libido (cinsel istek) değişiklikleri olur, gebeliğin bazı dönemlerinde azalıp, bazen normale döner, bazen de artış gösterebilir. Gebelik aylarına bakıldığı zaman ilk aylarda cinsel ilişki de azalma, gebeliğin ilk üç ayı fizyolojik yakınmaların yaşandığı (mide bulantısı, koku hissinde değişik, tiksinme vb.) kadının kendini

yorgun hissettiği ve bebeğin gelişiminde de kritik bir süreç olup, ona zarar vereceği korkusundan kaynaklanmaktadır. Bu tür fiziksel değişimlere ek olarak, çiftlerin geleneksel ve sosyo-ekonomik yapıları, coğrafi ve yöresel durumları, istenen veya zamansız bir hamilelik oluşumunun yanı sıra, kadının hamileliğe hazır olup olmadığı da çiftlerin cinsel yaşamlarını etkileyebilmektedir. Hamileliğin ilk üç ayında damarsal değişim sonucu, kadının genital organlarının dış dudaklarında genişleme olur. Bazen cinsel birleşme sırasında ödem oluşur, bu da hamile kadının canının yanması sonucu cinsel isteğinin azalmasına yol açar.

İkinci 3 aylık dönem: Bu dönem hamileliğin en keyifli dönemidir; kadının vücudu hamileliğe uyum sağlamış, anne adayı artık hamile olduğu gerçeğini ve hayatına getireceği değişiklikleri de kabullenmiştir. Bebeğin hareketlerini hissetmek heyecan ve mutluluk getirir. Bu dönemde hemen hemen tüm hamile kadınlarda cinsel istek ve dürtülerde artış görülür. Buna bağlı olarak da cinsel yaşamda hareketlenme ve artış gözlenmektedir. Kadının hamilelik zamanında cinsel yaşamında görülen diğer bir değişim ise, bazen normalin dışında art arda orgazma ulaşabilmesidir. Sperm hücrelerindeki prostaglandinler rahim boynu dokularının yumuşamasına sebep olacağı için ilişki sırasında prezervatif kullanılması önerilir.

Son 3 aylık dönem ile ilgili yapılan araştırmalar sonucu cinsel istekte belirgin bir azalma olduğu gözlemlenmiştir. Tıbbi açıdan da çıkabilecek komplikasyonları önlemek açısından çiftlere, bazı doktorlar tarafından bu dönemde ilişki yasağı getirilmektedir. Gebelik sürecinde eşlerin cinsel yaşamlarında pek çok değişiklik görülebilir. Birçoğunda ortaya çıkan sorunlar korku ve kaygılara yol açıp, bu konuda eğitilmedikleri için konuşup tartışamamaktadırlar. Bazen de bu korku ve kaygılar, eşleri birbirinden uzaklaştırmakta, ardından birçok gereksiz sorunlar yaşanmaktadır. Bilgisizlikten doğan kırgınlıklar, sevgi ve mutluluğu da azaltmaktadır. Oysa sorunların beraberce konuşularak çözümlenmesi, iletişimin ve sevginin devam etmesi; üstesinden gelemedikleri durumlar söz

Sağlıklı bir kadının hamilelik ile ilgili tıbbi bir sorunu olmadığı sürece cinsel ilişki ile ilgili bir kısıtlama yapması gerekmez.

konusu olduğunda ise çekinmeden doktora başvurabilmeleri gerekmektedir.

Gebeliğin son 3 ayında orgazm anında rahim kasılmaları ve doğum sancısına benzer ağrılar olabilir. Bazen kasılmalar devam ederek doğuma, nadir vakalarda da erken doğuma yol açabilmektedir. Cinsel ilişki dışında, yani mastürbasyon sırasında oluşan orgazm ise rahim kasılmasının daha şiddetli yaşanmasına ve doğum sancısına dönüşebilmesine sebep olmaktadır.

Seksten Ne Zaman Uzak Durulmalıdır?

Sağlıklı bir kadının hamilelik ile ilgili tıbbi bir sorunu olmadığı sürece cinsel ilişki ile ilgili bir kısıtlama yapması gerekmez. İlişki sonrasında ağrı ve kanama varsa doktorun klinik bulgusuna ve önerisine göre yasaklanabilir. Düşük tehdidi olan gebelikler de bu gruba dahildir.

Doğuma yakın günlerde cinsel ilişki konusunda sorular olabilir. Hamilelik sırasında vajinal akıntıda artış olur, doğuma yakın günlerde ise akıntı daha da artabilir. Mantar veya iltihabi akıntılar hamilelik döneminde sıklıkla olabilir ve tedavisi kolaydır. Mantar enfeksiyonu varsa sadece hamile kadının değil, eşinin de aynı zamanda tedavi olması şarttır. Bu tür akıntı ve mantar enfeksiyonu sırasında cinsel ilişkiden kaçınılmalı veya prezervatif kullanılmalıdır.

Sağlıklı bir hamilelik süresi geçiriyorsanız, herhangi bir sorun çıkmadıysa son haftalarda dahi seks yapmanızın bir zararı olmayacağı sonucuna varılmaktadır. Doktorlar arasında da bu konuda bazı görüş farkları olabilir. Bazı jinekologlar son haftalarda cinsel ilişkinin su kesesinin erken açılmasına ve kanama gibi sorunlara yol açabileceği görüşünü savunurlar. En doğrusu bu konuda doktorunuzdan danışmanlık almanızdır.

Lohusalık ve Emzirme Döneminde Cinsellik

DOÇ.DR. GÜLİZ ONAT

KTO Karatay Üniversitesi Sağlık Bilimleri Yüksekokulu Ebelik Bölüm Başkanı • Uluslararası Kurul Sertifikalı Emzirme Danışmanı (IBCLC)
Cinsel Sağlık Eğitmeni/Danışmanı • Pilates Eğitmeni

Ülkemizde kadın cinselliğini en çok etkileyen nedenlerin başında, gebelik ve lohusalık döneminde cinsel yaşamın ne doktorlar tarafından sorulması, ne de çiftler tarafından dile getirilmesi, uygun bilgi kaynaklarına erişememe, toplumsal cinsiyet ayrımcılığı, geleneksel tutumlar ve yaygın görülen cinsellikle ilgili yanlış inanışlar (cinsel mitler) sayılabilir. Bu bölümü ülkemizde pek konuşulmayan cinsellik hakkında çiftlere basitçe ışık tutmak amacıyla hazırladım. Bölüm sonunda ise mutlu bir cinsel yaşam için öneriler kısmına yer verdim.

Cinsellik Kavramı

Cinsellik; sosyal kurallar, değer yargıları ve tabularla belirlenmiş, biyolojik, psikolojik, sosyal yönleri olan özel bir yaşantıdır. Üremeyi, cinsel zevk almayı ve zevk vermeyi içerir. Cinsellik temelde içgüdüsel bir deneyimdir. Yalnızca cinsel organları değil, tüm bedeni ve aklı içeren çok boyutlu ve karmaşık bir bütündür. Bu bütünü biyolojik, psikolojik, sosyal, kültürel, geleneksel, ahlaki, dini, antropolojik, politik ve ekonomik pek çok faktör etkiler.

Cinsellik içgüdüsel olduğu kadar, insanda **cinsellik öğrenilen bir davranıştır.** Kültür içinde diğer her şey nasıl öğreniliyorsa, cinsellik de öyle öğrenilmektedir (cinsel birleşme biçimleri, bazı davranışların diğerlerinden daha çekici, bazı partnerlerin ve yerlerin diğerlerinden daha uygun olduğu gibi düşüncelerin tümü öğrenilerek edinilmektedir). Cinselliğe ilişkin bireyin kafasındaki düşünceler, çocukluk, ergenlik ve yetişkinlik süresince şekillenir.

Cinsellik; doğum öncesi başlayıp, ömür boyu devam eder. Bu nedenle hipertansiyon, diabet, depresyon gibi hastalıklar, stres, kullanılan ilaç ve sigara, alkol, uyuşturucu gibi maddeler ile gebelik, lohusalık, menopoz, ergenlik, yaşlılık gibi her dönemsel durum cinselliğimizi de etkileyebilir.

Doğumla Gelen Cinsellik

Lohusalık döneminde kadında ani yaşanan hormonal dalgalanmalar ve aileye yeni katılan bebeğin bakımına özgü sorumluluklar, kadın ve erkeğin aile içi rollerini değiştirebilir. Küçük çocukların varlığı cinsel ilişki sıklığını azaltabilir. Çocuk bakımının getirdiği uykusuzluk, yorgunluk vb güçlükler cinsel performansta azalmaya neden olabilir. Kadın çocuk bakımından dolayı fiziksel yorgunluk hisseder, cinsel isteği azabilir.

Doktora tez* bulgularımda doğum sonu yaşanan cinselliğe yönelik bir annenin kendi cümlelerini aktarıyorum.

"Çocuk olduktan sonra oğlumdan dolayı diyebilirim ki çok uzunca süre cinsel ilişkide bulunamadık. Çünkü ben uykuyu daha öncelikli buluyordum cinselliğe göre. Oğlum olduktan sonra, uyuyamayan ve sürekli uykusuz kalan bir insan oldum (gülüyor). Yani bu o süreç, mesela ilk 2 yıl diyebilirim ki sadece hani zorunluluktan,

bir görevi ifa eder gibi, çünkü şey değil, dediğim gibi önce benim dinlenmiş olmam lazım, uyumuş olmam lazım yani temel gereksinimlerimi karşılamış olmam lazım. Çocuk bakarken bu pek mümkün olmadığından cinsel yaşamım da bundan olumsuz etkileniyor.” (ZS, kadın, 31 yaşında, akademisyen, kadın faktörlü infertilite). * Güliz Onat. İnfertilitenin Yaşam Kalitesi ve Evlilik Uyumu Üzerine Etkisi. İstanbul Üniversitesi Sağlık Bilimleri Enstitüsü, Doğum ve Kadın Sağlığı Hemşireliği AD, Yayınlanmamış Doktora Tezi, 2009, İstanbul.

Hormonal değişimler

Emzirme hormonu olan prolaktin, kadınlarda cinsel isteği arttıran ve vaginal ıslanmayı sağlayan östrojen hormonunu baskılar. Buna bağlı, cinsel istek azalması ve vaginal ıslaklığın olmaması nedeniyle emzirme döneminde cinsel birleşme ağrılı olabilir. Memelerdeki hassasiyet ve süt gelişi, cinsel aktiviteyi azaltabilen nedenlerdendir.

Yaygın görülen cinsel mitler (yanlış inanışlar)

Bu dönemdeki cinsellik hakkında çiftlerin ön yargıları etkili olabilmektedir. Ülkemizde birçok bölgede kırk gün olarak kabul edilen lohusalık dönemini çiftler ayrı odalarda geçiriyor, kadının eşinden sevgi ve ilgi görmeye en çok ihtiyacı olduğu bu dönemde, beklentilerini karşılamaktan ve doğum sonrası doyumlu bir cinsel hayata hazırlanmaktan uzaklaşıyor.

Erkeğin de yeni rolüyle ilgili zorlukları olabileceği, anne bebek ilişkisinde dışlanmışlık hissedebileceği, yeni doğum yapmış birinden cinsellik talep etmenin uygun olmayabileceği gibi kaygıları olabileceği, onun da anlaşılmayı ve desteklenmeyi bekleyebileceği gerçeği akılda tutulmalıdır. Uygun bir cinsel iletişim tekniği ile kaygıları paylaşmak sorunun çözümünü de beraberinde getirir.

Lohusalar ne düşünüyor, ne hissediyor?

- Meme ve vagendeki değişiklikler nedeniyle çekiciliğini kaybetme hissi
- Doğumda oluşan yırtıklar nedeniyle ağrı duyacağı kaygısı
- Yorgunluk, zaman bulamama, önceliklerin değişmesi
- Boş zaman bulduğunda uyumayı, dinlenmeyi, cinselliğe tercih etme

Tam tersini düşünenler de var

Bazı kadınlar ise olumlu bir deneyim olarak;

- Doğum sonrasında vücudunu daha iyi tanıdığını,
- Kaslarını daha kolay belirleyebildiğini,
- Cinsel doyuma daha kolay nasıl ulaşabileceğini öğrendiğini ifade etmektedir.

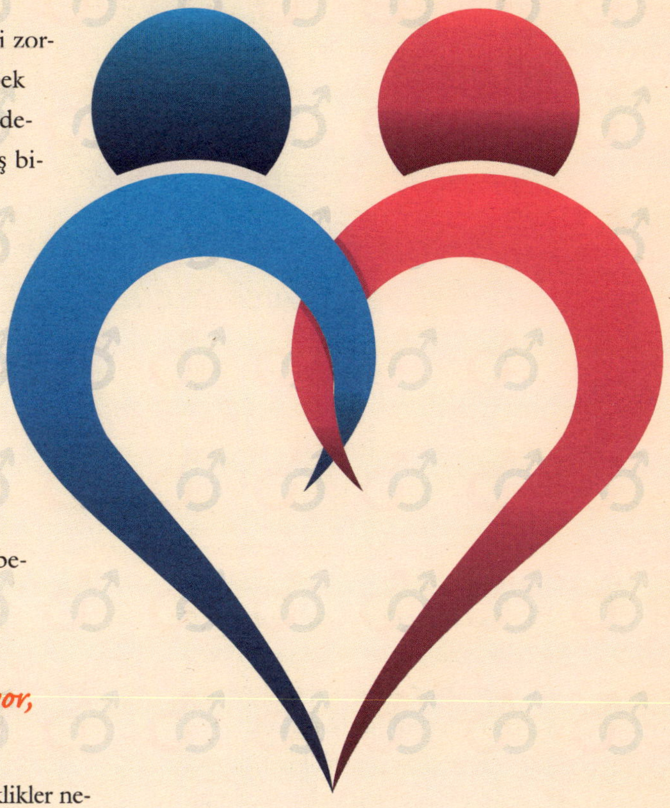

Cinsel aktivite sıklığının ve ne şekilde yaşanacağının kadın tarafından belirlenmesi önemlidir. Bir başka deyişle kadının kendini tekrar cazibeli, sevilir ve beğenilir görmesi en temel unsurdur. Eşin doğum yapan kadına bu duyguları hissettirmesi, uyumu kolaylaştıracaktır.

Emzirmenin, bedenin daha çabuk toparlanmasına katkısı büyüktür. Emziren anneler tam emzirme koşullarını sağladığı takdirde doğum sonu ilk altı ay olası bir hamilelikten korunabilir. Bu da hamile kalma korkusu olmadan daha özgür bir cinsel hayatı beraberinde getirir.

Genel anlamda lohusalık ve emzirme dönemindeki en belirleyici faktör; gebelik öncesi çiftlerin cinsel uyumlarıdır. Gebelikten önce cinsel yaşamları keyifli olan çiftler, lohusalık döneminde de aynı deneyimi sürdürmektedir. Gebelik öncesi cinselliği evliliğin bir mecburiyeti olarak gören ve haz almayan kadınlar, lohusalığı cinsellikten kaçınmayı meşrulaştıran bir dönem olarak algılamakta ve cinselliği erteledikleri bilinmektedir. Bu algılara sahip çiftlerin profesyonelce desteklenmesi önerilmektedir.

Doğum sonrası ne zaman cinsel ilişkiye başlanmalı?

Buradaki en önemli nokta; çiftlerin doğum sonrası cinsel aktivite için kendilerini hazır hissetmesidir ki bu süre değişkenlik gösterebilir. Cinsel aktivite sıklığının ve ne şekilde yaşanacağının kadın tarafından belirlenmesi önemlidir. Bir başka deyişle kadının kendini tekrar cazibeli, sevilir ve beğenilir görmesi en temel unsurdur. Eşin doğum yapan kadına bu duyguları hissettirmesi, uyumu kolaylaştıracaktır. Ayrıca doğum dikişlerinin iyileşmesinin (yaklaşık 10-15 günlük bir süre) beklenmesi de cinsel ilişkiye başlama zamanını belirleyici olabilmektedir.

Emziren kadınların fiziksel açıdan cinsel ilişkiye girmelerini engelleyecek herhangi bir neden yoktur. Cinsel eylem sırasında memelerden süt gelmesini önlemek için, memelerin aşırı uyarılmasından kaçınılabilir.

Ülkemizde, cinsel ilişkiye başlama 40. günden sonradır. Çiftlerin tercih etmesi durumunda 40. günden önce başlanılmasında sağlık açısından herhangi bir sakınca bulunmamaktadır. Loşia adı verilen doğum sonu normal kanamanın güçlük yaratabileceği unutulmamalıdır. Enfeksiyona yatkınlık açısından kondom kullanımı gündeme alınmalıdır. Dikişler iyileşince ve cinsel birleşmede ağrı yaşanmadığı herhangi bir dönemde doktor tarafından yasak getirilmediği takdirde çiftler istedikleri zaman cinsel ilişkiye başlayabilirler.

Dokunma, sarılma, öpme, kucaklama eylemlerinin de cinsel yakınlık kurmanın önemli yollarından biri olduğunu göz önüne alırsak, doğum sonu istenilen herhangi bir zamanda cinselliğe başlamak uygun olabilir. Cinsel birleşme ertelenmiş bile olsa doğumdan hemen sonra cinsel yakınlaşmaların başlaması kadına, erkeğe ve çift ilişkisine iyi gelecektir. Kuşkusuz ki bu yakınlık hissi ve çift ilişkisinin olumlu yönde etkilenmesi bebeğin gelişiminde de olumlu katkılar sağlayacaktır.

Mutlu Bir Cinsel Yaşam için Öneriler

Cinsel problemlerin görmezden gelinmesi halinde evlilik ilişkisine zarar verebileceği akılda tutulmalı, bu konuda profesyonel destek zaman kaybedilmeden alınmalıdır.

Öncelikle çiftlerin daha gebelik döneminden başlayarak bazı zorlukları öngörerek cinsel yakınlaşmayı sürdürmek için çaba harcamaları, cinselliği konuşulabilir kılmaları önemlidir.

Doğum sonu yaşanılabilecek vajinal kuruluğu gidermek ve cinsel birleşmedeki ağrıyı azaltmak için, **su bazlı nemlendiriciler** vaginaya uygulanabilir.

Özellikle emzirmenin, bedenin daha çabuk toparlanmasına katkısı büyüktür. Emziren anneler **tam emzirme koşullarını** sağladığı takdirde doğum sonu ilk altı ay olası bir hamilelikten korunabilir (Laktasyonel amenore metodu). Bu da hamile kalma korkusu olmadan daha özgür bir cinsel hayatı beraberinde getirir.

Doğum sonu vaginal kasların toparlanması ve ileride yaşanabilecek idrar kaçırma, pelvik organ sarkması gibi durumları önlemek için **Kegel egzersizleri** düzenli yapılmalıdır. Yapılan çalışmalar bu egzersizlerin; kan akımını arttırarak vajina duvarını kalınlaştırdığı, klitoris duyarlılığını artırıp, orgazmı da güçlendirdiğini göstermiştir.

Ayrıca son yıllarda **coreorgasm (egzersizle tetiklenen orgazm)** olarak tanımlanan durumun cinsel fonksiyonları iyileştirdiği yönünde bilgiler ortaya atıldı. İsmini "core" yani karın kaslarından alan bu yeni olguda, çoğu kişinin karın egzersizi yaparken orgazm deneyimini yaşadığı belirlendi. Erkek ve kadınların %10'u coreorgasmı deneyimlemekte ancak şiddeti her zamankinden daha az ama yine de mutluluk verici. Bisiklet, yoga, koşma, tırmanma, ağırlık kaldırma ve alt karın kaslarının kullanıldığı egzersiz biçimlerinde (pilates gibi) deneyimleniyor.

Bedeni tanımak önemlidir. Özellikle kadınlar gençken cinselliği tam keşfedemez, otuzlu yaşlarından sonra bedenlerini keşfetme yolculukları, orgazmı keşfetmeye dönüşür. Doğum deneyimi, kadının kaslarını ve bedenini tanıma ve kontrol etme anlamında olumlu katkılar yapar. Bedeni tanımanın en güzel yollarından bir diğeri de egzersizdir, danstır, cinselliktir. Menopoz sonrası bile kadınlarda egzersizin cinsel fonksiyonları geliştirdiği belirlenmiştir.

Cinsel mutluluk nerede gizli?

- Eşlerin hem kendisinin hem eşinin bedenini, cinsel uyaranlara verdiği yanıtları tanıması,
- İçten ve açık bir cinsel iletişim kurulabilmesi,
- Ön sevişmenin uzun ve renkli olması (çünkü romantik ve erotik ortamlar beynin cinsellikle ilgili bölümlerini daha fazla harekete geçiriyor, böylelikle cinsel istek ve doyum artıyor),
- Eşlerin sevişmeye eşit katılımları,
- Orgazm sonrası kadınların kucaklanma isteğinin eşler tarafından karşılanması
- Sağlıklı ve iki eş için de doyumlu bir cinsel yaşam kurulmasını kolaylaşacaktır.

Cinsel birleşme şart değil

- Komik bir film/TV programı gibi eğlendirici aktiviteleri birlikte yapmaları
- Dokunma, sarılma, kucaklamanın da bir tür cinsel aktivite olarak algılanması
- Diğer çiftlerle bir araya gelerek destek gruplarına katılmaları
- Cinsellikle ilgili yaygın yanlış inanışların doğru bilgilerle değiştirilmesi önemlidir.

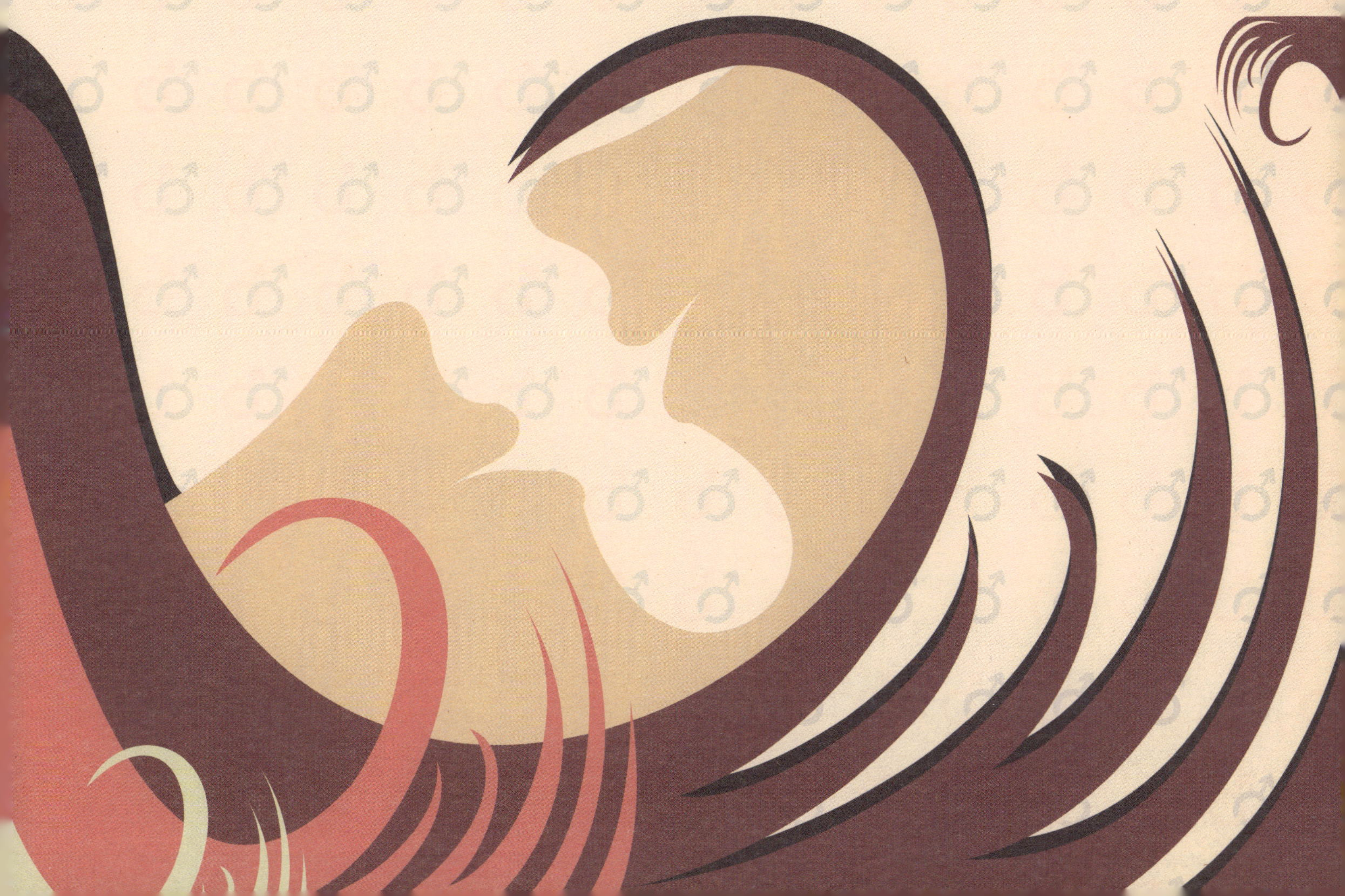

Bebek Odası Hazırlığı ve Alışveriş

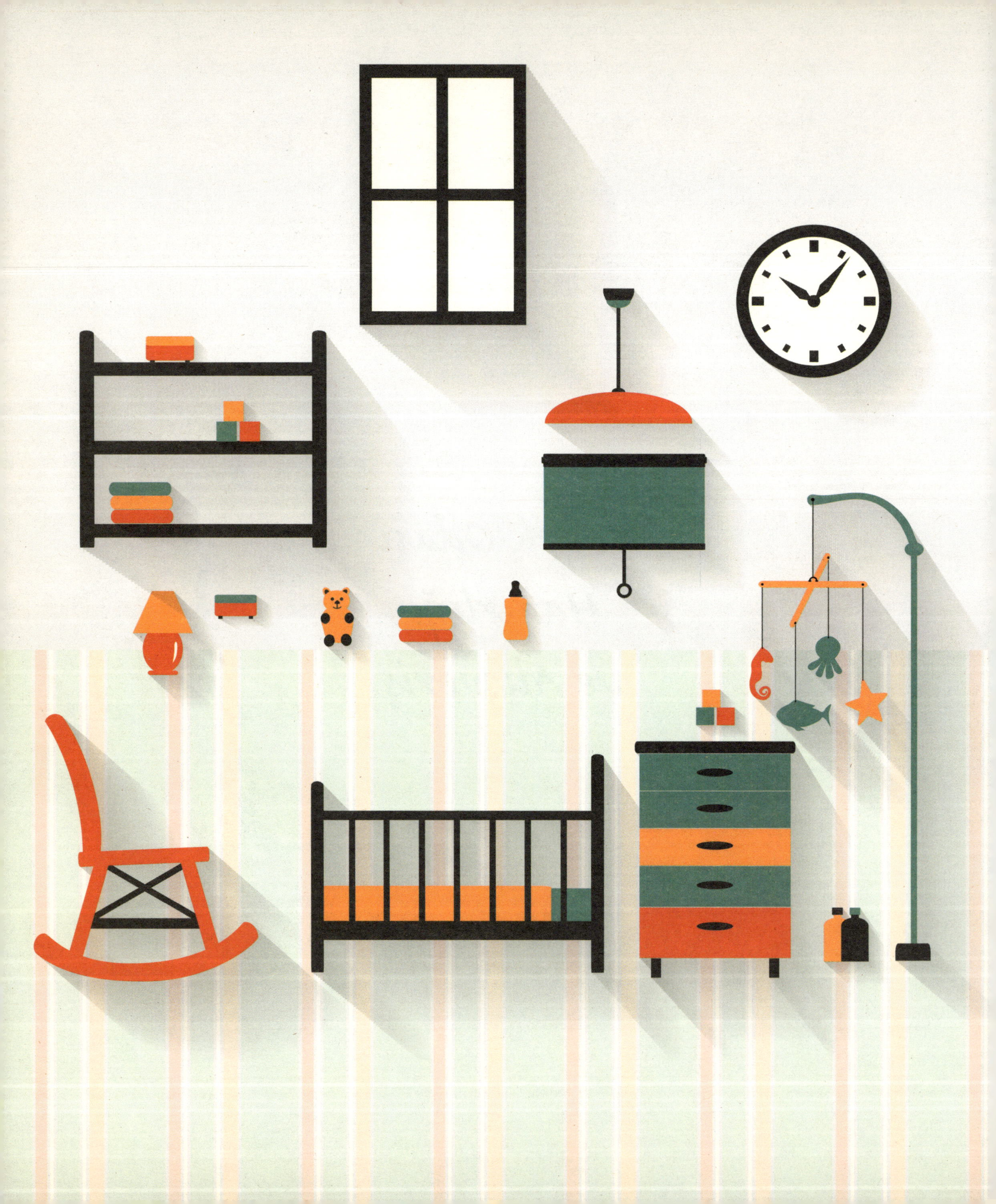

Bebek Odası Hazırlığı

Bebek Odası

Doğum tarihi yaklaştıkça anne adaylarının heyecanla doğacak bebekleri için hazırladıkları odanın henüz tamamlanmamasından dolayı kaygı yaşadıklarını gözlemliyorum. Bebeğin bir odası olması iyi tabii, ancak bebek doğduktan sonra odasında kalmıyor, bunu doğum sonrası tüm anneler yaşayarak deneyimliyorlar.

Bebeğin annenin yanında, hatta koynunda olması; anne bebek arasında duygusal yakınlık kurulması ve birbirlerine güvenle bağlanabilmelerinin en önemli adımıdır. Ben kurslarımda da her zaman " eskiden bebek odası mı varmış?" diye sorarım. Bizler şanslı çocuklardık, doğal yaşam koşullarında yetişme şansımız oldu. İlk 40 gün annenin koynu ve kucağından hiç çıkmadan 3 yaşına dek meme emmiş; hamileliği sırasında da 4 ay emmeyi sürdürüp kendiliğinden memeyi bırakan gürbüz ve doğal beslenen jenerasyondanız. Gün boyu sokakta oynama şansımız olduğu için de D vitaminini güneş ışığından alabiliyorduk.

Günümüz de ise değişen yaşam koşulları ve teknolojinin hayatımıza gittikçe hakim olması ile aileler standardize edilmiş uygulamaları tercih eder duruma geldiler. Başkaları tarafından siz ve bebeğiniz için oluşturulan standartların dışına çıkmanın çocuklara zarar verebileceği inancı (dış sesler ile de bu görüş desteklenmekte) ile; yeni doğmuş bebeklerin ilk haftadan şımarmaması, alışmaması gibi düşüncelerle kucaklara alınmadığı; düzen kurmak adına profesyonel uzmanlardan destek alınılarak ve hatta bakıcıya bırakılıp biberon ile yatağında uyuma alışkanlığı kazandırılmaya varacak bir programlama çılgınlığı yaşanmakta. Halbuki insan yavrusu henüz tamamlanmadan doğan bir yavrudur. Doğum sonrası bebeğin 3 ayı 4. Trimester olarak kabul edilmektedir. Bebeğin doğduğunda beyin kapasitesi; ulaşması gereken gerçek hacminin yüzde yirmi beşi kadardır. Beynin gelişebilmesi için; dokunmak, ten teması, memede olmak, annenin kokusu, enerjisi, sesi, masajlar, egzersizler yani biyolojik olarak yakınlık ve annenin devamlılık gösteren teması gerekmektedir.

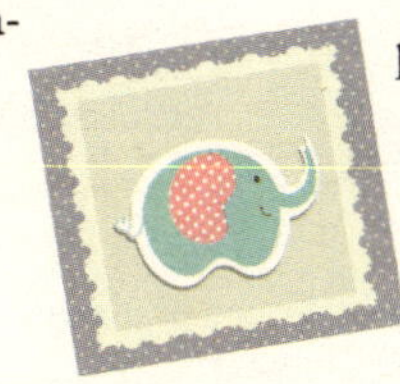

Bebekler ağlar ve annenin koynunda, memesinde olmak ister, bu ağlama karşılık görmezse, ağzına emzik veya biberon verilip susturulursa ağlaması biter. Ağlamayla birlikte umudu da biter. Karanlık bir odada tek başına olmak onu korkutur, kendini çaresiz ve güvensiz hisseder. Anne ile bağ kurması gerçekleşemediği için hırçınlaşır, annenin yanında sürekli huzursuz ve huysuz olur, uzun vadede de annenin yakasına paçasına yapışarak ona duyduğu güvensizliği anlatmaya çalışır. Anne bebeğini çok sevmesine rağmen onunla iletişim kurmakta zorlanır ve çocuğunun bu davranışlarına anlam veremez.

İnsan yavrusu memelilerin yavruları gibi doğduğu andan itibaren zıplayıp yürümeye başlayamadığı için hayatını devam ettirebilmesi anneye bağlıdır, yani insan yavrusu annesine bağımlıdır. Telepatik, duygusal beyinleri gelişmiş varlıklar olan bebekler; anne ile duygu bağını geliştirebilmeleri ve kendilerini güvende hissedebilmeleri için koyun koyuna, istediği zaman sarılacağı, emebileceği, mühürlediği annesinin kokusu ile rahatladığı uyku ile beslenir ve gelişir. Böylece doğduğu yeni dünyaya güvenmeyi öğrenir. Ancak bu şekilde gelecek yaşamında bağımsız bir birey olmayı da başaracaktır.

Bebek kendi odasında uyusun veya da sizin odanızda uyusun diye bir kural yoktur, bu tamamen sizin seçiminizdir. Burada önemli olan kriter, kendi içgüdülerinizi ve bebeğinizi içsel olarak duyabilmenizdir.

Bebeğinizle aynı yatağı paylaşmak ya da yatağınızın yanına bir beşik içinde bebeğinizi uyutmak seçiminiz olursa, uyulması gereken güvenlik kurallarını dikkate almanız gerekmektedir. La Leche League, "Emzirme Sanatı" isimli eserinde şu hususlara dikkat çekmektedir:

- İçki içen veya uyanıklık durumunu bozabilen ilaçlar alan hiç kimseyi yatağa almayın.
- Yatakta sigara içmese bile genelde sigara içen hiç kimseyi yatağa almayın.
- Normal bilincine hızla dönemeyecek kadar yorgun veya hasta olan hiç kimseyi yatağa almayın.
- Bebeğinizle kanepede veya divanda, arkası yatan bir koltukta, koltukta, yumuşak veya bel vermiş bir yatakta ya da su yatağında uyumayın.
- Kalın bir yorgan veya battaniye kullanmayın (birkaç kat örtü yeter).
- Bebeğinizin başını yastığa koymayın.
- Çarşafların yatağa tam geldiğinden emin olun.
- Evcil hayvanları yataktan uzak tutun.
- Döşek ile karyola arasında veya yatak ile duvar arasında bebeğin girebileceği boşluk olmadığından emin olun.
- Yatakta daha büyük bir çocuk bulundurmayın veya bebek ile başka bir çocuğun arasında bir yetişkin bulundurun.
- Bebeği kundaklamayın.
- Bebeği yatağınızın içinde veya üzerinde yalnız bırakmayın. Küçük bir bebek bile kendini yataktan atabilir veya kendini riskli bir duruma sokabilir.
- Siz ne giyiyorsanız bebeğinizi de üç aşağı beş yukarı öyle giydirin, bedeniniz ona çok sıcaklık sağlayacaktır.

* * *

Her zaman fazladan bir odamız olmadığı için bazen bebeğe oda hazırlamak üzere, çalışma odamızı kullanabilir veya yatak odamızın bir kısmını paravanla ayırarak, bebeğimizin yatağını buraya koyabiliriz. Bazen aileler daha büyük bir eve taşınmayı da tercih edebilirler. Eğer bebek için bir oda ayırabiliyorsak, o zaman geriye sadece bebek odası eşyalarını seçmek kalıyor.

Bebeğin, güneş gören ve havalanabilen bir odası olması tercih edilir. Eğer oda küçükse, geniş görünmesini sağlamak için duvar rengi olarak açık tonları kullanabiliriz.

Duvara sabit bir ayna koymak, odaya derinlik ve geniş görünüm sağlar, bebek için de eğlenceli olur. Duvara derinlik veren bir resim yapılması (bu resmi yetenekli iseniz kendiniz de yapabilirsiniz) odanın geniş görünmesine yardım eder. Bebeğinizin de hayal dünyasını zenginleştirir.

Duvarlara boya yapılacaksa bebek odaları için hazırlanmış, kokusuz, toksin içermeyen, su bazlı boyalar kullanılmalıdır. Duvar kağıdı yapılacaksa, kağıt ustasını bularak, bir günde odanın duvarlarını kağıtla kaplatabilirsiniz.

Boya yapılmış ise bordürler duvarlara renk ve neşe verir. Bordürler yapıştırılırken, mobilyaların bölmeyeceği ve çocuğun ulaşamayacağı şekilde, biraz yukarı doğru yerleştirilmesine dikkat edin.

Zemin parke ise öyle kalmalıdır, üzerine halı kaplamayın. Halı yumuşak ve sıcak bir görüntü verir ancak alerjik etkenlerin oluşmasına yol açar.

Tahta zemin aslında sıcak, temizliği kolay, toz tutmaz ve travmayı daha iyi tolere edecek yumuşaklıktadır. Ayrıca emekleyen çocuğun dizlerini halı gibi tahriş etmez. Ama zemin taş veya mermer ise, soğuk ve sert malzeme olduğu için antialerjik bir halı ile kapatmak uygun olur.

Bebek odasının ışıklandırması güvenlik açısından tavandan yapılmalı, ışığı ayarlayabilen bir düğme koyulmalıdır.

Abajur, bebek kordonundan çekip düşürebileceği için tercih edilmemelidir.

Bebek İçin Alışveriş

Bebek için alışveriş, hamilelik döneminin en keyifli ve heyecan veren hazırlıklarından biridir. Anne-baba adayları, bebekleri için en iyisini isterler ve bunu göstermenin yolu da, bitmek bilmeyen ve kolaylıkla tuzaklara düşülen alış veriş listelerinde yatar. Kendilerini gösterişli odalar hazırlamaya, pazarın sunduğu her ürünü, işlevine bakmaksızın almaya zorunlu hissedebilirler. Oysa bebeklerin ihtiyaçları, pazarın sunduğundan genellikle çok daha basittir.

Gelin bu ihtiyaçlara söyle bir bakalım:

9 ay süren hamileliğiniz boyunca, bebeğinizin odası için yapacağınız hazırlığın, alışverişin, heyecanlı ve keyifli olduğunu söylemiştik. En ufak bir dekorasyon detayı bile size çok önemli görünür.

Ancak hamilelik doğumla sonlanıp bir bebekle eve döndüğünüz andan itibaren gündem değişir. Bebeğinizin yarım saat fazla uyuması bile artık birçok şeyden daha önemlidir.

Bebeğinizin karyolasının şıklığı ve tekstilinin süsleri yerine, sağlamlığı ve onun sağlığı açısından güvenilir olmasının, uyku kalitesini arttıran, uykusunu bölmeyen, uyuduğu esnada yatağın içinde sürekli dönen bebeğe rahat dönebilme özgürlüğü sağlamasının önemini önceden bilmenizde çok fayda var. Bunun yanı sıra ilk birkaç yıl öylesine hızlı geçer ki, bir zaman sonunda bebeğiniz büyür, yatağı ona küçük gelmeye başlar, tekrar mobilya yenileme faslı başlar, oysaki dönüşebilen mobilya seçimi sizi masraftan kurtaracak ve yeni haliyle de sizi ve çocuğunuzu mutlu edecektir.

Bebeğin en önemli mobilyası ve yaşamının ilk yıllarında vaktinin büyük bölümünü geçireceği yer olan karyolasının seçiminde dikkat etmeniz gereken bilinen ve bilinmeyenleri, bir hamile rehberi olarak, araştırıp, Avrupa Birliği'nden çocuk odası mobilyalarında test edilerek güvenlik sertifikası almış olan BedRooms Çocuk Odası Tasarımları'ndan danışmanlık aldık. BedRooms'un sizler için oluşturduğu bölüm, bebek odası ve mobilyası konusunda sizlere farklı bir bakış açısı sağlayacak, alışverişinizi doğru şekilde tamamlayacaksınız ve böylece pazarda kafanız karışmayacak.

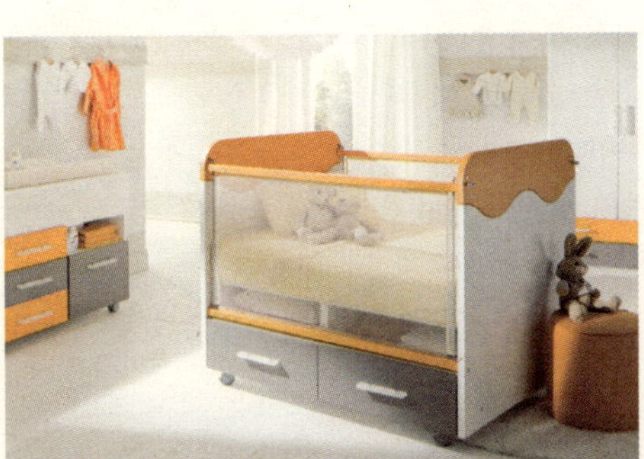

Karyolanın parmaklıklarına asacağınız, canlı kontrast renklerde eğlenceli müzikli dönence, bebeğin dikkat toplama, takip etme, uzanma, tutma yeteneğini geliştireceği için mutlaka alınmalıdır.

Anneler ilk aylarda bebeklerini geceleri görebilecekleri mesafede yataklarının yanında tutmak isterler. Bu kişisel bir tercihtir ve bu nedenle isterse bebeği kendi odasında ve yatağında da bırakabilir. Aileler çoğunlukla sepet ve portbebe gibi eşyalar almaktadırlar. Oysa bunlar, üç aydan sonra bir daha hiç kullanılmayacaktır ve evde yer işgal ederler. Bu amaçla alacağınız, uzun vadeli kullanılacak, seyahatlerde, anneanne, babaanne yatılı ziyaretlerinde bir çanta içinde taşıyacağınız hale dönüşebilen ve 4 ila 5 yaşına kadar da kullanabileceğiniz park yataklar işinize çok yarar. Bu yatakların ışıklı, sallanabilir, müzik çalan özellikte olanları da var. Pek hoşlanmasa da, bebeğinizi sevdiği bir oyuncağı ile kısa süreler için park yatağı içinde oyalanması için bırakabilirsiniz. Tekerlekli olduklarından yatağı evin içinde her odaya kolayca taşıyabilirsiniz.

Şifonyer üstü, ilk aylarda alt değiştirme yatağı konularak kullanılabilir. Alttaki çekmecelere de bebeğin giysileri, bezleri vs. konulabilir.

Peki, bebeğin dolabı alınırken onun emniyeti açısından neleri konrol etmeliyiz? Bu dolap, onun odasında ve onun dolabı olduğu için, elbette ki karıştıracak, açıp kapatacak, çekmecelerini çekip basamak yapacak ve içine girip saklanacaktır. O halde kapaklar ve çekmeceler bebeğin parmaklarının sıkışmayacağı ve içinde saklandığı zaman hava dolaşımı olabilecek aralıklar yapacak şekilde kapanmalıdır. Camlı kısmı varsa burada da kırılmayan cam kullanılmalıdır.

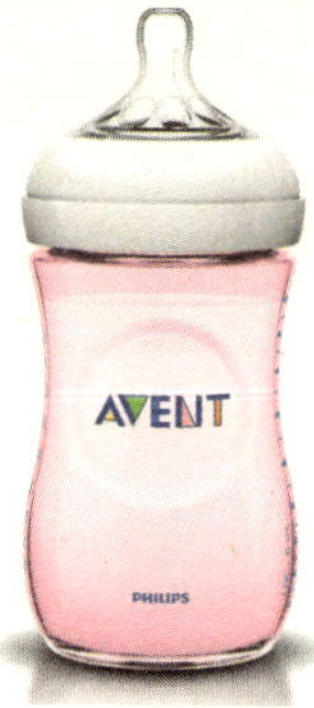

Bebeğin en önemli eşyası olan bebek arabası seçilirken şunlara dikkat edilmelidir: 0-9 ay arası otomobil içinde emniyet kemeriyle arka koltuğa yerleşen ve otomobil koltuğu olarak kullanılan ana kucağı, aynı zamanda, otomobilden indiğinizde bir ayak üzerine yerleştirilerek bebek arabasına dönüştürülmektedir. Bebeğiniz 8 aylık olduktan sonra, bu arabaların ayak kısmı, takılan ikinci bir parça yardımıyla pusete dönüşmektedir. Hafif ve kolay açılıp kapanan modeller tercih edilmelidir.

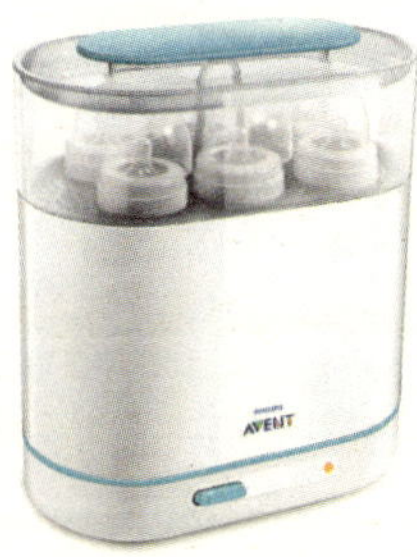

Araba olarak, dilerseniz üç tekerlekli modelleri de tercih edebilirsiniz.

Giysilere gelince, hediye olarak da çok fazla giysi geleceği için bu alışverişi abartmamakta fayda vardır. Body, tulum ve giysilerin etiketleri sökülmeli veya kesilip 30 derecede makinanızın narin yıkama bölümünde yumuşatıcı kullanmadan yıkanmalıdır. İlk 6 ay, bebeğin çamaşırları diğerlerinden ayrı ve yumuşatıcı kullanmadan yıkanmalıdır.

6-8 adet body ve ev tulumu, 2 adet kalın sokak için tulum, 2 adet üst, 2 adet başlıklı bebek havlusu, 2 adet başlık, 4 çift çorap alınması önerilir. Bu eşyaların, beden ölçüsü 0-3 ay olanı alınmalıdır. Giysilerin bebeğin boynunu ve el bileğini sıkmaması gerekir. Bebek, dışarıda yürümeye başlamadan önce ayakkabı giydirilmesi sakıncalıdır. Aynı şekilde sıkı çoraplar da ayak gelişimini olumsuz etkiler. Kolay açılan, ısıya dayanıklı, ütü gerektirmeyen ve çamaşır makinesinde yıkanabilen çamaşırlar seçilmelidir. Bebeğin çamaşırları kullanılmadan önce mutlaka yıkanmalıdır.

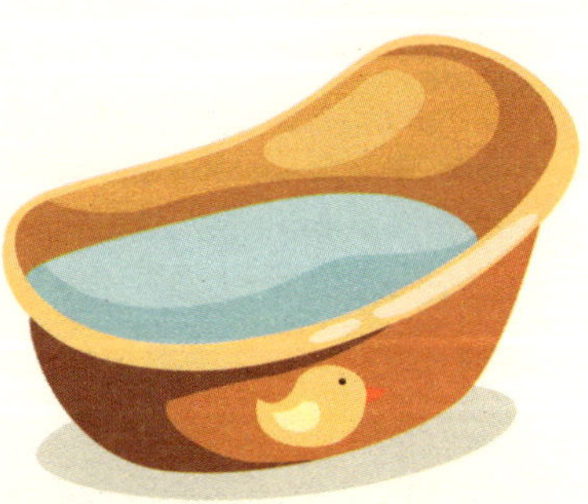

Banyo küveti: Gereklidir. Çoğu bebek, 1 yaş civarında standart banyo küvetine geçebilir.

Biberonlar ve başlıklar: BPA, Bisfenol A içermeyen PP'den (Polipropilen) yapılmış biberonlar ve süt toplama kapları kullanılmalıdır. Süt akışı da bebeğe uyumlu olmalıdır.

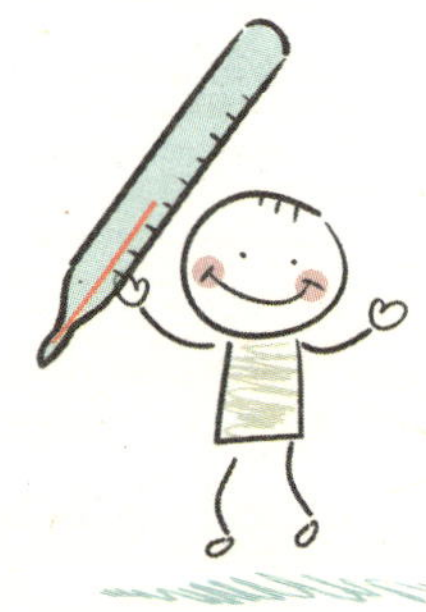

Sterilizasyon Cihazı: Sterilizasyon, bağışıklık sistemi yeterince güçlenene kadar bebeğinizi zararlı bakterilere karşı korumak amacıyla yapılmıştır. Araştırmalar, bebeklerin bağışıklık sisteminin yetişkinlere benzeyene kadar gelişmesi için bir yıl geçebileceğini göstermektedir. Bu süre içinde biberonların, göğüs pompalarının ve emziklerin sterilizasyonu, bebeğinize fazladan koruma sağlayacaktır.

Biberon Isıtıcısı: Anne sütünün doğal özelliklerini bozmayarak, bebeğin içebileceği ısıya getiren bir biberon ısıtıcısı kullanabilirsiniz.

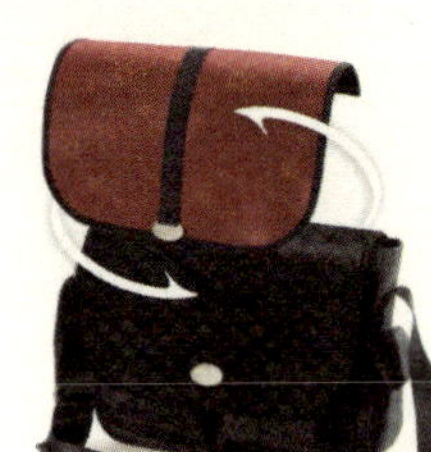

Emzik: Emzik alırken kısa ve ince, yenidoğan emziklerini seçmelisiniz. Ortodontik, esnek ve simetrik emzikler, bebeğinizin damak, diş ve çene gelişimine yardımcı olur.

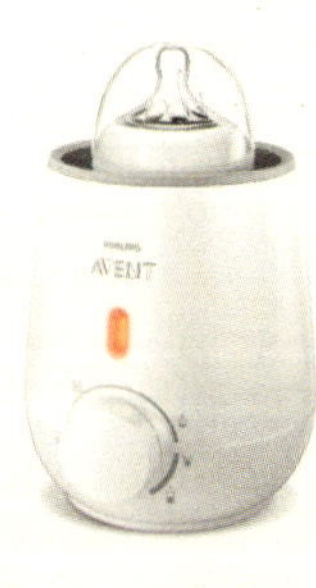

Burun Pompası: Burun tıkanıklıklarında bebeğin rahat nefes almasını sağlar. Ucunda ince ve yumuşak lastik sondası olanlar seçilmelidir.

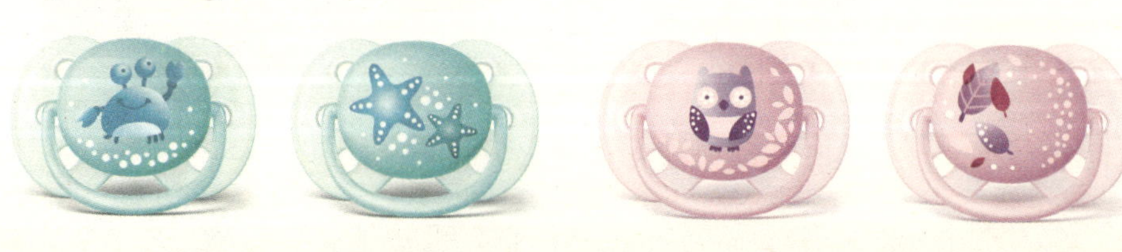

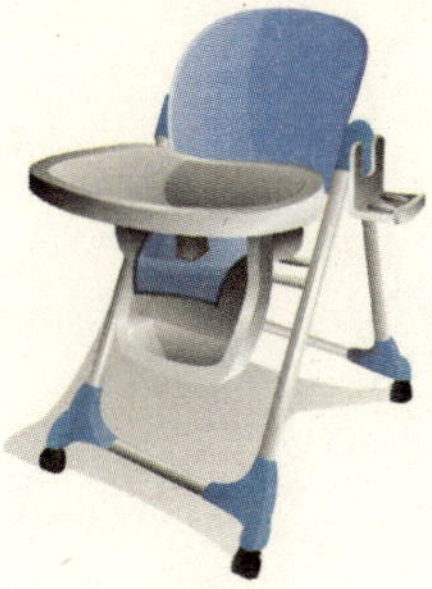

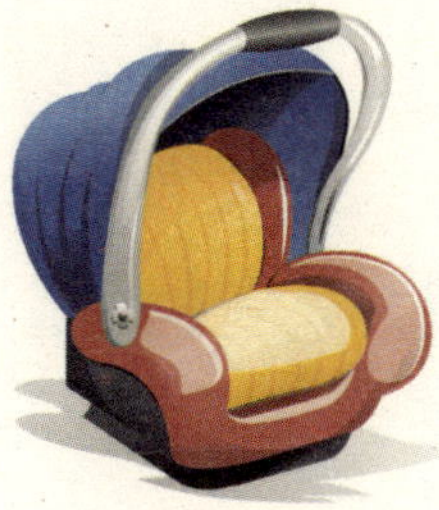

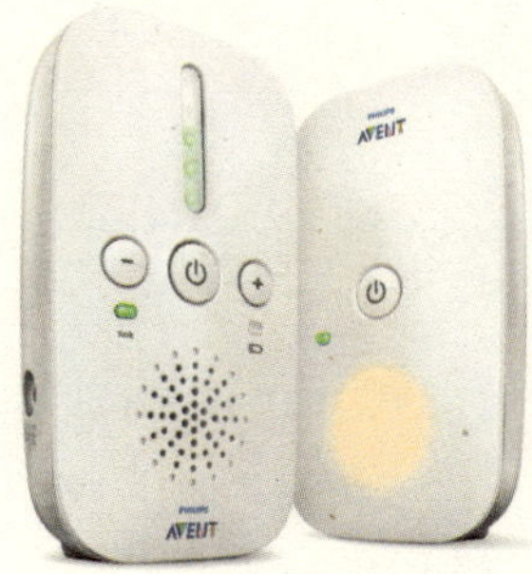

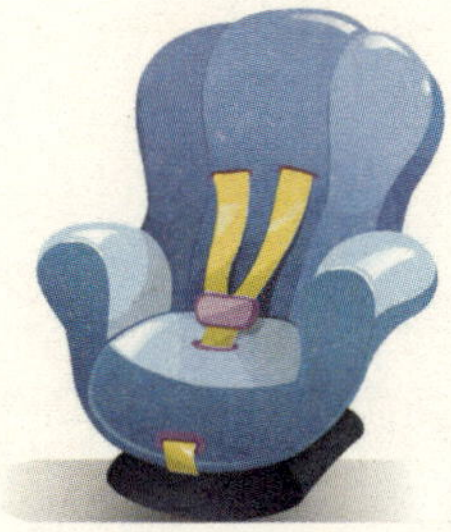

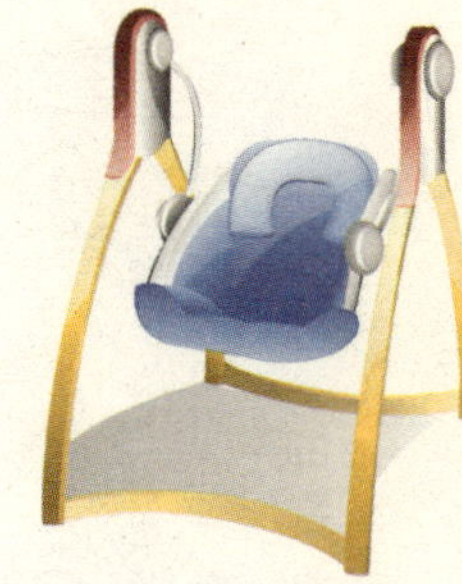

Termometre: Bebeğin ateşini ölçmek için, bebekler için kullanımı kolay ve çabuk ölçen bir termometre alınmalıdır.

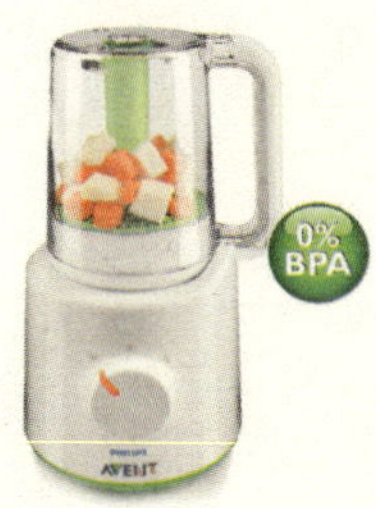

Hava nemlendirici: Soğuk kış gecelerinde ortamı nemlendirmek için yararlıdır. Ultrasonik tipini tercih edin. Sıcak buharla çalışanlar yanıklara neden olabileceklerinden beşiğin yakınına konulmamalıdırlar.

Çanta: İçine biberon, bez, mama ve bebek için gerekli eşyanın konulabileceği büyüklükte hafif bir çanta gereklidir.

Beslenme iskemlesi: Bebek, ilk 6 ay kucakta beslenebilir. Oturmaya başladıktan ve katı gıdalara geçtikten sonra ise beslenme iskemlesi gerekir. Bu, düzenli beslenme alışkanlığı edinmesine ve biberonu daha kolay terk etmesine yardımcı olur. Yemeklerin yere saçılmasını önlemek için önünde genişçe bir yüzeyi olanlar tercih edilmelidir. Plastik ve metaller, ahşaba oranla daha kolay temizlenir. Küçük darbelerle devrilmeyen beslenme iskemleleri alınmalıdır. Doğrudan yemek masasına monte edilebilenler çok kullanışlıdır.

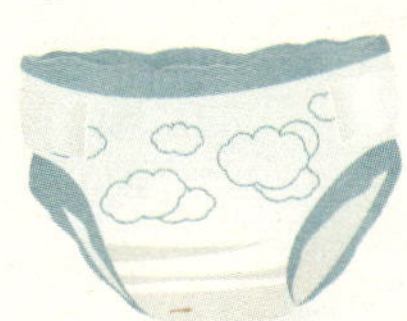

Blender: Bebeğe katı gıdaların kaşık geçişi yapılırken, püre ve pürtüklü hale getirilmesi için gereklidir.

Bebek bezi: Bebeğinizin hazır bezini yenidoğan ölçüsünde almalısınız. Kuru tutan, akmayı önleyici lastik bantlı bezler tercih edilmelidir.

Önlük: Plastik yüzeyli olanlar, çamaşır makinesinde yıkanabilenler ve boynu sıkmayanlar uygundur.

İçme kabı: Bebek 1 yaşından itibaren kendi başına içmek ister. Her iki yanından tutulabilen bir su içme kabı uygundur. Hassas diş etleri için tasarlanmış, yumuşak bardak ucu olan modelleri tercih etmelisiniz.

Bebek Telsizi: Bebeğiniz uyuduğunda yanında olmadığınız zamanlarda, ağlama sesini duyabilmeniz için bir bebek telsizine ihtiyaç duyacaksınız.

Araba koltuğu (Car seat): Bebek doğduktan sonra hastaneden eve araba koltuğu içinde getirilmelidir. Kısa mesafelerde dahi araç içinde otomobil koltuğu ile taşınmalıdır. Her türlü eşyası 2. el olabilir ama otomobil koltuğu yeni alınmalıdır. Araba koltuğu alırken ilk yıl için, puset üstünde de kullanılabilen modeller tercih edilmelidir. Bebek 7-10 kg'a erişene kadar araba koltuğuna bebeği ters olarak (yüzü aracın koltuğuna bakar şekilde) direksiyonun çaprazında, daha sonra ise, sabit araba koltuğu kullanılıp, yüzü yola bakar şekilde düz bağlayın ve her zaman arka koltuğa ve sağ tarafa yerleştirin.

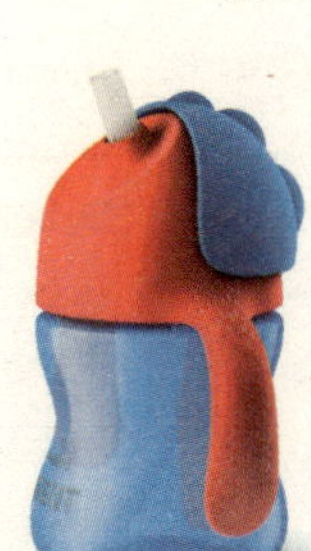

Otomatik sallayıcılar: Çok ağlayan bebeklerde yararlıdır.

Bebek taşıma askısı: Fiziksel temas ve sıcaklık açısından bebeklere büyük rahatlık verir. Ayrıca anne-baba/bebek yakınlaşmasına yardımcı olur.

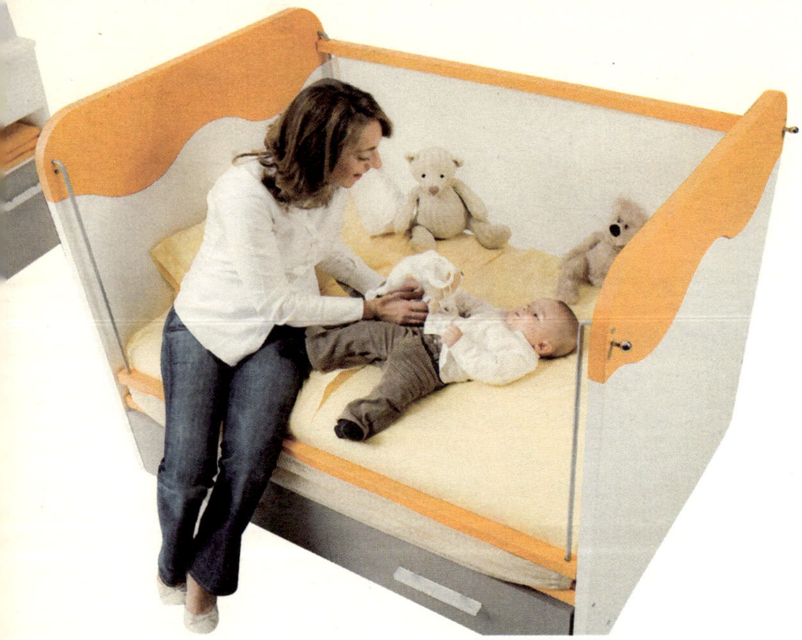

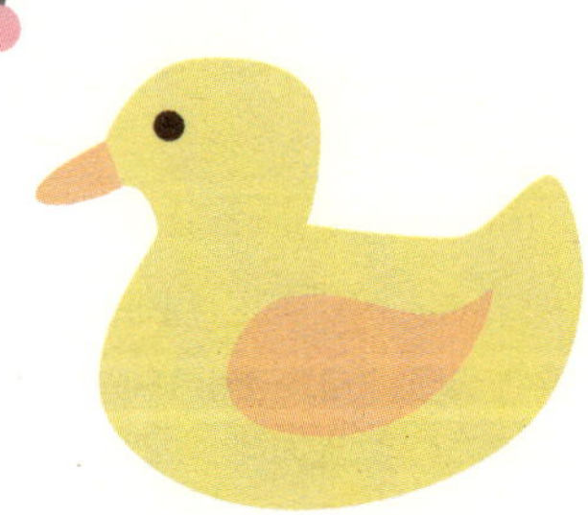

Sırta asılan kanguru: 6 aydan sonra, baş kontrolü yeterince gelişmiş bebekler için uygundur. Alışveriş, yürüyüş ve doğa yürüyüşü için çok elverişlidir.

Bebek koltuğu (Infant seat): Uyumayan ve beslenmeyen bebeği içine koymak için çok uygundur. Bebek etrafında olup biteni bunun içinden seyreder. 4. aya kadar kullanışlıdır. Araba koltuğu yerine kullanılmamalıdır.

Yürüteç: Yürüteç kullanan bebeklerin ortalama %40'ında doktora gitmeyi gerektirecek kadar ciddi kazalar görülür. En tehlikeli kazalar genelde merdivenden yuvarlanma sonucu oluşur. Yürüteçler, emeklemeyi ve yürümeyi hızlandırmaz, aksine günde iki saatten fazla yürüteçte kalan bebeklerde emekleme ve yürüme yaşı gecikir.

Bebeğin Odasını Hazırlarken Nelere Dikkat Edilmeli?

Çocuk odaları genelde çok büyük olmaz, ama eğer imkanınız varsa, bebeğinize de genişçe bir oda vermeye çalışın. Havası temiz olsun, mümkünse güneye bakan, güneş ışığı alan bir oda ideal olur. Gürültüden uzak, temiz havalı, bol ışıklı bir oda bebeğinize yaşam enerjisi verecektir.

Eğer oda büyük değilse açık tonlarda dekore edilir ki ferah görünsün. Giysi dolabı gibi büyük üniteleri kapının sağı veya solundaki duvarlara, veya varsa bir girintiye koyarak odaya girerken tam karşıdan görmemeye çalışın. Ayrıca yatağın üzerine denk gelmeyecek şekilde yerleştirmek daha iyi olur. Devrilebilecek üniteleri duvara sabitlemek doğru olur.

Bebek karyolasını, odanın kapısını araladığınızda yatağın yan filesinden bebeğin pozisyonunu kontrol edebilecek bir konumda koyun. Böylece odanın içine kadar girip bebeği uyandırma riskiniz olmaz. Alt değiştirme şifonyeri de kapıya yakın bir yere konabilir, ilk zamanlar günde en az 10 kere alt değiştirildiği düşünülürse, gün içinde en çok kullanılan parça olacaktır. Ayrıca odada telsiz aletinizi, bebek için kuracağınız müzik sistemini, onun görmesini istediğiniz oyuncakları veya resim çerçevelerini koyacağınız şirin açık raflara da ihtiyacınız olacaktır, ama bunların bebeğin karyolasının üzerine denk gelmemesine dikkat edin.

Yerler hijyen açısından ahşap parke tercih edilebilir. Halı isteniyorsa mutlaka antialerjik olmalıdır. Aydınlatmada ise duvara monte veya tavandan olanları tercih etmelisiniz. Kordonlu abajurlar bebek için tehlike oluşturur. Işık loş olsun diye renkli bebek aydınlatmalarından kaçının. Unutmayın ki 6 aylık bir bebeğin bile oyun oynarken gözleri bozulmasın diye kuvvetli beyaz ışığa ihtiyacı vardır. Bunun yerine ışık anahtarınızı dimmer'lı alırsanız bebek uyurken hafif açarak kontrol edebilir, gerektiğinde de ışık miktarını çoğaltabilirsiniz.

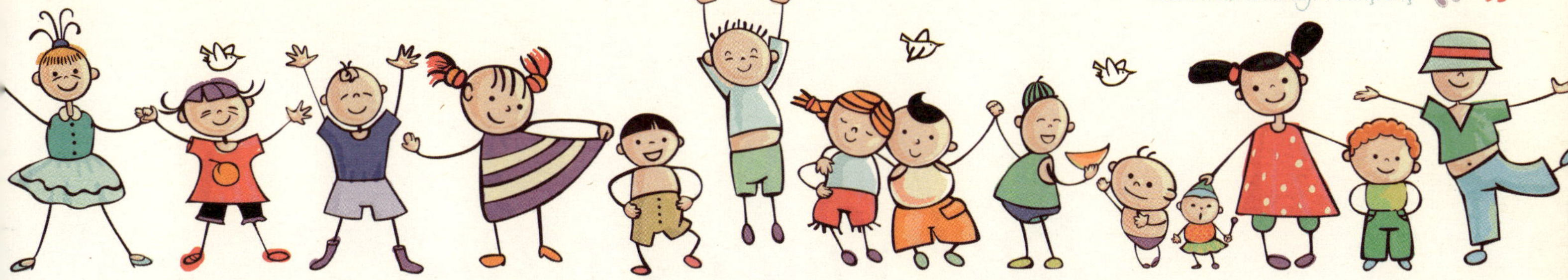

Çocuklarınız İçin Güvenli Olanı Seçin!

En değerli varlıklarımız, çocuklarımızın odalarını tasarlarken estetik ve kullanışlılığın yanı sıra, daha da önemli olan bir konu da güvenlik ve sağlamlık olmalıdır.

Bu konuda bilinen ve bilinmeyenlerin, özellikle henüz tecrübesi olmayan anneler için, bazılarının üzerinden geçmek faydalı olabilir; Avrupa Birliği'nden çocuk odalarında güvenlik sertifikası alabilmek için şart olan 00100 standardı şunları gerektirir;

- Toksik olmayan malzemelerin kullanılması.
- Kalite ve sağlamlık açısından uluslararası mobilya endüstrisinin UNI ve UNI EN normlarına uyum.
- Hedef kullanıcı grubu olan çocukların güvenliği açısından:
  - ✓ Oyuncak güvenliliği EEC N.880376
  - ✓ Oyun alanları güvenliği EN1176,1/2/3/4/5/6 ve 1117
  - ✓ Çocuk sağlık ve güvenliği RD 92/59
- Mobilya bile küçük çocuklara dişlemek ya da emmek için ilginç gelebilir.
- Tüm lake renkleri ve tüm cilalar EN 71/3 ve LD 313/1994 (ağır metal testi vs)'e uygun olarak toksik madde içermemelidir. Unutmayın ki gerçek su bazlı boyalı mobilya, koku yaymaz ve evinize geldiğinde bir havalandırma sürecine ihtiyacınız yoktur.

Su bazlı olmayan boya uygulayan usta sadece soluyarak zehirlenirken, düşünün ki bebeklerimiz diş çıkarma döneminde bu mobilyaları mutlaka dişleyecek veya emeceklerdir.

Geçtiğimiz senelerde ülkemizde de çıkan bir bilim dergisinde (Focus) yayımlanan bir bebek röntgen fotoğrafı, bebeğin vücudunda minik minik parlayan metal artıklarını göstererek bunların vücuttan atılamadığını da kanıtlamıştır.

Su bazlı boyaların sağlıklı olmaları ve koku yaymamalarının yanı sıra diğer boyalardan çok daha dayanıklı olduklarını biliyor muydunuz? Çocuk odaları genelde hoyrat kullanılır ve boyaların dayanıklı olması bu sebeple büyük avantajdır. Diyelim ki yine de çocuğunuz zarar vermeyi başardı; su bazlı boya kolaylıkla rötuş tutar, belli etmez. Halbuki diğer boyalarla böyle bir şansınız olmaz.

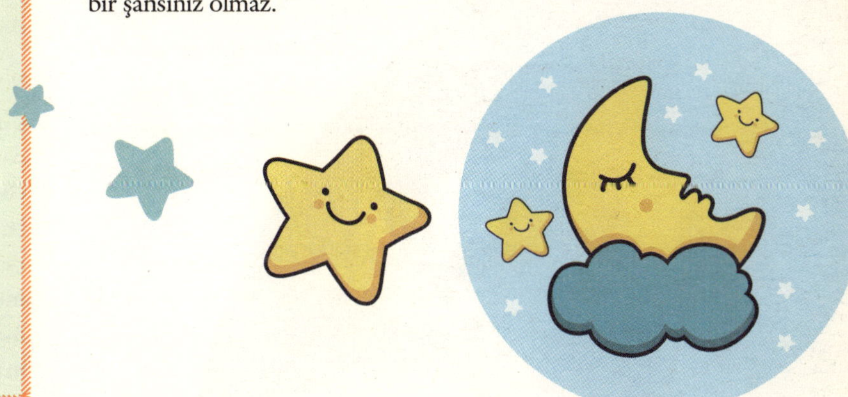

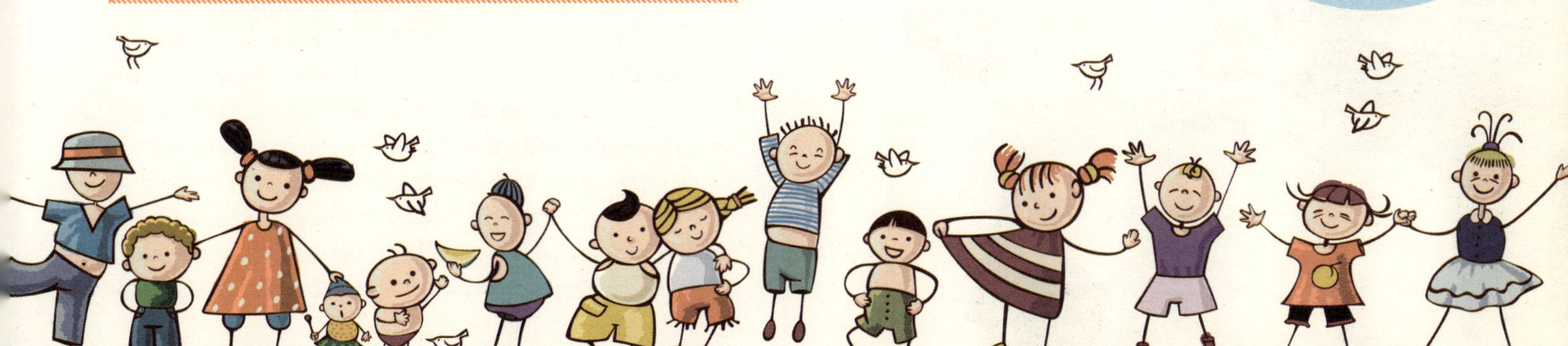

Babywearing
Bebek Giyinme

Günümüzde ebeveynler bebeklerine yakın olmanın önemini yeni keşfetmeye başlıyorlar. Ne yazık ki sosyal ve ekonomik baskılar bu bağın ilerlemesiyle yarış eder durumda. İki gelirli ebeveynlik, tek ebeveynlik, bakıma ihtiyacı olan bebekler, kolikli bebekler, uykusuz bebekler; günümüz ebeveynlerinin karşı karşıya olduğu sorunlardan sadece birkaçı ve ebeveynler yoğunlar, gün geçtikçe daha da yoğunlaşıyorlar. Oysaki ebeveynliği daha kolay hale getirmek, ebeveyn ve bebek gelişimindeki mesafeyi ortadan kaldırmak için sizlere önerebileceğim en etkili yöntemlerden biri vücudunuzda bebeğinizi taşımak olacaktır. Kurslarıma katılan anne ve baba adaylarına vücutta bebeği giymek üzere şal kullanma yöntemini tavsiye edip kullanımını öğretmekteyim. Annelerin bana geri dönüşü "bebeğim onu kucağımda taşıdığım sürede çok mutlu" şeklinde oluyor.

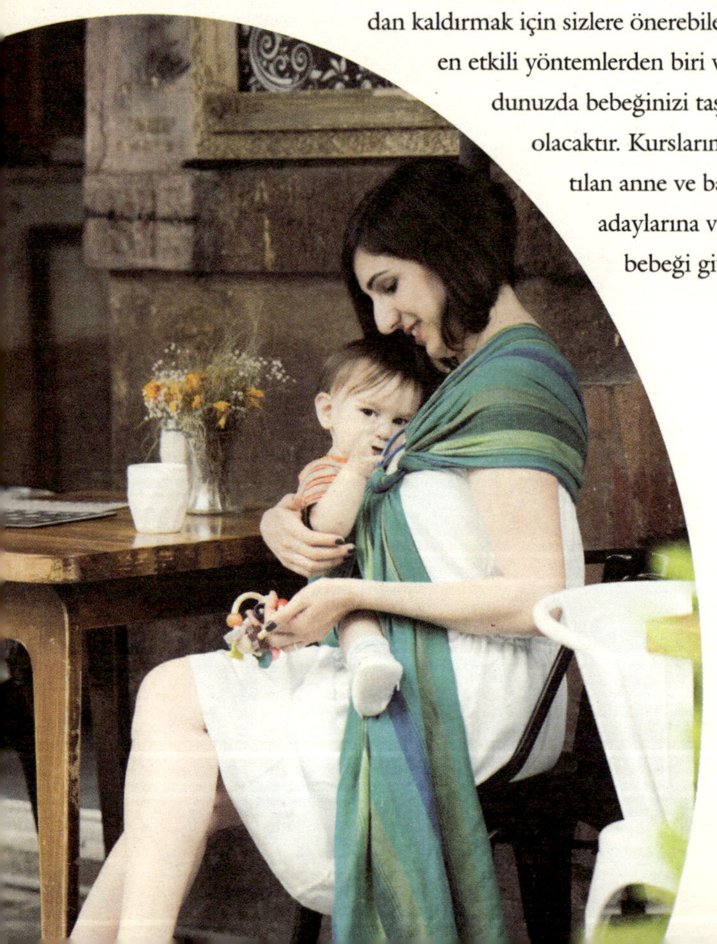

Kadim bir taşıma şekli olan Çin, Eskimo ve Tibet gibi en eski uygarlıklardan gelen ve özellikle doğa toplumlarında kullanılan bu taşıma şekli (ülkemizde kırsal kesimde yaşayan annelerin de bebeklerini halen vücuduna bağlayarak, tarlada çalıştıkları bilinir). Bebekleri bir kumaş parçası ile vücutta taşımak, modern toplumlarda bebek arabasıyla yer değiştirmiş durumdadır. Dünyanın dört bir yanını dolaşan bebek gelişimi uzmanları, vücutta taşınan bebeklerin, beşiğin, oyun parkının, bebek arabasının veya plastik sandalyenin içindeki bebeklerden daha mutlu olduklarını gözlemlemişlerdir.

Yıllardır bebek bakımı ve gelişimi çalışmalarında elde edilen sonuç: bebeklerin ten temasıyla ne kadar çok taşınırsa o kadar iyi gelişiyor ve daha uyumlu davranıyor olduğudur. Bütün ebeveynlerinde isteği kendileri ve bebekleri için hayatı daha farkında, daha kolay hale getirmektir. Bebeği vücutta taşımak bu isteklerimizi gerçekleştirir. Anne adayı iken düşündüğünüz, bebeklerin, sakin beşiğinde yatan, uyandığında başının üstünde sallanan oyuncağa bakan, sadece beslemek ve oynamak için kucağa alınan ve sonra tekrar yatağına koyacağınız şekilde olacağı ise bu hayalinizden hemen vazgeçin. Bebeğiniz ancak kucağınızda ve sizinle bir bütün gibi yaşıyor ise yeni doğduğu dünyanın ritmine uyum sağlamayı öğrenir. Anne kokusu ve ten teması, bebeğimizin doğumundan itibaren bebeğin en temel ihtiyaçlarını tatmin eder ve onun memnun olmasını sağlar. Anne karnından sonraki ortam değişikliğinin yaşattığı şok yumuşar, sesler anne karnındaki gibi algılanır, kaslar ve omurga çalışmaya başlar ve bebeğin denge duygusu gelişir. Bebek anne karnından tanıdığı birçok şeyi taşınırken de yaşar: aynı sesleri duyar, anne vücuduyla temas halinde taşınan bebekler, annenin nefes alıp verme ritimleri, kalp atışı ve hareketleriyle uyumlu hale gelirler. Bu simülasyon bebeğin vücutsal reflekslerinin kontrolüne yardımcı olur ve ekstradan bir güven hissi sağlar.

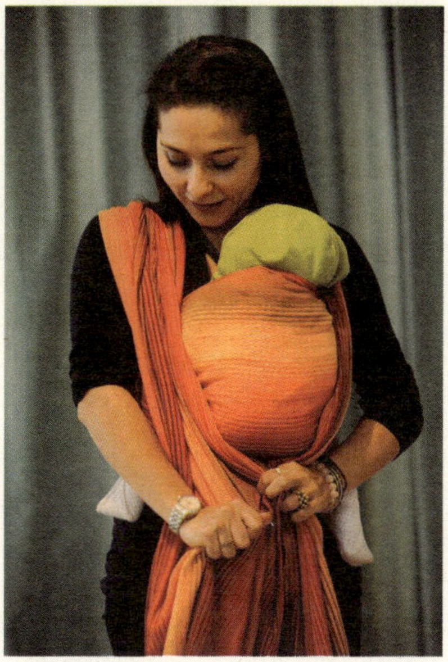

Onu taşıyıcı ile uzun süre kucağınızdan; ancak uzun uyku periyotlarında, geceleri ve şahsi ihtiyaçlarınızı karşılamak için bırakın, oluşan dengeye şaşıracaksınız. Bebeğiniz yere bırakıldığı dönemlerde halinden memnun olup, yerde serbest hareket edebilmenin keyfini çıkaracaktır ama kucağa alınma işaretlerini verdiği zaman onu tekrar taşıyıcı veya şal desteği ile kucağınıza alın. Davranışlarındaki ilginç zıtlığın farkına varacaksınız. Yerde olan bebekler, kucağa alınmak için ağlamayı, vücutta taşınan bebekler ise aşağı inmek için ağlamadan vücut dilini kullanmayı öğrenirler. Sevgi ile yapılan en doğal bakım bebeğimizi vücudumuzda taşımaktır. Dokunma ve yakınlık sağlıklı bir gelişimin temelinde yatar. Taşıma esnasındaki vücut teması bebekteki temel yakınlık ve korunma ihtiyacını tatmin eder.

Taşınan çocuk daha en baştan itibaren yetişkinler ile göz hizasından, onlarla eşdeğer bir noktadan gündelik hayata dahil olur. Ebeveynler bebeklerini giyerken ebeveynlikte özgüven geliştirirler. Yakınlıktan dolayı daha çok konuşulan, okşanan bebekler olurlar. Bebek her yere ebeveynle gider ve dünyayı onlarla keşfeder. Çocuğunu vücudunda taşıyan bir baba, çocuğu yakından tanıyabilir ve anneyi ideal bir şekilde destekleyebilir. Vücutta taşınan bebek babanın sesine alışır, kalp atışını, hareketlerini hisseder, surat ifadesini gözlemler ve bu yolla ona güçlü ve hızlı bir şekilde bağlanır. Kucakta taşıma süresi bebeğin yaşı ve kas hareketleri arttıkça azalır.

"Bebek taşıyıcısı seçmeye çalışan annelerin (ebeveynlerin); bebeğimi en doğru şekilde taşıyacağım aparat hangisi? Sling ile taşırken nefes alabilir mi? Omurga gelişimini engelleyen pozisyonlar nelerdir? Kucağımda taşırken yüzü bana mı dünyaya mı dönük olmalı? gibi konular taze anne babaları endişelendiren sorular haline gelebilir. Bebeğinizi en ideal şekilde taşımanın bilimsel argümanlara dayalı cevapları mevcuttur. Dolayısıyla aile içinde büyüklerin, komşu Ayten teyzenin, eltingillerin, görümcelerin ve bilumum çocuk yetiştirmiş kadın kökenli bireylerin deneyim ve bilgileri ile kafalar karışmadan önce aşağıda sıralanmış bilgilere göz atmakta fayda olacağını düşünüyorum.

- İyi bir taşıma yardımında bebeğin bacakları ne desteksiz bir biçimde aşağı sarkmalı, ne de fazla geniş bir oturma aralığı yüzünden gereğinden fazla açılmalıdır. Bebeğin diz kapakları aşağı yukarı göbek deliğine aynı hizada olup, bacakları birbirine olan açısı 90 dereceyi aşmamalıdır. Bebeğin bacaklarının aşağıya doğru neredeyse dümdüz sarktığı ürünler kalçaya yeterli destek vermez. Oysa Ergonomik Kangurular ile Slinglerde bebeğin oturacağı kısım bebeğin bacak arasına göre ayarlanabilir ve bebeğin ağırlığı omurga, popo ve bacaklara dağılır.

- Bebeklerin omurgalarının en çıkık olduğu nokta sırt ve bel kısımlarıdır, yetişkinlerde ki gibi bel oyukları yoktur. Bu sebeple iyi bir taşıma yardımı bebeği arkadan iterek dikleştirmemeli, annenin göğüs kafesi bebeğin C şeklinde kıvrılmasını destekleyerek omurgasını rahatlatacak ideal duruşu kazandırmalıdır. Zaten bu duruşta bebeğin doğal duruşudur.

- Bebeklerin kafası vücutlarının bütününe oranla oldukça büyük ve ağırdır. İyi bir taşıma yardımı bebeğin kafasını arkaya veya yana düşmeyecek şekilde desteklemelidir. Daha büyük bebeklerde de taşınırken uyumaları halinde kafanın sabitlenmesi gerekir. Yüksek bir sırt paneli sırtın desteklenmesini sağlar ve çocuğun rahatlığını arttırır.

- Taşıma yardımı taşıyan kişinin ve taşınan çocuğun büyüklüğüne hızlı ve kolay bir şekilde uyabilmelidir. Dolayısıyla her vücutsal değişikliğe ayak uydurabilen Slingleri veya Mei Tai'leri tercih etmeniz sizi bu konuda oldukça rahatlatacaktır.

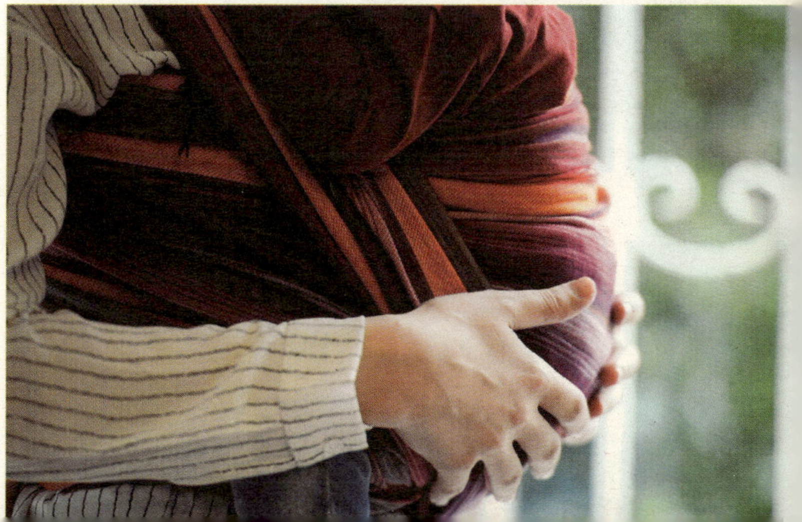

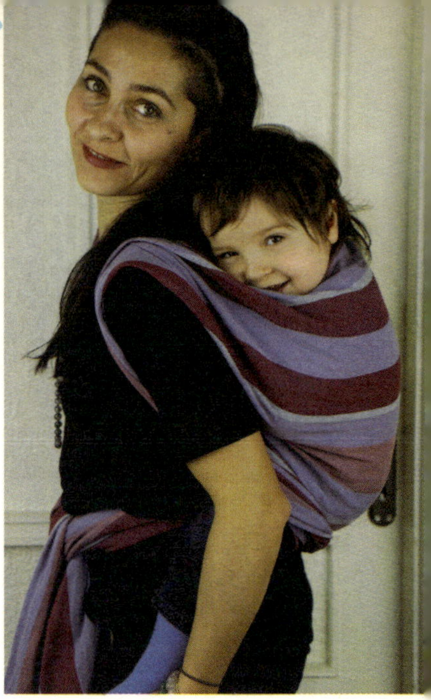

- Taşıma yardımı çocuğun ağırlığını taşıyan kişinin vücuduna iyi dağıtabilmelidir ki daha ağır bebekleri ve küçük çocukların taşıması da uzun süreli taşımalarda çok zorlayıcı olmasın. Ağırlığın omuzlarla kalçalar arasında dağıtılması bu açıdan avantajlıdır.
- Hem taşıma bezlerinde hem de taşıma yardımlarında kullanılan maddenin dokusunun zararlı maddeler içermemesi, mümkünse sertifikalı olması, renklerin çocuğun salyası yüzünden akmaması ve yapay/kimyasal madde içermemesi önemlidir.

Bu ideal taşıma yöntemlerinin hem sizin hayatınızı kolaylaştıran avantajları hem de bebeğinizin sağlıklı fiziksel gelişimine katkısının yanı sıra bence en önemli amacı; bambaşka bir evrene gözlerini açarak ufak bir şok yaşayan bebeğinizle aranızda ki bağın çok daha kolay ve derin bir şekilde kurulmasını sağlayarak, bebeğinizin değerli olduğunu hissetmesi ve güven duygusunun gelişmesidir. Bu psikolojik fayda ise bebeğinizin (doğru taşınmayla sağlanan sağlıklı fiziksel duruşun katkılarından ayrı olarak) kendi ayakları üzerinde durabilen mutlu ve özgüvenli bir birey olabilmesinin harcıdır.

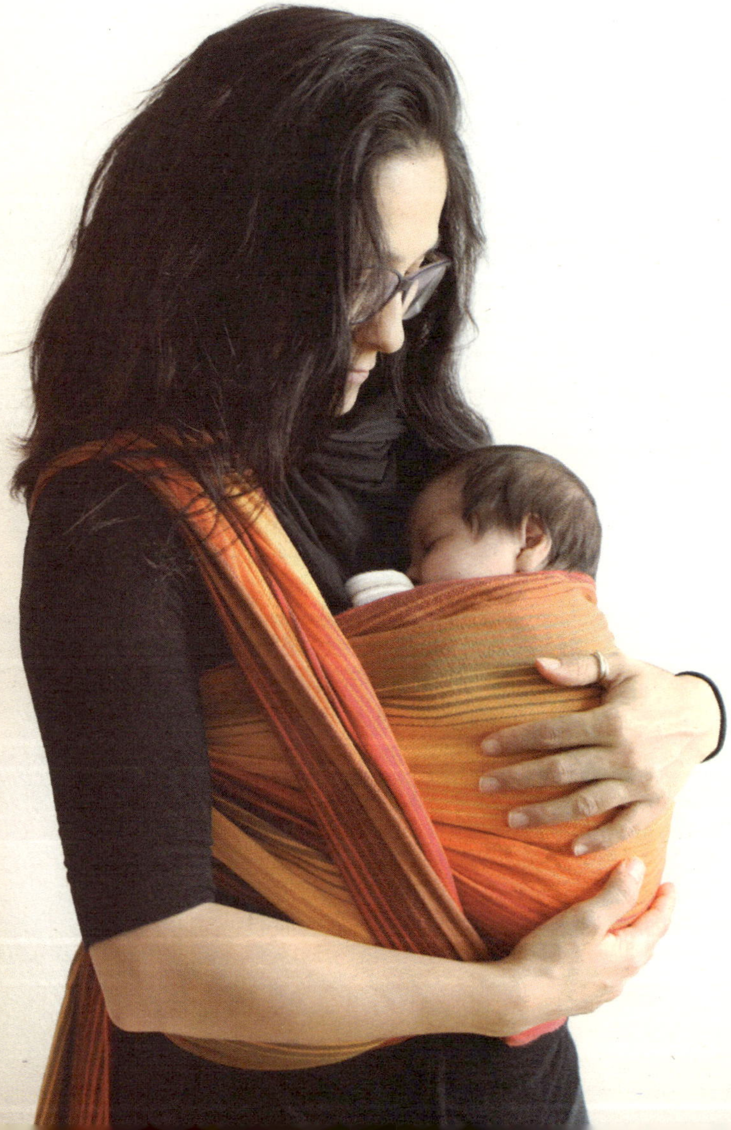

Bazı anneler için bebek taşıyıcısı kullanmama sebeplerinden biri çok rahat gelmiyor olması iken, bazı kültürlerde bebek taşıyıcı annenin elbisesinin bir parçası gibi giyinilir olma rahatlığında kullanılır. Taşıma yardımları çocukla olan ilişkiyi geliştirmek için muhteşem araçlardır. Bebek taşıyıcısı kullanırken şunlara dikkat etmelisiniz.

Güvenlik en önemli özelliği güvenli olmasıdır. Hem bebeğe destek sağlamalı hem de ebeveyn için rahat olmalıdır. En iyi bebek bağlama veya taşıyıcı kullanma eşyasının tasarımı, bağlama şekli; bebeğin ağırlığını taşıyan kişinin omzuna ve kalçasına dağıtmalıdır, sırtı ve boynuna ağırlık vermemelidir.

İnsan doğası gereği kullanımı zor olan eşyaları tercih etmez. İyi tasarlanmış bir bebek taşıyıcısı, tek elle bebek taşıyıcının içinde iken onu rahatsız etmeden ayarlanabilir.

Ebeveynlere işin püf noktalarını ve bu tarz taşımanın güvenli şekilde olması için araştırma yapmaları veya bir kursa gitmeleri uygun olacaktır. Bebek taşıyıcısı seçmenin ve kullanmanın püf noktaları nelerdir? konu hakkında katılabileceğiniz eğitimler ve diğer bilgiler ile ilgili Türkiye'nin ilk "Babywearing" eğitmeni (Türkçe karşılığı "bebeği giyinmek") sevgili Ceren Bebek'in önerilerini dikkate almanızı tavsiye ediyorum. Daha geniş bilgi için https://www.missbebek.com ve "www.babywearingturkiye.com" adresine başvurabilirsiniz.

Bebeği giymek unutulan bir ebeveynlik tarzının yeniden keşfedilmesidir ve bebekler için hem psikolojik hem de fiziksel birçok faydası mevcuttur. Sizde Ebeveynliğinizde hayatınızı kucaklayın...

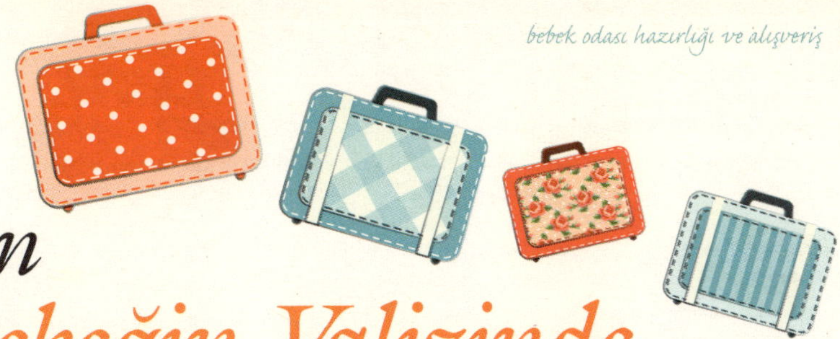

Hastaneye Giderken Anne ve Bebeğin Valizinde Neler Olmalı?

Hastane valizini hazırlarken bebeğiniz için çok fazla giysi koymanız gerekmez. Genelde hastanede kalış süresi doğum şeklinize göre değişir. Normal doğum yapmışsanız 2 gün içinde evinize dönebilirsiniz. Sezaryen ise, 3 veya 4 gün hastanede kalınması gerekebilir.

Hastanede kaldığınız süre içinde bebek odaları bebeğinize giysi verir; ancak siz bebeğin kendi eşyalarını ve yedeklerini hastaneden çıkarken giydirmek üzere hazırlayın.

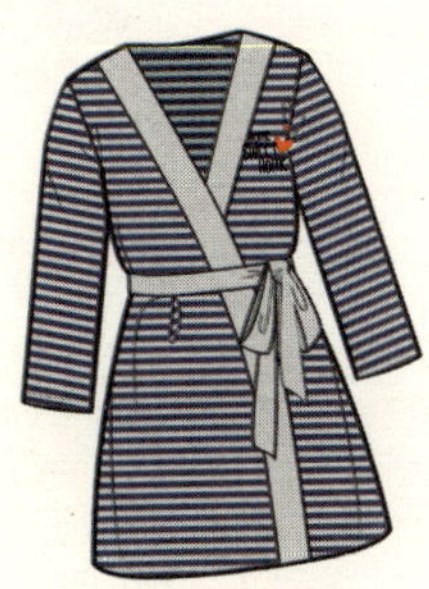

2 adet body, 2 adet tulum, havaya göre üstüne giydireceğiniz giysi; yaz ayında iseniz, bebeğe sadece ince bir üst ve şapka yeterli olacaktır. Başına ince veya kalın şapka, ellerine eldiven, alt bezi, eğer soğuk ve karlı günlerde doğum olmuşsa üzerine de bir battaniye kullanmalısınız. Bebeğinizi araç içinde taşımak üzere otomobil koltuğunu da hastaneye mutlak götürünüz.

Sizin eşyalarınız valizde daha çok yer tutacaktır!

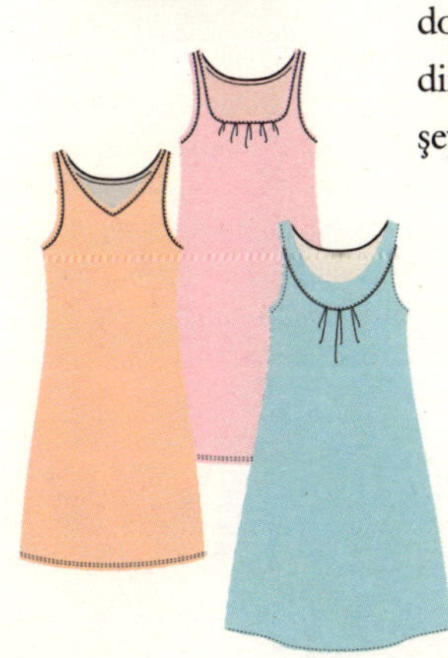

Hastanede 3 gün kalacağınızı düşünerek çantanıza üç gecelik koymalısınız. Pijama tercih etmemelisiniz; kanamanız olacağı için alt kısmı çabucak lekelenecektir. Gecelik kullandığınızda ise gerektiğinde, yukarı doğru çekebilirsiniz.

Doğum sonrası çok terleyeceğiniz için, geceliğinizi sıklıkla değiştirmek isteyebilirsiniz. Önden açık veya askılı, ince ve kolay yıkanabilir, çabuk kuruyan gecelikler emzirirken de rahat olmaktadır. Omuzlarınıza almak için bir şal ve ayağa kalkıp dolaşırken giymek üzere de bir sabahlığa ihtiyacınız olacaktır. Bir çift soket çorap ve rahat, giyimi kolay terlik koymayı da unutmayın. Kapaklı ve üstten açılan iki adet emzirme sütyeni yeterli olacaktır. Bolca büyük boy külot ve 1-2 paket hijyenik kadın bağı mutlaka çantanızda bulunmalıdır.

Göğüs ucunu korumak üzere doktorunuzun önerdiği göğüs ucu kremlerinizi, almış iseniz süt sağma pompanızı, süt toplama torbaları veya kutularını, sıcak soğuk kompres uygulamak için kullanılan kompres pedlerinizi valizinize önceden koyun, son an koşuşturmacası içinde birçok şey unutulabilir. Hastaneye götürülecekler, Alışveriş edildikçe valize eklenmelidir. Masaj için kullanılacak, gevşemeyi kolaylaştıracak ve ağrıya iyi gelecek lavanta yağıyla karıştırılmış masaj yağı ve dudak kurumasını engelleyecek nemlendirici, perineye kesik yapılmışsa oturma zorluğunu engelleyen simit yastık, emzirme yastığı, diş fırçası, diş macunu, kokusuz doğal deodorant, göğüs kremi, şampuan, saç kremi, nemlendirici yüz ve vücut kreminiz ve aklınıza gelen diğer şeyleri, sanki seyahate gidiyormuşsunuz gibi düşünerek valize ekleyin.

Hastanede bozuk paraya ihtiyaç olur. Bu nedenle bir kutu içinde biriktirdiğiniz bozuk paralar sonradan çok işinize yarar. Kitap ve notlarınız, bebeğin ilk saatlerini görüntülemek için bir fotoğraf kamerası, adres ve telefon defteriniz, evlilik kimliğiniz, son yapılan kan ve idrar tetkikleriniz, hastanede kaldığınız günlerde, eşiniz yanınızda kalacaksa, onun valize ilave edeceği eşyalar olabilir.

Son anda koyacaklarınız ise makyaj malzemeleriniz olabilir; çünkü doğum mutluluğunuzu kutlamak için sevdikleriniz ve yakınlarınız sizi hastanede ziyaret ederken onlara bakımlı ve güzel görünmek isteyebilirsiniz.

Doğum

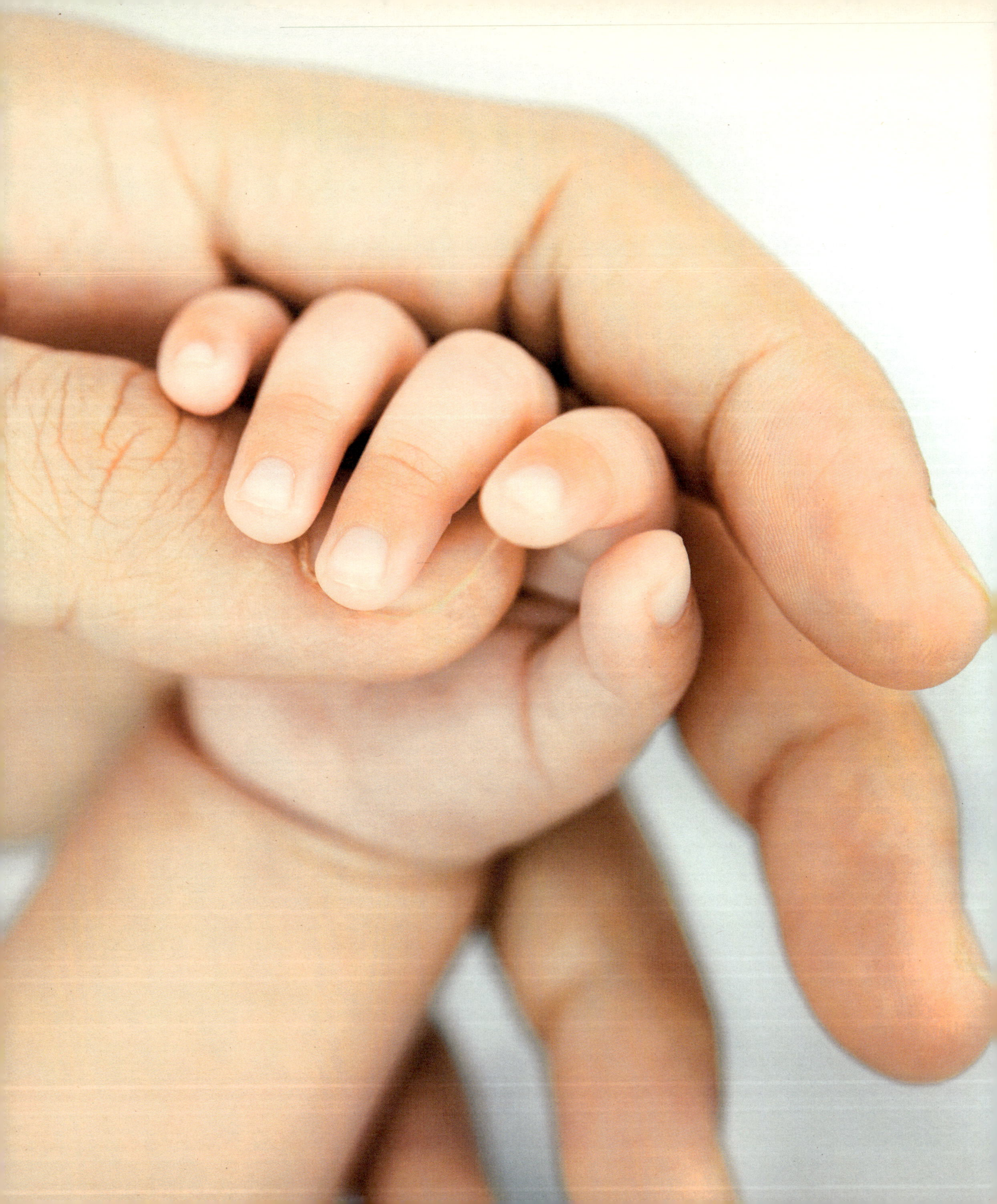

Doğum, sadece hamileliğin fizyolojik olarak bitmesi demek değildir. Kadının vücuduyla ve ruhuyla yaşadığı, hayatındaki, en önemli deneyimdir.

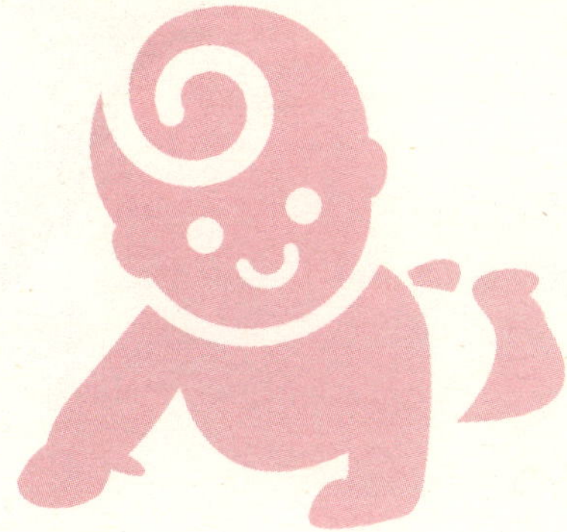

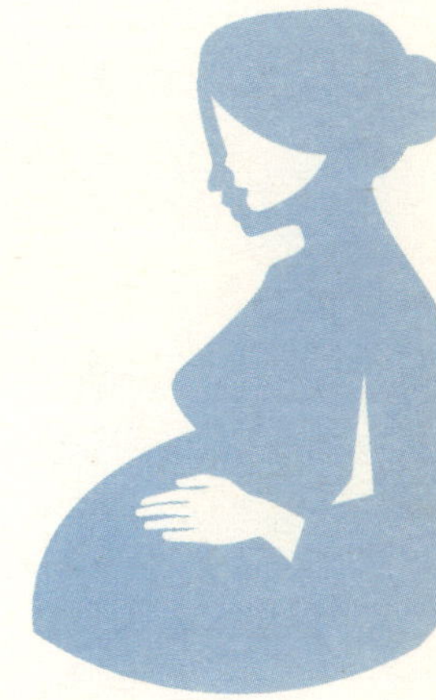

Doğum, hamileliğin sadece fizyolojik olarak bitmesi demek değildir. Kadının vücuduyla ve ruhuyla yaşadığı, hayatındaki en önemli deneyimdir.

Kadınlar uzun süren ve zor geçen dramatik doğum hikâyelerini bir kahramanlık öyküsü gibi anlatırlar. Kolayca yaşanan doğumlar ise, nedense anlatılmaz. Doğum sağlıklı, normal, fizyolojik bir doğa olayıdır. Ancak, evrensel bir şartlanmışlık haline gelmiş doğum korkusunu arttıracak pek çok durum da var. Mesela çevremizde bize güven vermesi gerekenler daha çok tedirgin olmamıza sebep olacak temennilerde bulunurlar, "Allah bir avazda doğurtsun, Allah kurtarsın," gibi, doğuma hazırlanırken okuduklarımızda hep ters gidecek şeylerden ve müdahalelerden bahseder, sağlık personelinin kullandığı dil korku yaratır.

Mesela, "Ağrın başladı mı, arttımı, su keseni patlatacağız, bebek sıkışır, ıkınmazsan bebek oksijensiz kalır, sancı odası" gibi doğum yapılan ortamın gergin ve telaşlı olması ve tabii ki medya, televizyon görüntülerinden alınan mesajların, kadınların fark etmeden, etkisi yavaş olarak bilinçaltı kayıtlarına girmekte ve kadınlar hamilelik ve doğum esnasında kanlı, korkunç ve sarsıcı bir olayın insafına kalmış güçsüz yaratıklar olduklarına inandırılmaktalar. Daha hamile olmadan, doğum yapmadan; izlenen televizyon dizileri, anlatılan abartılı doğum hikayeleri, verilen temenniler, dinledikleri ve gördükleri her şey anne olmadan annelik hafizasına kaydedilmektedir. Bu öğrenilmiş şartlanmışlıkları, endişeyi, korkuyu azaltmak çok da kolay değildir.

Doğum da hissedilen ağrıyı doğal yöntemlerle azaltmak mümkün; bunu sağlamanın yolu ise kadınların doğumla ilgili önyargılarını değiştirmek, sabırlı olmayı öğrenmelerini sağlamaktır.

Doğumu yaşayan kadın hamileliği boyunca kendinin bir parçası olarak hareket eden, tekmeleyen o küçücük varlığı bebeğini özgür bırakmak üzere hazırlığını yapmış ise, hissettiği baskı ve ağrının bir evrenden diğerine geçiş olduğunu ve ardından gelecek serbestlik ve mutlulukla bebeğini kucakladığını hayal edebilir. Doğumu tazeleyici, tamamen doğal, yeni hayatın içinden geçtiği ruhani bir yolculuk olarak hissedebilir ve memnuniyetle karşılayabilir. Mutlu doğum, sağlıklı, neşeli, sevgi dolu bir beklentiyle çok yakından ilişkilidir.

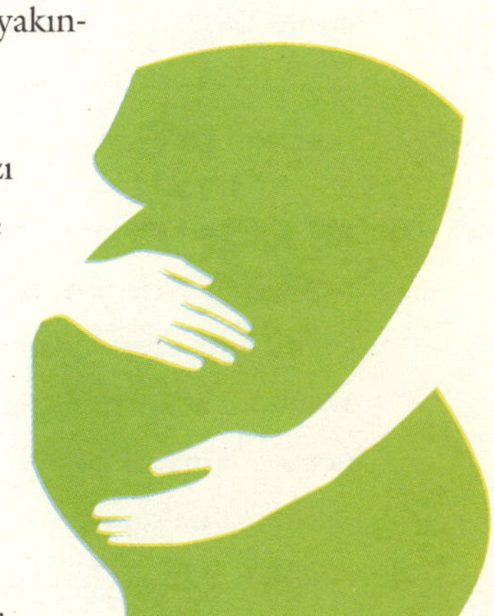

Doğum her zaman sancılı olmaz. Bazı kadınlar hiç farkına varmadan, ilaç ve anestezi yardımı olmadan, bebeklerini dünyaya getirirler; bazı kadınlarsa normal sancı çekerler. Bazı kadınlar doğum süresi boyunca sancılanırken, bir kısmı yalnızca ağrıyı doğumun sonlarına doğru hissederler. Her kadın için doğum, bireysel bir

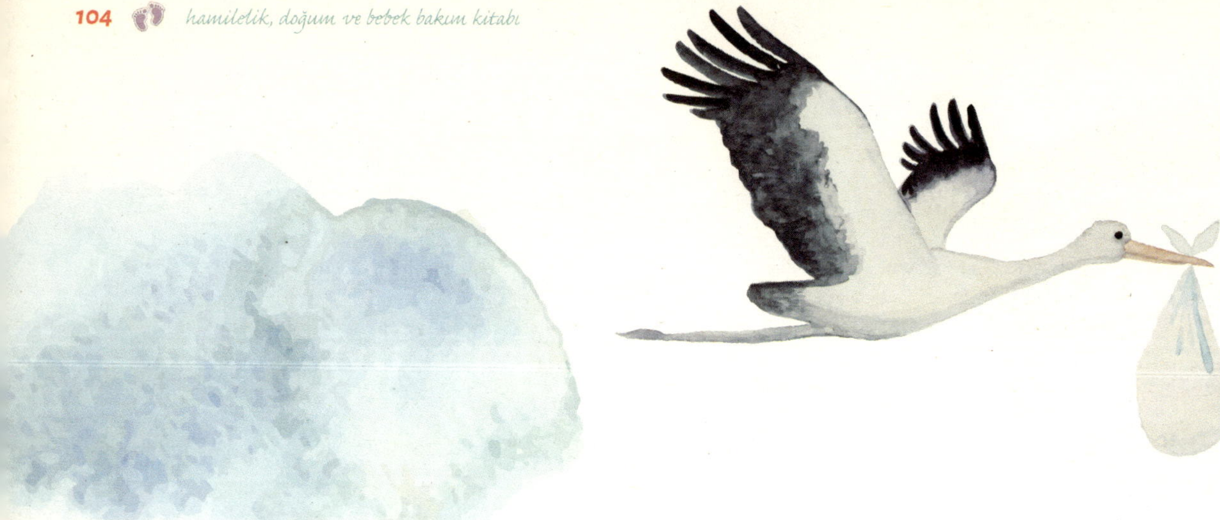

deneyim ve mucizevi bir tabiat olayıdır. Yeryüzündeki canlıların büyük bir kısmı benzer şekilde doğumlar yaparak var oluşlarını sürdürürler. Hayvanların anatomik olarak insandan farklı olan yapıları ve bilinç seviyeleri, üreme ve doğum zamanlarını içgüdüsel bir doğallık ve kolaylıkla yapmalarını sağlarken, insana özgü bilincin, yalnızca kendisinde bulunan soyutlama özelliği sebebiyle, çevresel faktörlerden olumlu veya olumsuz etkilenmesi mümkündür. Doğa toplumları ve modern toplumdaki kadın için de hamilelik ve doğumun taşıdığı anlam farklıdır. Doğa toplumlarındaki kadınlar, bebeğin doğumunu doğal bir tabiat olayı olarak yaşarlar ve kadınlar arasında dayanışma vardır. Doğum esnasında birbirlerine nasıl yardım edeceklerini bilirler. Modern toplumlarda ise doğal uygulamaların yerini öğrenilmiş, sistemleşmiş yöntemler almış ve böylece kadınlar kendi bedenlerine inançlarını kaybetmiş, birbirlerine yardım etmek yerine birbirlerini korkutur hale gelmişlerdir.

Oysa ki kadınların yüzyıllardır birbirlerine aktardıkları bilgi şifreleri hücrelerinde mevcuttur, vücutları nasıl doğum yapacağını bilir. Ayrıca hamilelik ve doğum sırasında olabilecek aksilikler doktorunuz tarafından gereken müdahalelerle önlenebilir. Normal doğum yapmanıza engel durumlar varsa, bu durumda da sezaryenle bebeğinizi dünyaya getirebilirsiniz. Ancak her şey yolunda gidiyorsa, normal doğum yapmamanız için hiçbir neden yoksa, hamilelik boyunca vücudunuzun doğum için yaptığı hazırlığa siz de katılmalı ve hazırlanmalısınız.

Bu hazırlık, önce doğru bilgilere ulaşmakla başlar: bu kitap veya kurslar aracılığıyla, hamilelik, bebeğin anne karnındaki gelişimi, doğum, doğumu kolaylaştıracak, zihni ve bedeni hazırlayan çalışmalar, yeni doğmuş bebeğin özellikleri, bakımı ve emzirme konularında edineceğiniz bilgi ve becerilerin çok işe yaradığını, yaşayarak göreceksiniz.

Her ne kadar doğum ile ilgili teorik bilgileri burada sizlere veriyor olsam da her doğumun kendine özgü ve benzersiz bir kişisel deneyim olduğunu unutmayın. Vücudunuz hamilelik boyunca kendini bu finale hazırlamaktadır. Ruhsal olarak da kendinizi hazır hissetmelisiniz. Bunun için, özellikle doğuma yakın günlerde nefes egzersizlerini bolca tekrarlayın, bu sırada hissettiğiniz duygularınızla yüzleşin. Korkuyorsanız neden korktuğunuzu anlamaya çalışın; korkunuzu, endişelerinizi inkar edip bastırdığınız sürece onlar daha da artarak doğum anında karşınıza çıkar ve sizi kısır bir döngü içine alır. Nefes egzersizlerini uygularken bu tür duygular açığa çıkacaktır ve onlarla yüzleşip, geride bırakmak, doğum ânında kendinizi bırakmayı ve doğayla işbirliği yapmanızı kolaylaştıracaktır. Ruhsal enerjinizi bozacak görüntü, anlatım ve kişilerden uzak durun. Kendinize ve doğanın gücüne inanın…

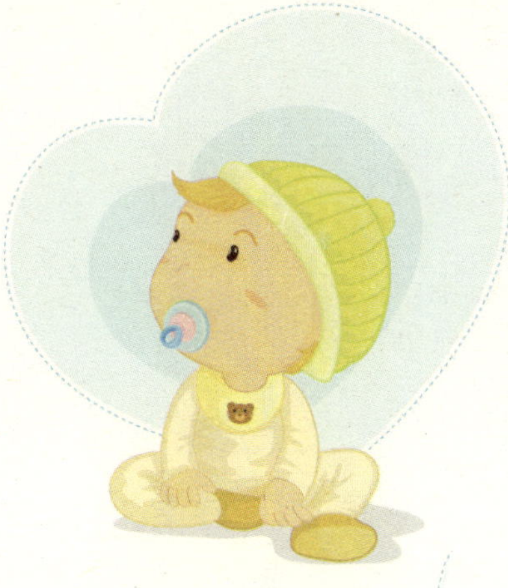

Korkudan kurtularak, bedeninize, kendi bilgi ve sezgilerinize, varoluş mucizesine inanarak, muhteşem bir doğum deneyimi yaşayıp, bebeğinizi kucaklayabilirsiniz. Bebeğiniz sizin kucağınızdan aldığı güven duygusunu içselleştirerek, özgüven duygusu yüksek bir birey olacaktır.

Doğum

Kadınların hayatında, şüphesiz en dönüştürücü deneyim doğumdur. Günümüzde ise kadınlar normal doğum yapmaktan korkuyor. Halbuki normal doğum, adından anlaşıldığı üzere normal bir tabiat olayı. Korku, gerçekliği ve sevgiyi gölgelerse işte o zaman acı çekersiniz. Kadınlar olarak ruhumuzda bebeklerimizi doğurmak ve onlara bakmak için tüm bilgi ve güç mevcut. Zamanın başlangıcından beri genetik kodlarımızda bu bilgi vardı ve hep var olacak. Ama sanıyorum bu bilgileri silmek üzereyiz.

Normal doğum yapmak için dışarıdan aldığınız seslere değil, sizin gerçek alanınıza yani içeride neler olduğuna odaklanmalısınız. Size hizmet eden sesleri dinleyin ama hiç unutmayın, gerçek otorite sizsiniz. Ya zihninizin yarattığı korkulara mahkum olacak ya da zihninizin hakimiyetini ele alacaksınız. Böylece doğumun ihtişamı sizi başka boyutlara götürecek ve sonunda zafer sizin olacak.

Hamile olduğunuzu öğrendiğiniz zaman bebeğinizin dünyaya gelmesi için geçecek süre size çok uzun gelebilir. Hele de 5 veya 6 hafta sonra hamileliğinize eşlik eden bulantılar da başlamışsa, sanki bir alacakaranlık kuşağına girmişsiniz gibi hissetmeniz çok mümkün! Bu şikayetlerin hiçbirini yaşamayan anne adayları ise çok şanslılar. Bazen bana danışmak için gelen anneler oluyor, " Ayşe hanım makarnadan başka hiçbir şey yiyemiyorum, onu da bir miktar, fazla olursa hemen çıkarıyorum acaba bebek zarar görmüşmüdür?" gibi sorularla sıklıkla karşılaşıyorum. Merak etmeyin, bebeğiniz ihtiyacı olan her şeyi sizin depolarınızı kullanarak alacaktır. Büyük çoğunlukla bu bulantı ve kusmalar ilk 3 aydan sonra bitiyor. Kitabın daha önceki bölümlerinde bulantı için küçük önerilerimiz olmuştu, deneyebilirsiniz, bazen işe yarıyor. Kusuyorum diye de insan suçluluk duymaz ki, bu sizin kontrolünüzde olmayan bir durum. Midenizde neyi tutabiliyorsanız onu yiyin. Bu zaman geçecek ve ondan sonra her şeyi yiyecek duruma geleceksiniz. Gebelik boyunca bazı anne adayları birtakım besinlere karşı isteksiz olup, tiksinti duyabiliyorlar. Bu durum da normaldir.

İşte çoğunlukla ilk 3 ayın hali böyle! Yedim, yiyemedim, bulantı, sürekli bir tekne tutmuş hali, başımı nereye koysam da azıcık gözlerimi kapasam derken geçiverir. Biliyorsunuz, bu zaman süreci bebeğinizin de en kritik aylarıdır.

Ortadaki 3 ay ise hamileliğinizin kraliçeliğini yaşadığınız ve kim olduğunuzu, size neyin doğru geldiğini de bulma zamanıdır. Kadınlık gücünüzün getireceği fırsatları görebilmek üzere harekete geçmelisiniz. Bilgilenmek önemli, bilgi doğru seçimi getirir. "Ay ben bugün şu alışverişteyim, yarın filanca AVM'de şık bebek giysilerine bakacağım", "baby shower" derken son 3 aylık dönemin içinde bulursunuz kendinizi. Yine zorluklar; ayaklar şişer, sırtınız ağrır, mideniz yanar, geceler kabus, tık nefes, zihninizin gevezeliği ve illüzyonları, dinlediğiniz doğum hikayeleri, verilen iç karartıcı temenniler, artan endişe ve korkularınız, anlamadığınız tıbbi deyimler vs... Hemen doktorla sezaryen sözleşmesi yapıp, "Aman gözümü kapar, açar, bebeğimi kollarıma alırım," seçeneği sizin için en kolay yol görünür.

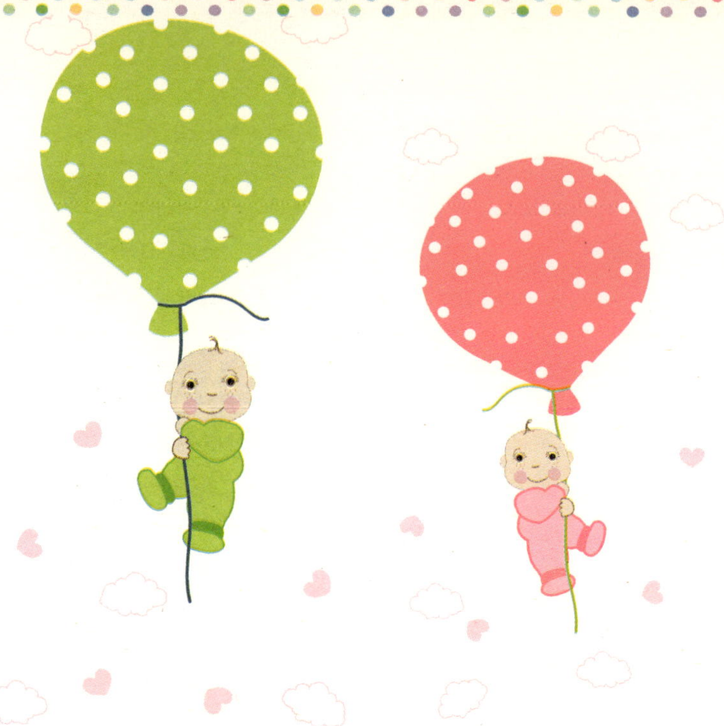

Sezaryen tabii ki anne ve bebek için gerekli olduğunda hayat kurtaran bir operasyon. Siz kendiniz ve bebeğiniz için doğum yolculuğuna hazırlanırken her türlü doğum şekline de saygı duymayı öğreneceksiniz. Doğum zamanı, her türlü planınız ve hazırlığınıza rağmen sonuç; normal doğum olmayabilir. Doğum doğal bir fizyolojik olaydır. Ancak planlanamaz ve kontrol edilemez. Siz hasta değilsiniz, doğum yapacak anne adayısınız. Tıbbi bir durum söz konusu değil ama ihtiyaç olduğunda tıbbi destek alabilirsiniz. Doktorunuz bunun için yanınızda. Hamileliğiniz, doğumunuz ve doğum sonrası günler için size bütünsel bir destek sağlayacak çalışma yapmadan, donanım kazanmadan boş işlerle vakit tüketmek size zor zamanlar yaşatır. Oysaki bu doğum yolculuğu için kendinizi hazır hissederek, donanımlı şekilde, rahatlayarak, seçtiğiniz doğum destekçiniz de yanınızda ise olması gereken yaşanacaktır ve siz de doğum deneyiminizden memnun kalacaksınız.

Normal doğumda hissedilen ağrı algısını azaltacak doğal yöntemler var mıdır; nelerdir?

20. yüzyıl modernizmle birlikte demokrasinin, kentleşmenin, endüstriyel devrimin ivme kazandığı, hızlı biçimde değiştiği dönem olarak kadın haklarına da ciddi değişiklikler getirmiştir. Kadını evin mahremi, gizli gebesi olmaktan çıkartmış ve hamileliği cinselliğinin yaratıcı, tanrısal boyutu olarak algılayıp, tüm güzelliği ve kutsallığı ile yaşama hakkını vermiştir. Tabiattaki tek ağrılı fizyolojik olay doğumdur. Doğum sancısını diğer ağrılardan ayıran fark, anneyi bebeğine kavuşturan doğası, bu sancıyı tahammül edilir kılar. Doğum da hissedilen ağrıyı doğal yöntemlerle azaltmak mümkündür; bunu sağlamanın tek yolu ise kadınların doğumla ilgili önyargılarını değiştirmektir. Aksi halde bu şekilde hastaneye gelen anne adayına ağrısız bir doğum mucizesi yaşatamayız.

1978 - 86 hemşirelik yıllarımda yakından tanık olduğum iki grup anne adaylarından söz etmek isterim. Batı kültürlü anne adayları, sakin, güvenli, eşleriyle birlikte, ilaç kullanmadan, doğuma aktif şekilde katılan, mutlulukla bebeklerini kucaklayıp odalarına alan ANNELER olurdu. Bizim çoğu anne adayımız ise endişeli, korkulu, eşlerinden uzak, ilaçlarla zihni bulanmış, doğum esnasında pasif, hatta doğum masasında ayak bileklerinden bağlı, üstelik doğum anında uygulanan anestezi yüzünden bebeğini birkaç saat sonra kucaklayabilen; kısaca zor ve yorucu doğumlar yapan HASTALAR oluyordu.

Sancısız doğum yoktur. Spor yapan birinin çektiği kas ağrısı nasıl varsa, uterus kaslarının da doğum için çalışması ağrılı olacaktır. Ağrının niteliğini böyle tanımlarsak kabullenilmesi daha kolaydır.

Annenin doğumdan duyacağı memnuniyet asıl önemli ve kalıcı olandır. Memnuniyet doğum sancısı veya analjezisi ile ilişkili olmaktan ziyade, doğumda doğru destek alması, bu desteği sağlayan kişinin yaklaşımı, geçmiş deneyimleri, ayrıca annenin karar alma, uygulama, kısaca, kendi doğumunun sahibi ve hâkimi olmasıyla ilgilidir. Gevşeme, meditasyon, egzersiz, nefes, müzik, ılık banyo, motivasyon ve masaj gibi tavsiye edip uyguladığım doğal yöntemlerle annelerin doğum sancısı azalmakta ve doğum memnuniyeti artmaktadır.

Meditasyon ve gevşeme çalışmalarında bebek ve anne arasındaki ilişkiyi derinleştirmek ve annenin ruhsal bedeniyle irtibata geçmesi, sükûnet içinde kalıp bebeği ve bedeni ile ilgili sezgileri alabilmesi ve bu sayede hamileliğin doğal süreçleriyle uyum içinde olmasını, doğumun bir kutlama haline gelmesini sağlar.

Egzersizler, hamileliğin 2. trimesterden doğuma kadar uygulandığında güven, vücut farkındalığı ve beden gücünü arttırır. Hamilelik zamanında değişen vücut statiği, artan yük, ağrılar sebebiyle normal zamana göre, vücudumuzun egzersize olan ihtiyacı daha da artar. Ancak bu egzersiz programını seçerken de dikkatli olunmalı. Ağır ve zorlayıcı egzersizlerden kaçınılmalıdır. Pelvik bölgede ki kasları esneterek doğuma kolaylık sağlar.

Eş desteği: Günümüzde baba adayının hamilelik ve doğum sürecinin içinde yer aldığını görüyoruz. Oysa ki geçen yüzyıllarda baba adayları bu sürecin tamamen dışındaydılar. Yeni nesil babaların bu süreçte yer alması gerekiyor, buna bebeklerin ihtiyacı var. Bu bebekler, çocuklarımız, bizim geleceğimiz. Yeni yüzyılı devam ettirecek ve aydınlık çağı oluşturacak, dünyamıza barışı ve sevgiyi getirecek çocuklarımız. Onun içindir ki, doğduğu zaman ilk gördüğü resim anne ve babası olacak. Onu sevgiyle kucaklayan ailesi, bu bebeğimize, dünya barışı için çok önemli bir ilk görüntüdür. Koca, eş, sevgili, baba olarak erkek, hiçbir şey yapmasa bile kadınının doğumda yanında olup, onu destekleyerek, sevgi sözcükleri fısıldayarak aşkı hissettirmesi, doğum için gerekli olan oksitosin hormonunu önemli ölçüde arttıracaktır. Hele bir de doğum kurslarında doğum bilgisi edinmiş, doğum ve hamilelik boyunca eşine masajlar ve karşı basınçlar uygulamayı öğrenmiş ve uygulamış bir babayı adayı ise, doğum odası mahremiyeti ve ortamı ile ilgili düzenlemeleri dahi yapabilecektir. Erkekler kadınlar gibi değildir, ciddi bir sağlık sorunları olmadığı sürece ağrı bilmezler. Oysaki biz kadınlar, ergenlik döneminden itibaren, menopoza kadar her ay, hamile değilsek regl oluruz. Bu esnada rahim hazırlık dokusunu dışarı atmak için de kasılır ve ağrı duyarız. İşte bu bizi, ağrıya dayanıklı hale getirir. Çünkü içten içe biliriz ki, bu ağrılar doğum ağrılarının bir parçasıdır. Oysaki ağrı bilmeyen erkek, doğum konusunda bilgi edinmemişse, sizin doğum anında yaşadığınız değişim ve ağrınızdan panik olup ilaç almanız veya bir an önce bitmesini sağlayacak yöntemler konusunda sizi ikna etmeye çalışır. Doğum öncesi hazırlık kursu sadece kadın için değil erkek için de önemlidir.

Müzik, annenin cesaret kazanmasına, güven duymasına, kaygısının azalmasına, ağrı ile baş etmesine yardımcı olup anne bebek ilişkisini desteklemektedir. Hamileliği esnasında severek, huzurlu ve gevşemiş halde, bebeği ile iletişim kurarak dinlediği melodiyi, doğum sancısında dinletmek, anne adayına aynı duyguları verecek. Rahatlama sağlayarak ya da dikkati başka yöne çekerek ağrı kontrolünü kolaylaştıracaktır.

Doğru ve derin nefes almak hamilelik değişimlerinin yol açtığı şikayetlerin azalması, zihnin sakin kalması, doğumda anne ve bebeğe giden oksijen ve enerjiyi arttırarak, gevşemeyi ve ağrıya toleransı yükseltmesi açısından çok önemlidir.

Masaj, doğum sancısında boyun, omuzlar sırt ve basen bölgesine uygulanarak, lavanta yağının hoş koku ve gevşetici etkisiyle süreci rahatlatır. Doğru yan yatış pozisyonları ve yer çekimini kullanmak, koksiks ve iliak kemiğinin iskium tümseklerine uygulanan karşı basınç, bebeğin doğum kanalında ilerlemesini kolaylaştırıp, anne adayının hissettiği basınçlı ağrıyı önemli ölçüde azaltır. Motivasyonu yükseltmek için doğum refakatçisinin, gebeyi cesaretlendirmesi, övmesi, saçını okşaması, elini tutması, nefes ve ıkınmaları birlikte yapmak suretiyle desteklemesi, doğum sancısında çok faydalıdır. Doğumda size eşlik eden doğum destekçiniz de korkularınızda size eşlik etmesi değil, sizin güç merkezinize gitmenize yardım etmesini isteyin. Minnet duygusu ve doğa sizin yanınızda bunu hiç unutmayın.

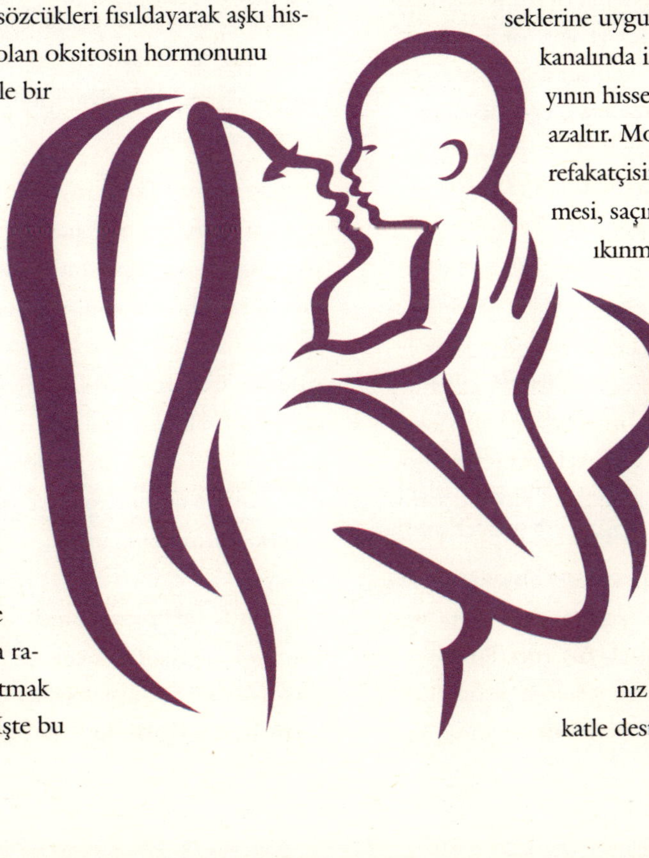

Kadın, doğum esnasında asla yalnız bırakılmamalı, mutlaka sevgi ve şefkatle desteklenmelidir.

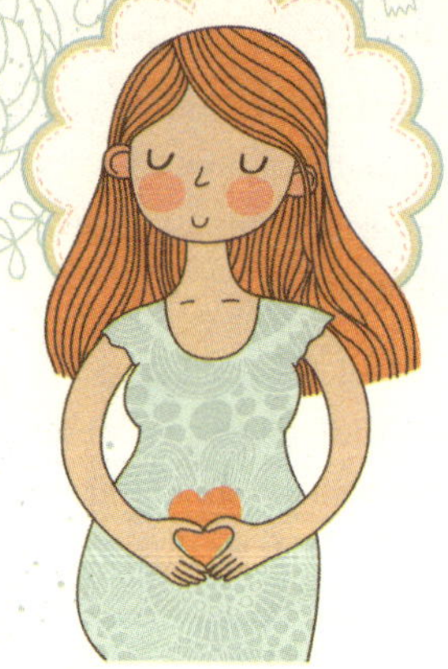

Doğum Nasıl Olur?

Doğum üç evrede gerçekleşir:

1. EVRE: Hamilelik boyunca kapalı olan rahim ağzının, bebeğin doğabilmesi için kasılmaların (kontraksiyon) yardımıyla tam açılmasına (10 cm) kadar geçen süredir. Bu evre doğumun en uzun evresidir (yaklaşık 8-10 saat). Ancak hamile kadının ağrıyı fark etmesinden çok önce kasılmalar başladığından ve bazı gebelerin ağrı eşiği yüksek olduğundan, sancıyı fark ettiğinde bu süre tamamlanmış olur. Doğumun birinci evresi, erken faz ve aktif faz olarak ikiye ayrılır.

a) Erken faz: Doğumun ve birinci evrenin en uzun süren dönemidir. Bu dönemde kasılmalar seyrek ve ağrı hafiftir. Bu dönem ilk doğumu olan hamilelerde daha uzun sürer. Birkaç saatten bir iki güne kadar sürebilir. Erken fazda eğer başka bir belirti yoksa hastaneye gitmek gereksizdir. Gece başlamışsa uyumaya devam edebilirsiniz. Doğum başladığında bağırsak hareketleri de artar. Gaz ağrıları gibi algılanabilir ve sıkça tuvalete gitme ihtiyacı duyabilirsiniz, uzun süren erken faz sürecinde enerji veren yiyecekler atıştırılabilir. Bu süreçte dinlenmeye, uyumaya çalışın. Ilık bir duş almak sizi sakinleştirir. Ayrıca hissettiğiniz kasılma dalgaları eğer yalancı konsantrasyonlar ise geçer ve uykuya dalarsınız. Gerçek doğum kasılmaları ise devam edecektir. Doğumun ilerleyen zamanlarında enerjiye ihtiyacınız olacak. Enerjinizi gereksiz koşuşturmalar için sarf etmeyin (evi toparlamak, dolapları yerleştirmek gibi).

b) Aktif faz: Rahim ağzı yaklaşık 3 cm açıklığa ulaştıktan sonra başlayan dönemdir. Bu dönemi kadın, kasılmaların sıklaşmaya ve hissedilen ağrının artmaya başlamasıyla fark eder. Bu dönemde kasılmalar, yaklaşık 5 dakikada bir gelmeye başladıktan sonra hastaneye gidilmelidir. Ancak bu dönemde suyun fazla gelmesi, artan miktarda kanamanın olması ya da normal olmayan herhangi bir durum fark edildiğinde kasılmaların sıklığına bakılmaksızın hemen hastaneye gidilmelidir. Bu süreç artık bebeğinizin dünyaya gelmesini sağlayacak, güçlü kasılma dalgalarını yaşadığınız zamandır. Bu zaman üzerinde "düşünerek" anlayabileceğiniz değil, ancak "yaşayarak" anlayabileceğiniz farklı boyuta geçiş zamanıdır. Kadınlar bütün özel durumlardan daha özel olan bu doğum anını düşünürken, hastane odasında etrafında onlara bakan, kurcalayan başka birilerinin olacağından ötürü tedirginlik yaşarlar. "Bağırmadan, kontrolümü kaybetmeden, nazik olabilir miyim, benim hakkımda ne düşünecekler" gibi endişeler de duyarlar. Başka hiçbir şeye benzemeyen bu deneyimi düşününce de çıplak, tümüyle savunmasız, etrafınızda yabancılar, hayatınızın en muhteşem ve kutsal deneyimini nasıl yaşayacaksınız? Kafanızın içinde bu durumu oturtacak bir yer bulamazsınız.

Doğumun aktif fazını yaşarken tüm bu düşündüklerinizin ne kadar anlamsız olduğunu anlayacaksınız. Çünkü bu zamanı hatırlamanız pek mümkün olmayacak. Süreci tüm içgüdüleriniz, ruhunuz ve ilkelliğinizle yaşayacaksınız. Tamamen özünüze dönecek, gerçek kendiniz olacak, düşünen zihninizi susturup ilkel beyninizle yaşayacağınız farklı bir boyuta geçeceksiniz. Doğum için olması gereken olacak… Bu anı yaşamanızı sağlamak için ise odanın loş, girip çıkanın az olması ve sizin düşünce üreten üst beyninizi uyandıracak laflar edecek kişilerin bulunmaması önemlidir. Yanınızda sizi destekleyen kişi, eşiniz veya seçtiğiniz profesyonel doğum destekçisi, sizin aktif katılımınızı sağlayacak fırsatları sağlamalı. Hamilelik sırasında öğrendiğiniz yerçekimi pozisyonları, pilates topu üzerinde uygulanacak oturma ve dört ayak duruşları, yürüyüş, masaj, ılık banyo, sıcak, soğuk kompres uygulama

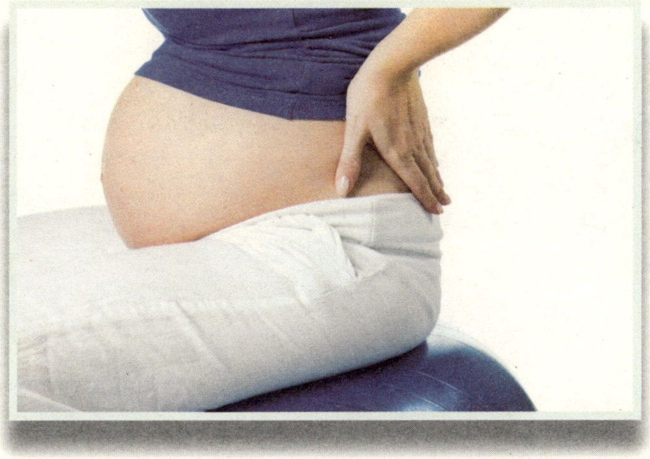

seçeneklerini de bedeninizden aldığınız istekler doğrultusunda sunabilmelidir.

Birinci evrenin sonuna doğru, yani rahim ağzı 8-9 cm açıldığında kontraksiyonlarla birlikte gebe kadın ıkınma da hisseder. Eğer doğumu yaptıracak hekim izin verirse kadın ıkınabilir. Vaktinden önce ıkınma doğumu uzatabilir.

2. EVRE: Rahim ağzının tam açılmasından bebeğin doğumuna kadar geçen süredir. Bu süre yarım ile iki saat arasındadır. Bu dönemde kadının kuvvetle ıkınması süreyi kısaltır. Ikınma, tekniğe uygun olursa etkilidir. Aksi halde sadece annenin yorulmasına neden olur. Doğumun bu dönemi annenin aktif olarak doğuma katıldığı bir dönemdir.

Ikınma tekniği: Ikıntılı kasılma en güçlü olduğu sırada, hamile kadın, derin bir nefes alarak bu havayı dışarı vermeden ağzını kapatarak kuvvetle ıkınır. Ikınırken kalça ve bel C pozisyonunda, çeneyi göğse dayayarak tüm gücüyle makatına doğru ıkınarak bebeği iter. Ikınma rahmin kasıldığı sürece devam etmeli, kasılma (kontraksiyon) geçince ıkınmamalı ve gevşemelidir. Bebeğin başı doğarken gebeye ıkınmaması söylenir, ancak ıkınma hissi devam etmektedir. Ikınmayı önlemek için ağız açılarak kuvvetli bir şekilde kısa nefesler alıp verilir.

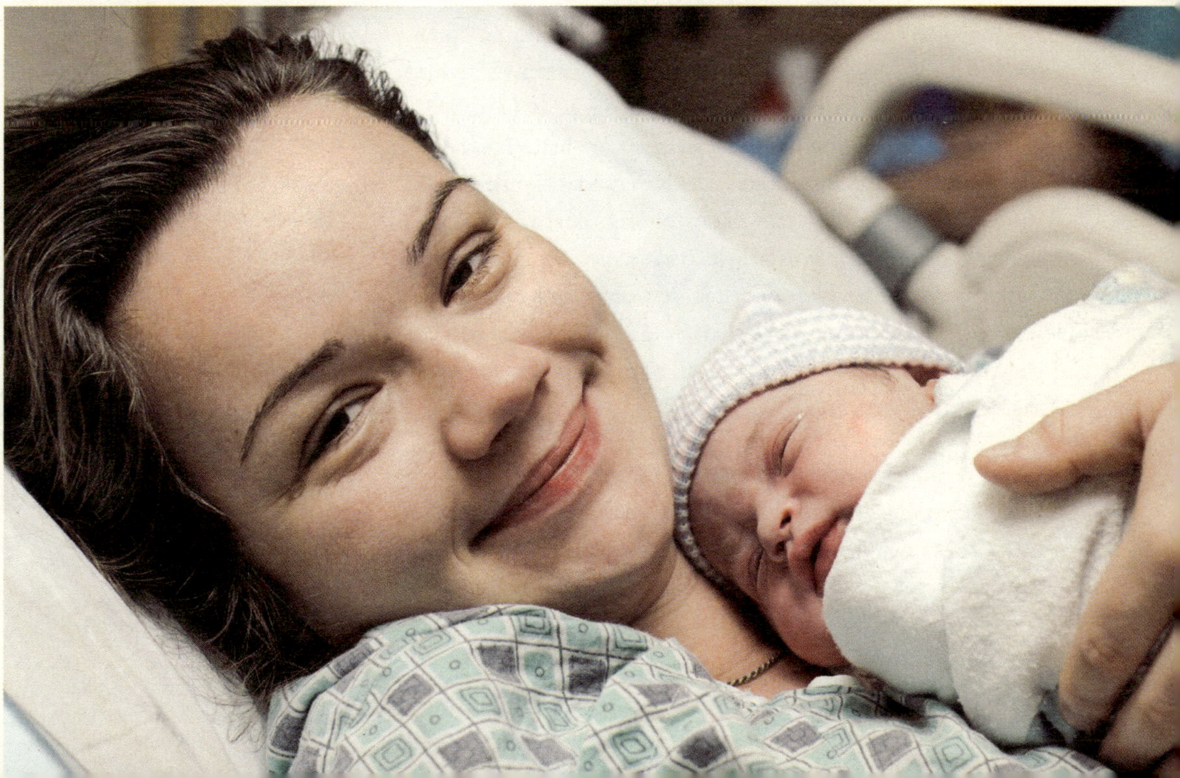

Bebeğin başı dışarı çıktığında, doktor rahat nefes alabilmesi için bebeğin ağzını ve burnunu siler. Bu aşamada bebeğin yüzü yere dönüktür. Bebek, omuzlarının dışarı çıkabilmesi için başını annenin sağ ya da sol bacağına doğru çevirir. Bu dönüşten sonra doktor bebeğin başından tutup hafifçe çekerek bir omzunu, sonra diğer omzunu dışarı çıkarır ve kol altlarından tutarak, gövde ve bacaklarının da tümüyle dışarı çıkmasını sağlar. Bebekler normalde doğar doğmaz nefes almaya ve ağlamaya başlarlar. Eğer müdahale ve tedavi gerektirecek bir durum söz konusu değilse, bebek doğduktan sonra annenin göğsüne bırakılarak, kendi emme içgüdüsünü bulması ve memeyi emmesi önemlidir. Emzirme sırasında salgılanan hormonlar nedeniyle plasentanın ayrılması da sağlanabilir. Bebeğe ve anneye kimlik tespiti için kol bantları takılır, bebeğin ayak izi alınır. Bu esnada annelerde üşüme ve titreme olabilir; bu durum normaldir, birkaç dakika içinde geçer.

3. EVRE: Bebeğin doğmasından sonra plasentanın doğmasına kadar geçen süredir (30 ile 45 dakika). Plasenta çıktıktan sonra tam olup olmadığı kontrol edilir. Rahim içinde plasenta parçası kalırsa kanama ve enfeksiyona sebep olur.

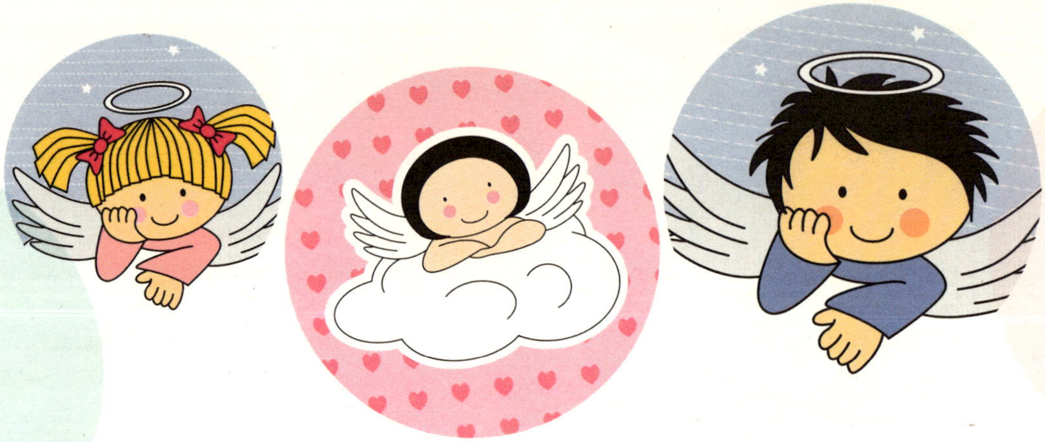

Genellikle anneler bu evrede büyük bir rahatlık, mutluluk ve yorgunluk hissederler. Daha sonra annenin temizliği ve kanama kontrolü yapılır ve odasına çıkarılır. İlk birkaç saat kanama kontrolüne, tansiyonuna, nabzı ve diğer bulgularına bakılır. Bu esnada doğumhanede bebeğini emzirememişse odasında bebeğini sevebilir ve emzirebilir.

Dikişli Doğum

Perine egzersizlerinden daha önceki "Hamilelik Egzersizleri" bölümünde söz etmiştim. Hamilelik boyunca eğer doktor bir kısıtlama getirmemişse, yapmanız çok önemli. Bu egzersizler vagina, üreter ve anüs kas yapısını güçlendirir, kontrolü öğretir ve bebeğin çıkışı sırasında da kesim (Epizyotomi) olmamasını sağlayabilir. Doğum esnasında perinenin ne kadar inceldiğini ve açıldığını tahmin bile edemezsiniz. 36 haftadan sonra doktorunuza danışarak vajina ile anüs arasındaki bölüme, elinize bir miktar buğday yağı alarak (bu yağı aktardan değil, hijyenik olarak şişelenmiş haliyle, eczane veya organik ürünler satan merkezlerden edinebilirsiniz) sert olmayan hareketlerle parmaklarınızla sağdan sola, soldan sağa sanki okşama hareketine benzeyen perine masajı yaparak buradaki dokunun esnekliğini arttırabilirsiniz.

Buna rağmen perineden bebeğin başının çıkmasını sağlayacak, yeterli esneme olmaması halinde, gelişigüzel yırtık olması ve perinenin anatomik yapısının bozulmaması için doktorunuz kesi yapmak zorunda kalabilir. Doğum sonrasında da kesiye dikiş yapılır. Odaya geldiğinizde ilk saat aralıklarla kesi üzerine soğuk kompres uygulamanız doku içi kanama ve ödem gibi şikayetleri önleyecektir. Bu uygulama sırasında doku lokal olarak uyuşturulduğu için acı duymazsınız.

Vakumla Doğum

Normal doğumlarda bebeğin doğum kanalından geçerken ilerleyemediği, doğumu yaptıran kişinin doğumu hızlandırmak istediği ya da annenin yeterince güçlü ıkınıp bebeği itemediği durumlarda uygulanan bir tekniktir.

Forsepsle Doğum

Bebeğin hazne içinde ilerleyemediği veya annenin bebeği itemediği durumlarda forseps uygulanır. Forseps, kaşık benzeri iki aletle bebeğin başının yanlarından tutularak çekilmesidir. Günümüzde gerekli durumlarda daha çok vakum tercih edildiğinden çok sık kullanılmamaktadır. Uygulama sonrası bebeğin başının yan taraflarında ezik ve sıyrık olabilir. Bunlar birkaç gün içinde iyileşir.

Sezaryen

Normal doğumun anne ya da bebeğe ait nedenlerle mümkün olmadığı durumlarda veya ilk doğumu sezaryenle olan anne adaylarında tercih edilen bir ameliyatla doğum şeklidir. Sezaryanla doğum yapan annelerin yaklaşık 2/3'ü başarılı bir şekilde sonradan vajinal doğum yapabilirler. Bununla beraber az da

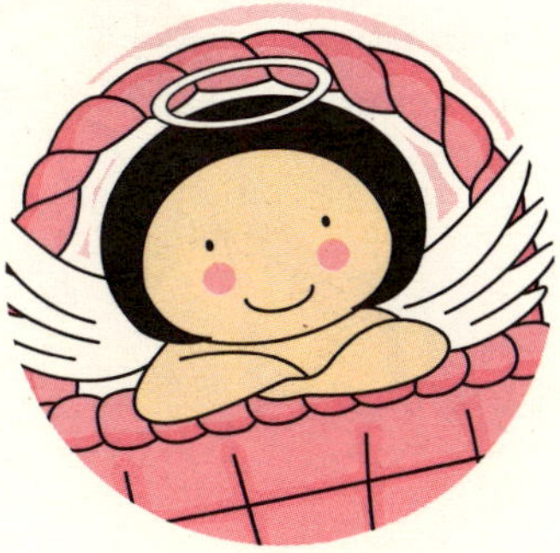

olsa vajinal doğum girişimlerinde uterin rüptür (rahimde yırtılma) riski vardır. Bu risk anne ve bebek için tehlikeli olabilir. Aşağı yukarı 1 saat sürer. Planlı ya da acil olarak yapılabilir. Planlı sezaryenlerde gebenin ameliyat olacağı tarih önceden belirlenir. Ameliyat sırasında kasıklarda tüylü bölgenin hemen üstünde, yaklaşık 10 cm'lik bir kesi yapılır. Sırasıyla bütün karın tabakaları (cilt, yağ tabakası, kas tabakası, rahim duvarı ve amnios zarı) kesilerek bebeğe ulaşılır. Bebek çıkarıldıktan sonra plasenta çıkarılır, kanama kontrolünden sonra kesilen tabakalar teker teker dikilir. Ameliyat sırasında genel veya epidural anestezi uygulanır. Tıbbi açıdan bir sorun yoksa, annenin isteği ve doktorun onayı ile sezaryen ameliyatlarında epidural anesteziyi tercih etmek en iyi seçim olabilir. Böylece bebek ve anne, ten teması, ilk kucaklaşma, ilk emzirme şansına sahip. Genel anestezinin verdiği sersemleme hali, şuur bulanıklığı olmadan uyanık ve bilinçli olarak o ilk anların büyüsünü, hassas zamanın keyfini çıkaracaktır. Ameliyat sonrası gaz şikayetlerinin daha az olması da önemli bir avantajdır. Annenin bu yöntemi istemesi ve ruhsal olarak da hazır olması gerekir, zira tüm ameliyat boyunca ameliyathane ortamında olacak, konuşulanları da duyacaktır. Doğum öncesi hazırlık kurslarına giden anne adayları "Epidural Anestezi" uygulamasını ve ameliyathane ortamını çok daha kolay tolere edebiliyorlar. Çünkü kendilerini rahatlatma ve nefes teknikleri bu zamanda da çok işe yarıyor. Sezaryen sonrası dikiş ve gaz ağrıları olabilir. Ameliyattan sonra anne yatağına gelir gelmez kendinde olmasa bile yakınlarının yardımıyla emzirmenin başlatılmasını, emzirme sorunlarının az olmasını ya da hiç yaşanmamasını sağlamaktadır. Bazen bebekler anestezinin etkisi altında nefes alma güçlüğü çekerler ve yardıma ihtiyaç duyarlar. Bunun için yetkili birisi veya çocuk doktoru da sezaryenlı doğumda bulunur. Ameliyat sonrası erken ayağa kalkmak, bağırsak hareketlerini başlattığından gaz sancılarının azalmasını, dolaşım hızlandığı için de yaranın iyileşmesini kolaylaştırmaktadır.

Epidural anestezi

Epidural anestezi uygulamasında bel omurlarının uygun aralığından bir kateter yardımıyla anestezik madde verilerek belden aşağısında ağrının hissedilmesini önleyici bir işlemdir. Ağrı algısını % 80 ölçüsünde bloke eden bu anestezi sebebiyle doğumun aktif fazında sadece karında ve kasıklarda kasılma ve basınç hissedilir. Sezaryen ameliyatlarında benzer bir uygulama da "Spinal Anestezi"dir. Sezaryende de epidural analjezi ya da kombine Epidural-Spinal yöntem uygulanabilir. Normal doğumda, rahim ağzı açıklığı yaklaşık 4 cm olduğunda ve annenin kasılma dalgalarında ağrısının arttığı ve bir düzen oluşmaya başladığında işlem uygulanmalıdır. Daha önce yapılması, kasılmaları azaltarak doğumu yavaşlatabilir. Bazen uygun zamanda yapılmasına rağmen yine de doğumun aktif faz evresinde uzama olabilir. Anne adayı rahatlamış olmasına rağmen bebeğin içerde ki yolculuğu devam etmektedir, bu hiç UNUTULMAMALI. Yer çekimi pozisyonları, olabiliyorsa yürüyüş, çömelme, dört ayak duruşları ve bebeğin ihtiyacı olan OKSİJEN'i sağlamak üzere doğru şekilde nefes almaya da devam edilmeli ve bebeğe yolculuğunda yardım etmeyi sürdürmelidir. Uygulama sonrası geçici baş ağrısı ve idrar yapmada geçici bir zorluk olabilir. Ikınma döneminde ilaç dozu azaltılarak kadının ıkınmayı hissetmesi ve böylece doğuma aktif olarak katılması sağlanır. Böyle bir doğum düşünüyorsanız bunu doktorunuzla konuşup, doğum yapacağınız hastanede bu konuda uzman biri olup olmadığını, varsa hangi koşullarda uygulandığını öğrenin. Epidural anestezi hem normal doğumda hem de sezaryende kullanılabilir.

Vücutta doğumun yaklaştığını gösteren • BELİRTİLER •

- Gebeliğin son aylarında, rahim, göğüs kafesine kadar yükselir, yaptığı basınç nedeniyle nefes almak zorlaşır, mide ve bağırsak şikâyetleri olur. İlk gebeliklerde doğumdan bir-iki hafta önce, sonraki gebeliklerde doğumdan yaklaşık birkaç gün önce bebeğin başının doğum kanalına yerleşmesi üzerine rahmin yüksekliği 2-3 cm azalır. Bu durum gebe kadında rahatlama yaratır. Daha rahat nefes alıp verir. Mide ve bağırsak şikayetleri azalır. Bunun yanı sıra idrar torbasına basınç arttığı için idrara sık çıkılır.
- Gebeliğin 28. haftasından itibaren rahimde zaman zaman kasılmalar, sertleşmeler meydana gelir. Bunlar normaldir ve genelde ağrısızdır. Bazen ağrılı olduğunda bunlara yalancı doğum ağrısı denir. Rahmin doğuma hazırlık yaptığı bu kasılma egzersizleri son haftalarda oldukça sıklaşır.
- Doğumdan bir-iki gün önce hormon düzeyindeki değişiklik nedeniyle vücuttan su atılması ve iştah azalması meydana gelir. Bu nedenle 1-2 kg kilo kaybı görülebilir.
- Doğumun gerçekleşeceği gün, doğumda kullanılmak üzere depolanan enerjinin bir kısmı, doğuma yakın günlerde vücutta açığa çıkabilir. Birçok hamile kadın bu enerjiyi, doğumda kullanmak yerine kendilerini zinde ve dinamik hissettikleri için temizlik, alışveriş, gezme gibi işlerde kullanır. Bu enerjinin amacı dışında kullanılması, hamile kadının doğumda kolay yorulmasına, doğumun zor ve uzun olmasına neden olur. Onun için hamilelerin 38. haftadan itibaren kendilerini her zamankinden daha iyi ve zinde hissettiklerinde, bunun doğumun yaklaştığını belirten bir belirti olduğunu düşünüp, enerjiyi başka amaçla kullanmamaları, aksine istirahat etmeleri ya da hafif işlerle oyalanmaları gerekir.
- Bazı hamilelerde doğumdan 1-2 gün önce vücudun bağırsakları temizleme işleminden dolayı ishal meydana gelebilir.
- Doğumun yaklaştığını gösteren bu belirtiler her hamile kadında yaşanmayabilir ya da fark edilmeyebilir. Bu da normaldir.

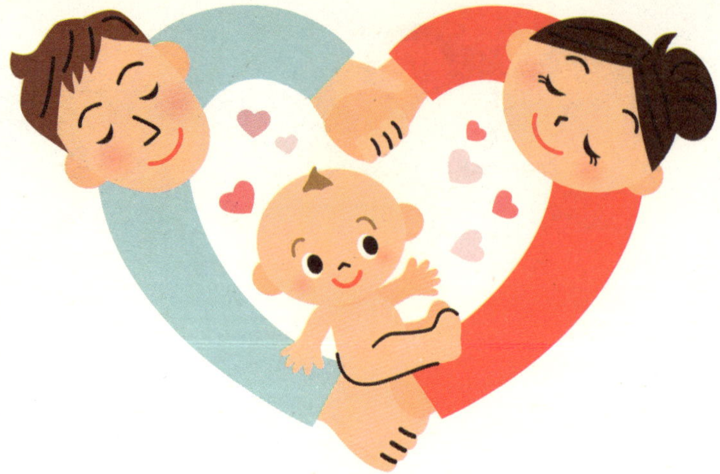

Doğumun başladığı nasıl anlaşılır?

Nişan ve kasılmalarla birlikte olan sancı ve/veya suyun gelmesi bize doğum eyleminin başladığını gösterir. Bu üç belirti sıra ile değildir. Her kadında ve bir kadının her doğumunda farklı sıralarla görülebilir.

NİŞAN: Hamilelik boyunca kapalı olan rahim ağzında, rahmi ve bebeği enfeksyonlardan korumak amacıyla pelte gibi sümüksü bir tıkaç oluşur. Bu tıkaca da mukus tıkaç denir. Rahimdeki kasılmaların etkisiyle genişleyen rahim ağzından bu tıkaç düşer. Hamile kadın bunu akıntı şeklinde fark eder. Bu sümüksü tıkaç aynı zamanda hafif pembemsi kana bulaşmış (ancak kanama olmayan) şekildedir. Halk arasında buna belirti, nişan veya iz denir. Nişan geldiğinde hemen hastaneye gitmek gerekmez. Bu, doğumun çok yaklaştığını, bugün yarın doğumun gerçekleşeceğini gösterir. Hazırlıkları gözden geçirmek için zamanınız vardır.

AMNİYOTİK SIVI: Bebek, rahim içinde etrafı zarlarla çevrili bir sıvı torbası içinde olup, amniyotik kese, içinde hastalık yapan ve yapmayan, mikrop içermeyen steril sıvı ise amniyotik sıvı olarak adlanır. Bebeğe hareket kolaylığı sağlayan ve onu dışardan gelecek darbelere karşı koruyan bu sıvı, aynı volüm ve konsantrasyonda bir su birikintisi olmayıp, her 2-9 saatte yenilenir. Bebeğin, anne karnında içerek büyümesine katkı sağlayan bileşenleri içeren bu sıvı, doğum ânında, kasılmaların güçlendiği ve sıklaştığı aktif faz sürecinde artan basınç ile yırtılarak, bebeğin doğum kanalından inişini hızlandırır.

Su kesesi erken açılırsa düşük veya erken doğum olabilir. Bazen bu sıvıdan sızıntı da olabilir, böyle durumlarda hemen doktora, doktora ulaşamazsanız hastaneye gitmelisiniz.

Eğer su kesesi, üst bölgeden ve sıyrık şeklinde yırtılmışsa amniyon suyu sızıntı şeklinde akabilir. Bu nedenle hamileler idrar kaçırdıklarını ya da akıntı nedeniyle ıslaklık olduğunu düşünebilirler. Amniyon sıvı akıntı gibi koyu, kıvamlı değil, su gibi akışkandır. Rengi açık sarı ya da ıhlamur çayı gibidir. Çamaşırda akıntı gibi tabaka bırakmaz. Bu nedenle aksırma, öksürme gibi nedenle olan idrar kaçırmaya benzemez. Ayrıca kendine has bir kokusu da vardır. Bu farklılıkları dikkate alarak, ıslaklığın kesenin açılmasıyla ilgili olup olmadığı hamile tarafından ayırt edilir. Sıvı sızıntısından şüpheleniyorsanız, mutlaka doktorunuzla irtibata geçmelisiniz.

Amniyon kesesi yırtıldıktan sonra bebeğin ve anne rahminin mikrop alması kolaylaşır. O nedenle su geldiğinde ya da şüphe edildiğinde hemen hastaneye gitmek gereklidir. Bazen kadınlar su gelse bile ağrılar başlamadı diye hastaneye gitmeyi geciktirirler. Bu durum anne ve bebeğin mikroplarla bulaşan bazı hastalıkları kapmasına neden olabilir.

AĞRI: Doğumun başladığını gösteren bir diğer belirti de karında sertleşme ile birlikte ağrının hissedilmesidir. Başlangıçta hafif olan, kısa süren ve seyrek olan bu ağrılar, gittikçe daha uzun, şiddetli ve sık hale gelir.

Doğum sancıları başladığında hemen hastaneye gitmeniz gerekmez. Ancak sancılar yaklaşık 4-5 dakikada bir geliyorsa hastanede olmanız gerekir. Bazen gerçek doğum ağrılarını taklit eden yalancı doğum ağrıları, hamile kadını ve eşini telaşlandırır ve hastaneye gitmesine neden olur. Böyle bir durumla karşılaşıldığında ağrıların gerçek mi, yalancı mı olduğunu ayırt etmek için izlemek ve bazı farklılıkları gözlemek gerekir.

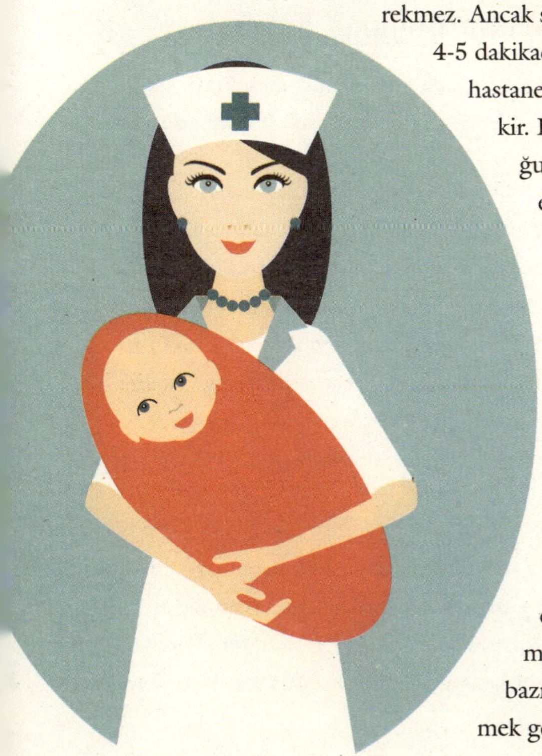

• YALANCI DOĞUM AĞRILARI •

- Sıklığı, şiddeti bakımından düzensizdir.
- Dolaşma, masaj ve istirahatle geçebilir.
- Ağrı bel, kasık ve karında hissedilir.
- Rahim ucunda yumuşama ve açılmaya neden olmaz.

• GERÇEK DOĞUM AĞRILARI •

- Düzenlidir.
- Her durumda devam eder, geçmez.
- Ağrı bel, kasık ve karında her noktada aynı hissedilir.
- Yumuşama ve açılmaya neden olur.

Hastaneye ne zaman gidilmelidir?

Gerçek doğum ağrıları başladığında hemen hastaneye gitmek gerekmez. Ancak suyunuz gelirse, kanama olursa ve birdenbire sık ve şiddetli ağrılar gelirse hemen hastaneye gitmelisiniz. Ağrılar 5 dakikada bir geldiğinde hastaneye gitmek için evden çıkılmalıdır. Ancak hastane evinizden uzaksa daha da erken çıkmalısınız.

Evde yapılabilecekler:

- Dolaşabilir ya da istirahat edilebilir.
- Duş alınabilir.
- Masaj yapılabilir (Belden kalçaya doğru ve elin ayası ile bel ve kalça üzerine basınç uygulamaları rahatlatıcı olabilir.)
- Valiz kontrol edilebilir.
- Sık sık tuvalete gidilerek idrar yapılır.

Yapılması sakıncalı olanlar:

- Erken fazda enerji verecek yiyecekler atıştırılabilir ancak yemek yenilmemelidir.
- Yemek yemek ya da fazla miktarda sıvı almak kusmaya yol açabilir.
- Gerekirse çok küçük miktarlarda sıvı alınabilir.
- Biraz enerji verecek, ağızda eriyen şeker, çikolata yenilebilir.

Hastanede;

Doğum için hastaneye gittiğinizde önce, doğumun gerçekten başlayıp başlamadığını anlamak için vajinal muayene yapılır. Bu muayenede kasılmaların ne zaman başladığı ve suyun gelip gelmediği sorulur. Bu nedenle ağrılar başladığında ve su geldiğinde saate bakmanızda yarar vardır.

Doğum başlamışsa yatış işlemleri yapılır. Serum takılır ve gerekirse lavman yapılır. Tansiyon kontrol edilir. Kasılmaların şiddetini ve bebeğin kalp atışlarını görmek için tokogram denilen bir alete bağlanırsınız. Doğumda kasılmalar sırasında olan ağrıyı, genel olarak başlangıçta hafif, sonralarını ise şiddetli adet sancılarına benzetebiliriz. Bu ağrılar kasılma ve karında sertleşmeyle hissedilir. Bu kasılmaların şiddeti, ağrı eşiği denilen ve her birey için farklı olan sınırı geçince ağrı olarak hissedilir. Bazılarının ağrı eşiği düşük olduğu için doğumun çok erken döneminde ağrı hissetmeye başlar ve ona göre doğum çok uzun ve ağrılı bir deneyimdir. Bazılarında da ağrı eşiği yüksektir, ağrıları geç hisseder, ona göre de doğum kısa sürer ve kolay olur. Herkesin ağrı eşiği farklı olduğu için, her kadının doğumu kendine özeldir. Ağrı eşiğini etkileyen çeşitli faktörler vardır. Bunlardan biri çevre etkisiyle oluşan korkudur.

Korku stres ağrı...

Korku strese, stres ağrıya ağrı tekrar korkuya neden olur. Bu üçlü zincir bu şekilde devam ederse ağrı, olduğundan daha şiddetli hissedilir. Ağrının daha az hissedilmesini sağlamak için, zincirin kopması gereklidir.

Korkuyu yenmek için normal bir hamileliğin ve doğumun nasıl olduğu konusunda hamilenin bilgilenmesi gerekir. Bu, hamile eğitim kurslarına katılarak, konuyla ilgili yayınlar okuyarak sağlanabilir. Korku ortadan kalkınca zincirin diğer iki halkası kendiliğinden kopar ve ağrı daha az algılanır. Bu konudaki çalışmalarda gebelik, doğum ve doğum sonrası bebek bakımı hakkında bilgilendirilmiş hamile kadınların daha az sorun yaşadıkları tespit edilmiştir.

Ağrılar sırasında doğru nefes alıp vermek anne ve bebek için çok önemlidir. Bu sayede anne ağrıyı daha az hisseder, ayrıca kasılmalar sırasında bebeğe giden kan miktarı azaldığından, düzenli nefes alıp vermek, bebeğe giden oksijen miktarının artmasını sağlar ve enerjiyi arttırır.

Baba adayının Doğuma Katılımı...

Doğum başladığında, baba adayının hamile eşine nasıl yardımcı olacağını biliyor olması tabii ki önemli bir konudur.

Hamile bir kadın, hamile kaldığını öğrendiği andan itibaren eşinin desteğine ve paylaşımına ihtiyaç duyar. Günümüzde hamile kalmak eskiden olduğu gibi, yaşamın gereği, çiftlerin alın yazısı değil, birlikte alınan ve tüm yaşamı kucaklayan çok önemli bir karar. Beraberce bu dünyaya yeni bir insan armağan edeceğiz ve bu insan bizim geleceğe uzatacağımız bir köprü olacak, umutlarımızı gerçekleştirecek ve dünyamızı güzelleştirip anlam katacak. Ailemize mutluluk getirecek bir çocuğa sahip olacağız.

Anne ve baba olma kararı verildikten sonra, baba adayı bu sürece dahil olabilir. Günümüz teknoloji çağı sayesinde anne-baba adayı için, 5. veya 6. haftadan itibaren, ultrasonografik tetkiklerle bebeğin ay ay gelişimini izlemek keyifli ve heyecan verici bir paylaşımdır.

İlk 3 aylık kritik sürecin tamamlanmasından sonra gelen ikinci 3 aylık dönem, hamileliğin en keyifli zamanıdır. Bu dönemde çiftler, birlikte yapmaktan mutlu oldukları tüm etkinlikleri yapabilir, aşkı, sevgiyi, bebeklerini, dünyayı ve var oluş enerjisini beraberce yeniden keşfedebilirler. Ayrıca bu dönem, değişmek, derinleşmek, olgunlaşmak ebeveyn olmaya hazırlanmak için de en iyi zamandır.

Kurslarıma katılan baba adaylarının birçoğunun gözlerinde bu pırıltıyı Sık sık görürüm. Baba adayları, eşlerine dokunurken onları şefkatle sarıp sarmalarken, doğumda eşlerinin ve bebeklerinin yolculuğuna eşlik ederken, doğum sonrası yaşananları heyecanla anlatırken, anlattıklarımı ve uygulamaları harfiyen hatırlarken, emzirme ve bebek bakımı konusunda eşlerine yardımcı olmak için gayret gösterirken, onlara hayran olurum. Bu genç babaların duyarlılıklarından, ailelerine böylesine özen gösterip, sahip çıkmalarından gurur duyuyor ve hepsini kutluyorum.

Doğuma katılmak, doğumhanede bulunmak demek değildir. Doğum başladığı andan itibaren evde yapılacaklar, hastaneye gidiş, hastane odasında ve doğumhanede olacakları bilmek, doğum bilgisi, doğumun evrelerinde yapılacak masajlar ve basınç uygulamaları, nefes teknikleri, eşinin gevşeyebilmesine yardımcı olacak dokunmalar, önemli ve alınması gerekli bilgilerdir. Hiçbir şey bilmeden, yardım tekniklerini öğrenmeden zaten bir partner olamazsınız. Ruhunuzda böyle bir katılımcılık olmadan doğumhanede bulunmanızın size de eşinize de bir faydası olmayacaktır. Böyle bir durumda, bedeniniz orada olacak, gözünüz görecek ama ruhunuz mucizeyi algılıyamayacak, doğum anının enerjisini hissedemeyecek, hazırlıksız yaşadığınız bu deneyim, belki de yanlış duyguların oluşmasına neden olacaktır.

Baba adayı iseniz, evde eşinizin doğum kasılmaları başladığı andan itibaren masajlar, oturma pozisyonları, nefeslerin kontrolü, kasılma aralıklarının saat ile takibi, hastane valizine son eklenecekler ile ilgilenin. Hastaneye ulaşımı da siz sağlayacaksınız! Hastaneye gelindiğinde ise odanın sessiz ve loş olmasını sağlayın. Kasılma aralıklarında gevşeyip, dinlenebileceği bir ortam yaratın. Aktif faz sürecinde odanın kalabalık olmamasına özen gösterin; bu süreçte anne adayında mizaç değişiklikleri olabileceği için bu duruma hazırlıklı olun. Etrafında onun ve sizin ailenizden bireylerin olması bile eşinize sıkıntı verebilir. Eğer yakınlarınızın odadan çıkmalarını siz sağlayamıyorsanız, bunu doğumu takip eden hemşirenin kulağına fısıldayabilirsiniz.

Kasılmalar sırasında nefeslere katılarak, eşinizin istediği noktalara masaj ve basınç uygulamaları (öğrendiğiniz şekilde) yapmalısınız. Onun kendini kastığını hissettiğinizde bacaklarına, omuzlarına, çenesine, ensesine dokunarak gevşemesini hatırlatın. Epidural anestezi uygulanmışsa eşiniz mesanesinin dolduğunu hissedemeyebilir; bu nedenle zaman zaman tuvalete gitmesini sağlayın.

Yer çekiminden faydalanabilmek için eşinizin koluna girip, onunla yürümeyi deneyin. Yatakta pozisyonunu değiştirmesine yardımcı olun, yan yatış pozisyonlarında bacaklarının arasına mutlaka bir yastıkla destek yapın. Onu teşvik edici, cesaretlendirici sevgi sözcükleri fısıldayın.

Eşinizin, hem odada hem de doğumhanede ağzı ve dudakları kuruduğunda küçük buz parçacıkları vererek, duyduğu rahatsızlığı gidermeye çalışın. Çok miktarda su ve sulu gıdalar verilmesi, mide bulantısına neden olacağından buz tercih etmelisiniz. Dudakları için nemlendirici kullanabilir, soğuk su ile ıslatılmış bir bez ile terleyen yüzünü ve boynunu sık aralıklarla silebilirsiniz.

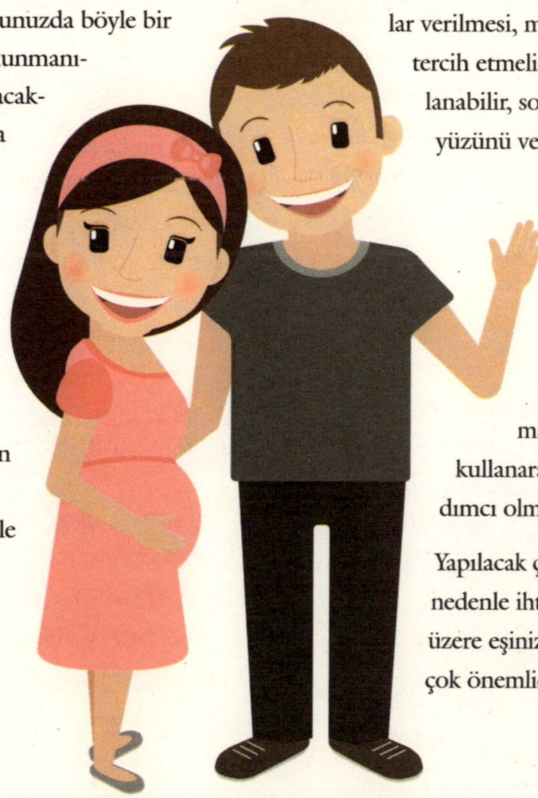

Doğumhanede eşinizin başucunda olun ve ıkınma çabalarını destekleyin. Ikınma anında, eşiniz doğum masasına tutunup kendini çekerken omuzlarından destek olup ıkınmasına yardımcı olun ki çok yorulmasın. Ikınmasını kesmesi gerektiğinde, nefesleri kullanarak ıkınmayı kontrol etmesine de yardımcı olmalısınız.

Yapılacak çok şeyin var olduğunu hatırlayın. Bu nedenle ihtiyacı olduğunda ona destek olmak üzere eşinizin başucunda olmanız bile onun için çok önemlidir; bunu unutmayın…

Normal Doğum Niçin Önemlidir?

Kadın-Doğum Doktoru Sayın Hakan Çoker'in, Türkiye'de doğum gerçeğine getirdiği bakış açısı, normal doğum konusunda verdiği profesyonel eğitimler ve yaptığı çalışmalar bir reform niteliğindedir. Sevgili Doktor Hakan Çoker'in kitabım için oluşturduğu bu sayfalar çok kıymetli, doğumla ilgili tereddüt ve kaygı yaşadığınız zamanlar açıp tekrar tekrar okumanızı tavsiye eder ve Doktor Hakan Çoker'e teşekkürlerimi sunarım.

Dr. Hakan ÇOKER

Günümüzde doğumu yaklaşan bir anneye sorulan en temel sorulardan biri nasıl doğum yapacağıdır. Normal mi olacak yoksa sezaryen mi? Neye karar verdin? Değişen doğum gerçeğimizde sezaryen ameliyatı modern doğum şekli olarak görülmekte, normal doğum yapmak isteyen annelerimizin önüne de birçok müdahale doğumu kolaylaştırıcı faktörler olarak sunulmaktadır.

Bunun yanında gerek Sağlık Bakanlığı gerekse tıbbi otoriteler normal doğumun güvenli ve sağlıklı olduğunu vurgulamaktadır. Hatta bu konuda yürütülen kampanyalarla normal doğum özendirilmeye çalışılmaktadır. Normal doğum aslında doğumun kendisidir. Tıbbi bir sebep olmadan yapılacak tüm tercihler müdahaleli doğuma girer.

Ancak yapılan bunca çalışmaya rağmen sezaryen oranlarının istediğimiz gibi düşmediğini ortaya koymaktadır. Durum böyle olunca nerede yanlış yaptığımıza yeniden bakmak zorundayız. Belki de sezaryenin negatif etkilerini anlatmayı bırakmalıyız. Çünkü sezaryen gerçekten gerekli olduğunda mükemmel bir kurtarma ameliyatıdır. Bunun yerine kaybetmeye başladığımız gerçeklerin temeline inmek en iyi çözüm olacaktır. Doğumu tercih etmedikleri zaman anne ve bebekleri neler kaybederler? Nelerden vazgeçerler? Doğal doğum neden bu kadar önemlidir?

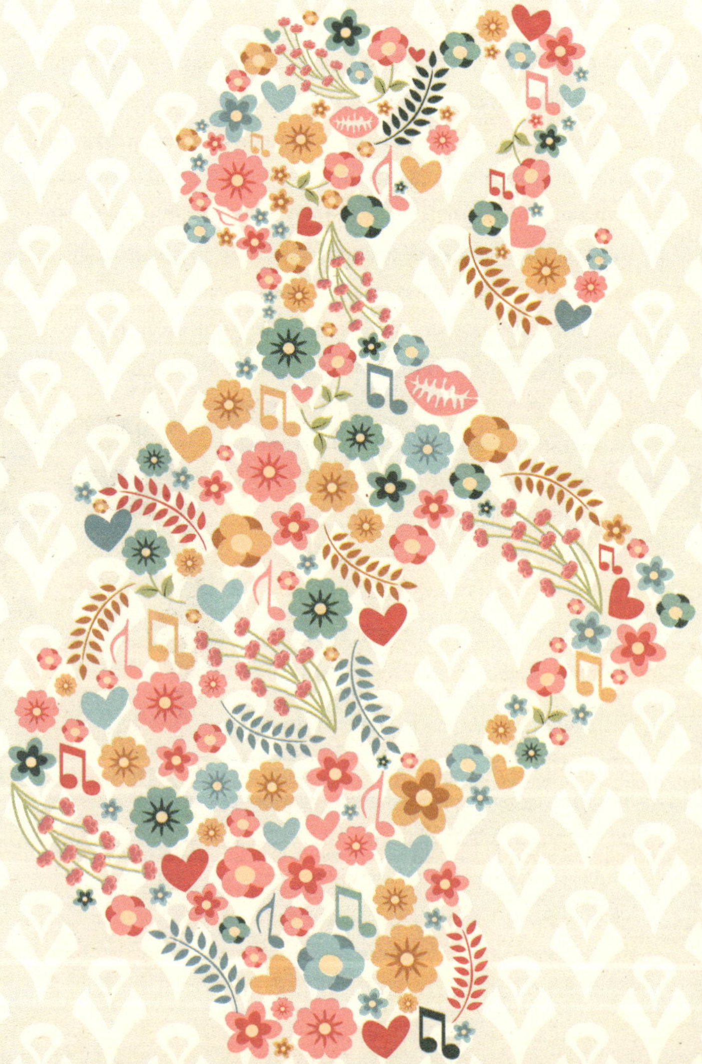

Doğal doğum mümkün olduğunca müdahale edilmeden yapılan doğumdur. Çünkü kendiliğinden başlayan doğal bir doğumda beden ve bebek ne yapacaklarını bildikleri mükemmel bir çalışma içindedirler. Yapacağınız her müdahale bu işleyişi az ya da çok bozabilir. İdeal olan bedenin bu mükemmel çalışmasını destekleyecek bir ortam yaratılarak anne ve bebeğinin fiziksel ve duygusal olarak desteklenmeleridir. Bu sayede hiçbir ilaç ve müdahaleye maruz kalmayan bir anne, bebeğini tüm doğal hormonlarının etkisi altında doğuracak, doğar doğmaz bebeğini göğsüne alabilecek ve bebeği ile güçlü bir bağ kurabilecektir. Doğum sonrasındaki kritik dakikalar anne ve bebeğinin bağ kurması açısından çok önemlidir. Sevgi ve coşku dolu bu doğum sonrasında anne ve bebeğinin buluşması onların gelecekteki davranışlarını da olumlu etkileyecektir.

Buradaki kritik kelime "mümkün olduğunca" dır. Doğal doğum felsefeleri gerekli modern tıbbi müdahaleleri dışlayan bir felsefe değildir. Tam tersine gerektiği zaman modern tıbbın tüm olumlu müdahaleleri kullanılacaktır. Burada önemli olan müdahalelerin fark gözetilmeden her anneye rutin olarak uygulanması yerine, gerekli şartlarda gerekli doğumlarda uygulanmasıdır. Kanıta dayalı tıp çalışmaları birçok müdahalenin rutin olarak her gebeye uygulanmasını destekleyecek kanıtlar bulamamıştır. Bu yüzden doğal doğum düşünen annelerin karşılaşabilecekleri tüm müdahaleleri bilmesi ve gerektiğinde bunları kullanabilmesi teşvik edilir. Ne olursa olsun, kesinlikle hiçbir müdahale yapılmadan bir doğumun hedeflenmesi en büyük yanlış olacaktır. Gerektiğinde yapılacak bu müdahaleler gerek annenin gerekse bebeğin sağlığı üzerinde olumlu etkiler yaratacaktır. Bu yüzden müdahalesiz doğum yerine, mümkün olduğunca müdahalesiz ancak kesinlikle sağlıklı bir anne ve bebeğinin hedeflendiği bir doğum şekli en akılcı çözüm olacaktır.

Doğal bir doğumun en büyük avantajı ilaç kullanımının en az seviyede olmasıdır. Bu sayede anne ve bebeği hazır olduğunda doğum başlayacak ve doğumun kontrolü doğal olarak salgılanan hormonlarda olacaktır. Anne ilaçsız bir doğumla doğumun coşkusunu tüm farkındalığı ile hissedecek, bebekse aktifliği sayesinde yeni hayatına çok daha kolay uyum sağlayacaktır. Bu hormonların anne ve bebek üzerindeki olumlu etkileri yapılan çalışmalarla yavaş yavaş çok daha iyi keşfedilmeye başlanmıştır.

Doğum Hormonları

Doğal bir doğumun önemini anlayabilmenin yolu biraz da salgılanan doğum hormonlarını öğrenmekten geçer. Bunların başlıcaları oksitosin, endorfin ve kotekolaminlerdir.

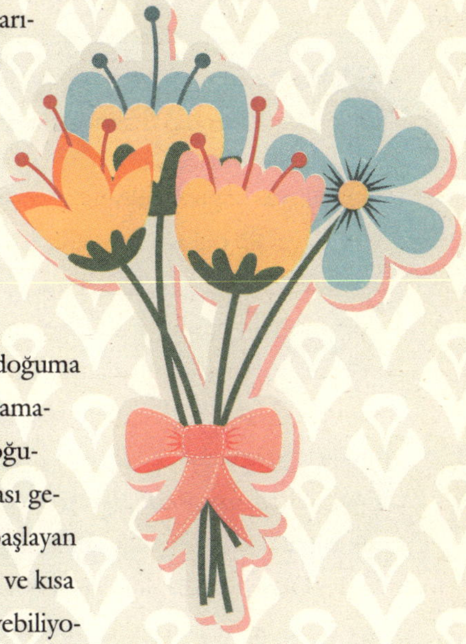

Oksitosin: Doğal bir doğuma baktığımızda, doğum hormonlarının aktif olarak salgılanarak doğumu yönettiklerini görüyoruz. Siz izin verdiğiniz takdirde, doğum anne ve bebeğinin tam olarak hazır olduğu anda, kendiliğinden başlar. Dünya Sağlık Örgütü'nün doğuma götüren kanıta dayalı uygulamalar listesinde de ilk sırayı doğumun kendi kendine başlaması gerektiği alır. Kendiliğinden başlayan doğumların çok daha kolay ve kısa sürede olduğunu gözlemleyebiliyoruz. Bu sayede erken başlatılan doğumlardaki birçok olumsuzluk risklerini de almamış oluruz.

Bu aşamada öncelikle beyinden salgılanan oksitosin hormonu, rahimdeki kasılmaları tetikler. Oksitosin sayesinde rahim düzenli olarak ve ihtiyacı kadar çalışmaya başlar. Belli aralıklarla salgılanan bu hormon, doğum dalgalarının aralıklı olarak gelmesini yönetir. Bu sayede dalgalar arasında anne ve bebeğinin dinlenebilmesi için süre kalır. Oksitosin hormonu gittikçe artan seviyelerde salgılanır ve doğumdan sonra da en üst seviyelerde kalır. Bu hormon, plasentadan bebeğe de geçer, hatta bebek aynı zamanda kendi hormon salgısını da yapar.

Oksitosin hormonu, doğumdan sonra anne-bebek bağlanmasından da sorumludur. Oksitosin özellikle doğum anında en yüksek seviyelerine ulaşır. Doğumdan hemen sonra azalacağı beklenirken eğer bebekler anne kucağına bırakılır ve bebeğin anneye alışması için süre tanınırsa, oksitosin seviyeleri daha da artar. Çünkü artık bebeğin dokunuşları da oksitosin seviyesini tetiklemektedir. Bu sayede plasentanın doğal olarak daha kolay ve problemsiz ayrılması da desteklenmiş olur.

Birçok hayvan deneyinde oksitosinin etkileri çok açık görülür. Yeni doğum yapmış farelerden alınan kan, bakire farelere verildiğinde, onların da annelik davranışları göstererek yeni doğmuş bebekleri korudukları ve temizledikleri görülmüştür. Yani oksitosin bir anlamda da annelik hormonudur.

Son yıllarda yapılan çalışmalar oksitosin hormonunun, sevginin olduğu her yerde kadın ve erkeklerde ayrı ayrı salgılandığını gösterir. Örneğin cinsellik de bunlardan biridir ve seks sırasında kadın ve erkek ayrı ayrı oksitosin salgılarlar. Bunun yanında oksitosin iyileşme, gevşeme, sosyal ilişkiler gibi birçok davranışlarımızda etkilidir. Rahatlamamızı sağlayan birçok davranış aslında oksitosin salgısını arttıran davranışlardır. Oksitosin sevginin ve gevşemenin olduğu her yerdedir. Yani doğal doğum sırasında anne ve bebeği bir çeşit sevgi denizi içinde yüzer gibidir. Bu yüzden anne-bebek buluşmasında en üst seviyelere ulaşır. Bu hormon aynı zamanda geriye doğru unutkanlık yapar, böylece annede doğumla ilgili daha çok pozitif anılar kalır.

Endorfin: Doğum ilerledikçe ve dalgalar anne adayını zorlamaya başladıkça, bedenin başka bir hormon salgıladığı görülür. Doğal bir ağrı kesici ve mutluluk hormonu olan endorfin, doğal doğumlarda

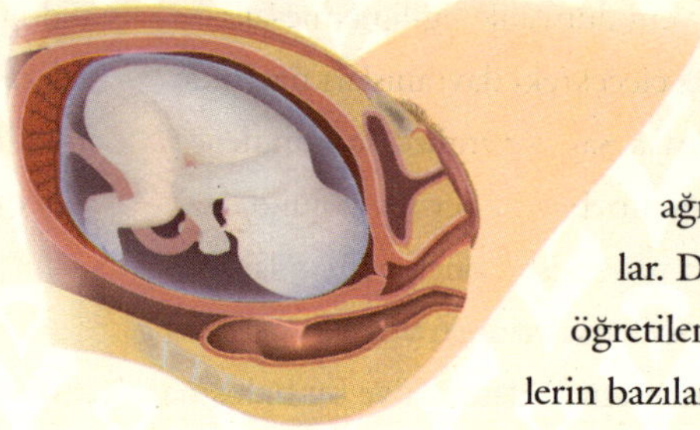

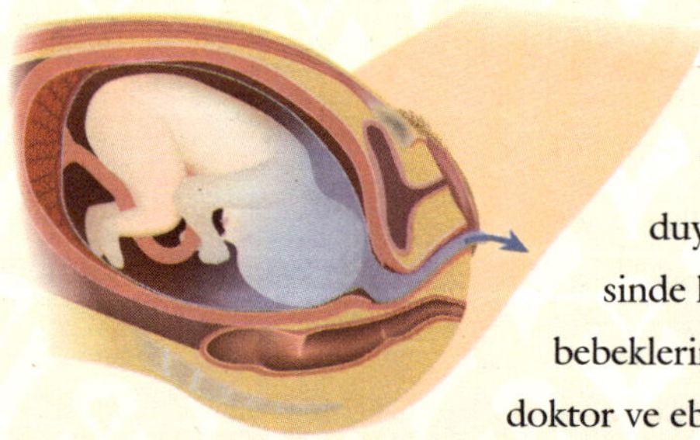

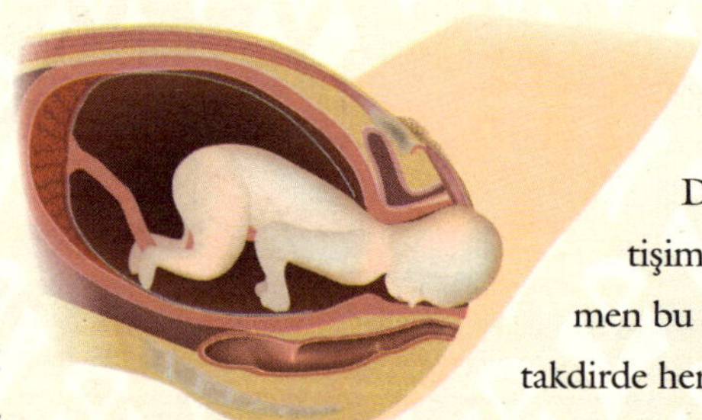

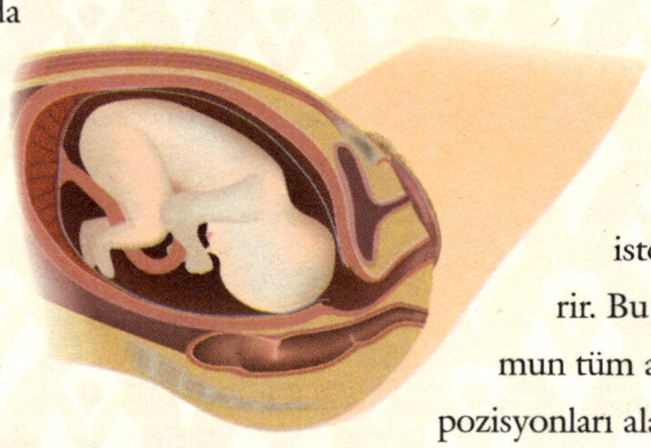

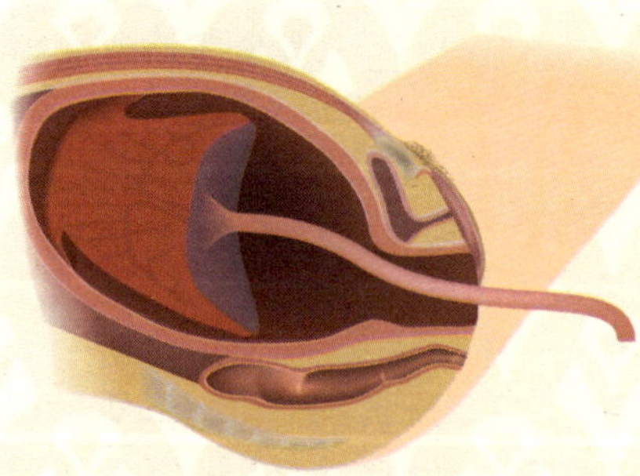

gittikçe artan oranlarda salgılanır. Böylece bedeniniz size ihtiyacınız olan ağrı kesiciyi kendiliğinden sağlar. Doğuma hazırlık kurslarında öğretilen ilaç dışı ağrı kesici tekniklerin bazıları, endorfin salgısını arttırmaya yönelik tekniklerdir.

Endorfinin doğuma bir diğer katkısı kadınlara doğumlarında "sanki başka bir boyutta" olma duygusunu vermesidir. Bu etki sayesinde hamileler tam olarak doğuma ve bebeklerine odaklanabilirler. Bu durumu doktor ve ebeler, birçok annede gözlemlemişler, belki de anlam verememişlerdir. Hatta iletişim kopukluğu olarak adlandırdıkları bu durum aslında doğal bir doğumun anneye olumlu etkisidir. Doğumun sonlarına doğru anneyle iletişim kurulmasında güçlük çekilmesi tamamen bu hormonlarla açıklanabilir. İzin verildiği takdirde her hamile doğumunda bu geçiş anını hissedebilecektir. Bu "başka bir boyutta olma" duygusu doğal bir doğumun sağlıklı ve etkili bir şekilde ilerlemesinin göstergesidir. Bu sırada hamile izin verildiği takdirde, bedenini izleyerek rahat ettiği pozisyonları alır, istediği gibi sesler çıkarır. Bedeni onu yönlendirir. Bu doğal hareketler sayesinde anne, aktif doğumun tüm avantajlarını yaşamaya başlar. En rahat ettiği pozisyonları alarak dalgaları daha konforlu karşılayabilir.

Endorfin hormonu aynı zamanda da bağlanmayı arttıran hormonlardan biri olarak gösterilir. İzin verildiği takdirde doğum anında annenin tüm algıları hayatında hiç olmadığı kadar açıktır. Oksitosin hormonu ile birleştiğinde bu sevgi kokteyli, anne ve bebeğinin, o ilk dakikalardaki kritik bağlanmalarından sorumludur. Doğum anını takip eden ilk dakikalar ve saatler, bebeğin yeni dünya ile ilgili ilk mesajlarını aldığı kritik saatlerdir ve gelecekteki davranışları üzerinde de etkilidirler. Bu yüzden Dünya Sağlık Örgütü ve tüm diğer kuruluşlar, doğumdan sonra bebeğin, her şey yolundaysa, doğar doğmaz anne kucağına verilmesini önerir. Bu anlarda anne-bebek buluşmasının pozitif etkilerini en yüksek seviyede yaşatmak için, sessiz bir ortam sağlanmalı ve bu buluşma anına saygı gösterilmelidir.

Kotekolaminler: Doğumda etkili bir diğer hormon grubu da kotekolaminlerdir. Bu grubun hormonları olan adrenalin ve noradrenalin, aslında stres anında salgılanan hormonlardır. İlkel beynin kontrolündedir ve tehlike anında bizi koruyan hormonlarıdır. Çünkü tehlike anında güce ihtiyacınız vardır. Bir diğer adı da kaç-dövüş hormonudur. Tehlike anında kaçar veya karşı koyarsınız. Salgılandığı anlarda bedenimizdeki kan, kol ve bacaklara yönlendirilir. Bundan dolayı yüzümüzde bir sıcaklık hissedilir. Kalbimiz çok hızlı çarpmaya başlar. Nefesimiz sıklaşır. Göz bebeklerimiz büyür, ağzımız heyecanlandığımızda olduğu gibi kurur.

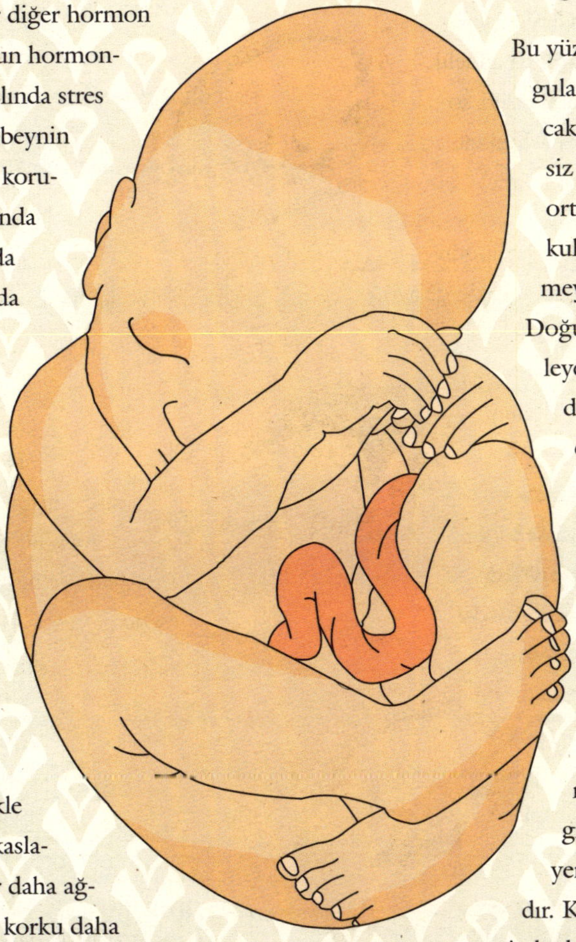

Doğumlarda açlık, soğuk, korkular, güvensizlik gibi durumlarda salgılanması doğumun gidişini bozar. Özellikle korku nedeniyle artan salgısı, rahim kaslarının çalışma düzenini bozar, dalgalar daha ağrılı hissedilir. Ağrı daha çok korkuya, korku daha çok gerginliğe, gerginlik daha çok ağrıya neden olur. Dr. Dick Read buna, "korku-gerginlik-ağrı çemberi" ismini vermiştir. İlerlemeyen doğumların arkasında genellikle bu yatar. Korkular beyin için tehlike sinyalleridir. Bu durumda ilkel beyin, doğumun tehlike geçene kadar durdurulmasının daha sağlıklı olduğunu düşünür.

Aslında doğumu yöneten hormonlar diğer memelilerle birebir aynıdır. Bu yüzden özellikle çevrenizdeki kedilerin doğumlarını izlediğinizde, doğum için güvenli bir yer aradıklarını gözlemlersiniz. Bazen meraklı gözler doğum yaparken kedileri izlemek isterler. Bu durum, yani izlenme duygusu bile kediler için tehlike anlamına gelebilmektedir. İzlenildiklerini anladıkları anda kediler derhal başlamışsa bile doğumlarını durdurur ve daha güvenli bir yere geçerler. İşte bu doğumun durdurulmasından kotekolaminler sorumludurlar. Güvenli bir yer bulunduğunda, yani tehlike geçtiğinde kotekolamin salgısı azalır ve doğum yeniden başlar.

Bu yüzden korku ve güvensizlik gibi duygular azaltıldıkça, doğumlar kolaylaşacaktır. Bazen açık bir kapı, sık ve izinsiz muayeneler, aşırı ışık, gürültülü bir ortam, bilinçaltı negatif bilgiler bu korkuları yaratır. Bazen de hiç tahmin edemeyeceğiniz şeyler doğumu durdurur. Doğum odasında tedirgin bir şekilde bekleyen gergin bir anne, baba, ebe hatta doktor bile doğumun en büyük engeli olabilir. Çünkü gerginlik bulaşıcıdır. Ortamda gergin bir kişi olduğunda, bu gerginlik odadaki diğer kişilere bulaşır. Birçok doğumda bu kişilerin uzaklaştırılması bile doğumun ilerlemesini kolaylaştırabilmektedir.

Doğuma hazırlık kurslarının en temel etkilerinden biri de doğumla ilgili korku ve güvensizlik duygularının, yerini pozitif beklentilere bıraktırmasıdır. Korkunun panzehiri bilgidir. Bilgi sayesinde doğumların bizlere anlatılan kötü hikayelerden çok daha farklı bir şey olduğunu öğrenirsiniz. Bilgi sayesinde anne ve bebeğinin nasıl uyum içinde çalışabildiklerini keşfedersiniz. Bilgi sayesinde bedeninizin doğum için yaratıldığını ve doğum yapma gücünüzün içinizde olduğunu fark edersiniz. Bilgi sonrasında öğreneceğiniz gevşeme teknikleri ile bedeninizi kolayca akışa bırakır ve doğumun kontrolünü bedeninize bırakabilirsiniz. İçinizdeki doğum yapma gücünü keşfeder ve saygı duyarsınız.

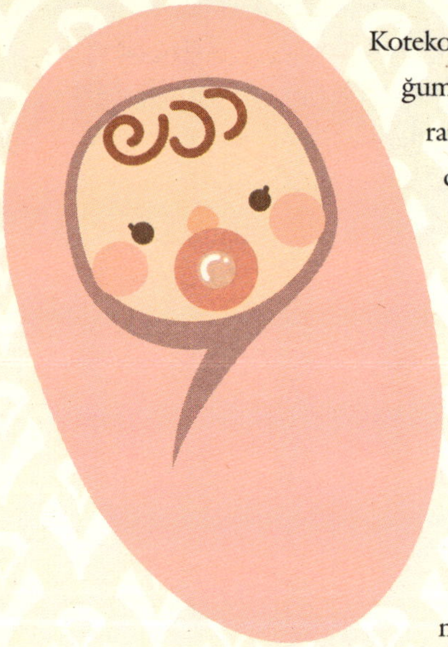

Kotekolaminlerin salgılanması, doğumun başında negatif etkiler yaratırken, doğumun sonlarına doğru ani salgılanmaları ile pozitif etkiler oluşturur. Bu sayede doğum yapacak anneye, ne kadar yorgun olursa olsun fazladan bir güç gelir. Ani hormon salgıları sayesinde bu kadınların, izin verildiği takdirde daha fazla ayakta durma istekleri olur. Bu ani salgılanan stres hormonları, Michel Odent'in tarif ettiği "bebek fırlatma refleksi"nden de sorumlu tutulur. Bu refleks sayesinde annede dayanılmaz bir ıkınma isteği oluşur ve bu da doğumu kolaylaştırır. Bu hormonlar aynı zamanda, doğum anının o büyüsünü hissettiren hormon kokteyline büyük katkı sağlar.

Bebeklere baktığımızda da, yukarıda saydığımız hormonların plasentadan geçtiğini veya kendi bedenlerinde salgılandığını görüyoruz. Bu sayede bu hormonların pozitif etkileri yavaş yavaş açıklık kazanmaya başlamıştır. Örneğin salgılanan stres hormonları sayesinde bebeklerde akciğer gelişimi daha iyi sağlanır, kalp atışları ve basınçları dengelenerek doğum kanalından geçişleri kolaylaşır, dış ortama uyum sağlamak için gerekli hazırlıklar yapılır.

Bebekler Doğumda Ne Hissederler?

Planlı sezaryeni tercih edecek bir anne ve bebeği hormonların tüm bu olumlu etkilerini ve bebeği ile erken bir bağ kurma şansını kaybedeceği çok açıktır. Bu hormonların ve erken temasın, anne ve bebekleri üzerindeki fizyolojik ve davranışsal etkileri günümüzün en ilgi çeken araştırmaları içindedir. Belki de doğum anı gelecekteki davranışlarımızı etkilemektedir. Bu buluşmanın en doğal ve travmasız bir şekilde gerçekleşmesi, yani anne ve bebeğine saygılı bir doğumun tüm kadınlarımıza istisnasız sunulması, belki de toplumumuzun gelecekteki sevme kapasitesini bile arttırabilecektir.

Bebeğiniz acaba doğumda neler hissediyor?

Ne güzel bir soru değil mi?

Daha önce aynı duygudan yola çıkarak "Bebeğiniz doğumda ne ister? " diye sormuştum.

Yani doğumda kimsenin sormadığı soruyu…

Şimdi yeniden soruyorum;

Acaba bebeğiniz doğumda neler hissediyor? Nasıl anlayabiliriz bunu? Bebeklere sorsak bilirler mi?

Aslında biliyorlar. Çünkü beyinleri ve zihinleri gelişmiş olarak doğuyorlar. Anne karnında daha çok erken dönemlerden başlayarak hissetmeye ve kayıt yapmaya başlıyorlar. Bu kayıtlar onların dışarıdaki dünyayı algılamalarında ilk adım oluyor.

Ve doğum anı… Algılarının en açık olduğu an… Belki de hayat boyu algıları hiç bu kadar açık olmayacak. Bebekler doğum anının her aşamasını biliyorlar, hissediyorlar ve hatta belki de düşünüp yorum yapıyorlar.

Biliyorsunuz uzun yıllar bebeklerin acı çekmediklerine çünkü sinir yapısının yeterince gelişmediğine inanıldı. Birçok operasyon veya müdahale anestezi, hatta ağrı kesici verilmeden yapıldı. Oysa bebekler acı çektiklerine dair bütün bulguları veriyorlardı. İğne yapılırken ayaklarını çekiyorlar ve kasıyorlardı. Ama biz görmüyorduk.

Anestezi 1846 yılında keşfedildi. Ancak bebeklerdeki operasyonlarda uygulanmaya başlaması için daha 140 yıl geçmesi gerekiyordu. Önceleri bebeklerde uygulamanın gereksiz olduğu ve bebeklerin acıyı hissetmedikleri savunuldu. Ancak yıllar içindeki çalışmalar ve sivil toplum hareketleri bunun böyle olmadığını bize gösterdi. Acının olabileceği her müdahalede bebeklerde de acı ile ilgili stres hormonlarının salındığı gösterildi. Bebeklerde ilk anestezi uygulamaları 1980'li yıllara denk geliyor. Düşünün ne kadar yakın bir geçmiş. Daha yakın bir zamana kadar anestezi olmadan yapılan sünnet vakalarını bile düşündüğünüzde, bebeklere karşı ne kadar duyarsız kaldığımızı anlayabilirsiniz. Yoksa siz de hala doğum sonrası sünnetin daha kolay olduğuna çünkü bebeklerin acı hissetmediklerine inananlardan mısınız? Eğer öyleyseniz yeni doğmuş bebeğiniz en ufak bir acıda neden ağlıyor dersiniz?

Şu anda bile, yani modern tıbbın tüm imkanlarının kullanıldığı bu çağda, kaç doktor, ebe hatta anne bebeklerin doğumda ne hissettiğini ve istediğini soruyor merak ediyorum. Bunu sormuş olsak tüm doğumhane ortamlarını bir günde bile değiştirebiliriz. Bunun para ile ilgisi yok. Bu maddi imkanlardan çok doğuma karşı daha insancıl felsefe ile yaklaşım sonucu olacaktır.

Bugün bebeklerin birçoğu doğum sırasında hala şiddetli çekiştirmeleri yaşıyorlar. Doğar doğmaz gözlerini kör edebilecek spotlarla karşılaşıyorlar. Gürültü ve ışık kirliliğine doğuyorlar. Kordonlarının ani kesilmesi sonucu bir anda yeni çalışmaya başlayan akciğer ve dolaşım sistemi ile baş başa kalıyorlar. Ciltleri temizlenme adına onlar için zımpara gibi kalın olabilecek bezlerle siliniyorlar. Nefes yollarını temizleme adına birçok durumda gereksiz olan sondalarla boğazları zedeleniyor. Ve her şeyden önemlisi anne kucağı ile buluşmaları gerekirken annelerinden uzaklaştırılıyorlar ve yalnızlaştırıyorlar.

Ve tüm bu dönemlerde bebekler zeki ve biliyorlar. Yaşadıklarını hissediyorlar. Her şeyin farkındalar ve kaydediyorlar. Bütün bu yaşadıkları bilinçaltına kaydediliyor. Ve yıllar sonra belki de birçok davranışınızı bilinçaltına yerleştirilmiş bu kayıtlar yönetiyor.

İşte bu aşamada hipnoz ve psikoterapi uzmanlarının seansları devreye giriyor. Birçok uzmanın yaşadıkları tecrübeler artık yetişkinlerin, bilinçaltında doğum anlarını yaşadıklarını ve bu bilgileri sakladıklarını bize gösteriyor. Sayıları binlerce olan bu hipnoz tecrübelerinden, bebeklerin doğum sırasında ne hissedebildiklerini ve bu kayıtların yetişkin davranışları üzerine etkilerini tahmin edebiliyoruz. Bu kayıtların ortaya çıkarılması ve üzerinde çalışılması sayesinde birçok davranış sorunu tedavi edilebiliyor.

Hipnoz altında bebekliklerine dönen yetişkinlerin kullandıkları kelimeler bizlere ipuçları veriyor. İlk kasılmalarla birlikte bebekler basınç dalgaları, titreşimler, çalkantılı denizde olma gibi duygular hissediyorlar. Bazı bebekler kasılmaları gel-git dalgalarına benzetiyorlar (Aslında bu tanım rahmin çalışma prensibine de uyuyor). Doğum anını enerji patlaması, kaydıraktan ters kayış, akıntılı nehir gibi algılayanlar var. Doğum sonrası ilk dakikaları yüksek sesli ağlamalar, acı dolu yüz ifadeleri, kolların ve bacakların çekiştirilmesi, üşüme duyguları ile ifade ediyorlar. Birçok bebek doğumhaneyi aşırı aydınlık ve soğuk olarak hatırlıyor. Dokunuşların kaba olduğunu vurgularken, popoya sert darbeler, iğneler, göz damlaları, baş aşağı tutulmalar ve diğer tıbbi müdahaleleri acı olarak algılıyorlar. Üstelik tüm bunların yabancı maskeliler tarafından yapılması onları korkutuyor.

Yumuşak dokunuş ve sesleri ise olumlu hatırlıyorlar. En çok da anneleri ile buluşmalarını mutluluk olarak algılıyorlar. Bu anları güvenli bir yer olarak hatırlıyorlar.

"Braxton Hicks" olarak bilinen hazırlık kasılmalarını tüm gebeler son ayında yaşarlar. Bunu biz doktorlar da dahil birçoğumuz rahmin doğuma hazırlanışı olarak algılarız ve anlatırız. Aslında belki şiddeti biraz azdır ama bu kasılmalar, doğum kasılmaları ile birebir aynıdır. Annelerin birçoğu bu kasılmaları ağrı olarak algılamazlar çünkü buna programlanmamışlardır. Ancak doğum sırasında aynı kasılmaları ağrı olarak algılarlar çünkü doğumda ağrıya şartlanmışlardır.

Ama belki de bu hazırlık kasılmaları rahimden çok bebeği hazırlamaktadır. Bu sayede bebek doğumda yaşayacağı baskı, basınç, titreşim duygularına yavaş yavaş hazırlanmaktadır. Bunun sonucunda doğum başladığında, aslında bildiği bir şeyi hissediyor ve yapıyor olacağından doğumu çok daha pozitif yaşayacaktır. Hissedeceği bu duygular onu şaşırtmayacaktır. Bu kasılmaları bir çeşit doğuma hazırlık çalışmaları, doğuma hazırlık dansı olarak görebilen anneler, bebekleri ile birlikte konuşarak doğuma hazırlanabilirler. Bu hazırlık onların doğumda da ağrı algısını değiştirebilir ve doğumu gelip giden bir dalga dansı gibi yaşamalarını sağlayabilir.

Bebekler hakkında bildiklerimizin hala çok az olduğunu düşünüyorum. Bu bilincimiz ve keşiflerimiz arttıkça doğuma daha insancıl yaklaşımlar ülkemizde de yerini alacaktır.

Bebeklerimiz nasıl dünyaya geleceklerini biliyorlar. Bedenlerimiz nasıl doğum yapacaklarını biliyorlar. Bizim doktor, ebe, anne ve baba olarak yapmamız gereken tek şey bu mükemmel işleyişe izin vermek olacaktır. Doğuma yapacağımız küçük de olsa her bir gereksiz müdahale bu mükemmel işleyişi bozmaktan başka bir şeye yaramayacaktır.

Doğal Doğumda Gerekli Koşullar

Doğal bir doğum ile anne ve bebeğine saygılı bir doğumun gerçekleşebilmesi için bazı koşulların mutlaka sağlanması gerekir. Bunların bazıları aile tarafından sağlanırken, diğerleri sağlık kuruluşu tarafından sunulabilir. Ancak tüm bu ortamların araştırılması ve elde edilmesindeki birinci sorumluluk yine ailelerindir. Sezaryen oranlarının %80 gibi yüksek rakamlarda seyrettiği bilinen bir hastanede doğal doğum için ısrar etmek, hayal kırıklıklarını da beraberinde getirecektir. Bu yüzden doğal doğum düşünen ailelerin bu konudaki araştırmalarına çok daha önceden başlaması en doğru seçim olacaktır. Şimdi doğal bir doğuma hazırlık yolunda ihtiyaçlarınıza bakalım.

1. Eğitim

Sağlıklı bir doğal doğum için ailenin eğitim alması, özellikle doğum konusunda negatif hipnoz altındaki toplumumuzda gereklidir. Aile ve doktor doğumda ortak bir pozitif dil kullanmalıdır. Risk kavramları abartılmamalıdır. Doğumda süre kavramları önceden tartışılmalı ve zamana saygı duyulmalıdır. Aksi takdirde uzun sürebilen doğumlarda ailelerin sabırsızlıkları ve tedirginlikleri doktor üzerinde büyük bir baskı yaratır. Bu baskı bile erken sezaryen kararı alınmasında büyük bir etkendir. Eğitimlerde doğumun aşamaları, bu aşamalarda anneye ve doğum yardımcısına düşen görevler, nefes çalışmaları, bedensel hazırlıklar, gevşeme ve imgeleme yöntemleri, ilaç dışı ağrı kesici teknikler anlatılır.

2. Güven

Güven doğal bir doğumun en önemli duygusudur. Anne mükemmel bir uyum içinde çalışan bedenine ve bebeğine güvenmelidir. Doğum yapma konusundaki anne ve özellikle yakınlarındaki şüpheci yaklaşımlar doğumun gidişini negatif etkiler.

Aile doktoruna, doktor da aileye güvenmelidir. Doktor seçiminde aileler hep güvenecekleri doktor ararlarken, doktora nasıl güven verecekleri konusunda hiçbir çalışma yapmazlar. Doktor-gebe ilişkisini tek taraflı bir alışveriş gibi görürler. Toplumumuzda istenen şey doktorun onlara güven vermesidir. Oysa doktor-gebe ilişkisi iki taraflı bir güvene dayalı ilişkidir. Anneye ve aileye güvenemeyen bir doktor, doğum ile ilgili kararlarında

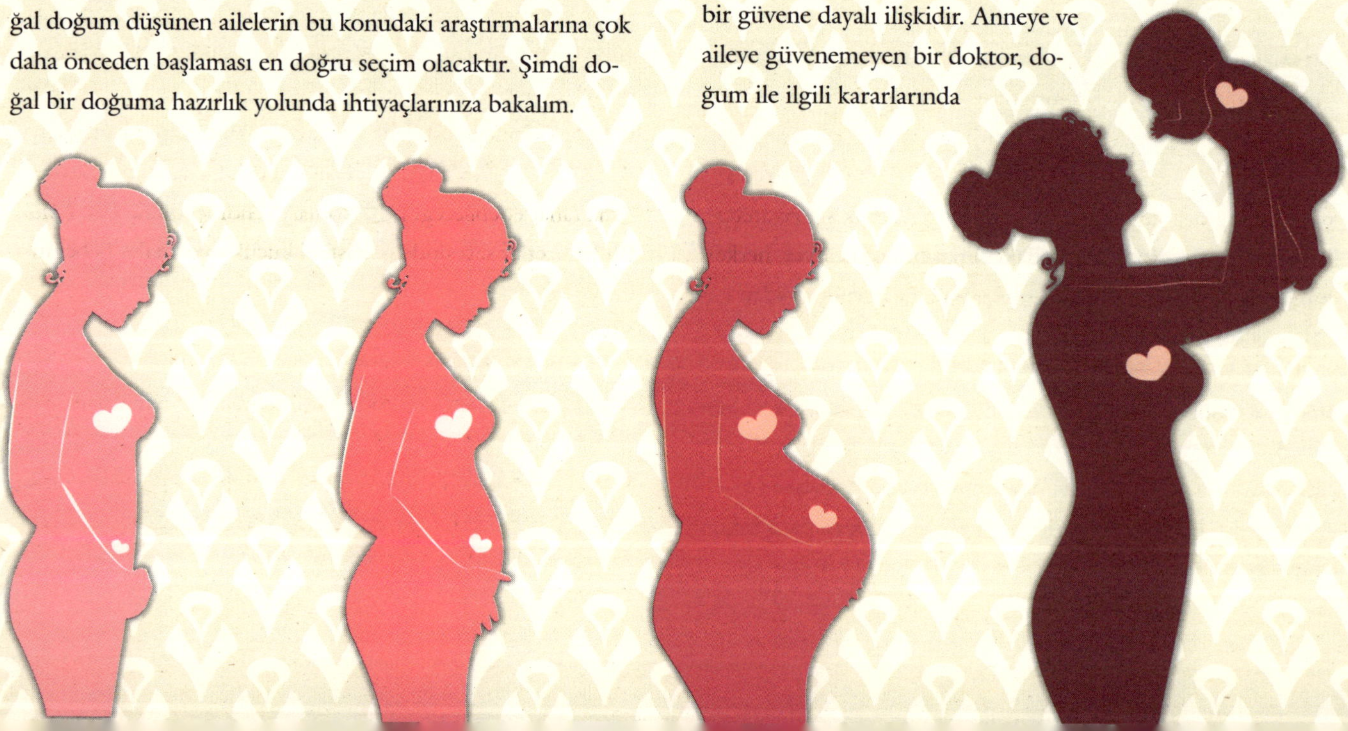

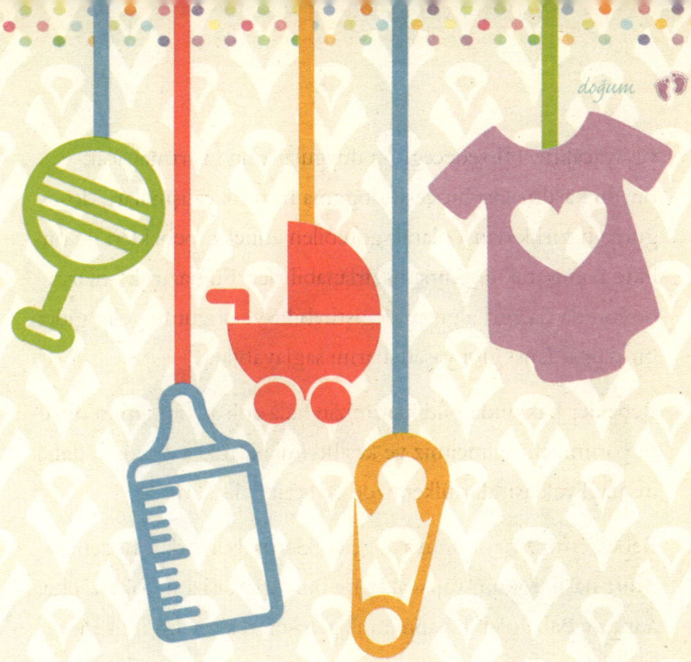

daha tutucu davranacak, herhangi bir risk almaktan kaçınacaktır. Oysa doğumu bilen ailelerle güvene dayalı ilişkilerde, doğumun her aşamasında birlikte karar alınabilmesi ve böylece sorumlulukların paylaşılabilmesi mümkün olacaktır. Bu sayede aile doğuma aktif olarak katılabilecek, doğum sonrasında hissedebileceği pişmanlıklar en az seviyede olacaktır.

Bunun dışında güven ortamı doktorların çalışma şartlarını da olumlu etkileyecektir. Özellikle bu konuda eğitim alan anneler doğumun kendi görevleri olduğunu ve doktorun sürekli yanında olmasına gerek olmadığını bilirler. Ebe kontrolünde doğum takibine güvenirler ve doktorlarını gereksiz yere baskı altında bırakmazlar. Bu sayede yoğun çalışma şartlarındaki doktorların normal bir doğum takibi çok kolaylaşacaktır.

3. Mahremiyet

Doğum tıpkı cinsel davranışlarımızda olduğu gibi ilkel hormonların kontrolündedir. Belki şaşırtıcı gelebilir ama, cinsellik ve doğumda salgılanan hormonların birçoğu benzerdir. Bu yüzden cinsellik sırasında yarattığımıza benzer bir ortamın doğumda da yaratılması gerekir. Bu şartların başında mahremiyet gelir. Doğumu yöneten beyin bölümümüz tüm memelilerde neredeyse aynı mekanizmalarla çalışmaktadır. Tüm memelilerde olduğu gibi doğum için güvenli ve rahat edebileceğiniz bir ortam sağlanmalıdır. Bilinçaltı kesinlikle güvende olduğunu hissetmelidir.

Bu yüzden açık bir oda kapısı, sık sık izinsiz açılan kapılar bu güven ortamını bozar. Bunun yanında odada bulunan yabancı kişilerin (özellikle yakın olduğu düşünülen ancak doğum söz konusu olunca yabancı sayılabilecek akrabalar) sayısı artıkça doğumun gidişi negatif etkilenir. Hele bir de sık sık ziyaretçilerin gelmesi, annenin tüm odaklanmasını bozar. Evet, herkes bunu destek amaçlı yaptığını söyler ama farkında olmadan engelleyici bir rol oynarlar.

Mahremiyet doğum anında da çok önemlidir. Birçok özel hastanede doğum odasına gereğinden fazla personel girer. Bir doğumda yaklaşık 10 kişi saymıştım. Bu kişilerin hepsi yabancıdır. Ve bu kadar yabancının önünde anneden pasif bırakılmış bir durumda doğum yapması beklenir. Bu kadar kişinin bakışları altında cinsel ilişkiye girmenizin istendiğini hayal ettiğinizde olacakları siz düşünün. Doğum da en az cinsel eylem kadar mahremiyet ister ve anneye saygı için bu kesinlikle gereklidir. Oysa doğumda bir doktor, bir ebe, eğer istiyorsa bir babadan fazlası gereksizdir. Gerekli olduğu durumlarda diğer kişiler doğumdan sonra anneyi rahatsız etmeden katılabilirler.

4. Hareket özgürlüğü

Doğal bir doğumun vazgeçilmezidir. Doğumda bir anneyi çeşitli bahanelerle yatağa mahkum etmek ona yapılacak en büyük kötülüktür. Hareket özgürlüğü sayesinde bebeğin inişi kolaylaşır. Çünkü yer çekiminin avantajlarını kullanacaktır. Bebeğin oksijenlenmesi daha iyi olur çünkü rahim arkadaki ana damarlara bası yapmaz. Hareket özgürlüğü sayesinde anne daha rahat edebileceği pozisyonları kendi içgüdüleri ile bulur. Bu hareketler sayesinde pelvisteki küçük oynamalar bebeğin inişini kolaylaştırır.

Özgür bırakıldığında birçok kültürde annelerin ayakta ve hafif öne eğilmiş bir pozisyonu kendiliklerinden aldıklarını görürüz. Bu pozisyon bir yandan bebek için en iyi kan akımını sağlarken, diğer yandan anneye rahat edebileceği pozisyon sağlar. Anne ve bebeklerine güvendiğimizde onlar doğru pozisyonu kesinlikle seçeceklerdir.

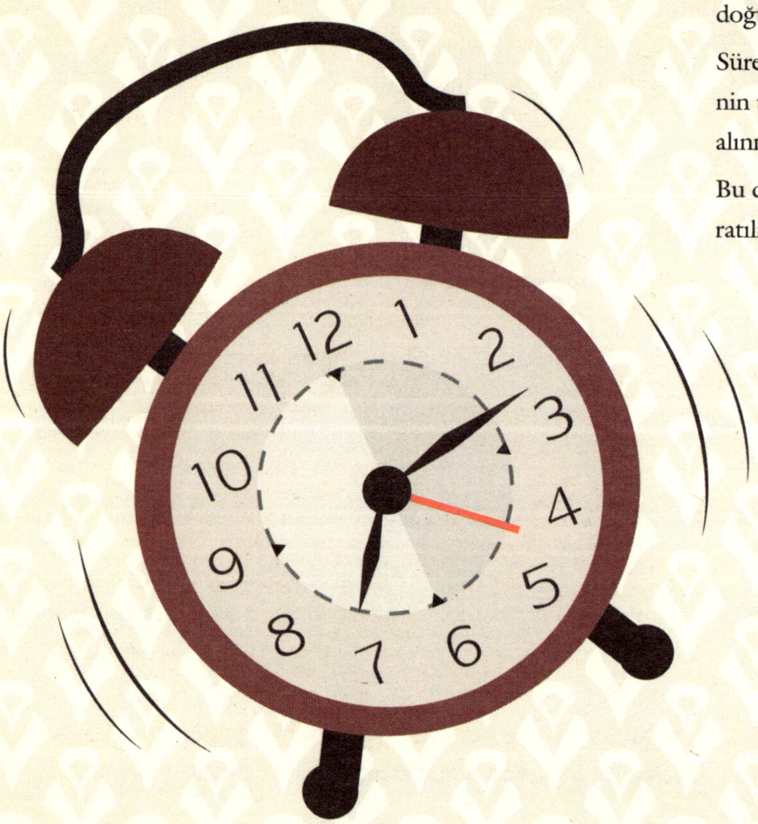

5. Zamana saygı

Her doğum kendine özeldir. Farklıdır. Her bebek kendi zamanında doğmaya karar verdiğinde doğumların birçoğu çok daha sağlıklı ve rahat olacaktır. Doğum başladıktan sonra da her doğumun kendi gidişine saygı göstermek gerekir. Bazen doğumlar başlar, durur, sonra yeniden başlar. Doğumlarımın biri 42 saat sürdü. Ancak bu sürenin büyük bir bölümünde ilk bebeğini doğuracak anne dinlendi. Sabırlı beklememiz sonucunda anne kesi olmadan ve yırtık olmadan 4150 gr ağırlığındaki bebeğini aktif bir pozisyonda kendiliğinden doğurarak, kendi elleri ile kucağına aldı. Doğumda zamana saygı duymaz ve belli süreler içinde doğumu hedeflerseniz sezaryen oranınız kaçınılmaz olarak yüksek olacaktır. Hele bir de çevrenizde doğumu sorgulayan bir akraba grubu varsa, zaman ilerledikçe gerginlik tüm doğum ortamını esir alacaktır.

6. Sürekli duygusal ve fiziksel destek

İşte doğal bir doğumun en önemli faktörü budur. Doğal bir doğumun olmazsa olmazıdır.

Sürekli fiziksel ve duygusal destek doğum yapacak her annenin temel hakkıdır. Bu destek verilirken anne mutlaka merkeze alınmalıdır. Annenin ihtiyaçları sağlanmalıdır.

Bu desteğe öncelikle güvenli, mahrem ve saygılı bir ortam yaratılmasıyla başlanır.

Anne korunup kollandığını ve güvende olduğunu hissetmelidir. Her türlü müdahalede izni alınmalıdır. Çünkü tüm müdahaleler bedenine ve bebeğine yapılacaktır. Bu iznin alınmaması ve annenin kararlara aktif katılımının sağlanmaması, doğum sonrasında annede geriye dönük pişmanlıklar bırakır.

Bunun birçok örneğini paylaşım gruplarımızda görüyoruz. Daha sonra annenin temel ihtiyaçları karşılanır. Anne fiziksel ve duygusal büyük bir efor içindedir. Basit gıda ve içeceklerle desteklenmelidir. Dalgalar arasında dinlenmesine izin verilmelidir. Gerginlik veya tedirginlikler ona yansıtılmamalıdır.

Doğumda zorlandığı anlarda birçok ilaç dışı rahatlatıcı tekniklerle anneye destek olunabilir. Bunlar arasında pozisyon değişiklikleri, nefes çalışmaları, masajlar, efloraj, imgeleme teknikleri, gevşeme teknikleri, sıcak-soğuk kompresler, aktif dinlenme pozisyonları, duş ve suyun rahatlatıcı etkileri sayılabilir.

Geçmişte bu desteği en iyi veren kişiler köy ebeleriydi. Eskinin köy ebeleri ebe-anne olarak bilinirdi. Hiçbiri belki bildiğimiz eğitimleri almamışlardı. Ancak doğal doğumları izleyerek büyümüşler, katıldıkları doğumlar sayesinde de doğum yaptırmayı öğrenmişlerdi. En büyük yardımcıları makineler değil, içgüdüleriydi. Doğum yapan anneye saygı ve güvenleri vardı. Anneyi tüm duyularını aktif olarak kullanarak saygı ile izlerlerdi. Bakışını, hareketlerini, çıkardığı sesleri hatta terleme biçimini bile yorumlamayı öğrenmişlerdi. Sadece gözlemleyerek, doğumun hangi aşamada olduğunu bilirlerdi.

Her şeyi bilirlerdi ama kaçındıkları tek bir şey vardı; yargılamak. Anneyi hep onaylarlar ve orada onun yanında olduklarını her fırsatta gösterirlerdi. Doğum bitsin diye saatlerine bakmazlar, doğumları hızlandırmazlardı. Sabır onlar için kutsal bir kelimeydi. Uzaktan makinelerle incelemek yerine, dokunurlar, okşarlar, severlerdi. Sevgi en büyük yardımcılarıydı. Mümkün olduğu kadar annenin kendini güvende ve rahat hissetmesini sağlarlardı.

Eskinin şefkatli ebe-annelerini belki günümüzde bulmak zor ancak Avrupa'da oturmuş olan, ülkemizde de yavaş yavaş sayıları artmaya başlayan profesyonel doğum yardımcıları onların görevlerini üstlenmek için yetişiyorlar. Temel amaçları doğum boyunca anneyi fiziksel ve duygusal olarak desteklemek olan bu doğum yardımcılarının girdiği doğumların, çok daha kolay olduğunu, çok daha hızlı olduğunu ve annelerin doğumları ile ilgili çok daha fazla pozitif duygu hatırladıklarını yapılan çalışmalarda görüyoruz.

Bu yüzden doğum yapacak annelere tavsiyem, doğumda yanlarında bulunacak kişiyi çok dikkatli seçmeleridir. Bu kişi eşi olabilir, annesi olabilir veya bir yakını olabilir. Bu kişilerin mutlaka doğuma güvenmeleri birinci şarttır. Bunun yanında bu kişilerin doğum sırasında etkilenmeden ve yargılamadan size sürekli destek vermesi önemlidir. Bunun için mümkünse bu kişilerin kısa bir eğitimden geçmeleri, doğumda üstlenecekleri rolü çok daha bilinçli ve güvenle yapmalarını sağlayacaktır. Bunun yanında doğum için profesyonel bir doğum yardımcısının tercih edilmesi sağlıklı bir doğum yolunda yapılacak en iyi yatırımlardan biri olacaktır.

Görüldüğü gibi doğal bir doğum ulaşılmaz ve modern tıbbı reddeden bir doğum şekli değildir. Tam tersine anne ve bebeğine saygılı doğum felsefelerinin temel öğretisidir. Doğal bir doğum hedeflendiğinde anne ve bebeğinin tüm ihtiyaçları önceden planlanarak ona en iyi fiziksel ve duygusal destek sağlanır. Doğal doğum için büyük maddi imkanlardan çok, doğal doğum felsefelerini benimseyen ekiplere ihtiyaç vardır. Bu felsefeleri benimseyen ekipler doğumda anne ve bebeğini merkeze alarak kararlarını yönlendirirler. Sevgi ve bireye saygı burada temel hizmettir.

Doğumun coşkusunu içinden hissederek, heyecanla doğumu ve kavuşma anını bekleyen bilinçli annelerin sayısı gittikçe artmaya başlamıştır. 5 yıldan bu yana sürdürdüğüm profesyonel hamile eğitmenliğim sayesinde bu annelerle tanıştım. Onların doğumlarına rehberlik ettikçe doğumun kutsallığını yeniden keşfettim. Doğumun bir hastalık olmadığını ve fizyolojik görevini yapan bir kadına sadece rehberlik etmenin ne muhteşem bir duygu olduğunu hissettim. Doğum sonrası izin verildiğinde anne ve bebeklerinin tamamen içgüdüsel kavuşmalarını izledim. Hatta neden doğum uzmanı olduğumu yeniden hatırladım.

Tüm bunlardan sonra anladım ki doğum kadının görevidir. Doğum yapma gücü içindedir ve nesilden nesile genetik olarak aktarılmıştır. Anne ve bebeği doğumda ne yapacağını bilirler.

Biz profesyonellere düşen görev, doğumda anne ve bebeğine güvenmek, annelerin içlerindeki doğum yapma gücünü açığa çıkaracak duygusal ve fiziksel desteğin sürekli sağlandığı güven ve sevgi dolu doğum ortamını onlara istemeden sunmaktır. Bu sağlandığı takdirde birçok doğum kendiliğinden ve sorunsuz olarak gerçekleşecektir. Sorun çıktığında ise işini zaten görevini en iyi şekilde yapan biz doktor ve ebelerin orada olduğunu, gerektiğinde her türlü müdahale ile bebeklerine yardım edeceklerini bilmek annelerimize güven verecektir.

Anne ve bebeklerinin doğal ihtiyaçları modern tıp ile birleştiğinde geleceğin her ihtiyaca hizmet veren doğum şekli ülkemizde de yerini alacaktır.

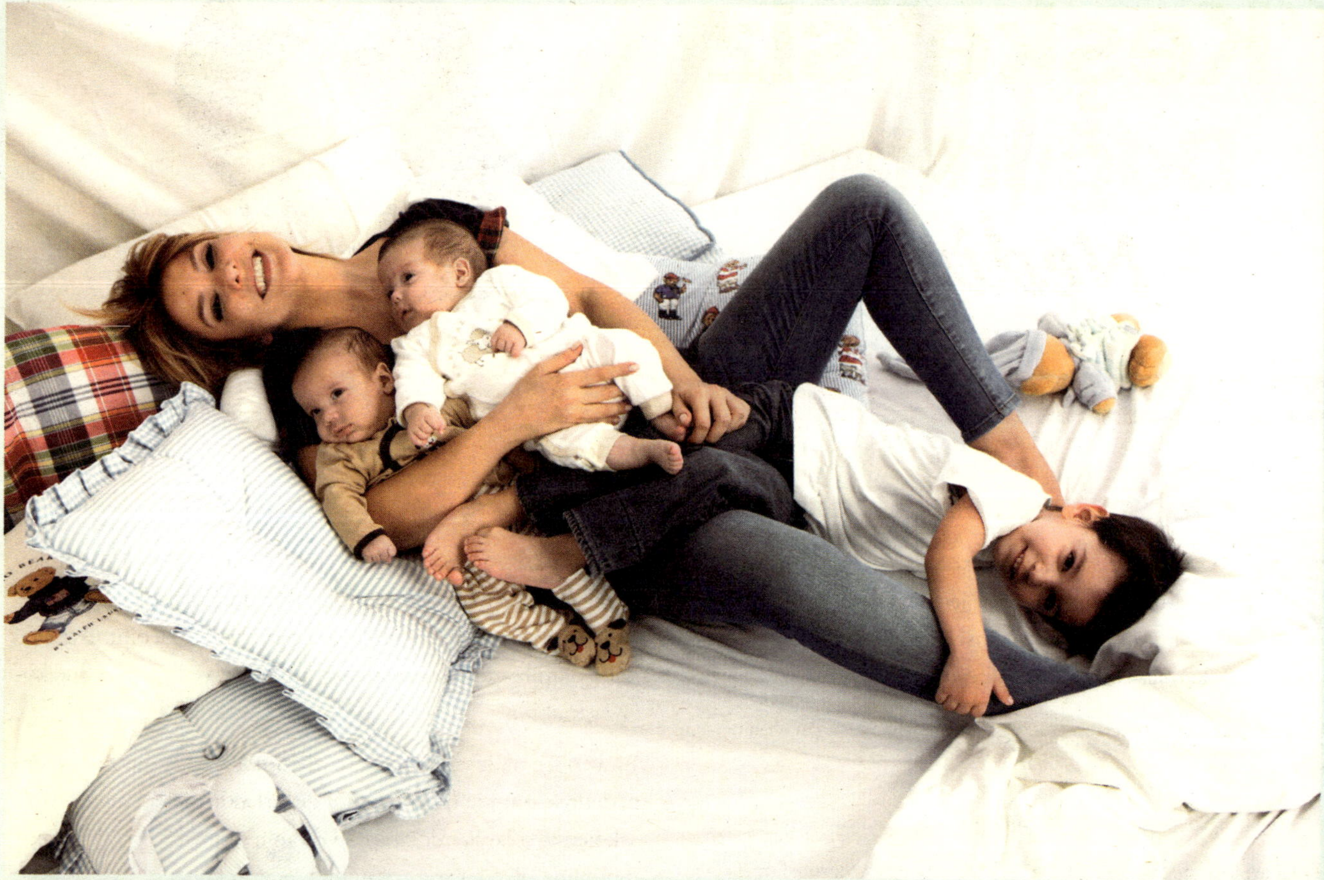

Hepimizin çok sevdiği sanatçımız, Sevgili Gülben Ergen'in hamileliği sırasında, birlikte doğum ve bebek bakımı ile ilgili çalışmalar yaptık. Mutlu ve sakin bir hamilelik dönemi yaşıyor, tüm anne adayları gibi sevinç ve heyecanla Atlas oğlunun sağlıkla dünyaya geleceği günü bekliyordu. Kendisi, hamilelik, doğum, bebekle ilgili birçok kitap okumuştu. Birlikte yaptığımız doğum öncesi çalışma sırasında ise bebek, emzirme, doğum, masajlar, lohusalık süreci, nefesler, teorik ve pratik bilgilerin yanı sıra, yaşarken deneyimlenecek bir takım tecrübeleri de paylaşıyor ve sohbetler yapıyorduk.

Sanatçı kişiliğiyle tanıdığım, sevdiğim Gülben Hanım'ı, kadın, anne adayı ve anne olarak tüm doğallığı ve insan yanıyla da çok sevdim.

Bir aksilik çıkmadığı sürece, normal doğum yapmak istiyordu. Ruhsal ve fiziksel olarak kendini hazır hissediyor, bedenine, doğaya inanıyordu. Enerjisini arttıracak çalışmalar yapmaya da doğumun bir gün öncesine kadar devam etti.

Doğuma ben de katıldım. Uzun yıllar sonra tekrar doğum mucizesine tanık olmak, doğum anında akan yaşam enerjisi ile dolmak muhteşem bir duyguydu.

Her ne kadar etrafında ona elimizden gelen yardımı yapmaya çalışan bizler olsak bile, Gülben Hanım, gayret ve inançla doğumu gerçekleştirmeye çalışıyordu. Ne de olsa doğumda başrolde olan kişi, "ANNE"dir. Ve öyle de oldu, bebeğini normal doğumla dünyaya getirerek, kucakladı, emzirdi ve bir buçuk yaşına kadar da emzirmeyi sürdürdü. Atlas bugün artık 10 yaşında ve 2009 yılında dünyaya gelen Ares ve Güney'in sevgili ağabeyi. Anne Gülben Ergen sevgi dolu kocaman yüreğini ülkemizin tüm çocuklarına ve kadınlarına iyi şeyler yapmak üzere açtı. "Çocuklar Gülsün Diye" gibi önemli projelere imza atarak yolunda başarıyla yürümeyi sürdürüyor.

Onlara sağlıklı, sevgi dolu bir ömür diliyorum.

Yazdığı mektup ise içimi ısıttı ve Gülben Hanım'ın duygularını içten bir şekilde ifade ettiği satırlarını, kitabımın önsöz bölümünde sizlerle paylaştım.

Ayşe Öner

"Keşke"siz Doğumlar Nedir?

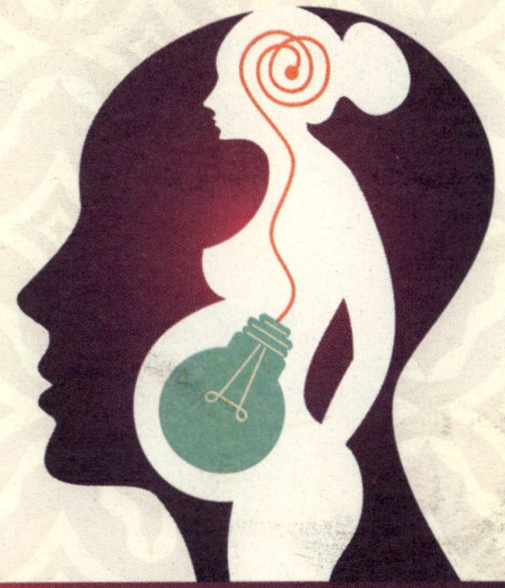

NEŞE KARABEKİR
Hamile ve Doğum Psikologu-Psikodrama Terapisti ve Eğitimcisi- Bireysel, Çift ve Grup Psikoterapisti

Doğumda fizyolojik ve psikolojik öğeler birleşirler. İşte bu birleşme yeni bir jenerasyonun yaratıldığı andır, bu anın oluş hali ise hem o bebek bireyin yaşamını hem de o jenerasyonun kalitesini belirleyecektir.

Doğum odasına gitmeden önce gelin beyinde kısa bir yolculuk yapalım.

Beynimizde temel bazı sistemler vardır:

Reptilian beyin-sürüngen beyin: Kan, hücreler, damarlar, basınç gibi tüm fizyolojiden sorumlu bölge, limbik sistem beynin duygular, duyular ve hislerden sorumlu olan bölgesi, Korteks ise zihin aktiviteleri, dil, bilişsel süreçler, mantık, plan ve hesap yapma gibi işlevleri kapsayan bölgedir.

Bundan hemen anlaşılacağı üzere doğum süreci ve tüm bebeklik döneminde bilişsel süreçler, dil henüz oluşmadığı için limbik sistem devrededir yani tüm bu dönemler esnasında duygular, duyular ve hisler vardır ve hissedilenler bu sistem nedeniyle limbiksel olarak kayıt olur.

Bu şu demektir ki, doğum esnasındaki duygular, duyular ve hisler hiçbir zihinsel tercümeye maruz kalmadan, direkt olarak vücuda geldiği gibi kayıt olur. Olumlu olumsuz, doğru yanlış, iyi kötü vs gibi değerlendirmeler yoktur gelenler hiçbir elekten veya işlemden geçmeden olduğu gibi vücut kayıtlarına geçer. Dolayısıyla acı, korku, yalnızlık, vücuda dokunanlar, tüm duyular (koku, ışık, tat, konuşulanların şiddeti, kelimelerin enerjisi) olduğu gibi kayıtlara alınır. Ve her kayıt gibi kişinin tüm hayatı boyunca taşıyacağı bir sistemi oluşturur. Kişi kadınsa ve ileriki zamanlarda doğum yapacağı zaman tüm eski kayıtlar bazen anı olarak, bazen sadece his ve duyular olarak, bazen ise nedeni bilinmeyen olumsuz duygular olarak hamile kadını gebelik veya doğum esnasında ziyaret edebilir. Aynı şekilde olumlu kayıtlar ise en zor durumları ve kararları bile kolaylaştırabilir.

Biraz önce ifade edildiği üzere doğumda çalışan limbik sistem nedeniyle olumlu olumsuz gibi değerlendirmeleri yapamıyorsak ileriki yıllarda bunları nasıl olumlu olumsuz olarak adlandırabiliriz diye bir soru oluşabilir. Sözün kullanımı ve korteksin ilk bebeklik döneminden sonra devreye girmesiyle beraber ilk duyusal kayıtlar artık öğrenmelerin getirdiği anlamlara dönüşür. Ayrıca ilk kayıtların duyusal olarak bedendeki hissine uygun olarak kayıt edilme kalitesi ve içeriği farklı olacaktır.

Tüm bu yazılanlardan anlaşıldığı üzere doğumda limbik sistem zaten çalıştığına göre, düşünerek, hesaplayarak, ölçerek biçerek bir sürü değerlendirme, plan program yaparak yani korteksin işlemesine yönelik aktivitelerle yapılacak sürecin normal doğuma gidebilmesi çok mümkün görülmemektedir. Planlı sezaryen ameliyatlarının hızla arttığı günümüzde bu nedenle limbik doğumlar yerine korteks doğumlar olagelmektedir. Düşüncemiz ve dileğimiz planlı sezaryen dışında doğum şekli ne olursa olsun ailenin özellikle de gebenin tüm isteklerini ortaya koyabileceği bu taleplerinin mümkün olduğunca sağlanabileceği bir doğum tercihi olmasıdır. Hatta planlı sezaryen isteyen bir kişinin bile tüm eğitimlere rağmen gene de planlı sezaryende karar kılması durumunda bile anne bebeğe saygılı operasyonlar yapılmalıdır. Çünkü yeni bir kuşağın yaratılmasındaki en önemli süreç doğum anıdır iste bu nedenle

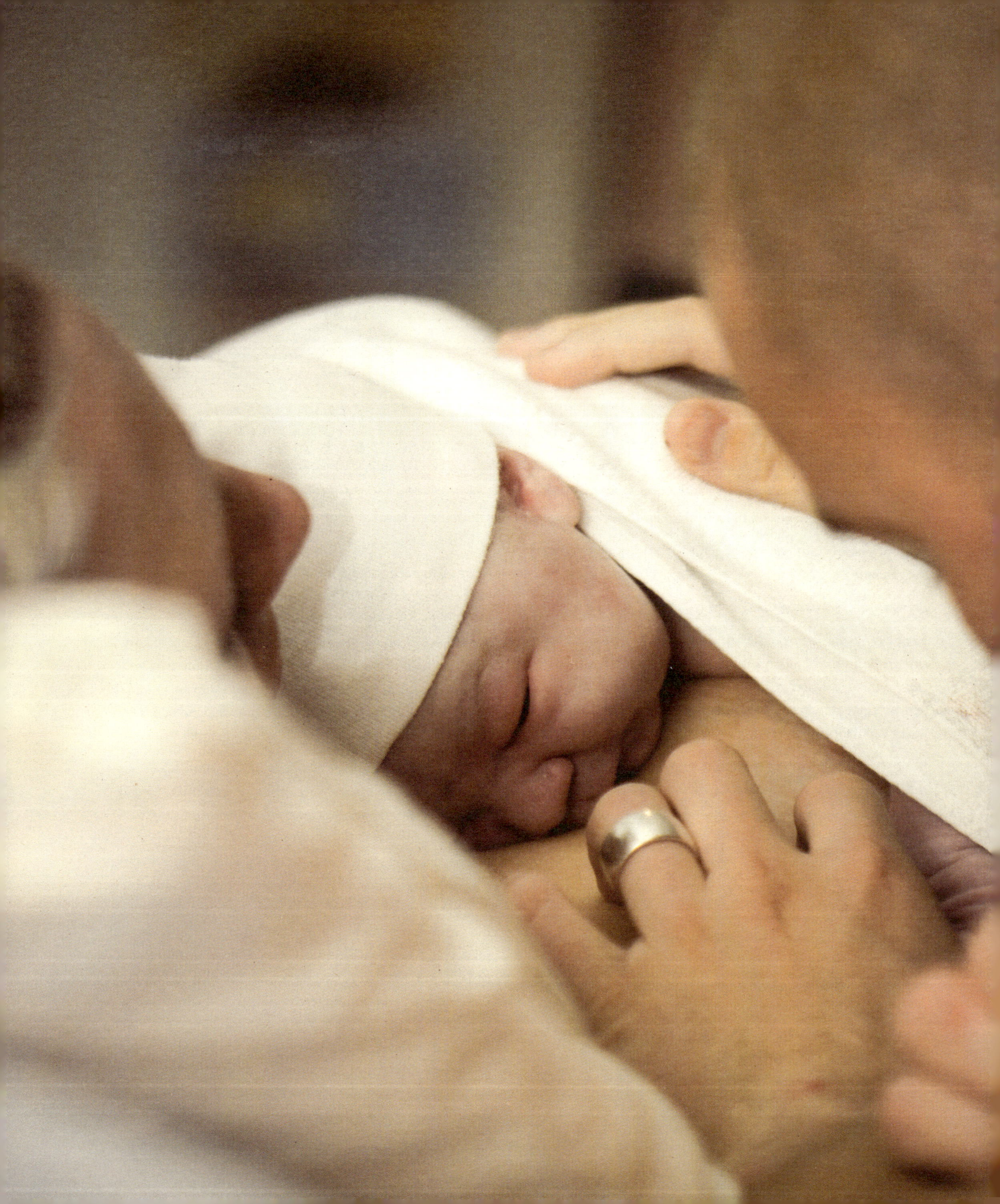

de doğumların özellikle gebe tarafından keşke'siz bir şekilde oluşturulmaya çalışılması gereklidir. Bunun için de doğuma şahit olan herkesin doğuma hazırlık eğitiminden hem fizyolojik hem de psikolojik bilgiler açısından geçmesi gerekmektedir. Unutmayalım ki doğumda olan tüm sağlık personelinin her birinin bir doğum hikayesi ve olmuşsa bir doğum travması ve geniş aileden taşıdığı bir yargısı ve öğrenmişliği vardır. Bu travmaların üzerinden kendisiyle çalışmamış, bunların farkına varmamış birinin doğumda nötr bir şekilde objektif kalması mümkün olamayacaktır. Doğumlarda limbik sistemin çalıştığından bahsetmiştik, demek ki doğum odasında kişilerin sözlerinden öte taşıdıkları endişeler ve en önemlisi sözlenmeyenler daha etkili olacaktır. Konuşulmayanların etkisi her yerde her zaman daha ağırdır.

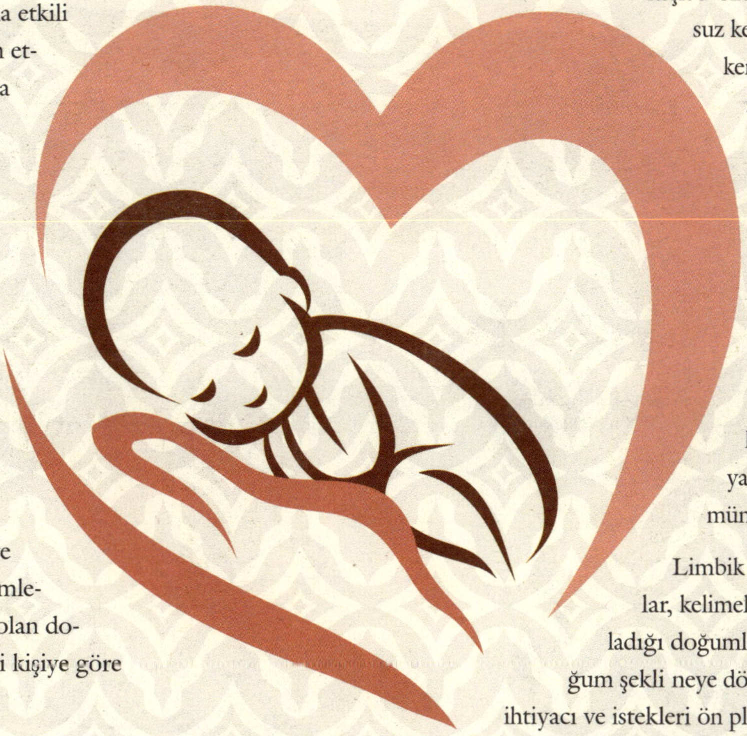

1989 Altman ve Ceck tarafından yapılan araştırma RNA (ribonükleik asitler) nın bilgi taşıyıcı özelliğini kanıtlayarak Nobel Kimya ödülü kazanmalarını sağlamıştır. Genlerimizdeki tüm bilgiler hücre bazında bir kuşaktan diğerine geçer. Bu bilgilerin ne zaman nasıl ortaya çıkacağı ve hayatımızı, kararlarımızı seçimlerimizi ve bu yazının konusu olan doğumlarımızı nasıl etkileyeceği kişiye göre değişir.

Kuşaklarınızdaki doğum, kadınlık, doğurganlık ile ilgili tüm hatıralar, yaşanmışlıklar bilgi bazında bir kuşaktan diğerine taşınır, yani düşünün ki tüm geçmiş kuşaklarınızın bilgisiyle buradasınız. Hem geçmişten getirdiklerimizi hem de doğum anında kayıtlarımıza geçenleri, hepsini bir bütün olarak vücut hafızamızda barındırıyoruz.

Yaşamla ilk karşılaşmamız, aynı zamanda anne karnındaki hayatın bitişidir. Dolayısıyla bebek, doğum esnasında bir bitiş, bir sonlandırma yani bir çeşit ölümle beraber bir yeniden var olma, doğuş ve bir başlangıç yaşar. Bu nedenle doğum anı bebeğin hiçbir şey hissetmeyeceği yargısı bir yana aslında belki de tüm yaşamı boyunca her şeyi en açık, en yalın, en net hissedeceği zaman olarak yorumlanabilir. Eğer bebekler doğum anında her şeyi hissediyorsa ve hem de yorumsuz net bir şekilde hissediyorsa doğumda olan herkesin ve her şeyin yeni bir kuşağın oluşumunda çok özel bir katkısı ve sorumluluğu var olmalıdır. Herkes kelimesi burada özellikle kullanılmıştır çünkü hedef bu sorumluluğun sadece annede kalması ve annenin bu ağırlık ve suçluluk, neyi eksik veya yanlış yaptım duygularıyla ezilmesi değil; baba, doktor, ebe, hemşire vs tarafından rollerine göre paylaşılmasıdır.

Bu nedenlerle de 'keşke'siz doğumlar tanımlamasındaki 'keşk'e' özellikle vurgulanmıştır. Olumsuz kelimeler kullanmayalım derken keşke kelimesiyle beraber zihinlerde neden bir olumsuzluk yaratalım diye düşünülebilir. Aslında bu noktaya dikkat çekmek lazımdır. Demek ki doğumlarda bir 'keşke' olma olasılığı vardır, işte tam bu anlamda uyanık ve farkında olmak ve keşkesiz doğumlar, keşkesiz hayatlar yaratmaya çalışmak mümkündür.

Limbik doğumlar, keşkesiz doğumlar, kelimelerin bittiği duyguların başladığı doğumlardır. Ne olursa olsun, doğum şekli neye dönüşürse dönüşsün kadının ihtiyacı ve istekleri ön planda olduğunda, sevgi ve saygı her zaman doğum odasında hissedildiğinde kadın elinden geleni yaptığına ve herkesin de buna olumlu anlamda katkıda bulunduğuna inanır ve böylece yapmadıklarına değil yaptıklarına odaklanır. Bu şeklide gerçekleşen doğum, böyle kavuşulan bir bebek, böyle karşılaşan anne-bebek, bunu deneyimleyen eşler, buna şahit olan tüm aile ve hatta hastane personeli bir 'kelebek etkisiyle' yeni bir kuşak yaratır. Bu duygularla oluşan bebeklerin oluşturduğu toplumun sevgisiz ve saygısız olması da beklenemez.

Yeni bir kuşak için el ele ve yürek yüreğe vermemizin zamanıdır.

Sevgili Sinem Güven Ersönmez

Hamilelik döneminde kursuma katılan ünlü anne adaylarından biri. Sevgiyle ışıldayan gözleri, uzun ve zarif bedenine çok yakışan hamile görünümü, sıcacık gülüşü ve enerjisi ile kurs grubumuza renk ve heyecan kattı. Kızları Defne'nin doğumunu eşi kadar heyecanla bekleyen ve derslere katılan Murat Ersönmez ile birlikte doğum ânında Sinem Hanım'ın başucundaydık. Sinem Hanım'ın beklenen doğum tarihi 10-12 Mart tarihleri olarak verilmişti. Ancak o, kızı için doğum gününü 3 Mart olarak seçmişti ve normal doğum yapmaya da kararlıydı. İginçtir, 3 Mart günü akşam saatlerinde ufak ufak kasılmalarla doğumun başladığını hissetti, nişan geldi ve gece 02.30'da hastanede idik.

Doğa ile böylesi uyum, teslimiyet ve o zarif bir bedenden beklenmeyecek güç ile bebeğini dünyaya getirişindeki mucizeye katkıda bulunmak, tanık olmak unutulmaz bir deneyimdi.

Doğum seyri sırasında, doğumhanede, Defne'nin doğduğu an ve doğum sonrası anları resmeden görüntüleri, duygu dolu satırları sizlerle paylaşmama izin verdikleri için onlara teşekkür ediyor, çocuklarıyla mutlu, sağlıklı bir ömür diliyorum.

Ayşe Öner

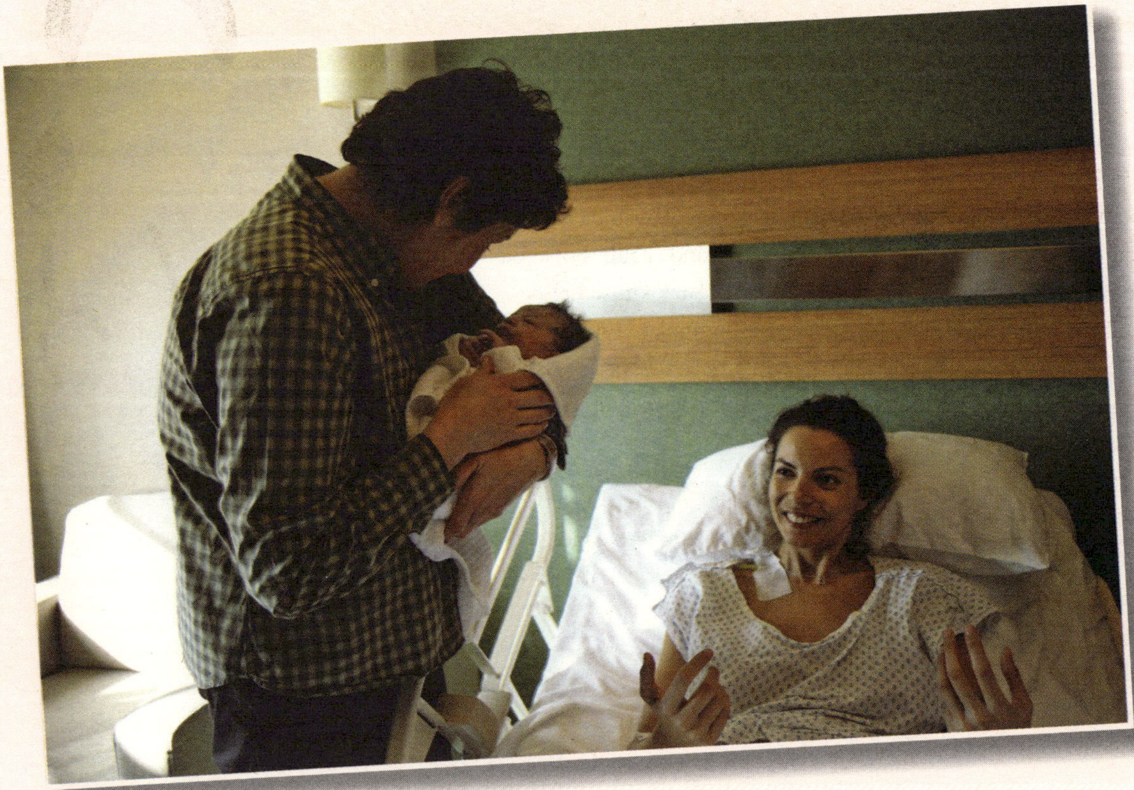

Çok Sevgili Ayşe Hanım,

Sizin için ne kadar çok şey yazsam, söylesem, hiçbiri size olan minnet borcumu, sükunetinize olan hayranlığımı, benim ve Defne'min hayatındaki yerinizi ve öneminizi anlatamaz. Siz, kızımla benim hayatımızın en özel yolculuğunun rehberi oldunuz. Siz olmasaydınız yolculuğumuz ikimiz için de böylesi kolay ve keyifli olamazdı. Tanrı'dan sonra en büyük yardımcı ve şansımız siz oldunuz...

Defne ve ben size bir kere daha sonsuz teşekkür ederiz... Sizi çok seviyoruz...

Sinem ve Defne

Ebeler, Doulalar ve Doğumda Gebeye Destek

OP. DR. SEMRA ÖZER
Kadın Hastalıkları ve Doğum Uzmanı • Keşkesiz ve Aktif Doğum Eğiticisi

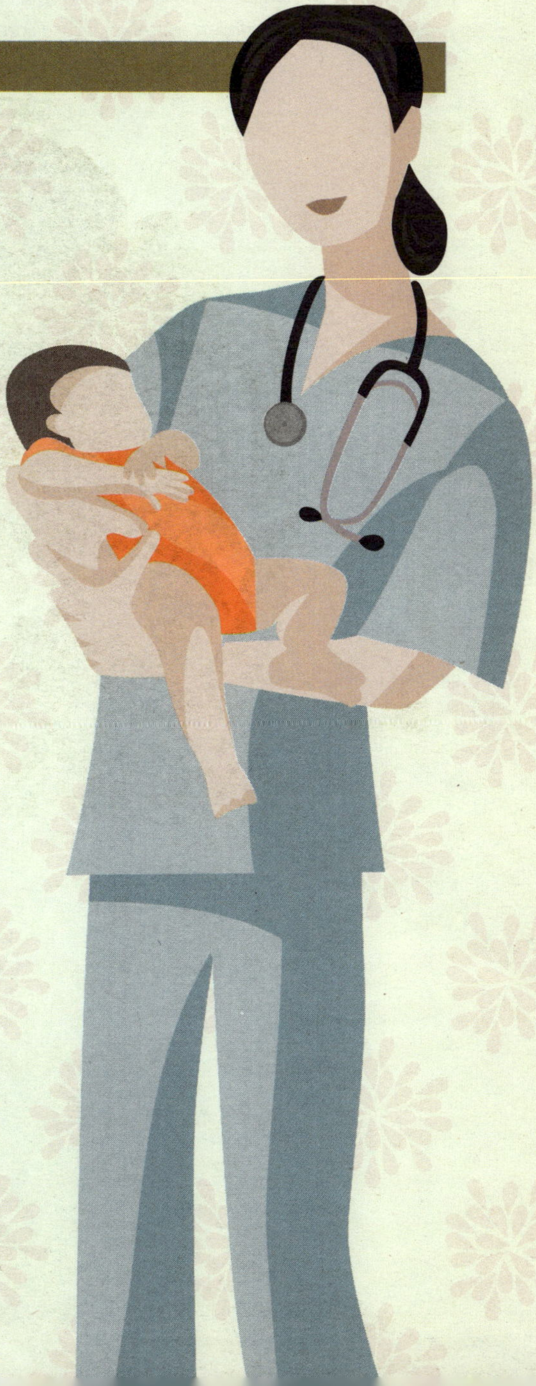

Sağlık Bakanlığından bir yetkili, "Ebeleri doğum koçu yapacağız" dedi, işler karıştı. "Ebeleri doğum koçu haline getireceğiz", ya da o doğum koçlarını ebe yerine istihdam edeceğiz," anlaşıldı. Muhtemelen, "Ebelerin, doğumda gebelere destek olma görevlerini yerine getirebilecekleri koşulları yaratacağız," demek istedi. Sonuçta Trabzon'da 2010'da 120 kadın üzerinde yaptıkları araştırmaya dayanarak gebelerde korkunun giderilmesi ve doğum süresince sağlanan desteğin sezaryen oranını düşürdüğü gerçeğine dayanarak bunu söylemişti. Ne de olsa ebeler yıllardır doğumda kağıt işi ve doktor asistanlığı gibi ebelik ile alakası olmayan işlerle uğraşmaktan gebeye zaman ayıramıyor, ayrıca performans sisteminde kendilerine yer verilmemesi yüzünden reçete yazma yetkisi bile olan bağımsız bir sağlık çalışanı statüsünü kaybettikleri için mesleklerinin tanımında geçtiği şekliyle ebelik yapamıyorlardı. Ebeler ebelik yapamadıkları için gebeler doğumda desteksiz kaldılar. Eskiden köyünde ebesi, annesi, kayın validesi ve diğer sevdiklerinin desteği ile doğum yapan gebe, artık fabrika bandı misali çalışan doğumhanelerde, doğuma kesinlikle elverişsiz olan jinekoloji masasında yapayalnız doğurmak zorunda kaldı. Böyle bir doğumu normal olarak kimse istemediği ve bu tarz doğumlarda sorunlar çok çıktığı için doğum sanki kötü ve riskli bir olay gibi algılandı ve sezaryen oranları fırladı.

Yurtdışında (özellikle Amerika'da) doğumda desteğin önemi fark edildiği anda bu desteği profesyonel olarak sunan bir meslek grubu oluştu. DOULA yani eski yunanca "kadına hizmet eden kadın" dendi buna. Tam karşılığı olmadığı için Türkçeye çevirmek pek mümkün olmadı. Bugün Türkiye'de zaten bir avuç sertifikalı doula var, onlar da kendilerine doula denmesini istiyorlar. (Bence Türkçeleştirme kurallarını uygulamak ve DULA demek lazım ki kelime Türkçeleşsin ve rahat kullanılsın) Doula daha iyi anlaşılsın diye yaşam koçu, kariyer koçu gibi yeni oluşan meslek gruplarına benzer şekilde doulalara doğum koçu dendi. Ancak bu ifade doulanın yaptığı işe son derece aykırı! Doula koçluk yapmaz, talimat vermez, yönlendirmez.

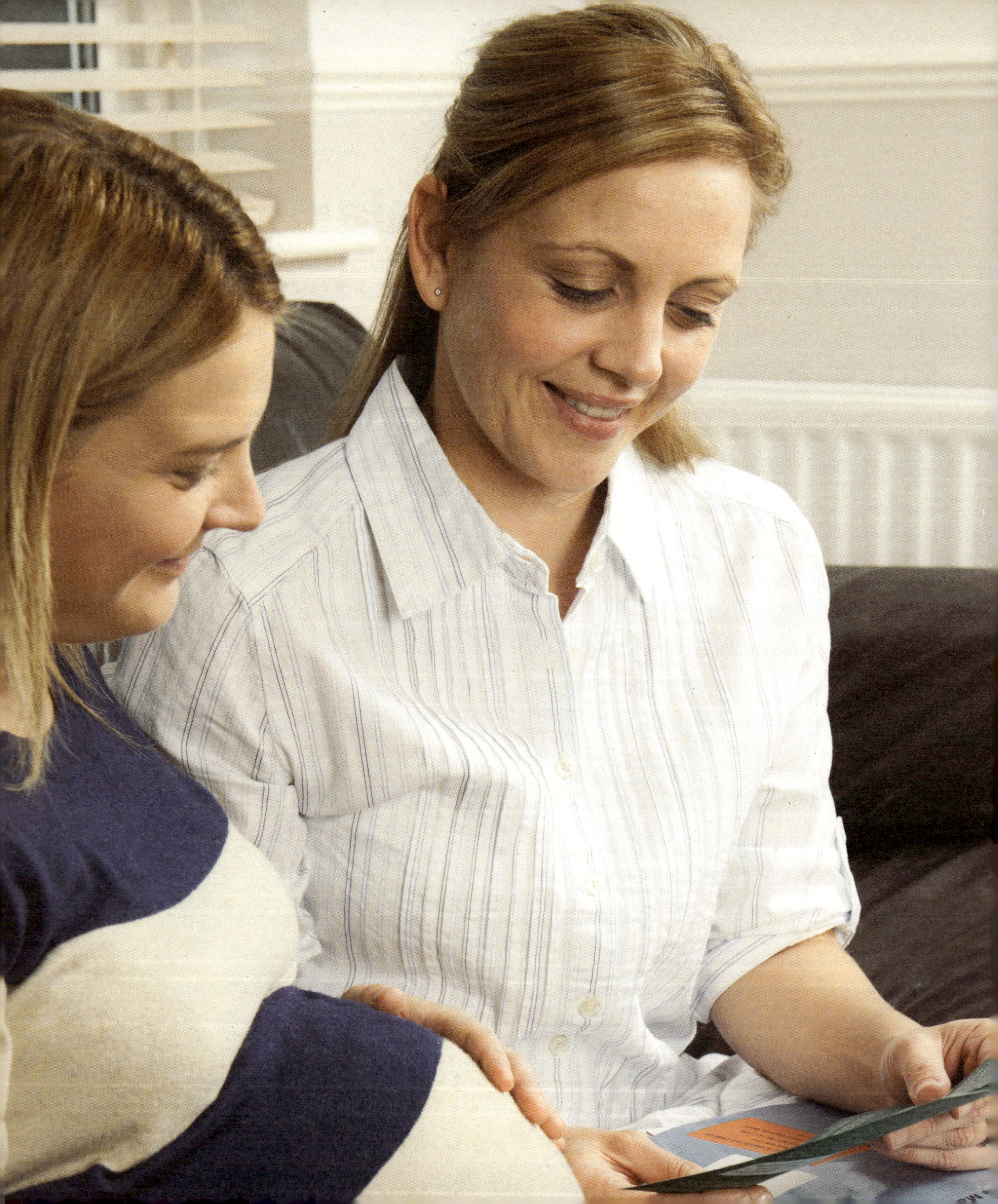

Destek olur sadece. Doğum ortamının ve gebenin ruh halinin doğumun sağlıkla ilerlemesi için uygun olmasını ve kalmasını sağlar. O yüzden illaki tanımlayıcı bir çeviri yapılacaksa "doğum destekçisi" denebilir. Ama doğum destekçisi dendiğinde "ebesi, annesi, kayınvalidesi ve diğer sevdikleri" anlaşılır bizim kültürümüzde. Çünkü yüzyıllardır doğumda onlar bulunur ve doğum hastaneye taşınmadan önce doğumda gebeyi destekleyenler onlardı. Bu konuda özel eğitim görerek, profesyonel olarak gebeyi doğumda destekleyen "doula" tamamen yeni bir kavram olduğu için yeni bir isim kullanmak, herhangi bir tanımlamadan daha uygun olacaktır.

Uluslararası doula örgütleri genelde doula olacak kişinin TIP DIŞI olmasını şart koşuyor. Bunun gerekçesinin 2 yönü var:

❶ Doulalık tıbbi bir iş değildir. Doulanın tıbbi bir sorumluluğu ve yetkisi yoktur. Doula, zaten tıp eğitimi ve tecrübesi olmayan biri olması, başta gebe ve ailesinin doulaya yanlış bir görev addedilmesini önler. Doğumun sağlıklı geçtiğini takip etme yetkisi ve sorun anında doktor çağırma sorumluluğu ebede, yolunda gitmeyen bir şey olduğunda buna müdahale etme yetki ve sorumluluğu doktordadır.

❷ Doktor ebe ve hemşire ya işini yapabilir ya da doulalık. Ben bir doktor olarak hem "NST deki şu bulgu bir terslik belirtisi olabilir mi, öyleyse ne yapmalı," diye düşünüp hem de gebeyle birlikte (çok sevdiğim bir ifade olduğu ve doulanın işini iyi tasvir ettiği için böyle ifade ediyorum:) doğumistana yolculuğa çıkamam, çıkamıyorum. İstanbul Doğum Akademisi'nde geçen sene Doğuma Hazırlık Eğiticisi ve Doula Eğitimi (DHEDE) aldım. Şu anda katıldığım doğumlarda yeri geliyor doula yeri geliyor doktor oluyorum. Doulalık açısından işimi yarım yamalak yapıyorum yani. Öyle yapmasam doktorluğumu tam yapamam. Başka "hasta"larım var en basitinden, bir doula gibi başından sonuna tüm enerjimi bir doğuma ayıramam. Yani bir doktor ya da ebe işini yaparken tam anlamıyla DOULA OLAMAZ.

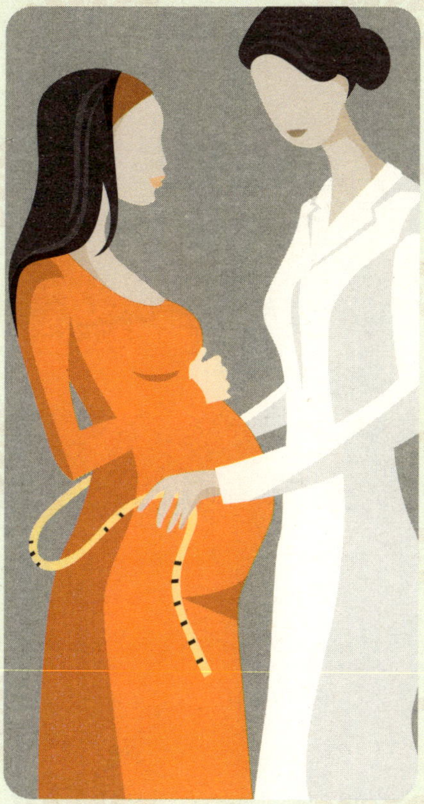

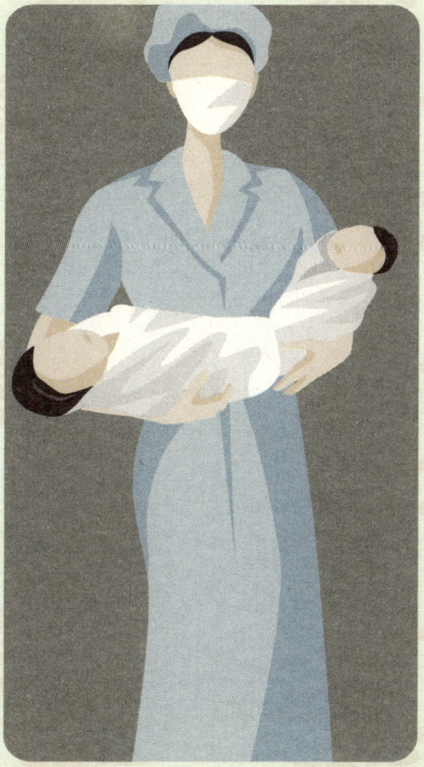

DHEDE'de öğrendiğim birçok doulalık tekniği doğumlarda işe yarıyor. Bunların bir kısmını doğuma hazırlık programı sırasında ya da en geç doğuma geldiklerinde gebe ve ailesinden bir kişiye öğretiyorum, onlar uyguluyorlar. İmkân oldukça kendim uygulamaya çalışıyorum. İyi geliyor ama yetmiyor.

Keşke her doğumda bir doula olsa da biz sağlıkçılar rahat rahat tıbbi işimizi yapsak.

Türkiye'de doğumda destek tamamen unutulmuş durumda. Gebeyi "hasta" olarak görme ve aramıza görünmez bir duvar örme, kesinlikle temas etmeme normal doğum bakımı olmuş. Ebelik ÇKS takibi ve kordonu doğar doğmaz kesip bebeği ailesine teslim etmekten ibaret olmuş. Oysaki doğumda gebeye destek şarttır. Ebenin görevi doğumda sağlığı korumak ise, takip etmenin yanında destek olmak asli görevidir. Çünkü uygun destek sağlanmış doğum daha sağlıklı oluyor.

Doğumda destek konusu ebeye tek başına yüklenmemeli. Bunu gebenin bir yakını yapabiliyorsa doğum sürecine katılımı sağlanmalı, profesyonel destek olarak doulalardan faydalanılabilmelidir.

Doğum Sonrası

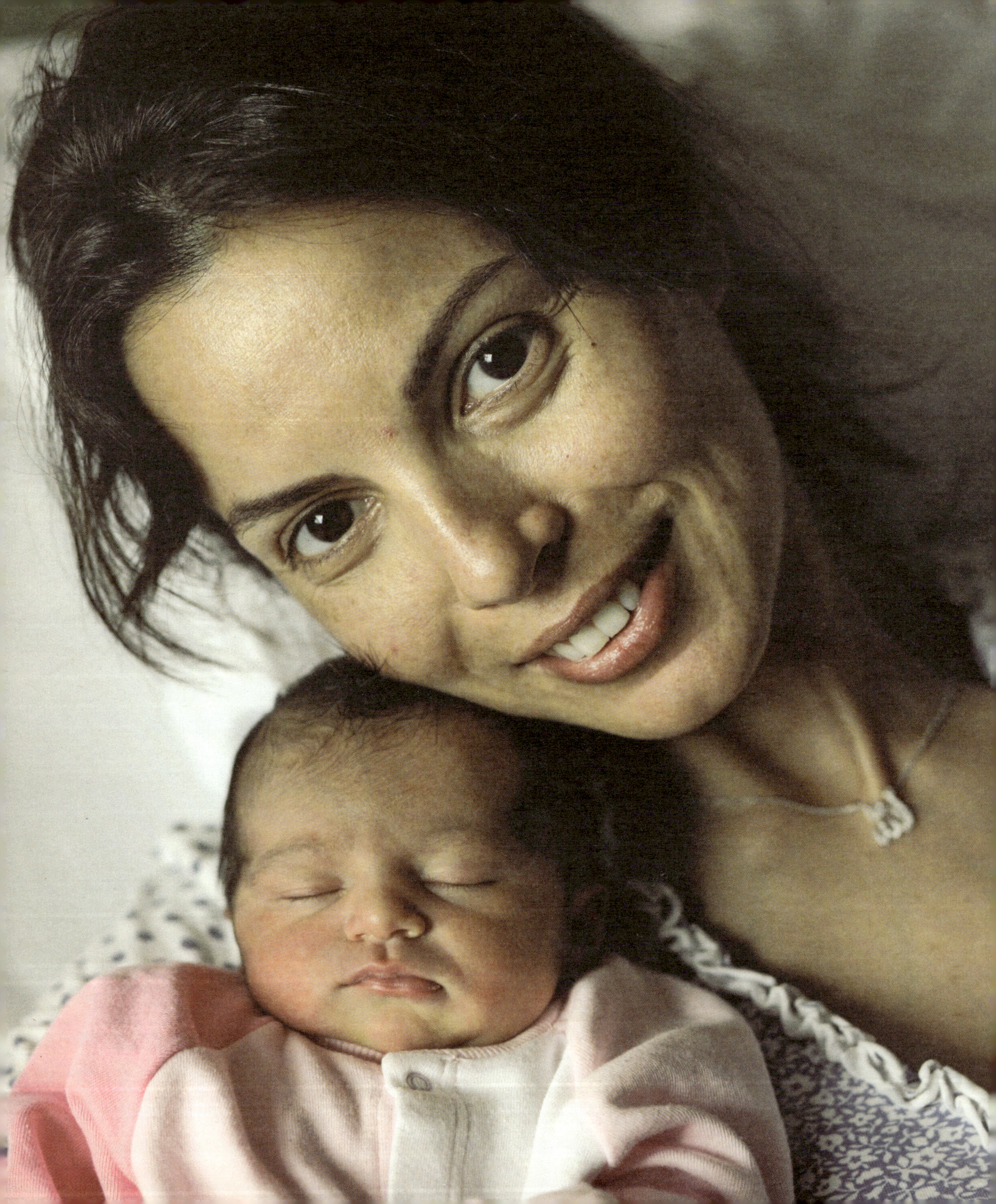

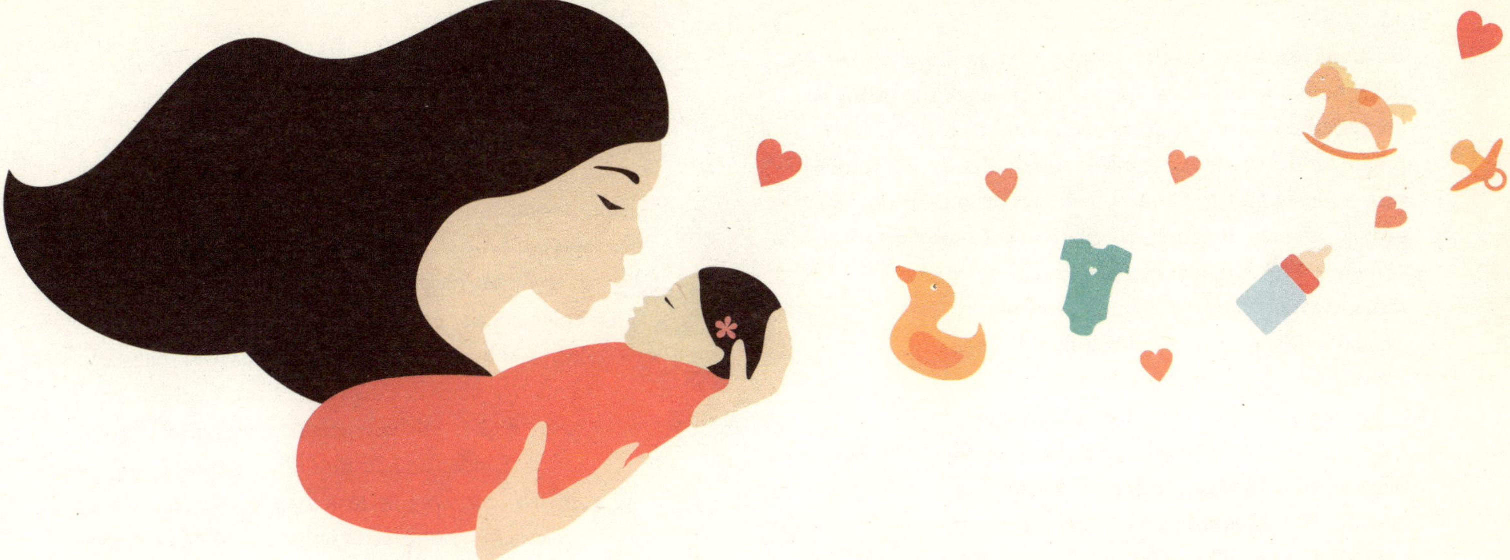

Bebeğin doğup plasentanın çıkması ile başlayan ve anne organizması ile genital yollarda gebelik ve doğuma bağlı gelişmelerin, gebelikten önceki durumuna dönüşmeleri için geçen 4 ila 6 haftalık döneme lohusalık, kadına da lohusa denir. Plasentanın rahim içinde yapışık olduğu duvardan ayrıldığı zaman bir yara dokusu oluşur. Doğum sonrası olan kanama bu yara dokusunun salgısıdır.

Doğum sonrası hijyen önemlidir. Bu kanama, hem yeni doğum yapmış anne hem de bebek için enfeksiyon kaynağı olduğundan, bebek kucağa alınırken ve emzirilirken, ellerin sabun ve bol su ile yıkanması, tırnakların da kısa kesilmiş olması gerekir.

Halk arasında doğum sonrası çok korkulan "al basması" olayı, rahim içindeki plasentanın çıktığı duvardaki yaranın, hijyenik olmayan doğum şartları veya sonrasındaki bakım sırasında mikrop kapması ve mikrobun kana karışarak, tüm vücuda ve organlara yayılması sonucu meydana gelen yüksek ateş ve vücutta parçalar şeklinde oluşan kırmızı döküntülü halidir. Yüksek ateş, lohusa kadının sanrılar (hayaller) görmesine de sebep olur. Böylece eski zamanlarda sepsis (mikrobun kana karışarak organların işlevlerini durdurmasına neden olması durumu) sonucu, lohusa kadınlarda ölüm görülürdü. Eski yıllarda mikroplar bilinmezken, hastalıklara görünmeyen kötü güçlerin sebep olduğu düşünülür ve korunma çareleri aranırdı. İşte "al basma" olarak isimlendirilip, olmaması için de başa kırmızı kurdele takmak, lohusa kadını yalnız bırakmamak, kırk gün boyunca evden çıkmayıp istirahatini sağlamak, yeni annenin ve bebeğin korunması için alınan bir önlemdi. Kırmızı renk enerji çeken, çevreden enerji toplayan bir renk olduğundan, doğum sonrası yorgun ve tüm enerji kaynakları sıfırlanmış anneye başa bağlanan kırmızı kurdele kesinlikle yarar sağlar. Siz de doğumdan sonra üstünüzde kırmızı renkli bir eşya bulundurabilirsiniz. Mesela kırmızı bir şal ya da saça takılan geleneksel kırmızı kurdele… Ama onun haricinde anlatılan hikayelere inanmayın. Tabii ki doğum, normal ve kendiliğinden de olsa, operasyonla da gerçekleşse, sonrasındaki günlerde istirahat etmeye özen göstermelisiniz. Bebeğin gece gündüz düzeni henüz olmadığından, onun rutinine uymalısınız. Ev işleri ve misafirler size engel olmamalı; önceliğiniz bebek, dinlenmek ve emzirmek olmalıdır. Bu duruma herkesin hoşgörülü olacağından emin olun.

Doğum sonrası vücudunuzda yeni bir hormon fırtınası daha yaşanıyor! Plasenta çıktığı için bir anda gebelik hormonları kesiliyor. Emzirmeye başladığınız için süt hormonu olarak bilinen prolaktin ve oksidosin salgılanıyor. Kanamanız var ve büyük bir sorumluluk duyuyorsunuz. Bir bebeğe sahipsiniz, artık annesiniz.

Bu arada akrabalar, dostlar, arkadaşlar ziyaretinize geliyor. Genelde herkes iyi niyetli ve size yardımcı olmak için görüş ve tavsiyelerde bulunuyor. Ancak bu görüş ve tavsiyeler birbirinden farklı oluyor ve kafanız karışıyor. Bebek tüm zamanınızı dolduruyor. İşte bu ilk iki haftanın duyguları: sinirlilik, ağlama, duygusal iniş çıkışlar ve depresyon olabilir. Merak etmeyin bu hal geçecek ve her şey zamanla yoluna girecek. Şunu hiç unutmayın, bugünlerde mutlaka yardım almalısınız. Bebeğin uyuduğu saatlerde siz de dinlenmelisiniz. Siz bebeğinize, bebek de dünya yaşamına uyum sağlıyor. Çok mükemmeliyetçi olmayın, işleri biraz oluruna bırakın, yardım tekliflerini geri çevirmeyin. Kendinize zaman ayırın; bir saat, yarım saat, olabildiği kadar. Bebeğe sizden başka kimse bakamaz gibi düşünceleriniz varsa hemen bu düşünceden vazgeçin. Bebek, tüm sıcak kucaklarda sakin ve huzurludur. Eşinizin size yardım etmesine fırsat tanıyın. Onunla duygularınızı paylaşın, konuşun, iletişiminizi sürdürün, susarak ve sinirlenerek etrafınızdaki insanların sizin duygu ve düşüncelerinizi okumasını beklemeyin.

Duygularınızı, hissettiklerinizi sevdiklerinizle paylaşın.

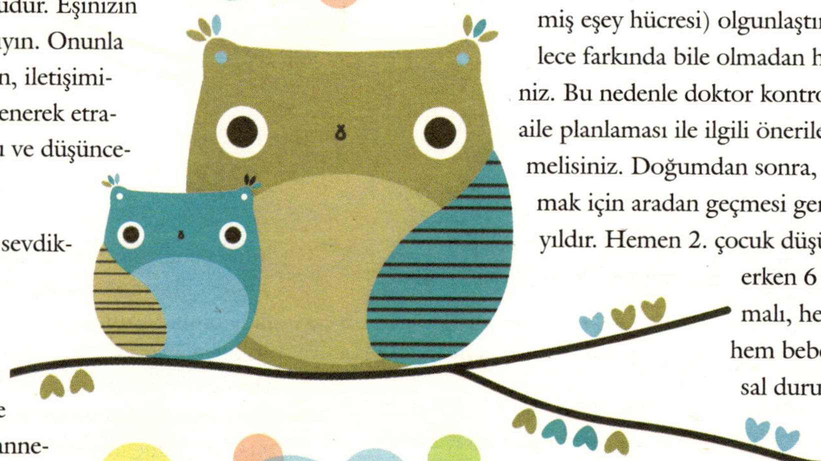

Doğum sonrası için yanınızda kimlerin olmasını istiyorsanız, organizasyonu doğumdan önce yapın. İlk hafta önemli, kendi annenizle mutlaka daha rahat olursunuz, o halde birinci sırada tercihiniz anneniz, sonra evin günlük işlerini yapan yardımcınız gibi bir sıralama yaparak yükünüzü azaltabilirsiniz.

2 haftanın sonunda yavaş yavaş yeni düzen oluşmaya başlayacaktır. Ancak depresyon hali uzarsa, bu durumda yardım almanız gerekir. Bazen bu depresyon bir yıla kadar uzayabiliyor. Bu süreçte, intihara varan duygusal çöküntüler yaşanabilmektedir.

Rahim içindeki yara iyileştikçe, gelen kanama kahverengimsi bir hâl alır. Zaman geçtikçe pembeleşir ve akıntı şeklinde yaklaşık 40 gün gelmeyi sürdürür. Bu süre içinde ayakta duş alabilirsiniz. Havuza, denize girmek ve küvette yıkanmak ise sakıncalıdır. Cinsel ilişki 6 hafta sonra doktor kontrolünden sonra başlar. Plasenta çıktıktan sonra hamilelik hormonları kesilir. Bebek, emmeye başladığı için sütün salgılanmasını sağlayan prolaktin hormonunun kandaki düzeyi artar. Bu hormon regli olmayı ve hamile kalmayı önler, ancak her 2.5-3 saatte bebeğinizi emzirmelisiniz ki bu hormonun kandaki seviyesi, hamile kalmanızı önleyecek düzeyde olsun. Regl 2-3 ay sonra başlasa bile yumurtalıklar en erken 1 buçuk ay içinde faal hale gelebilir. Emzirmenin gebeliği önleyeceğini düşünmek yanıltıcıdır. Geceleri emme süresi uzadığında kandaki prolaktin (süt hormonu) düzeyi düşer, bu esnada overde (yumurtalıklarınızdan birinde) gelişen bir folikül içindeki ovumu (kadının döllenmeye hazır hale gelmiş eşey hücresi) olgunlaştırıp atar, siz de böylece farkında bile olmadan hamile kalabilirsiniz. Bu nedenle doktor kontrolüne gittiğinizde aile planlaması ile ilgili önerilerinden birini seçmelisiniz. Doğumdan sonra, 2. kez hamile kalmak için aradan geçmesi gereken ideal süre 2 yıldır. Hemen 2. çocuk düşünseniz dahi, en erken 6 veya 8 ay ara olmalı, hem vücudunuz hem bebeğiniz hem de ruhsal durumunuz için kendinize süre tanımalısınız.

Bebeğiniz doğduktan sonra 6 ila 8 kilo verirsiniz. Ancak gebelik sırasında artan sıvı tutulumu hemen yok olmaz, lohusalık günlerinde çok terleyecek, sıklıkla ağlayacak böylece 2 hafta sonrasında fazla sıvıyı dışarı atarak 2–2,5 kilo daha vereceksiniz! Karın ve bel bölgesinde oluşan deri bollaşmaları canınızı sıkmasın, biraz egzersiz, masaj ve zaman, eski vücudunuza geri dönmenizi sağlayacaktır. Hamilelik süresi bir yıla yakın sürdü, o halde eski formunuzu bulmanız için de bu süre kadar zaman gerekiyor. Emzirirken rejim yapmamalısınız. Günde 1 litre süt üretecek olan göğüslerinizin ihtiyacı olan enerjiyi sağlamak için beslenmenize özen göstermelisiniz.

Manken veya film yıldızı olmadığınız sürece hayatınızın bu dönemini birkaç kilo fazla yaşayın. Unutmayın ki sütünüz, bebeğinize yaşamı boyunca başka hiçbir şekilde edinemeyeceği avantajlar sağlayacaktır. Biraz kilo fazlanızın olmasının ne önemi var...

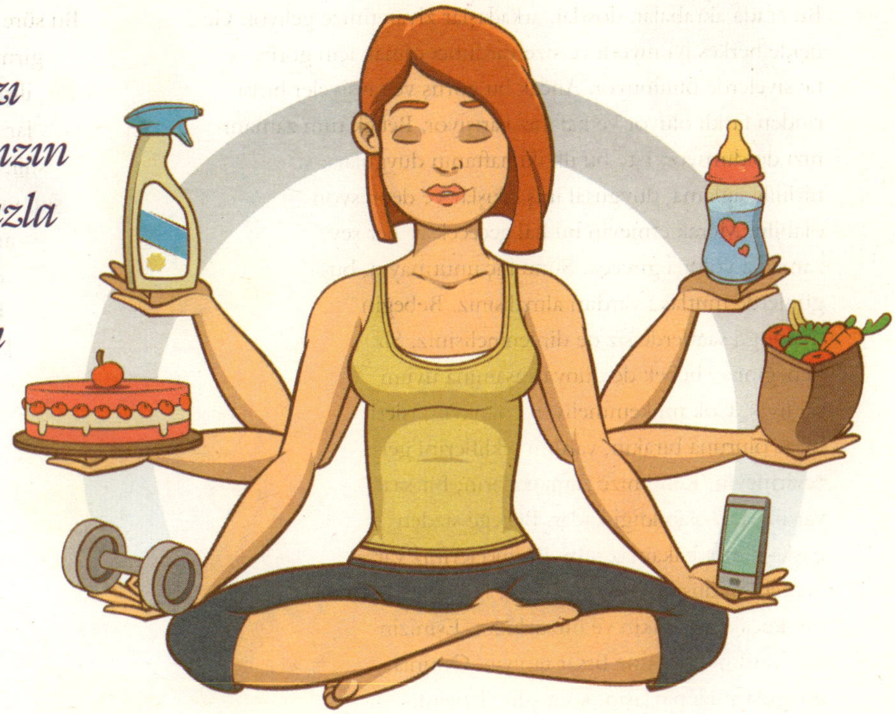

Doğum sırasında hazne (perine) girişinde kesi olursa (epizyo) doğum sonrası ilk günler ağrılı olabilir. Özellikle ilk gün, dikiş üzerine uygulanacak soğuk kompres, dikişte ödem (şişlik) ve hematom (doku içi kanama sonucu oluşan mor şişlik) olmasını önler ve iyileşme çabuklaşır. Rahim, doğumdan sonraki günlerde 4 aylık gebelik büyüklüğündedir, ancak her gün yavaş yavaş küçülerek 15-20 gün içinde pelvis kemiği içindeki yerine geri döner. Bu küçülme hareketini emzirme sırasında hissedersiniz.

Doğum sezaryenla gerçekleşmişse ve operasyonda epidural anestezi uygulanmışsa, anne adayı uyanık kaldığı için normal doğumdaki gibi bebeğini doğduğunda hemen kucaklar, hatta emzirmeyi bile başaranlar olabiliyor. Sonrasında ise kateter çıkana kadar uygulanan ağrı kesici, hareket etme rahatlığı ve sezaryen yerinde ağrı hissetmemesine olanak sağlar. Epidural anestezinin diğer bir avantajı, tansiyonun yükselmesini engellediği için, operasyon sırasında plasenta dolaşımı iyi olmaktadır. Anne ve bebek için daha avantajlı olan epidural anestezi, gebelik takibinizi yapan doktorunuzca da uygun görülüyor ve tavsiye ediliyorsa, seçim kararı size kalıyor demektir.

Anne genel anestezi ile gerçekleşen sezaryen operasyonu sonrasında uyanık olduğu anlarda bebeği ile birlikte olup, yardımla bebeğini emzirmeyi denemeli, bir an önce ayağa kalkıp, ilk seferde birkaç adımla başlayıp, odasının içinde dolaşmayı başarabilmelidir. Ne kadar çabuk hareketlenirse, olabilecek gaz şikayeti ve ağrılar o ölçüde azalır. Derin nefesler alarak dolaşımını iyileştirmeli, öksürme gereğini unutmamalı, zor da olsa, öksürme geldiğinde elleriyle karnını sıkıştırarak öksürüp, solunum yollarında oluşan sekresyonu dışarı atmalıdır.

Kadınlar, doğum sonrası dönemde % 20 ile % 40 sıklıkla, bazı duygusal ve bilişsel rahatsızlıklar görülebilir. Birkaç hafta sürebilen bu rahatsızlıklar, hormonlardaki değişmelere, çocuğun, özellikle cinsiyetteki beklentileri karşılayamadan doğmuş olmasına ve annenin artan sorumluluklarıyla baş edememesine bağlanmıştır. Çok nadir durumlarda ise yaşanan yoğun depresyon hali lohusa kadını intihar düşüncesine kadar götürebilir.

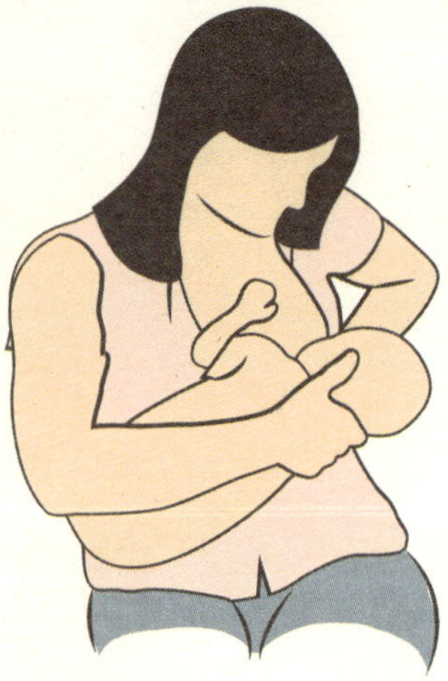

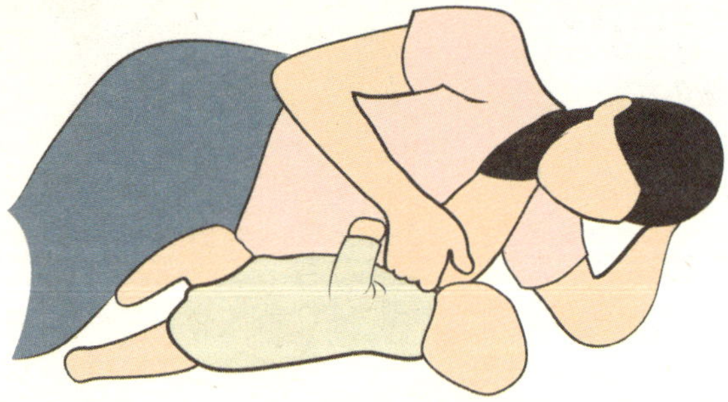

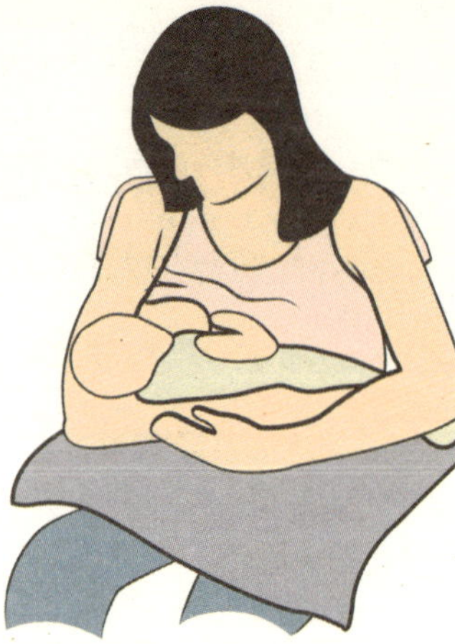

Bazen bu sorunlar babalarda da görülebilir. Bunun sebepleri ise artan sorumluluk, azalan cinsel ilişki, eşinin ilgisini bebeğe yöneltmesi ve sorunlu bir evliliğe çocuğun getirdiği bağlayıcılık olarak açıklanabilir.

Anneler, doğum sonrası dönemde bebeği emzirirken beslenme konusunda çevresinden aldıkları yanlış beslenme önerileri ile kilo sorunu yaşıyorlar. Özellikle, sürekli tatlı ve karbonhidrat tüketmek, sütün değil kiloların artmasına yol açıyor! Emziklilik döneminde fazlaca yenilen tatlı, börek ve makarna hararet yapar, bolca su içmenize neden olur ve kilo alımını hızlandırır.

Tabii ki diyet yapmamalısınız; göğüsleriniz günde 1 lt sıvı üretecek ve hamilelik günlerinize göre günlük kalori ihtiyacınız daha da artacaktır. Ancak, yeterli ve dengeli beslenmeye devam etmelisiniz. Yeterli ve dengeli beslenmenin anlamı, tüm besin öğelerini kullanmanızdır.

Yöresel olarak bile beslenmede farklılıklar olmaktadır. Örneğin Güney Doğu Anadolu'da yaşayan insanlar, bulgur, mercimek, soğan, sarımsak, acı biber gibi yiyecekleri çok tüketirler. Tarlada çalışan bir anne bohçasını açar, soğanı kırar, sarımsağı taze yer, domates, biber ve zeytin ekmekle karnını doyurur, ardından da bebeğini emzirir.

O halde, mevsimin sebze ve meyvelerini ve tüm yiyecekleri beslenmenizde az miktarlarda kullandığınızda yeterli ve dengeli beslenmiş olursunuz. Az miktarda tüketeceğiniz hiçbir gıda gaza neden olmaz; ne size ne de bebeğinize. Ama oturup yarım kilo yoğurt ve bir tabak dolusu kuru fasulye yerseniz siz de, bebeğiniz de gaz sancısı çekebilirsiniz. Bebeğe gaz yapan yiyecek varsa bunu deneyerek öğreneceksiniz. Örneğin, bugün karnabahar yediniz ve bebek huzursuzdu, sürekli dizlerini karnına doğru çekerek ağladı, bir kez daha karnabahar yediğinizde bebek yine gaz sancısı yaşamışsa, o zaman karnabaharın bebeğinize gaz yaptığını öğreneceksiniz.

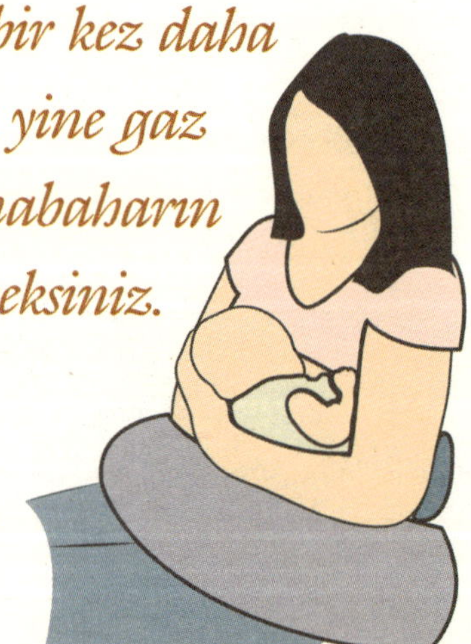

Tatlıyı fazla tükettiğinizde daha çok acıkırsınız, çünkü kanda insülin miktarı yükselir ve açlık hissi olur. Ama yeterli ve dengeli beslenirseniz, tatlı isteğiniz de azalır.

Kadınların; yaşadığımız toplumlarda, hızla değişen dünya düzenine ve sert yaşam koşullarına hızla entegre olmak adına, son zamanlarda kendi rızaları veya şartlar nedeni ile hayatlarının en önemli mucizesi doğuma karşı bakış açılarının bozulduğu ve türlü yeni korkular ürettiği zihinlerinin şifacısı Ayşe Öner...

Kadının yeme içme kadar doğasında zaten var olan normal doğumun keyfini sürmek yerine, türlü endişe ve korkuların onu çembere alıp kıstırdığı şu dönemde, yeni nesil annelere pamuk gibi sesi ve şefkatli yaklaşımı ile doğum yolunda gerçek bir dost, güvenilir bir omuz olarak görüyorum ben kendisini.

Geç anne olmak, çok erken gebe kalmış olmak, onlarca aile ferdinin sizi, bilgisi ile yetersiz hissettirdiği bir dönemde hamileliği yaşamak, tüm bunlar ve fazlası hayatın gerçekleri... Ama çözümsüz değil. Her anne adayının kendine ve bebeğine yapacağı en büyük iyilik,

Ayşe Öner ile doğuma doğru ilerlerken el ele tutuşmak. Kızım Ayşe, bugünlerde 5 yaşına girmek üzere; bugün, onun saf, naif, doğaya saygılı, insana ve maneviyata şu küçücük yaşında değer veren bakışlarında, ben hep adaşı Ayşe Teyzesinin yumuşak dokunuşlarını görüyorum. Anne karnında dünyanın tüm kaos ve hızına rağmen, sakin bir ortam annesi tarafından hazırlandı ve neredeyse gülümseyerek dünyaya geldi Ayşe. İşte o ortamın gerekliliğinin altını çizen hep Ayşe Öner oldu...

Gebelerin en tatlı yol arkadaşı Ayşe Öner'in tatlı yanaklarından ben, pamuk ve hep temiz olan ellerinden de torunlarından biri olan Ayşe öper.

Sevgilerimizle.

Deniz & Ayşe

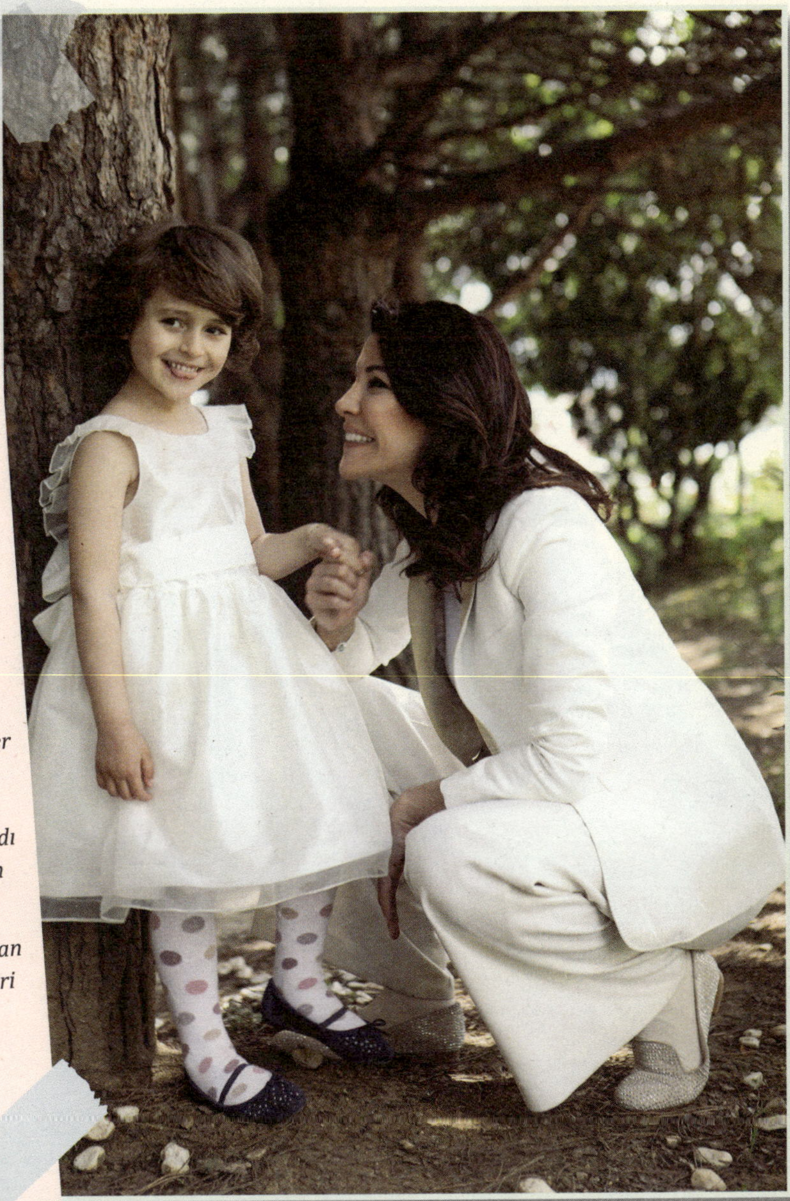

Sevgiyle ve şükranla yaptığım işim sayesinde sanatına, güzelliğine hayran olduğum birçok ünlü anneye, de rehberlik etme fırsatım oldu ve sevgili Deniz Akkaya da hamileliği sırasında kursuma katılan ünlü annelerden; zihnindeki düşüncelerin attığı adımlar, hayatının fiziksel ritmiyle öylesine uyum sağlıyordu ki bu güzel, akıllı, duygulu kadının hamilelik ve anne olma sürecini ne kadar önemsediğini, aldığı bilgileri sarıp sarmalayarak hayatına yerleştirmesi, bilinçli seçimler yapan bir anne olduğunu, Ayşe Kızımın mutlu ve zekice parlayan, ışıltılı gözlerinde görebilirsiniz. Bizimle paylaştığı duyguları ve anne-kız resmi harika Onlara sevgiyle teşekkür ediyorum...

Ayşe Öner

Doğum Sonrası Düzenli ve Sağlıklı Beslenme

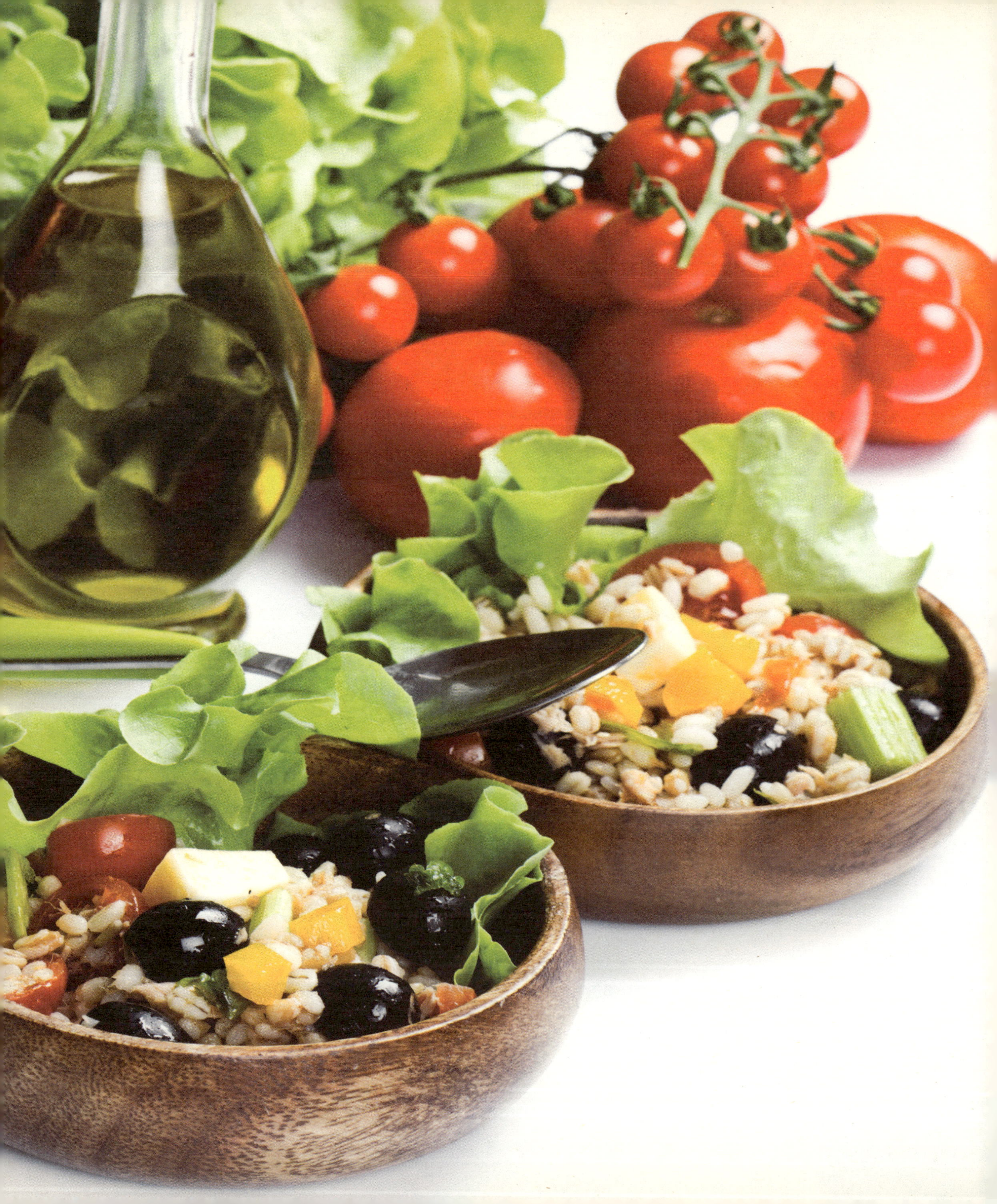

Doğum sonrası emzirme, rahminizin eski boyutuna dönmesi ve kalori yakımı konusunda size yardımcı olacaktır. Bebeğinizi emzirerek, günde 400 – 450 kalori harcarsınız, doğru beslenme ile hem uzun süre bebeğinizi emzirip hem de fazla kilolardan kurtulabilirsiniz.

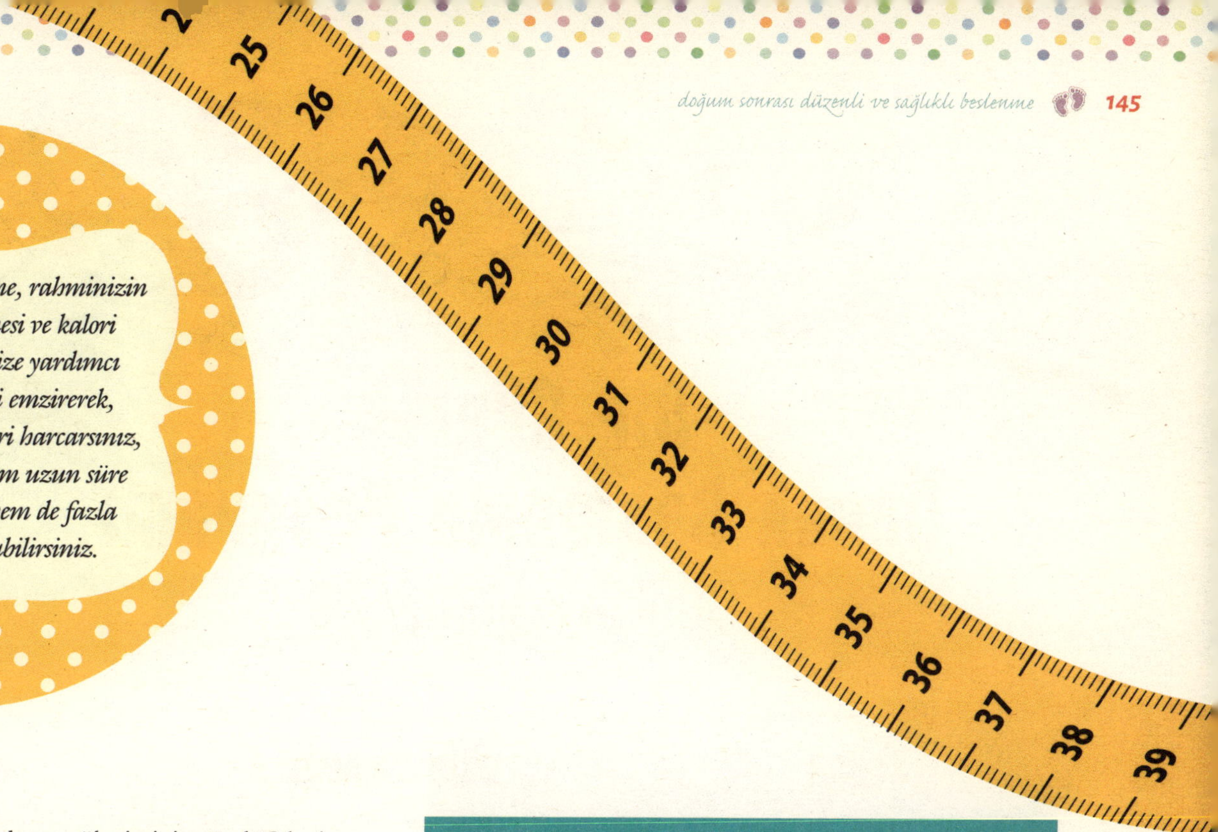

Emzirme döneminde sıvı tüketiminiz günde 3 lt civarındadır. Sıvı, süt yapımı için önemlidir. Su, çorba, komposto, süt, ayran, buz gibi sıvıların hepsi süt üretimini artırır.

Tüm besin öğelerinden doğru miktarlarda tüketilmeli ve günde 3 ana, 3 ara olmak üzere 6 öğün yenilmelidir.

Akşam öğünleri çok geç saatlere bırakılmamalı ve kafeinli içeceklerden uzak durulmalıdır.

Halk arasında yaygın bir inanış olan çift kişilik yemek, bol tatlı tüketmek süt yapımını artırır inancı, süt yapımıyla doğrudan alakası olmadığı gibi kalıcı kilolara da sebep olur.

Sütü yapan beslenme şekli, tüm besinlerden düzenli ve doğru miktarlarda tüketilmesidir.

Aşağıda sıralanan besin gruplarının hepsinden günde belli porsiyonlarda alırsanız, sütünüzün kalitesini ve miktarını artırırsınız:

Protein

Günde 60 - 70 gr

- Sabah kahvaltısında 1 adet haşlanmış yumurta
- 1 porsiyon balık (Omega 3 bakımından zengin sardalya, somon, ringa, uskumru gibi balıklar tercih edilmelidir.)
- 1 porsiyon ızgara tavuk (tercihen göğüs kısmı)
- 1 kase mercimek yemeği

Kalsiyum

1300 mlg kalsiyum günlük ihtiyacınızı karşılar. Doğum öncesinde olduğu gibi, sonrasında da en önemli besin kaynağıdır. Emziklilik döneminde kalsiyum alımı yeterli olmalıdır.

- 1 bardak süt 300 mlg (Yağsız süt tercih edilmeli, sütün yağı kalsiyum için gerekli değildir.)
- 1 kase yoğurt
- 60 gr peynir (Özellikle eski kaşar, süt yapımını artırmak için etkili olur)
- 1 tabak dolusu yeşil yapraklı, az veya buharda pişirilmiş sebze yemeği (ıspanak, pazı, semizotu gibi)

Emziklilik döneminde, vitamin tabletlerinizi kullanmaya doktorunuzun önerisiyle devam edebilirsiniz.

Karbonhidrat

- 2 dilim buğday, kepek veya yulaf ekmeği
- 1 orta boy kase makarna (Zeytinyağı konularak haşlanmış olmalı)
- 1 orta boy kase pirinç pilavı (Zeytinyağı ile yapılmalı)
- 1 orta boy kase kuskus tercih edilebilir.

Demir

Günlük 20 mgr demir alımı, kansızlık ve yorgunluğa sebep olan demir eksikliğini giderir.

- 1 porsiyon (50 – 60 gr) dana bonfile veya 3 kalem pirzola
- 1 kase kuru fasulye, mercimek, nohut yemeği

Hamilelik sırasında kullandığınız demir ilacınızı kullanmayı doktorunuzun önerisi ile sürdürebilirsiniz.

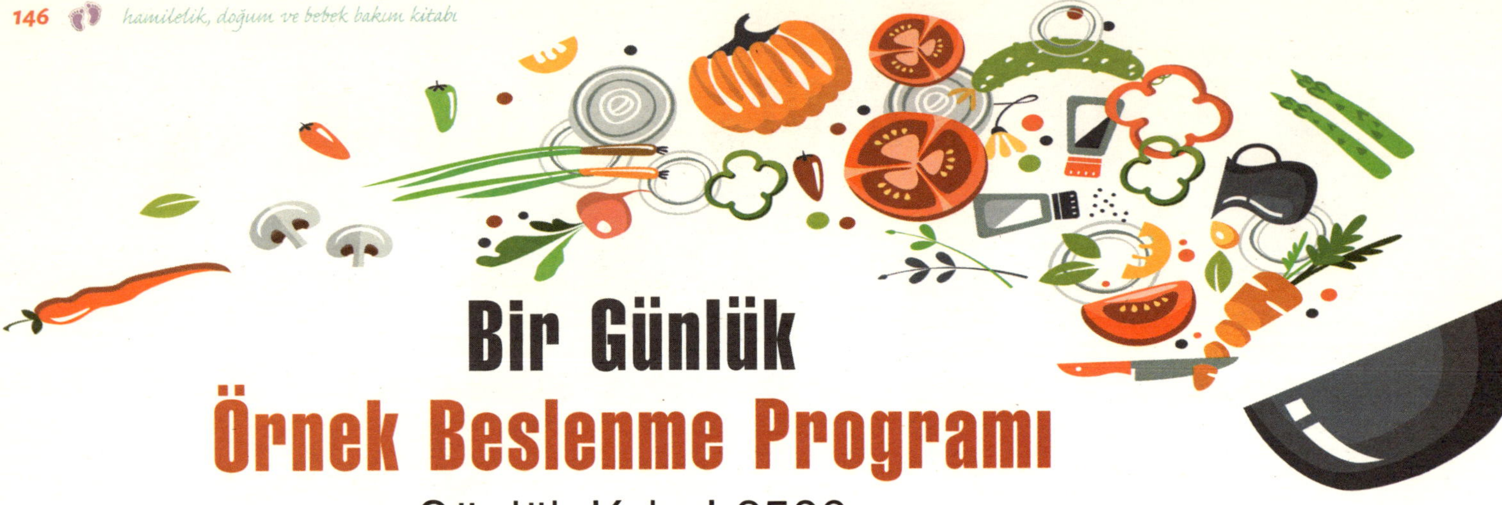

Bir Günlük Örnek Beslenme Programı

Günlük Kalori 2500

Sabah

Uyanır uyanmaz 2 bardak ılık su tüketilmeli

- 2 dilim kızarmış ekmek
- 1 adet yumurta
- 1 domates, salatalık, biber ve maydanozdan oluşan 1 tatlı kaşığı zeytinyağ eklenmiş karışım
- 30 gr, kalsiyum açısından zengin, az yağlı beyaz peynir ve 30 gr eski kaşar yenmeli Bir bardak taze sıkılmış meyve suyu.

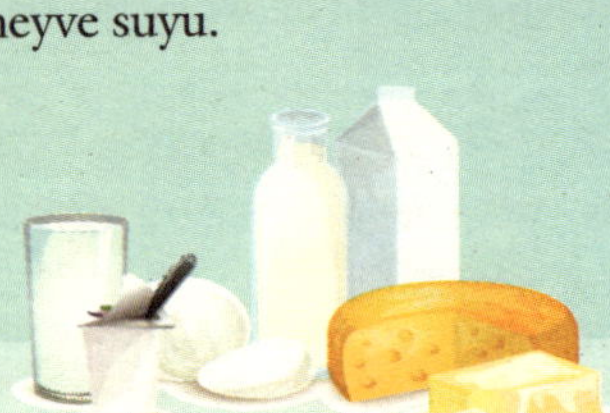

Ara Öğün

- 5 adet ceviz ve 12 adet mevsim meyvesi veya bir orta boy kase meyve kompostosu

Öğle Yemeği

- 1 kase çorba
- 1 tabak etli ıspanak yemeği 2 dilim ekmek
- 1 kase az yağlı yoğurt

Ara Öğün

- 1 bardak ısırgan çayı ve 1 ince dilim havuçlu kek (kepekli un, pekmez ve yarım fincan yağ ile pişmiş).

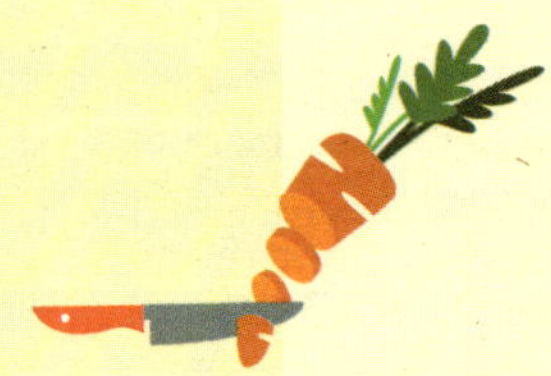

Akşam Yemeği

- 1 kase çorba
- 1 porsiyon ızgara balık (6 adet ızgara sardalya veya 50 gr somon balığı tercih edilir; ama bulunamadığı durumlarda hamsi gibi ufak balıklar tercih edilmelidir)
- Bol yeşil salata (roka, marul, domates, limon ve zeytinyağı ile)
- Yemekten bir saat sonra tatlı isterseniz ince bir dilim tahin helvası yiyebilirsiniz.

Yatmadan Önce

- 1 bardak az yağlı balla ve tarçınla tatlandırılmış ılık süt içilebilir. *Gaz problemi olanlar rezene çayı tüketmeli.*

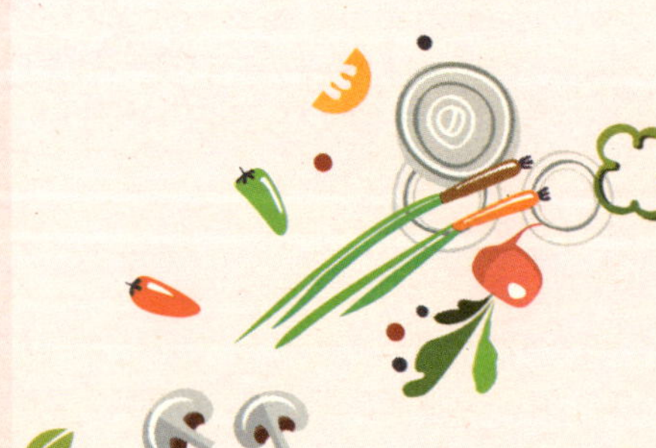

Pratik ve Hafif Tatlı Tarifleri

İrmik Tatlısı

Yeni doğum yapan anneler için hem sütlerini arttırıcı hem de daha az kalorili bir tatlı:
- 7 yemek kaşığı irmik
- 1 litre süt
- 5 yemek kaşığı şeker
- 1 tatlı kaşığı tarçın

YAPILIŞI: İrmik, şeker ve süt bir kaba konur ve orta ateşte koyulaşıncaya kadar pişirilir. Malzemeyi, şeker hariç, isteğe göre arttırabilirsiniz. Piştikten sonra cam bir kaba alıp üstünü tarçınla süsleyebilirsiniz.

Nişastalı Meyveli Kup

Karışık mevsim meyveleri küp küp doğranır (elma, armut, nar, muz, portakal, mandalina). Bu karışım cam kaselere alınır.
- 3 buçuk bardak su
- 2 yemek kaşık dolusu nişasta
- 2 kaşık bal

YAPILIŞI: Su ve nişasta koyulaşıncaya kadar pişirilir. Piştikten sonra iki kaşık bal eklenerek karıştırılır. Meyvelerin üzerine dökülerek soğutulur.

Havuçlu Kek

Hem besleyici hem de hafif bir kektir.
- 1/2 normal boy su bardağı doygun kepek veya yulaf unu
- 1 bardak saf kepek (kek kalıbının altına da serpilecek)
- 1 bardak rendelenmiş havuç
- 1 bardaktan biraz az pekmez ya da esmer şeker.
- 3 adet oda sıcaklığında yumurta
- Üzerine limon sıkılmış 1 tatlı kaşığı karbonat
- 1 çay bardağı zeytinyağı
- Yarım çay bardağı ceviz; (çekilmiş olmalı)
- 1 tatlı kaşığı tarçın

YAPILIŞI: Yumurta ve şeker (pekmez) 5 dakika çırpılır, bu karışıma sırası ile yağ ve havuç eklenir. Tahta kaşık yardımıyla malzeme karıştırılır. Un, kıvama göre ayarlanarak eklenir. Beraberinde karbonat, tarçın ve ceviz de konur. Tekrar kaşıkla iyice karıştırılarak üzerine kepek serpiştirilmiş olan kek, 170 derecede ısınmış fırına konur.

Keten Tohumlu Kepekli Kurabiye

- 2 adet oda sıcaklığında yumurta
- Tam kepek unu ve az miktarda kepek (malzemenin alabildiği kadar)
- 1/2 çay bardağı az yağlı süt
- 1 çay bardağı bademsiz müsli
- 1 çorba kaşığı keten tohumu
- 1 buçuk çay bardağı pekmez veya esmer şeker
- 1/2 çay bardağı zeytin yağı
- 1 çay kaşığı tarçın

YAPILIŞI: Yumurta ve şeker (pekmez) iyice çırpılır. Yağ ve süt eklenir ve tekrar çırpılır; daha sonra un, kepek, karbonat, müsli, keten tohumu ve tarçın da eklenerek iyice yoğurulur. Yağlı kağıt konulmuş tepsiye ceviz büyüklüğündeki parçalar şekillendirilerek yerleştirilir. 170 derecede ısınmış fırına konularak 35 dakika kızarana kadar beklenir.

Yukarıda vermiş olduğum tarifler, sizlerin tatlı ihtiyacınızı gidereceği gibi hem formunuzun eski haline gelmesine hem de bebeğinizin sütüne katkı sağlayacaktır.

Doğum sonrası düzenli ve sağlıklı beslenme, egzersizler, pratik ve hafif tatlı tarifleri önerilerini sevgili **Şeyda Coşkun**'dan aldık. Şeyda Hanım, anne adaylarına doğum sonrası, evde mutfak düzeni, beslenme ve egzersizler, sütü arttıracak yiyecekler konularında birebir rehberlik veriyor; ayrıca kendisine aşağıda verdiğimiz e-mail adresinden de yazarak ulaşabilir, sorularınıza cevap ve tavsiyeler alabilirsiniz: *seydatrainer@gmail.com*

Doğum Sonrası Egzersizleri

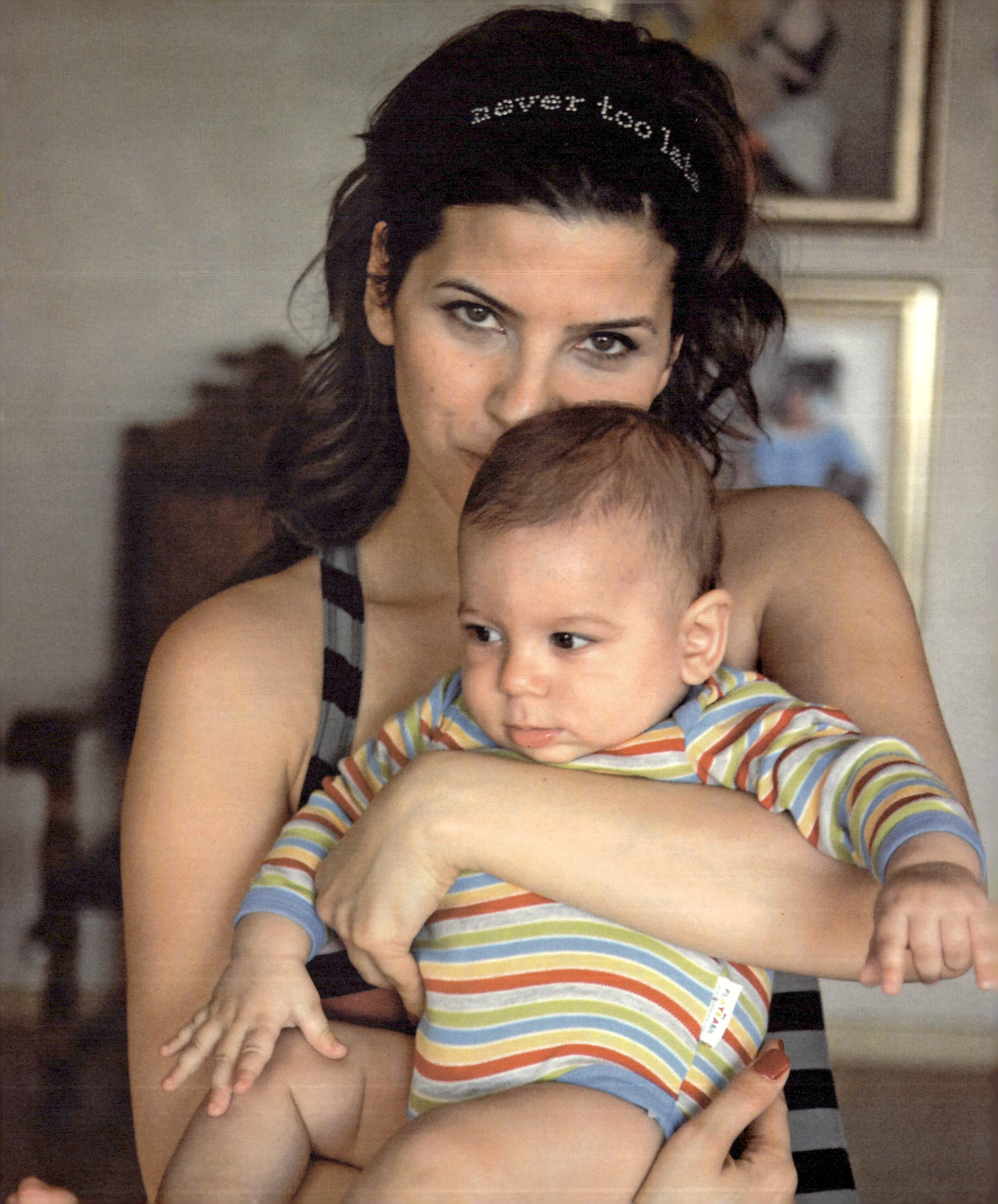
never too

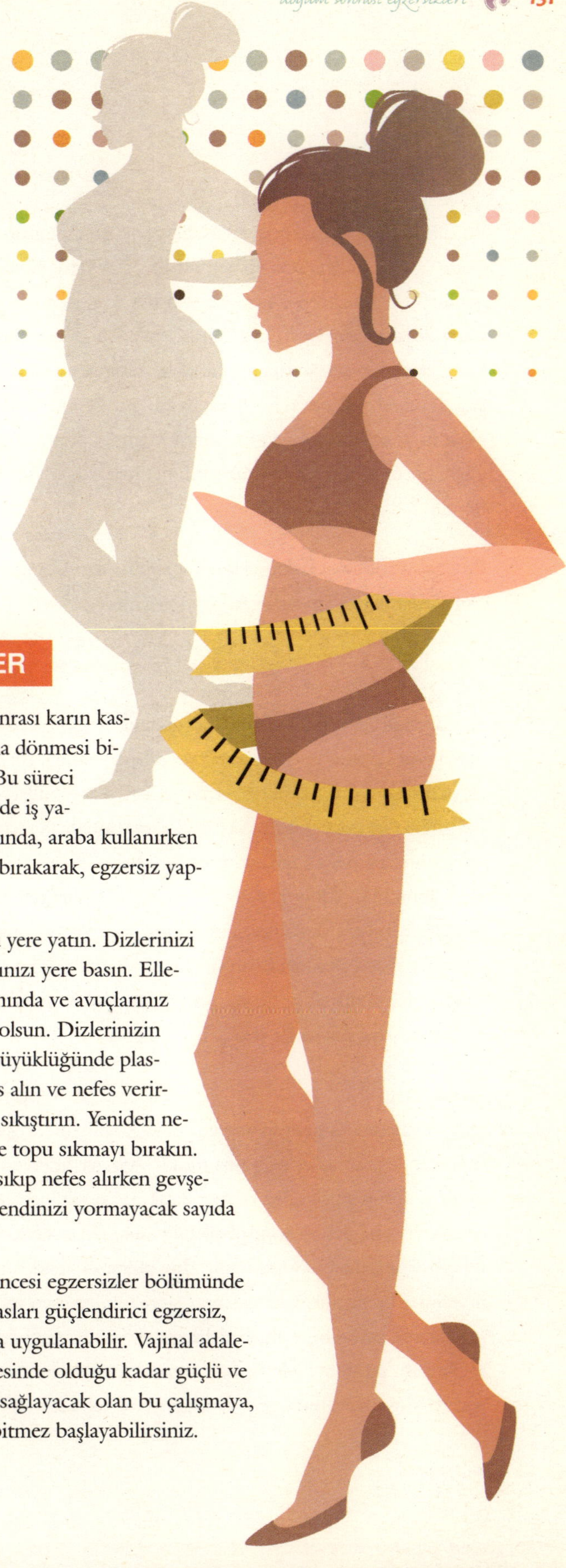

Hamilelik döneminde aldığınız fazla kilolardan kurtulmak için dengeli beslenmek kadar egzersiz de etkili bir unsurdur. Özellikle bu stresli ve yoğun dönemde, stresi yenmek ve yaşam hevesinizi arttırmak için doğum şekline göre, bebeğin ilk 2 ayından sonra egzersizlere başlanmalıdır.

Özellikle sabah saatlerinde (annenin uyku düzenine uygun) 30-45 dakikadan az olmayan, her ay temponun kademeli olarak arttırıldığı yürüyüşler ve doğru nefes çalışmaları, anneyi en kısa sürede eski formuna kavuşturur.

Anneler, doğru beslenmeyle birlikte haftada 3 gün yapılan egzersizler ve hafif tempolu koşu çalışmalarıyla hem fiziksel olarak kendine güvene hem de ruhsal yönden doygunluğa ulaşır. Spor sonrası salgılanan endorfin hormonu, rahatlamanızı ve mutlu olmanızı sağlayacak, uykusuz geçen gecelerin yorgunluğunu unutturacaktır.

Aşağıda vereceğim egzersizleri her anne kendi koşullarına göre uygulayabilir.

EGZERSİZLER

KARIN: Doğum sonrası karın kaslarının eski durumuna dönmesi biraz zaman alacaktır. Bu süreci hızlandırmak için, evde iş yaparken, alışveriş sırasında, araba kullanırken bile karnı içeri çekip bırakarak, egzersiz yapmak fayda sağlar.

1. Egzersiz: Sırt üstü yere yatın. Dizlerinizi kırarak ayak tabanlarınızı yere basın. Elleriniz, bedeninizin yanında ve avuçlarınız yere değer durumda olsun. Dizlerinizin arasına futbol topu büyüklüğünde plastik bir top alın. Nefes alın ve nefes verirken dizlerinizle topu sıkıştırın. Yeniden nefes alırken dinlenin ve topu sıkmayı bırakın. Nefes verirken topu sıkıp nefes alırken gevşeyerek, 10, 20 ya da kendinizi yormayacak sayıda tekrar yapabilirsiniz.

PELVİS: Doğum öncesi egzersizler bölümünde de anlatılan vajinal kasları güçlendirici egzersiz, doğum sonrasında da uygulanabilir. Vajinal adalelerinizin doğum öncesinde olduğu kadar güçlü ve esnek hale gelmesini sağlayacak olan bu çalışmaya, kanamalarınız biter bitmez başlayabilirsiniz.

Bu çalışmayı alışkanlıkla uygulayabilir hale geldiğinizde her yerde (araba kullanırken, yemek yerken, tv seyrederken...) yapabilirsiniz. Bu egzersiz kadınlar için yalnızca doğum sonrasında değil, yaşam boyu uygulanabilecek, son derece faydalı bir egzersizdir. Bu çalışmanın bir diğer olumlu etkisi ise, aşk kasları olarak adlandırılan apış arası kaslarının güçlenmesini sağlamasıdır. Bu kasların güçlenmesi, kadının kısa sürede ve güçlü bir orgazma ulaşmasına yardımcı olmakta ve ona mutlu bir cinsel hayat sunmaktadır.

Bu egzersizi birkaç farklı şekilde yapabilirsiniz. Aşağıdaki açıklamalardan faydalanarak egzersizi deneyiniz:

Vajinal adaleleri ve rahim adalelerini güçlendirici egzersiz:

Bu egzersizi ilk başlarda yatarak uygulamak daha kolaydır. Zaman içinde ayakta ya da oturarak da çalışabilirsiniz. Bu egzersizde ustalaştıkça onu her yerde ve her zaman kullanabileceğinizi fark edeceksiniz. Sırt üstü yere yatın ve gevşeyin. Dizlerinizi kırıp ayak tabanlarınızı yere basın. Karın adalelerinizi mümkün olduğunca gevşek tutmaya çalışarak nefes alın ve nefes verirken, sanki tuvalette çişinizi tutuyormuşsunuz gibi vajinal adalelerinizi kasın ve rahat olduğunuz sürece adaleleriniz kasılı olarak bekleyin. Ardından yeniden nefes alın ve gevşeyin. İsteğiniz kadar tekrarlayabilirsiniz.

Tuvalette rahim adalelerini güçlendirici egzersiz: Bu çalışmayı tuvalette çişinizi yaparken de kullanabilirsiniz. Çişinizi yaparken kısa aralıklarla çişinizi tutun, sonra yeniden serbest bırakın. Tutun ve yeniden serbest bırakın. Bu şekilde vajinal adalelerinizin gücünü kontrol edebilirsiniz. Deneyebileceğiniz bir egzersiz daha bulunmaktadır. Bu egzersizde, dikkatinizi nefesinize yönlendirmeyeceksiniz. Yapmanız gereken tek şey, tıpkı nabız atışı gibi, vajinal adelelerinizi hızlıca kasıp gevşetmektir. Bu çalışmayı televizyon izlerken, arkadaşlarınızla otururken, duşta veya yatarken, yani her yerde tekrarlayabilirsiniz.

Bebekle annenin birlikte yaptığı egzersizler

Bu egzersizler annenin olduğu kadar bebeğin de gelişimine katkıda bulunur. Genelde 3 aylıktan itibaren yapılabilirler. Bebeğin hareket ve yön duygusunu (sağ-sol, aşağı-yukarı, ön-arka) geliştirdiği gibi göz ve beden koordinasyonunu da geliştirir. Anne ve bebeğin paylaşımını da arttırmış olur.

1. EGZERSİZ

Bebekle anne arasında egzersiz öncesi fiziksel bir bağ kurmak ve ısınmak için bebeğinizi kol altlarından kavrayarak egzersize alıştırın.

Hedef: Bebeği egzersize hazırlamak.

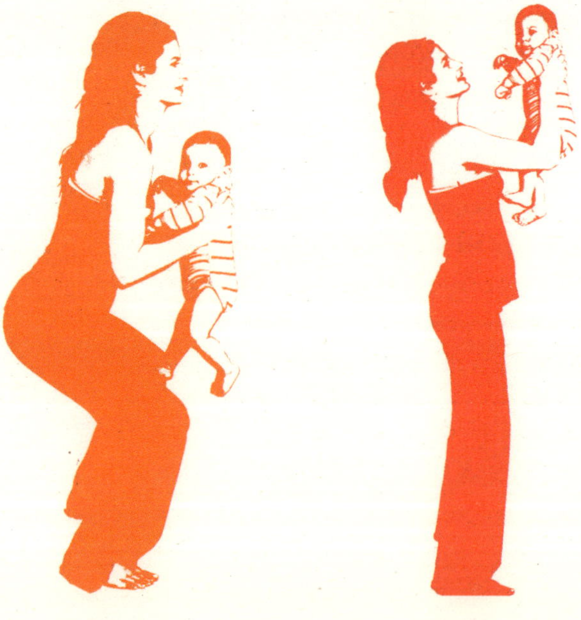

2. EGZERSİZ

Sırt üstü yatıp dizlerinizi karnınıza doğru çekin. Bebeğinizi dikkatli bir şekilde tutarak dizlerinizin üzerine yatırın. Ardından bebeğinizi dikkatli bir şekilde tutmayı sürdürerek dizlerinizi ileriye doğru itin.

Hedef: Kalça ve karın kaslarının çalıştırılması.

Her biri 8 tekrar olacak şekilde çalışmayı 2 kez yapabilirsiniz.

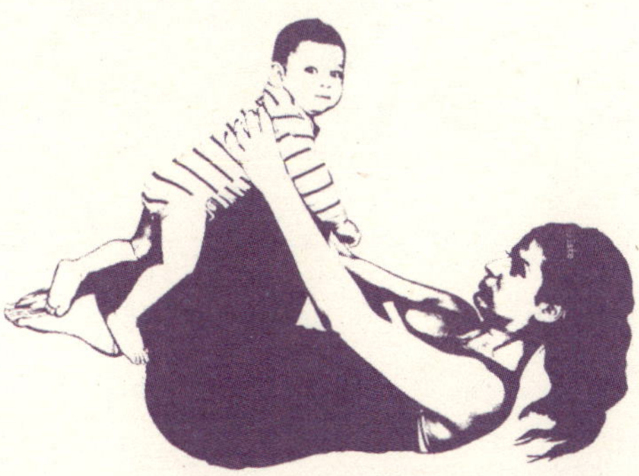

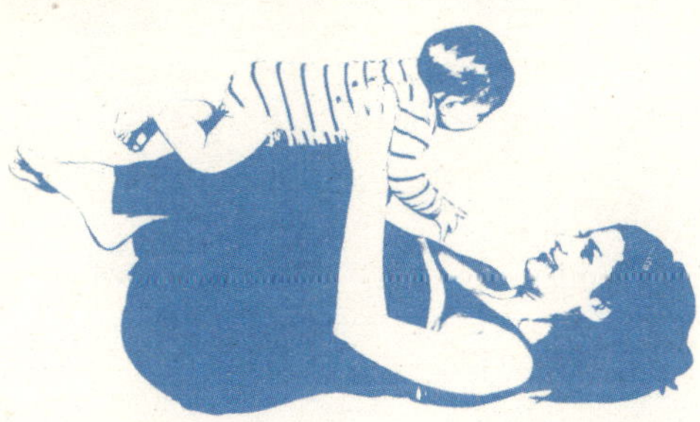

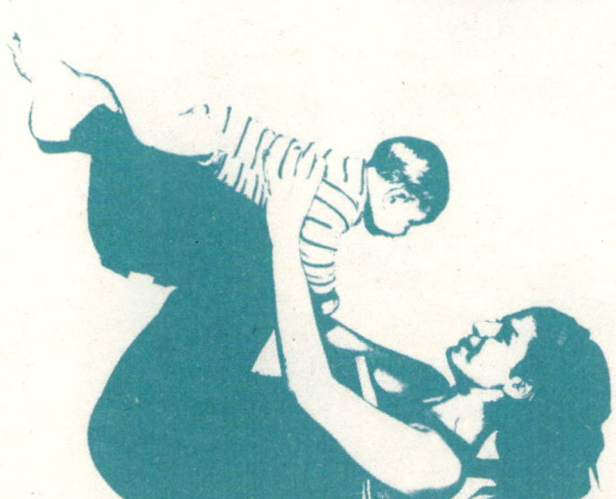

3. EGZERSİZ

Sırt üstü yatarak bebeğinizi karnınıza oturtun. Ardından nefes verirken sağ bacağınızı havaya kaldırın. Nefes alırken havaya kaldırdığınız bacağınızı yere indirip gevşeyin. Daha sonra yeniden nefes verirken bu kez sol bacağınızı havaya kaldırın. Nefes alırken sol bacağınızı yere indirin ve gevşeyin. Çalışma sırasında, belinizi yere iterek bel omurlarınızı koruyun.

Her iki bacağınız için 8'er kez tekrar yapın.

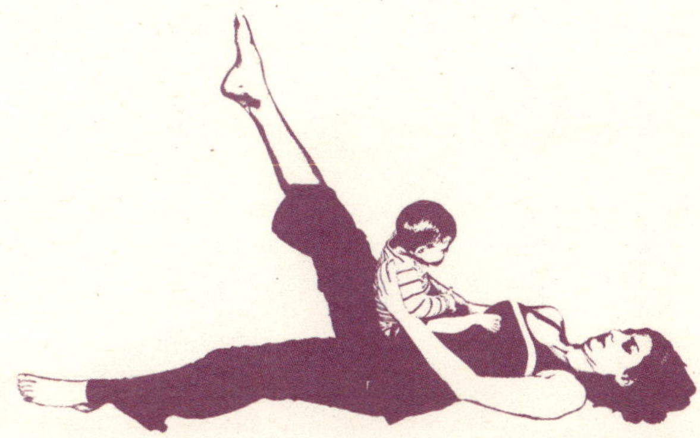

4. EGZERSİZ

Sırt üstü yatarak, bacaklarınızdan birini ileriye uzatın. Diğer bacağınızı dizinizden bükerek, düz uzattığınız bacağınızın üzerinden aşırtıp ayak tabanınızı yere basın. Bebeğinizi gergin olan bacağınızın kasık bölümüne oturtun.

Sırası ile bacaklarınızın pozisyonunu değiştirirken, bebeğinizi de her seferinde ileriye doğru uzattığınız bacağınızın kasık kısmına oturtun.

Hedef: Bu egzersiz, hem üst bacak hem kalça hem de bel bölgesini çalıştırmaktadır. Her iki tarafa da 6'şar kez tekrarlayın.

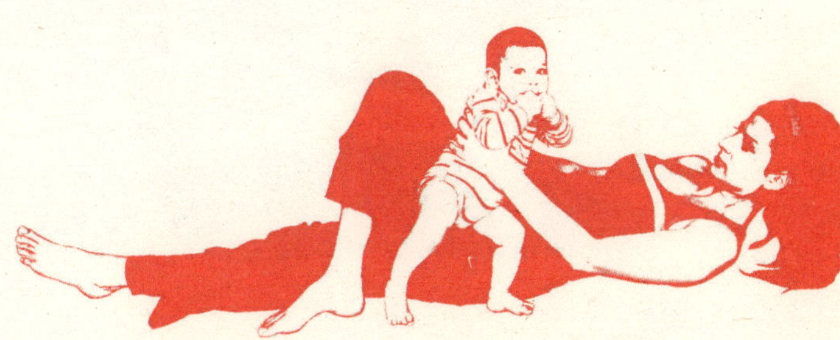

5. EGZERSİZ

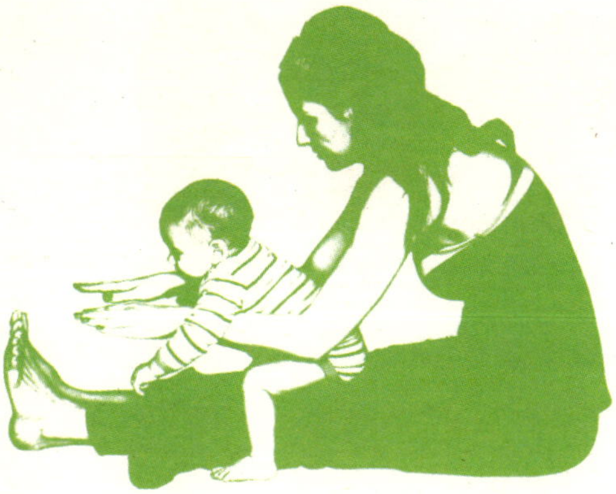

Bacaklarınızı öne uzatarak oturun. Bebeğinizi kollarınızın arasında yarı oturur pozisyonda tutun. Bu duruşta, yavaş yavaş ayak parmaklarınıza doğru uzanarak esneyin.

Hedef: Bebeğinizin bacak kaslarının gelişimi açısından da yararlı bir egzersizdir. Bu egzersiz aynı zamanda sırt ve karın kaslarınızın çalışmasını sağlayacaktır.

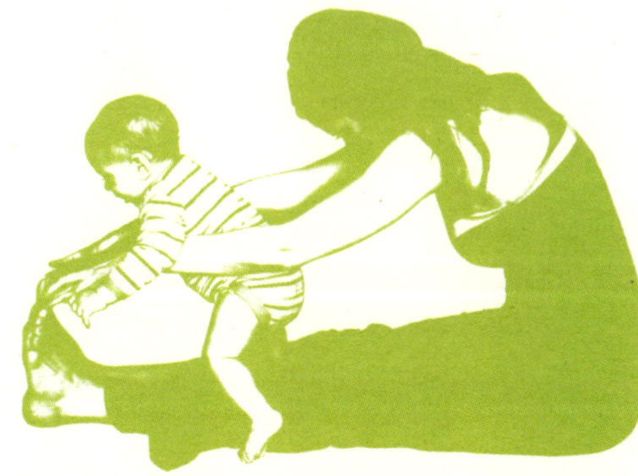

6. EGZERSİZ

Ayaklarınızı öne uzatarak oturun. Bebeğinizi, ayağınızda sallar gibi bacaklarınızın üzerine yatırın ve kollarından tutarak öne ve geriye doğru, sırt ve karın kaslarınızın yardımıyla esneyin.

Hedef: Anne ve bebeğin sırt ve karın kaslarını beraber çalıştırmak.

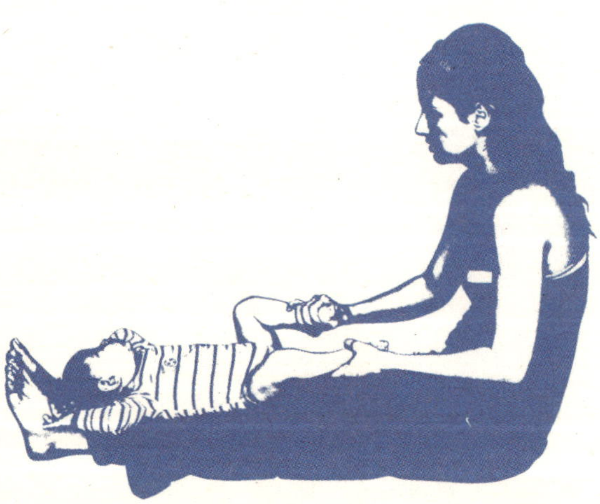

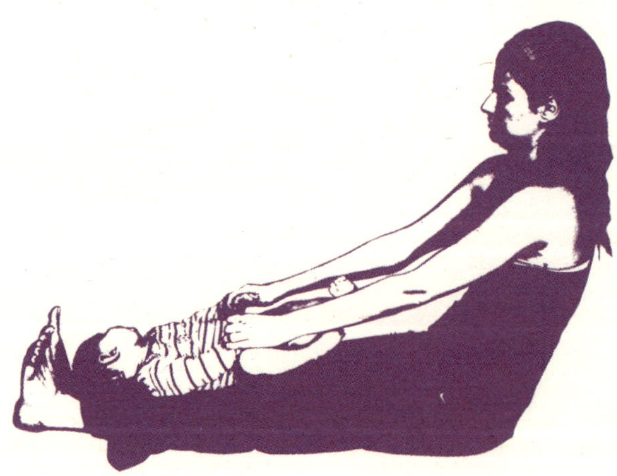

7. EGZERSİZ

Sırtüstü yatın ve dizlerinizi büküp ayak tabanlarınızı yere basın. Bebeğinizi, bedeninizin bir yanında tutarak, boşta kalan elinizi kasığınızın üzerine koyun ve buradan kaydırarak dizinize doğru esneyin. Hareketi 10 kez tekrarladıktan sonra dinlenin ve diğer taraftan da 10 kez tekrarlayın.

Hedef: Kadınların en kolay yağlanan bölgesi olan yan karın bölgesini çalıştırarak o bölgede yağların sıkışmasını sağlamak.

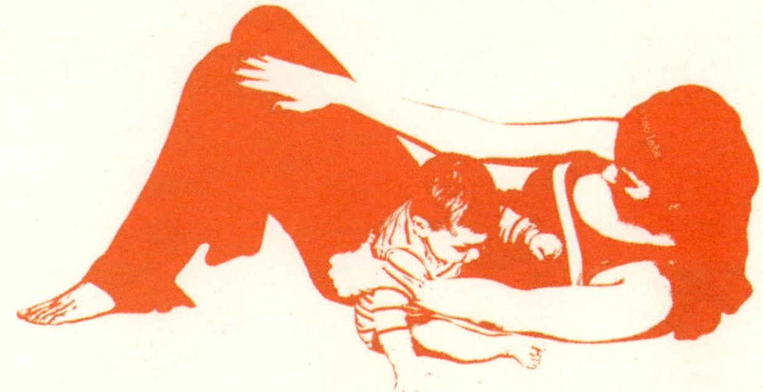

8. EGZERSİZ

Sırt üstü yatıp bacaklarınızı, dizlerinizden kırarak havaya kaldırın. Dilerseniz, ayaklarınızı bir sandalyenin üzerine koyarak belinizin rahat etmesini de sağlayabilirsiniz. Bebeğinizi karnınıza oturtun. Nefes alırken gevşeyin ve nefes verirken ileriye doğru uzanıp bebeğinizi öpün.

10 kez ya da kendinizi rahat hissettiğiniz kadar tekrarlayabilirsiniz.

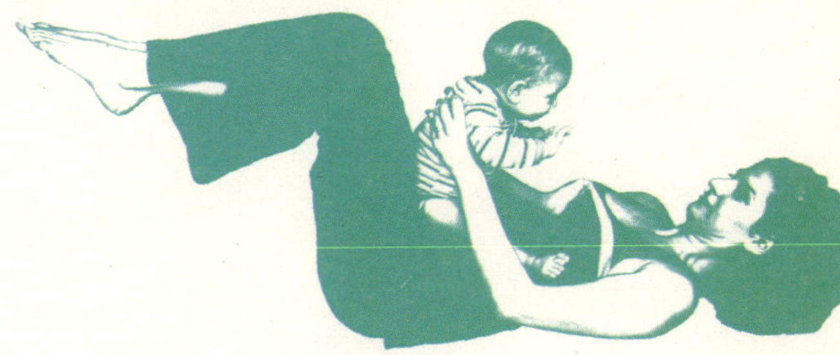

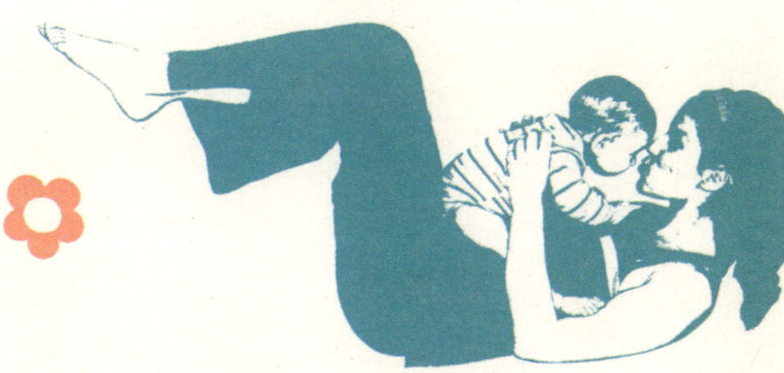

9. EGZERSİZ

Sırtüstü yere yatıp dizlerinizi kırın ve ayak tabanlarınızı yere basın. Bebeğinizi kucağınıza oturtun ve ellerinizle bebeğinizi güvenli bir şekilde tutun. Nefes alın ve nefes verirken kalçanızı yukarıya doğru kaldırın. Nefes alırken başlangıç pozisyonunuza geri dönün ve rahatlayın.

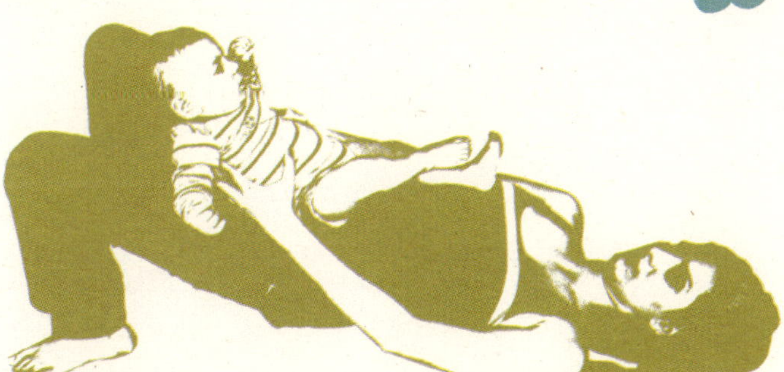

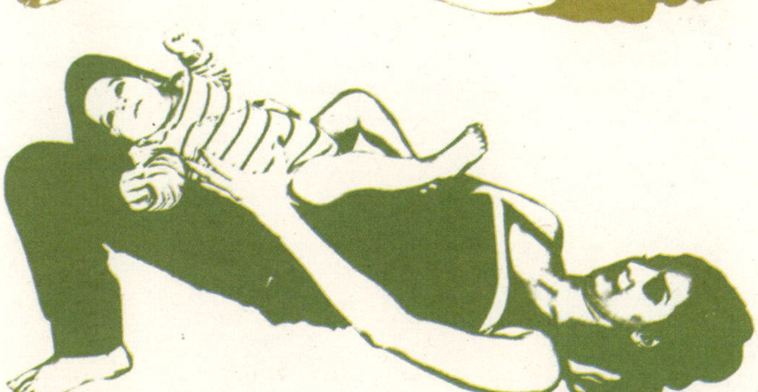

Yenidoğanın Özellikleri

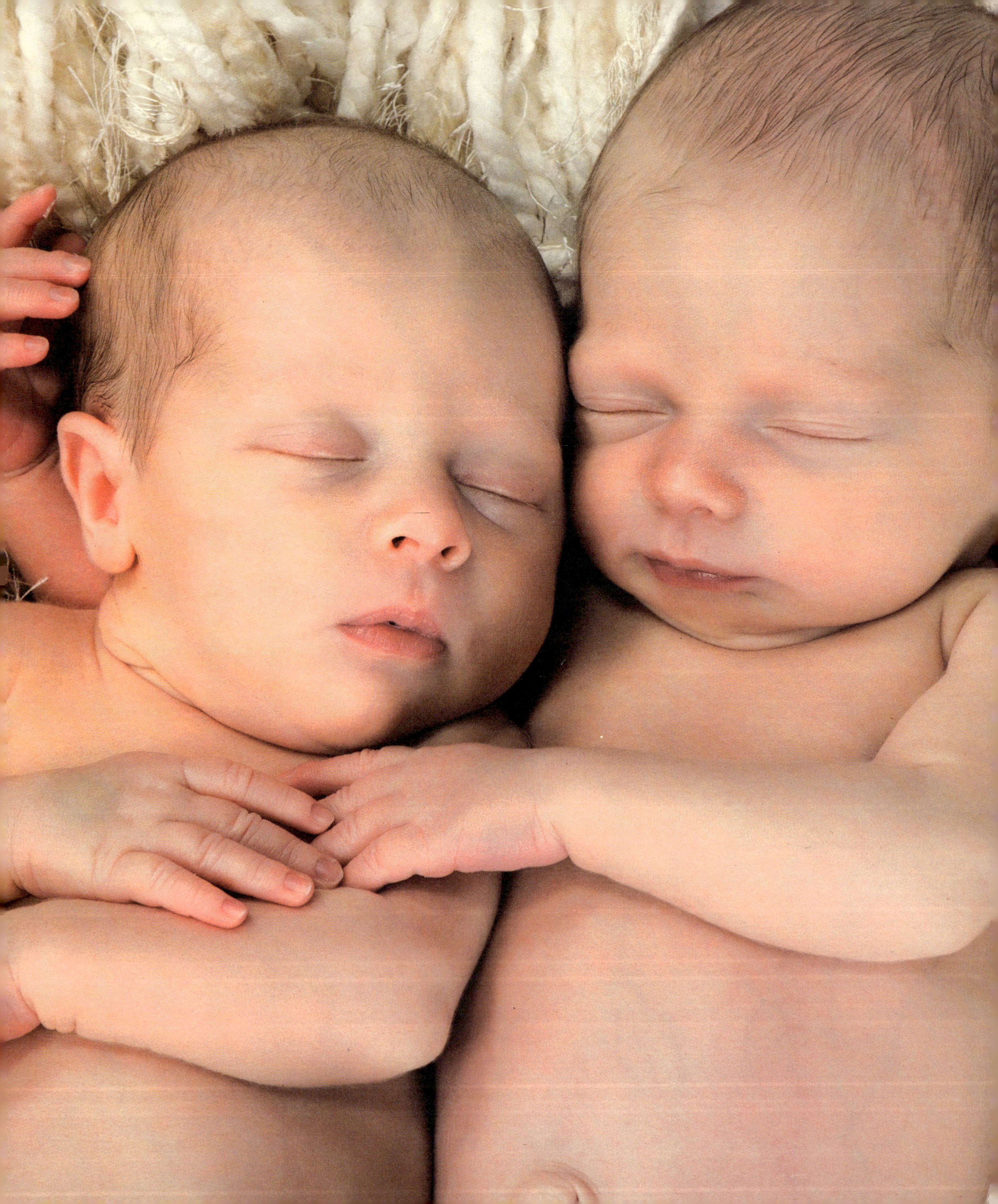

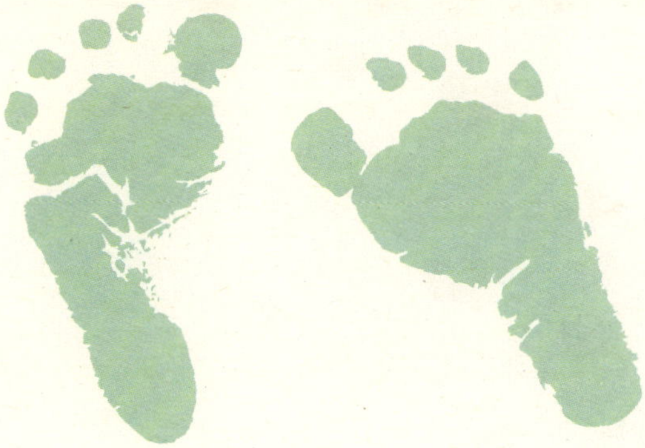

Bebeğinizi kucağınıza aldığınızda pembe ve yumuşak tenine dokunmak size olduğu kadar, ona da iyi gelecektir. Bebeklerin beş duyusu içinde en gelişmiş olanı dokunma duyusudur. İlk aylarda ve yıllarda, dokunarak ve her şeyi ağzına götürerek öğrenir. Ten teması ve kucak ihtiyacı karşılanan bebekler özgüven duygusu yüksek insanlar olurlar. Özellikle ilk aylar sürekli kucakta olma isteği yadırganmamalı, "kucağa alışır" uyarıları kafanızı karıştırmamalıdır.

Bebeğiniz doğum sonrası olması gereken yerde, kucağınızdadır, rahattır, orada uyur, karnını doyurur, annesinin teninin kokusunu, kalp atışlarını, sıcaklığını hissederek huzur bulur.

Yeni doğmuş bir bebeğin ihtiyacı olan tek şey, annesinin tenini hissetmek ve annesi ile olan bağını sürdürmektir. Bu bağ sayesinde tüm ihtiyaçlarını karşılayacak, beslenecek, korunacak ve varlığını sürdürecektir. İşte bu yüzden insan davranışlarının temelinde bağ kurma, temas etme ihtiyacı vardır ve bu insan yavrusunun da en temel ihtiyacıdır.

Hayatımızı sürdürebilmek için ilişki kurmamız gerekir. Çevremizle ilişki kurmanın, bağlantıya geçebilmenin yolu ise temas etmektir. Bebeğimize de, dokunduğumuz, konuştuğumuz, kucakladığımızda onun varlığını onaylıyor, ona güven ve var olabilme gücünü veriyoruz. Bebekler için en temel ileti, fiziksel temastır. Fiziksel temas o kadar önemli ki doğduktan sonra uzunca bir zaman hiç dokunulmayan bebekler, beslenme ihtiyaçları karşılansa bile yalnızca birkaç hafta yaşayabilmekteler. Bakım evlerinde kucak ihtiyacı karşılanamayan fiziksel temastan yoksun olan bebeklerin gelişimleri sırasında ise, özellikle boy uzamasının, yaşıtlarına göre geri olduğu tespit edilmiştir. Böylece bebeğinizin doğmasının ardından bu dünyaya uyumunu kolaylaştıracak en doğru bilgi ve güveni de ancak sizin kucağınızda olduğu, sizi duyabildiği, sıcaklığınızı hissedebildiği sürece alması sebebiyle, bebeğinizi kucakta taşıyıp temas halinde zaman geçirmeyi çok önemsemeli ve ilk 3 aylık dönemde birbirinizle bir bütün gibi yaşamalısınız.

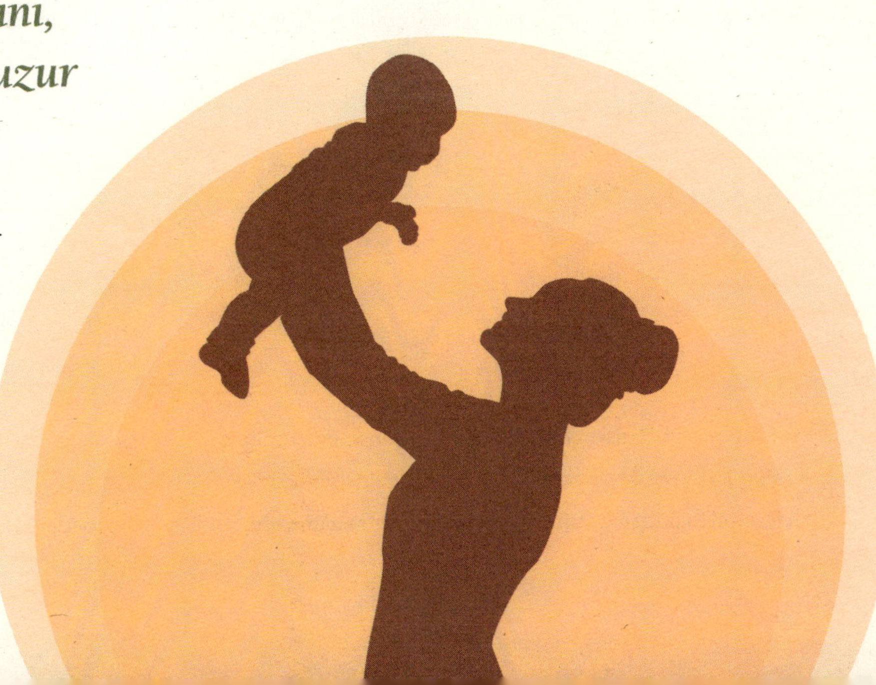

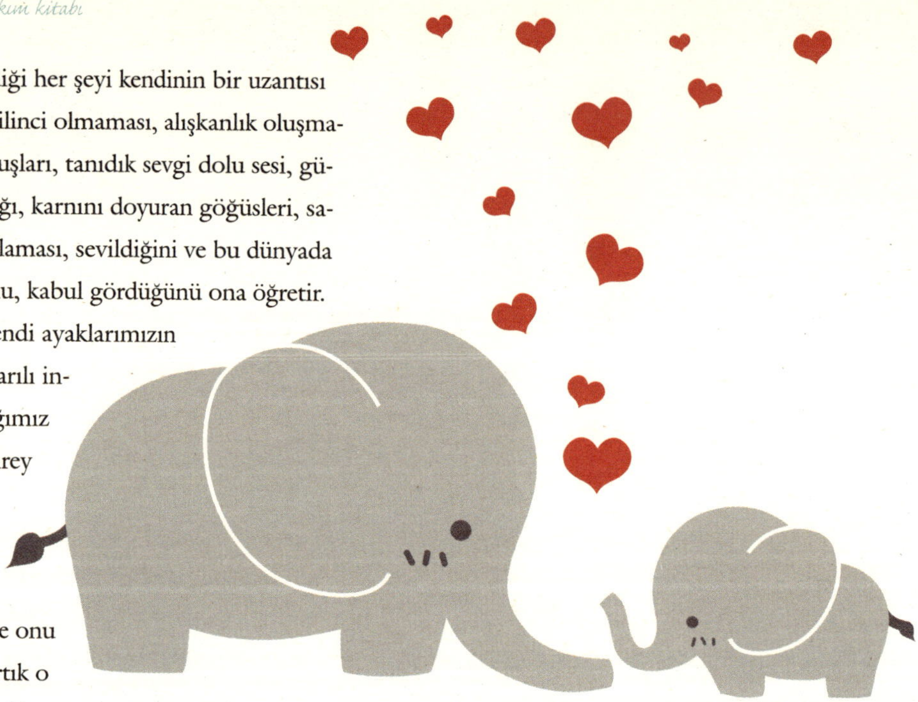

Bebeğin ilk aylarda görebildiği her şeyi kendinin bir uzantısı gibi hissetmesi ve bireysel bilinci olmaması, alışkanlık oluşmasını önler. Annesinin dokunuşları, tanıdık sevgi dolu sesi, gülümseyen yüzü, sıcacık kucağı, karnını doyuran göğüsleri, sakinlik ve güvenle onu kucaklaması, sevildiğini ve bu dünyada eşsiz ve çok değerli olduğunu, kabul gördüğünü ona öğretir. Bu bilgi var olabilmemiz, kendi ayaklarımızın üzerinde durabilmemiz, başarılı insanlar olabilmemiz için aldığımız ilk temel bilgidir. Kendini birey olarak hissetmeye ve yardım almadan dönebilmeye başladıktan kısa bir süre sonra da emekler. Artık isteseniz de onu kucağınızda tutamazsınız; artık o küçük bir kaşiftir, hızlıca emekleyerek, ardından da yürüyerek önce evini sonra da büyük bir hayret ve şaşkınlıkla dünyayı keşfetmeye başlamıştır.

Bebeğinizin doğumu ile başlayan ilk ten tene tanışmanız, göz göze bakışmanız, yaşamınız boyunca sürecek güçlü anne çocuk bağını oluşturur. Eşinizin ve sizin, birer anne ve baba olarak yeni kimlikleriniz oluşmuştur.

Her bebek dünyaya sınırsız potansiyel ile doğar. Psikologların araştırmalarına göre de zekânın doğuştan gelen genetik yapıyla sınırlı kalmayıp uygun çevresel koşullar ve bilinçli çalışmalar yardımı ile üst sınırlara kadar geliştirilebileceği ispatlanmıştır.

Bebeklerin beyin gelişimini etkileyen faktörler anne karnındaki yaşamından başlar. Doğduğu andan itibaren de 4 yaşına kadar beynin fonksiyonları çok yoğun olup, sinir hücreleri arasındaki bağlantı olağanüstü bir hızla gerçekleşir. İşte bu süreçte oluşan kapasite ömür boyu kullanılır.

Demek ki anne-babalar için bu ilk 3 yıl, fırsatı kaçırmamak ve çocukları için açacakları yaşam penceresinden ne görmek istediklerine bilinçli olarak karar vermek için uygun zamandır.

Yenidoğan Bebeğe Yapılan Muayene

Bebek doğar doğmaz tüm dünya doğum hekimleri tarafından kabul görmüş olan Virginia Apgar testi yapılır. Bu teste göre bebeğin kalp atışları, nefes alışı, kaslarının gücü, refleksleri ve teninin rengi değerlendirilir. Doğumdan sonra bebeğiniz kucağınıza verildiğinde göbek kordonu halen kesilmemiştir. O sırada bebeğiniz nefes almaya başlamış, göbek kordonu nabzı yavaşlamıştır. Nabız atışı durduğu zaman göbek kordonu klipsle sıkıştırılıp kesilir, burada sinir olmadığı için bebek hiç acı duymaz. Göbek bağı 10 gün ile 3 hafta arasında düşer. Bebeğiniz, doğumhaneden, bebek odasına alınır ve çocuk doktoru tarafından ilk muayenesi yapılır. Boyu, kilosu, ölçülür. Bütün yenidoğanlarda K vitamini eksikliği olduğundan bebeğe kan pıhtılaşması için gerekli olan K vitamini enjekte edilir. Doğum kanalındaki bakterilerin gözünü enfekte etme olasılığına karşı, bebeğin gözlerine gümüş nitrat içeren damla veya antibiyotikli göz pomadı uygulanır. Bütün bu işlemlerden sonra eğer vücudunda kan varsa, bakteri üremesin ve koku olmasın diye akan suyun altında yıkanır. Bebekler steril (hastalık yapan ve yapmayan mikroorganizmaların bulunmadığı) bir sıvının içinden yeryüzüne doğduğunda, henüz cildinin koruyucu Ph'si yoktur. Kan ve kir bulaşmamışsa

Doğumdan sonraki ilk tepkiniz, doğum bittiği için rahatlamak olabilir. Kendinizi çok yorgun ve duygusal olarak bitik hissedip, dinlenmek isteyebilirsiniz. Çok doğal. Böyle hissediyorsanız, kendinize biraz zaman verdikten sonra bebeğinizle ilgilenmeye başlayabilirsiniz.

banyosunu bir gün sonra yapmak daha uygun olur. Eğer sorunsuz bir doğum yaptıysanız, ilk birkaç saatinizi bebeği emzirerek, okşayarak ve konuşarak geçirebilirsiniz, çünkü bu ilk temas önemlidir. Bebekler genellikle tüm dikkatlerini toplamış, yaşadığı bu garip durumun bir an önce bitip, geldiği yere geri dönebilmeyi isterler! Ancak annesinin kucağında olduğunda, meme emdiğinde rahatlama ve huzur duyar. Bu an, aranızdaki bağın ilk temeli atılmaktadır. Eğer bebeğinize karşı sıcak duygular hissetmiyorsanız bundan da suçluluk duymayın, çünkü bazen bu duygular zamanla oluşur.

Prematüre Bebek

37 hafta öncesinde doğan bebekler, doğum kilosu düşük olmasa dahi prematüre olarak adlandırılır. 28 hafta ve öncesinde doğan prematüre bebekler, fiziksel olarak gelişmelerini tamamlamadıkları için çok küçük olup, başı olduğundan daha büyük görünür. Yağ dokusu gelişmediği için cildi adeta saydamdır, hatta damarlarını bile görebilirsiniz. Cildi lanugo denilen ince tüylerle kaplıdır, kulak kıkırdakları henüz sertleşmemiştir, tırnakları parmak seviyesine ulaşmamış, el içi ve ayak tabanı çizgileri oluşmamıştır. Erkek bebeklerde testisler (yumurtalar) torbalar içine inmemiştir (doğumu takip eden aylarda iner), kız bebeklerde labia majörler (üst büyük dudaklar) vulvayı kapatmamıştır. Meme ucu oluşmuş ama çevresi oluşmamıştır. Doğum haftasına doğru prematüre bebek de gelişimini tamamlar. Bu bebekler hemen özel bakım ünitesine alınırlar. Ağlaması çok zayıf, akciğer ve merkezi sinir sistemi gelişimi tamamlanmadığından, nefes alma sorunu çekebilir. Prematüre bebeğin gelişebilmesi için annesiyle psikolojik bağ kurması çok önemlidir. Anne onu kucağına alamasa bile, kuvözdeki bebeğiyle mümkün olduğu kadar çok ten temasında bulunmalıdır. Yapılan çalışmalar, prematüre doğanların anneleri onları, bakım ünitesinde içinde bulunduğu kuvözün kapaklarından ellerini sokup, dokunarak ve konuşarak sık sık ziyaret ettiğinde, bebeklerde daha hızlı bir gelişme olduğunu kanıtlamıştır. Zamanında doğan bebekler, sonrasında annenin kucağında olup meme emerek, dünya yaşamına daha rahat uyum sağlama avantajını yaşarlar. 28 haftadan itibaren emme hareketleri başladığından, emme isteği olan bir prematüre bebeğin annenin sütü çekilerek, ağzına akıtmadan, bardağı bebeğin alt dudağına dayayarak beslenmesi sağlanmalıdır. Yutma fonksiyonu olmayan bebeklerin ağızdan veya burnundan midesine indirilen bir sonda yardımı ile beslenmesi sağlanır. Prematüre bebeklerde sindirim sisteminin tam gelişmiş olmaması sebebiyle ağızdan beslenmede sorunlar yaşanabilmektedir. Bu durumda bebeğin damar yolundan serum verilerek, gelişimi sağlanır.

Prematürelerde yenidoğan sarılığı genellikle daha şiddetli olur ve daha uzun sürer. Sarılık tedavisi için bir süre fototerapi uygulanması gerekir.

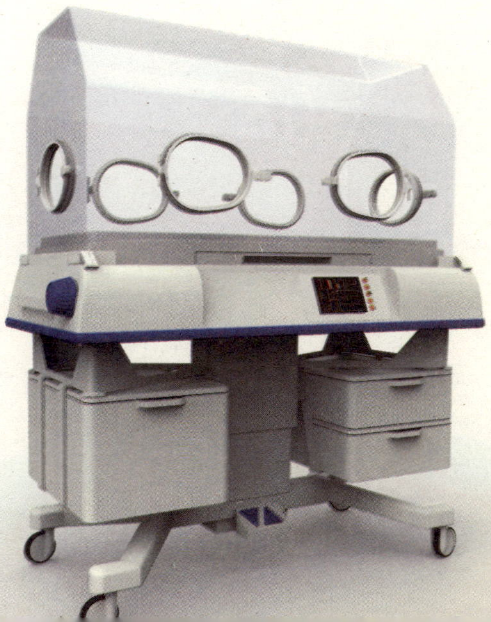

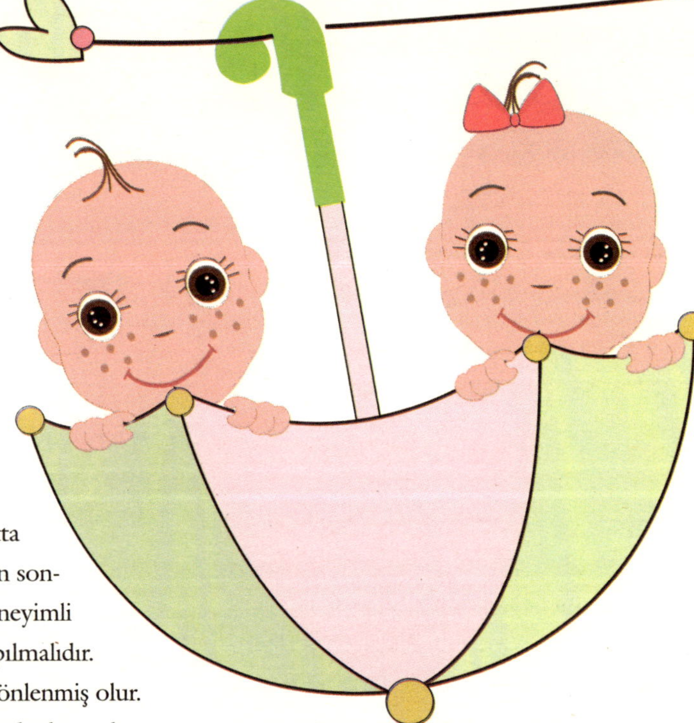

"Apne" olarak adlandırılan, 15 saniyeden uzun süren solunum durmaları olabilir. Çok küçük prematüre bebeklerde bu sorunla daha sık karşılaşılır.

32. gebelik haftasından erken doğan bebeklerde, gözün retina tabakasının gelişiminde normalden sapmalar olabilir. "Prematüre Retinopatisi" ya da kısaca "ROP" olarak adlandırılan bu durum ciddi görme bozukluklarına, hatta tedavi edilmezse körlüğe yol açabilir. Doğumdan sonraki 4-6 haftalar arasında, mutlaka bu alanda deneyimli bir göz doktoru tarafından retina muayenesi yapılmalıdır. Zamanında müdahale edildiğinde görme kaybı önlenmiş olur. Prematüre bebeklerde şaşılık olasılığı da zamanında doğan bebeklere göre daha yüksektir ve şaşılık açısından da yakın takip gerekir.

Prematürelerde demir eksikliğine bağlı kansızlık ve D vitamini eksikliğine bağlı kemik zayıflığı çok kolay gelişir. Bu yüzden prematüre bebeklere daha yüksek dozda D vitamini verilmelidir ve demire daha erken başlanmalıdır.

İkiz Bebekler

İkiz bebeklerinin gelişimi mükemmel oluyor. Anne baba adayı kurs sonrasında daha sakinleşerek, önyargılarından kurtulup iki bebek sahibi olmanın mutluluğunu hissediyorlar ama tabii ki, kafalarının içinde dönüp duran sorular da oluyor. İki bebek bakmak, emzirmek, alt değiştirmek, uyku saatleri derken anne, baba için yorucu bir maraton başlıyor. Annenin mutlaka desteğe ihtiyacı olacaktır. Bu destek baba ve bir de bakıcı olabilir. Eğer bakıcı almak sizin için zor olacaksa o zaman ilk 6 ay akrabalardan (anneanne, babaanne, halalar, teyzeler….) mutlaka yardım almalısınız.

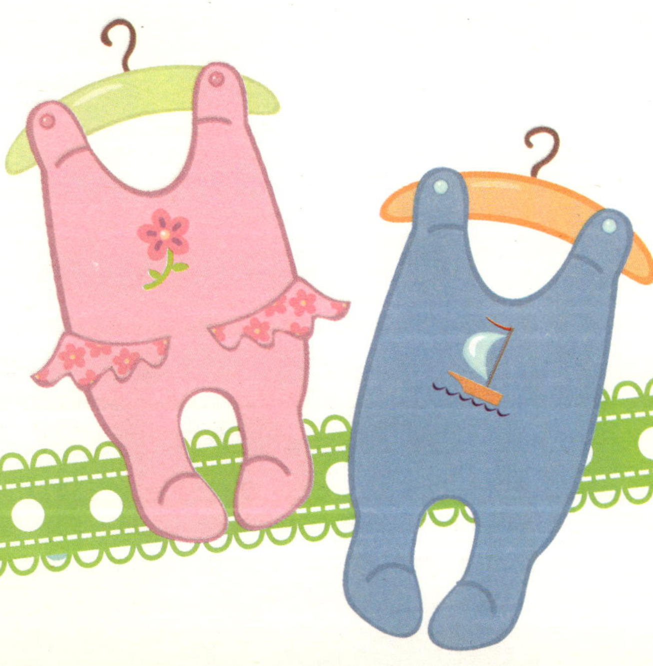

İkiz bebekler genellikle erken dünyaya geldikleri için prematüre olup, bazen hastanede uzun süre kalabiliyor ve özel bakımda tutuluyorlar, eğer böyle ise eve çıkabilmeleri için;

1. Solunumlarının yeterli ve düzenli olması
2. Oda sıcaklığında vücut ısısını koruyabilmesi
3. Anne memesinden veya biberonla yeterli beslenebilmesi
4. Kilo almaya başlaması şarttır

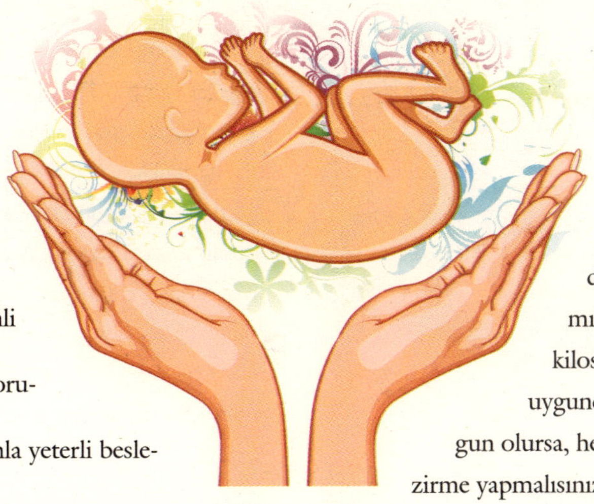

Bebek hastaneden ayrılmak için hazır olduğunda, annenin de bebeklerinin bakımı için gerekli eğitimi doktoru ve yenidoğan ekibinden almış olması ve kendini hazır hissetmesi gerekir. Eğer anne bebeklerin bakımı için henüz kendine güvenemiyorsa bebeğin taburcu edilmesi ertelenir.

Prematüre doğan ikiz bebeklerin enfeksiyon, apne (solunum durması), aspirasyon (besinlerin solunum yoluna kaçması) gibi sorunlar çok daha sık gözlendiği için, aile bireylerinin sağlık görevlilerine 24 saat ulaşabilecekleri telefon numaraları verilmeli ve solunum durması durumunda uygulayacakları ilk yardım desteği öğretilmelidir.

İkiz bebeklerinizi ilk birkaç ay aynı yatakta yatırabilirsiniz. Ama bir süre sonra yataklarını ayırmak zorunda kalabilirsiniz. Birbirlerine benziyor olmalarına karşın iki farklı kişilikleri olacaktır ve bir süre sonra onları iki ayrı şahsiyet olarak tanımaya başlarsınız. İkisi ile de ayrı ayrı ilgilenmek ve emzirmek en iyisi. Çoğunlukla biri, diğerine göre daha sabırlı olup sırasını beklese de, ikisinin de aynı zamanda acıkması ve emmek istemesi durumunda her ikisini aynı zamanda emzirdiğiniz zamanlar da sıklıkla olacaktır. Çalışan bir anne iseniz doğum sonrası iznini uzun tutun, zorlu zamanları geçirmek ve bebeklerinizin keyfine varabilmek için zamana ihtiyacınız var. Ama bir doğumda iki bebeğe sahip olmanın ayrıcalığını yaşayacaksınız ve ikizleriniz biraz büyüdüklerinde birbirlerine iyi arkadaş olacaklar, birlikte oynayacak ve eğlenecekler. Bu durum sizi de rahatlatacak ve mutlu edecektir.

Yenidoğanın Özellikleri

Bebeğiniz doktorun verdiği tahmini doğum tarihinin 15 gün öncesinde veya sonrasında doğabilir. 38 ila 42 haftalar arasında doğan bebeklere matür (tamamlanmış) bebekler diyoruz. Bu bebeklerin kilosu, baş çevresi ve boyu standartlara uygundur. Bebeğinizi doğduğu an, eğer uygun olursa, hemen kucağınıza alıp, istekliyse emzirme yapmalısınız. Bu buluşmanın bebek ve sizin için ne kadar önemli olduğundan bahsetmiştim.

Baş

Bebeğin kafa kemikleri, annenin doğum kanalına uyum sağlayacak yumuşaklıktadır. Doğum kanalından geçiş pozisyonu sebebiyle başının üst kısmı uzamış gibi görünse de 1-2 hafta içinde normal şeklini alır. Yan kafa kemiklerinin orta süturdan birleşmemiş olması ve kafasında biri alnın hemen yukarısında, diğeri arkada olmak üzere, kıkırdak yapıdaki fontonelleri (halk arasında bu kısımlara bıngıldak denir) sayesinde, hem doğum kanalına uyumu hem de doğum sonrası, beynin ve kafanın büyümesini ve yüzdeki organların simetrik kalmasını sağlar. Bebeğinizin başında çok saç veya ince tüy gibi seyrek saçlar olur. Çoğunlukla saçları dökülür, yerine yenileri gelir. Bebeklerde yağ ve ter bezlerinin fonksiyonları henüz yeterli gelişmediğinden, başın üstündeki yağ bezlerinin aşırı salgısı deride kalıntı oluşturup, kabuklanmaya dönüşür. Konak denilen bu oluşumların temizlenip, önleyici özel köpük şampuan kullanılması fayda sağlar.

Gözler

Bebeğiniz, doğumdan itibaren 15-25 cm mesafeyi görür ve bu mesafede tutulan objelere (siyah- beyaz, kırmızı siyah renkler çok dikkatini çeker) kısa sürelerle odaklanır. Birkaç hafta sonra hareket eden cisimleri kısa süreyle izleyebilir. Göz rengi altı ay, bazen de bir yaşına kadar değişebilir. İlk haftalarda gözlerde çapaklanma olabilir, sürekli oluyorsa doktora

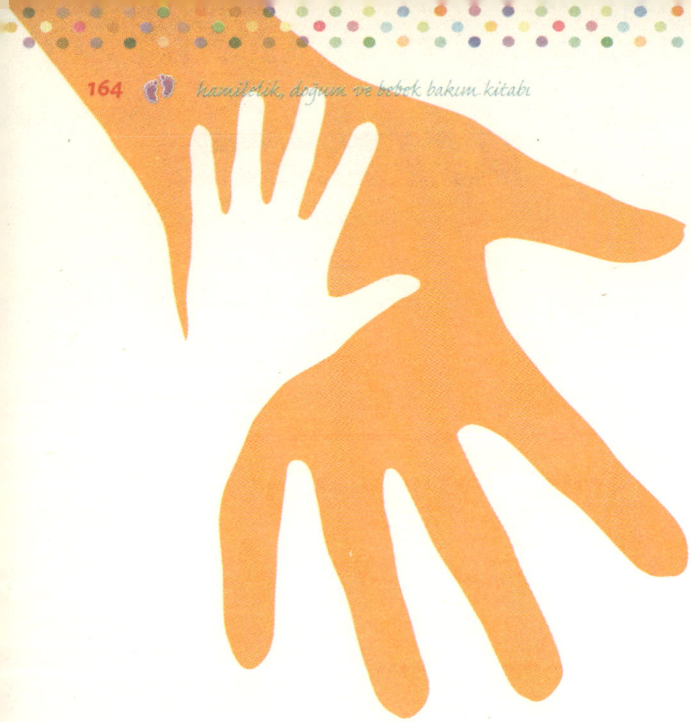

danışılmalıdır. Yenidoğanlarda merkezi sinir sistemi, kas hareketlerine tam koordine olamadığından bazen gözde kayma görülürse de 2. ila 6. aya kadar normale döner. Bebekler eş zamanlı görmeye 2. ayda başlar. 6. aya kadar görme fonksiyonu tam olarak gelişir. 6. aydan sonra kayma halen devam ediyorsa mutlaka bir göz doktorunun kontrol etmesi gerekir. Anne veya baba da ileri derecede göz bozukluğu varsa, bebek prematüre doğmuş ise, 6. ayına kadar, sorunsuz bebeklerde ilk yaşına kadar, çocuk doktorunuzun yönlendirmesi ile bebeğinizin bir göz doktorunun kontrolünden geçmesi istenebilir.

Yenidoğan bebeklerin göz kapama refleksi ilk aylarda gelişmediği için, flaş kullanarak fotoğrafının çekilmemesi gerekir. Çok güneşli günlerde bebeğinize uygun bir güneş gözlüğü takarak, güneşin gözlerini etkilemesini engelleyebilirsiniz.

Cilt

Yeni doğmuş bebeğinizin teni çok duyarlıdır. Kıvrımlı olan kısımlarda, sırt ve kalçasının üstünde yağlı peynirimsi görünümlü vernix mevcuttur. Yanakları, omuz başları ve sırtında tüyler vardır. Anne karnında iken cildindeki lanugo doğuma yakın haftalarda, kalanlar ise doğumdan kısa bir süre sonra dökülür. Cildinin hare hare görüntüsü (mermer görünümü), el ve ayaklarının soğuk oluşunun sebebi, kılcal damar dolaşımının pek gelişmemiş olmasındandır. Ama biz bu görüntüye kanıp bebeğimizin çok üşüdüğünü düşünerek, onu kat kat giydirip evde dahi eldiven, şapka ve üzerine ayaklı tulum ve ayaklarına patikler takarız! Bu yanlıştır, bebekler bizden daha çok üşümezler, bu kadar çok giydirip, bebeğin iç ısısının artmasına neden olabilirsiniz. Bebeğin bulunduğu odanın ısısı en fazla 24 derece olmalıdır. Bebeğinizin ense ve sırtı sıcaksa üşüyor diye düşünmemelisiniz. Bazen en sıcak yaz aylarında dahi zavallı bebekleri çok giydirilmiş gördüğümde, anneye bu durumun zararlı olabileceğini söylemeden edemiyorum.

Döküntüler: Yenidoğan bebekte görünüşleri birbirinden farklı, değişik tipte döküntüler görülebilir. Bunlar kısa süre içinde kendiliğinden kaybolurlar, endişe etmeye gerek yoktur. Sık rastlanabilen döküntüler şunlar olabilir:

Süt döküntüsü (Milia): Yenidoğan bebeğin burnunda veya alnında görülebilen, beyaz veya bazen sarımtırak noktacıklardır. Bazen çenede de görülebilir. Süt ile hiçbir ilgisi olmayan bu minik sivilcemsi noktacıklar, cilt gözeneklerinin, ciltte bulunan ve 'keratin' adı verilen bir madde ile tıkanması sonucu ortaya çıkar. Bebeğin cildi, yeni dış ortama alışınca, bu noktacıklar da kendiliğinden birkaç hafta içinde kaybolacaktır. Herhangi bir tedaviye gerek yoktur. Gözenekleri açmaya sakın çalışmayın. Cildi tahriş edip, mikrop kapmasına neden olabilirsiniz.

Sıcak döküntüsü / Ter bezleri iltihabı (Miliaria): Hafif kabartılar halinde, kırmızı renkli, sivilce görünümünde döküntülerdir. Hatta sarımsı sivilce başı gibi görüntüleri bile olabilir. Bu döküntü, bebeğin yüzünde veya vücudunun giysi ile kaplı tutulan yerlerinde görülebilir. Bebeğin fazla sıcak tutulması nedeniyle ortaya çıkarlar. Terin ter bezlerinden atılamaması nedeniyle ortaya çıkan bu döküntüler de kendiliğinden kaybolur. Bebeği aşırı giydirmemek, daha serin ortamda bulundurmak ve cildini kuru ve temiz tutmak dışında bir tedaviye gerek yoktur.

Bebeklik sivilceleri: Görüntüleri, yetişkinlerde görülen akne sivilceleri gibidir. Doğum öncesi anneden aldığı hormonların etkisiyle oluşurlar. Birkaç hafta içinde kendiliğinden geçecektir ve hiç bir tedaviye gerek yoktur. Cildi temiz tutmak yeterlidir.

Toksik eritem: Vücudun herhangi bir yerinde görülebilir. Ciltte, güneş yanığı gibi kızarıklıkla çevrelenmiş kesecikler veya kabartılar halinde görülen bir döküntüdür. Tek tek, dağınık halde veya gruplar halinde olabilir. Yaşamın ilk haftalarında görülen bu problem, kendiliğinden kaybolur ve tedavi gerektirmez.

Dudaklarda görülen minik kabartılar: Emme hareketi nedeniyle bebeğin hassas dudak derisinde görülebilirler. Bu kabartılar da dudak güçlendikçe kendiliğinden geçer.

Yanaklarda görülen döküntüler: Egzamalı bebeklerde daha sık görülmekle birlikte, bazı bebeklerin yanaklarında görülen bir döküntü türüdür. Cilt, yanaklarda kırmızı renkli ve oldukça kurumuş görülür. Genellikle, ıslak kalan cildin gösterdiği reaksiyondur. Örneğin uyurken ağzından akan salyanın yastığı ıslatması nedeniyle, bebeğin yanağı sürekli bu ıslaklıkla temas halinde olabilir. Bu döküntüyü önlemek için bebeğin cildi silinerek temizlenmeli ve nemlendiriciler kullanılarak yumuşak tutulmalıdır.

Doğum lekeleri: Doğum lekeleri de oldukça yaygındır. Çoğu, doğum sırasında bebeğin maruz kaldığı basınç nedeniyle ortaya çıkar. Kısa bir süre sonra kendiliğinden kaybolurlar. Bazıları ise daha uzun süre kalabilir veya önemli bir problemin belirtisi olabilir. Böyle bir durumda doktorunuza başvurmanız gerekir.

Impetigo: Bakterilerin neden olduğu bu rahatsızlıkta, üzeri bal rengi kabuklarla kaplanmış kabarcıklar meydana gelir. Tedavi olarak cilt üzerine sürülen özel kremler ve antibiyotikler kullanılır.

Herpes enfeksiyonu: Doğum sırasında anneden bebeğe bulaşan ve genellikle virüslerin neden olduğu bir enfeksiyondur. Vücudun çeşitli yerlerinde görülen bu rahatsızlık, birkaç kesecikle başlayıp, daha geniş bir bölgeye yayılabilir.
Stafilokok bakterisinin neden olduğu cilt rahatsızlığı: Stafilokok adı verilen bir bakterinin çıkardığı toksinler nedeniyle bebeğin derisinin soyulduğu bir cilt rahatsızlığıdır. Bu rahatsızlık, soyulma sırasında bebeğe acı da verir.

Egzama: Egzamanın nedeni tam olarak bilinmemekle birlikte, daha çok kalıtımsal faktörler rol oynar. Ailede astım, saman nezlesi, egzama veya benzer rahatsızlıkların olması, bebekte egzama görülme riskini arttırır. İstatistiklere göre 8 bebekten 1'inde egzama görülmektedir. Egzama rahatsızlığında, cildin aşırı kuru, kırmızı renkte, kaşıntılı ve yer yer küçük keseciklerle dolu olduğu gözlenir. Bebeğin yüzü, kulak arkaları, cilt boğumları, koltuk altları, diz ve dirsekleri egzama rahatsızlığının ortaya çıkmasına uygun bölgelerdir.

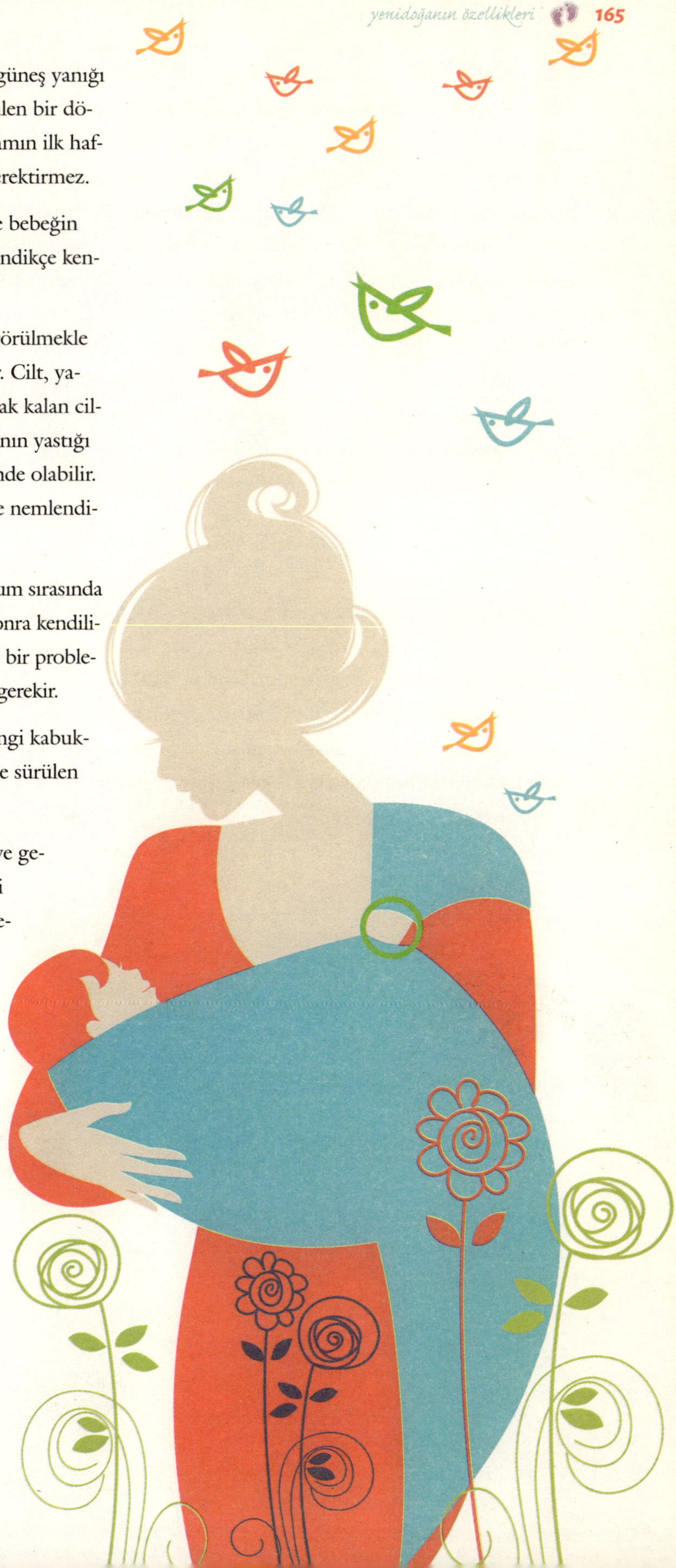

Bebeklerde atopik egzama daha yaygın olarak görülmektedir. Bebek cildi, çevresel faktörlere ve rahatsız edici maddelere karşı çok hassastır. Bu nedenle, bebeğin cilt bakım ürünleri ve giysileri özenle seçilmeli, bebek aşırı sıcak, soğuk ve rüzgardan korunmalıdır. Bunların yanı sıra, bebeği evcil hayvanlardan, bitki polenlerinden ve sigara dumanından da uzak tutmak gerekir. Bebeklerin egzamalı, açık deri enfeksiyonları ve uçukları olan yetişkinlerden uzak tutulmasında büyük yarar vardır. Cildin sürekli nemli ve yumuşak tutulmasını sağlayan bebek yağı, nemlendirici losyon ve kremler, kaşıntıyı azaltır ve bebeğin cilt bakımında önemli yer tutarlar. Genellikle huysuz, iyi beslenmeyen ve iyi uyumayan egzamalı bebeklere dar olmayan ve pamuklu giysiler giydirmek de onları rahatlatacak yollardan biridir.

"Seboreik egzama" da sebebi tam olarak anlaşılmamış, bebeklerde görülen bir başka cilt rahatsızlığıdır. Bu egzama türü daha kısa sürede kaybolur ve bebeğin yemesi, uyuması, atopik egzaması olan bebeğe göre daha rahat ve düzenlidir. Seboreik egzama vakalarına, bir mantar türünün neden olduğu düşünülmektedir. Bu rahatsızlığın tedavisinde, sağlık kuruluşu veya doktorun önerdiklerini dikkatle uygulamak, çevresel faktörlere dikkat etmek ve doğru cilt bakım ürünleri kullanmak çok önemlidir.

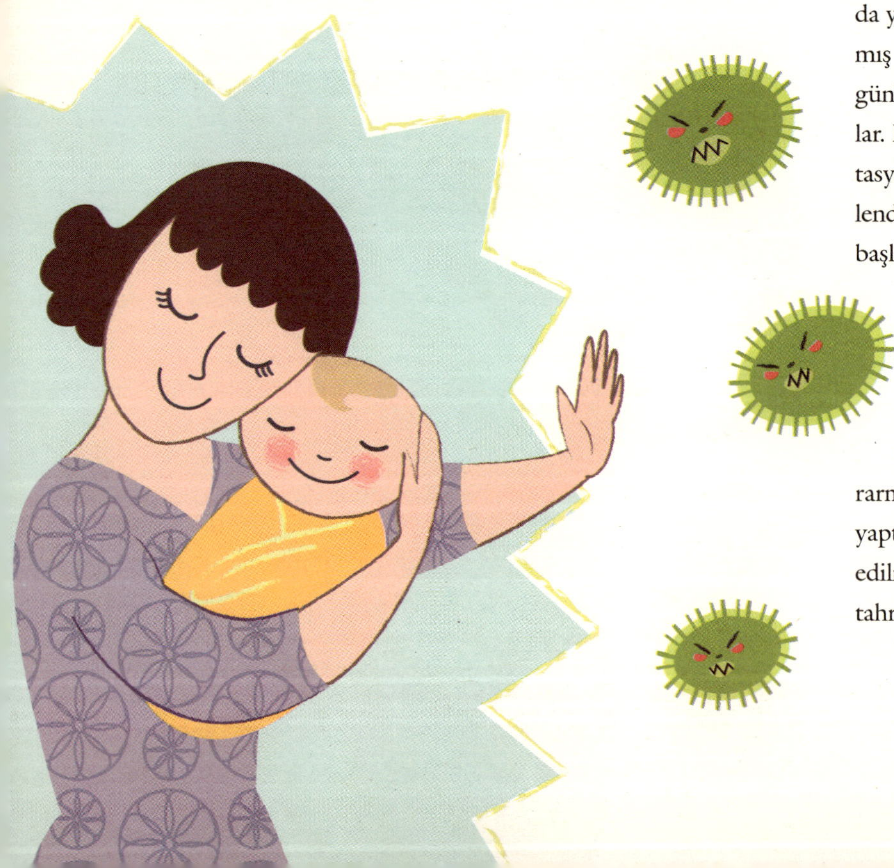

İhtiyoz: "İhtiyoz" adı verilen bir diğer cilt rahatsızlığı da yine kalıtımsal bir rahatsızlıktır. Daha geç yaşlarda (1 ile 4 yaş arasında) ortaya çıkabilen bu rahatsızlık, bazı çocuklarda sadece kış aylarında görülür. Cildin kuru, kabuklu ve yer yer balık pulu görünümü almasına neden olan ihtiyoz rahatsızlığı da egzama gibi doktor gözetiminde tedavi edilmelidir.

Bebeklerde fizyolojik sarılık: Anne karnındaki bebek, oksijensiz bir ortamdadır ve bu nedenle de kanında, oksijeni anne kanından çekip dokulara hızlı şekilde taşıyan hemoglobin bulunmaktadır. Doğumla, oksijenli bir dünyaya çıkıp, nefes almaya ve oksijen solumaya başladığı için, anne karnındaki kanı yıkıma uğrar. Kan yıkımı sonucu oluşan bilirubin bebeğin sararmasına sebep olur. Buna bebeğin fizyolojik sarılığı denir. Bilirubin, bebeğin karaciğeri tarafından suda erir hale dönüştürülerek, idrar ve dışkı ile vücuttan dışarı atılır. Karaciğerin dönüştüremediği bilirubin ise dokulara geçer, bilirubin boya maddesi olduğundan sararmaya sebep olur.

Bebeği bol bol emzirmek, yani sıvı ve beyaz, mavi ışık dokulardan bilirubinin çözülmesini hızlandırır. Yaz aylarında doğan bebekler sararmaya başladıklarında günde birkaç kez güneş alan bir camın arkasına çıplak olarak biraz sırt üstü, biraz da yüzüstü yatırılırlarsa doğal bir fototerapi tedavisi uygulanmış olur. Anadolu'da bebeğin fizyolojik sarılığının görüldüğü günlerde bebeklere sarı örtü, sarı tulum ve sarı kurdele takarlar. Bu aslında hurafe değildir. Renk terapistleri olsun, meditasyon uygulayan kültürler olsun sarı rengin karaciğeri güçlendirdiği düşünülmektedir. Bebekte sararma zaten hastanede başlamışsa kanında bilirubin değerleri kontrol edilip, gerekiyorsa ışık tedavisi uygulanır. Eve geldikten sonra sararma başlamış ise ve sadece boynundan yukarısı sarı, ağlaması güçlü, emmesi kuvvetli ise korkulacak bir şey yoktur. Bu sarılığın antioksidan özelliği bile vardır ve oksijenli ortama uyumu kolaylaştırır. Ama bebek çok sararmış, sürekli uyuyor, ağlamıyor, emmiyor ise hemen doğum yaptığınız hastaneye gitmelisiniz. Bilirubin değerleri kontrol edilmelidir. Fazla bilirubin beyin dokularında birikim yaparak, tahribata sebep olabilir.

Eğer annenin kanında Rh (-) ise, gebelik sürecinde doktor kan tetkikleri yaptırarak (cooms testi) risk var mı diye kontrol eder. Eğer bebeğin de kanında Rh (-) ise sorun olmaz, kanında Rh (+) ise bilirubin takibi yapılır. Anneye de ilk 24 saat içinde Rh a karşı antikor oluşumunu engelleyen bir enjeksiyon yapılmalıdır. Bu sarılık tipine, kan uyuşmazlığına bağlı sarılık denir.

Yenidoğanın özellikleri bölümünün sonunda Çocuk Doktoru Kadir Tuğcu'nun Demir Eksikliği Anemisi başlığı altındaki makalesinde, anemi, yenidoğanın fizyolojik anemisinin nedenleri ve yenidoğanda fizyolojik sarılığa neden olan hiperbilirubinemiyle ilgili tıbbi açıklamasını ilgiyle okuyacağınızı düşünüyorum.

Anneden geçen hormonlar kız ve erkek bebeklerin göğüslerinde şişmeye sebep olur ama bu, kısa sürede kendiliğinden geçecektir. Göğüslere masaj yapmayın, ellemeyin, sıkmayın. Bu uygulamalar uyarıya sebep olacağından göğüslerde süt olur, enfekte edilebilir, bebeğin ve sizin acı çekmenize sebep olacak şeyler yaşayabilirsiniz.

Kız bebeklerin genital organları, özellikle vajinayı örten dudaklar şiştir. Ayrıca akıntı ve kanama görülmesi normaldir. Anneden plasenta aracılığı ile geçen hormonların sebep olduğu bir durumdur.

Erkek bebeklerin yumurtalıklarını örten deri şiş görülebilir ama ağrısızdır. 6 ila 12 ayda düzelir.

Erkek bebeklerin, zamanında doğmuş iseler, testisleri karın boşluğundan torbalar içine inmelidir, bazı erkek bebeklerde bir testis veya her ikisi de inmemiş olabilir. İlk yaşına kadar doktor tarafından takibi yapılır, inmezse ameliyat gerekir.

Penis ucundaki derinin üç yaşına dek geriye doğru çekilememesi normalidir, çekmeye çalışmayın. Sünnet derisinde darlık, çiş yapma da zorluğa ve enfeksiyona sebep olacağından, sünnet edilmelidir. Erkek bebekler, doğum sonrasında, hastaneden çıkmadan önce sünnet edilebilmektedir. Son yıllarda ailelerinde tercihi, hastanede doğumdan bir gün sonra sünnet yapılmasıdır. Bebek prematüre değilse, sarılık ve engelleyici bir durum yoksa, üriner sistemin sağlığı ve çocuğun psikolojisi açısından sünneti tercih etmekte fayda vardır.

Bacakları ilk 6-12 ay içe kıvrık gibi görülür, bu normaldir. Ayaklar içe ya da dışa dönmüş görünebilir. Elle düzeltilebiliyorsa sorun yoktur, bebek büyüdükçe düzelecektir.

Nefes alışı düzgün değildir ve hızlıdır. Siz, dakikada 18-20 nefes alırsınız, bebeğiniz ise 40-60 civarında. Bu, normaldir.

Yenidoğanın Davranışları

Yenidoğanda bazı refleks ve içgüdüsel davranışlar vardır. Böylece, hiçbir yaşam deneyimi ve bilgisi olmayan yenidoğan çevresiyle uyumunu sağlar.

Çene titremesi,
Alt dudağın içine dönmesi,
Düzensiz solunum,
Esneme,
Sesli uyuma,
İrkilmeler,
Ağlarken el ve kollarının titremesi,
Ağlama sırasında, sıcaktan soğuğa ani geçişlerde ve beslenme esnasında morarma olabilir.

Hıçkırık ve Hapşırık

Yenidoğan bebeklerde en sık gördüğümüz davranış, hıçkırık ve hapşırmadır.

Hıçkırık karın boşluğu ile göğüs boşluğunu ayıran diyafram kasının kasılması ile oluşur, bu kasılma sonucunda ise ses telleri birbirine yaklaştığı için hıçkırık sesi çıkar.

Yenidoğan bebekler de ise özellikle ilk aylarda sıkça ama 1 yaşa kadar da zaman zaman görülen hıçkırık, normal bir refleks olup, bebeğin doyduğunu, midenin büyümesinin ve sindiriminin gelişmesinin yolunda gittiğinin de göstergesidir. Genellikle de beslenme sonrası midesi dolduğunda, gazı iyi çıkarılmadığında, hava yuttuğunda, ani sıcaklık değişikliğinde ve heyecanlandığı zamanlarda görülebilir. Halk arasında da hıçkırdığı zaman söylenen" içi genişliyor" sözü de bir bakıma doğrudur. Çünkü anne karnında da bebeğin 4. ayından itibaren başlayan hıçkırık, ilk solunum hareketidir ve doğduktan sonra hıçkırması kalp ve akciğerlerin de gelişmesine yardımcı olur. Bebeklerin rahatsızlık duymadığı hıçkırık çoğunlukla ebeveynleri rahatsız eder, bazen bebek hıçkırık sebebiyle uykuya geçemiyorsa yutkunmasını sağlamak diyafram kasının ani spazmını geçirir. Geçmediği durumlarda parmağınızı limona sürerek bebeğinize tattırın, hiç bilmediği böylesi ekşi, ani bir tat şoku yaşamasına sebep olur, bir saniye nefesini tutar ve diyaframın spazmı açılır, böylece hıçkırık geçer.

Hapşırma ise, hele de banyo sonrası üst üste olmuşsa etrafınızdaki insanların, "Ah bebek üşüttü, hastalanıyor," endişesi ile sizi de tedirgin eden davranışlarına yol açar. Ev ekstra ısıtılır, zavallı bebecik bu sıcak ortamda, "Banyo yaptı, hapşırdı, hastalanacak," diyerek kat kat giydirilir, başına şapkalar takılır ve bu kadar sıcak ortam, evdeki nem oranının azalmasına, havanın kurumasına sebep olur. Kuru hava bebeğin solunum yollarındaki mukoza yı kuruttuğu için çatlaklar oluşur ve mikroplar bu mukoza, çatlaklarına yerleşerek bebeği hasta eder. Hastalığın sebebi ise "banyo yaptı hapşırdı, üşüttü, hastalandı," olur. Ondan sonra anne kış aylarında hastalanıyor düşüncesi ile bebeğine haftada bir gün banyo yaptırır. Üşütme hastalık sebebi değildir, hastalığa sebep olan mikroptur. Hapşırma ise bebeğin minicik burnunun içindeki tıkanıklığı size bildiren, burnunun açılmasına yardımcı olan bir refleks harekettir. Bebeklerin o minik burun delikleri kolayca tıkanır ve nefes alma zorluğu yaşarlar, hatta meme ememezler, çünkü ağzı ile emerken burnundan da nefes almalıdır. Bana birkaç sene önce yeni doğum yapmış bir anne telefon açmıştı, " Ayşe hemşire, sizin bir seminerinize katılmıştım, emzirmeye çok rahat başladım, hiç sorun olmadı ancak iki gündür bebeğim emmiyor, sütüm de çok iyi, doktorla konuştuk o bize sütünü çek, biberonla ver dedi, ama biberon da almıyor, kaşıkla veriyoruz," dedi. Bana gelmelerini istedim, belki bir hata yapıyorlardı, birlikte emzirmeyi deneyelim diye düşündüm. Geldiklerinde bebeğin nefes sesinden burnunun tıkalı olduğunu anladım. Burnuna serum fizyolojik damlatıp, burun aspiratörü ile de temizleyince bebek büyük bir açlıkla annesinin memesini yaklaşık bir saat boyunca emdi!

Anladığınız gibi bebekler bizim gibi elleri ile veya yıkayarak burun sekresyonunu çıkaramadıklarından, kaloriferli evler kış aylarında sıcak ve kuru bir havaya sebep olur. Bu durum sümüğün kuruyarak kabuklaşmasına ve tıkanmaya yol açar. Hatta kapı açılıp yeni biri geldiğinde bile hapşırarak tepki verirler, minnacık ve hassas burunları yeni geldikleri bu dünyanın toz ve kirliliği ile çabucak tıkanabilir. O sebeple de sık sık serum fizyolojik ve burun aspiratörü kullanarak burnunu temizlemek, onun rahat nefes almasını ve emebilmesini sağlar. Çoğunlukla yatar durumda olması ve burun sekresyonunun genzine doğru akması, bazen hırıltılı nefes almasına sebep olur, bu hırıltı sizi korkutmasın, onlar bizim gibi öksürerek genzindeki sekresyonu temizleyemezler.

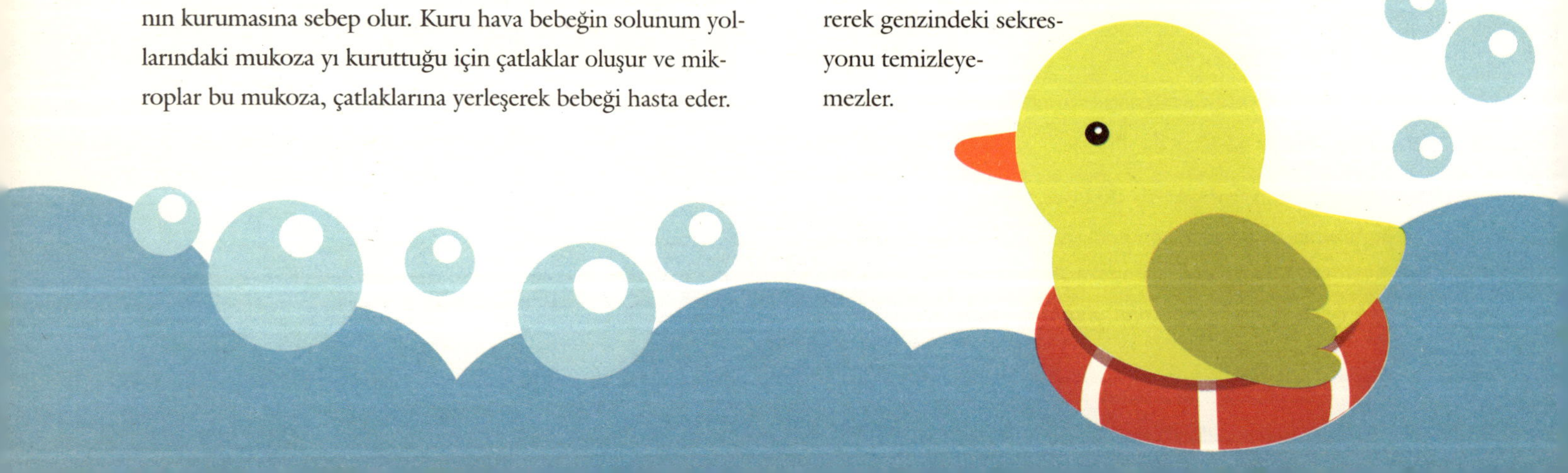

Bu durumda serum fizyolojik uygulaması nefes alışındaki hırıltıyı giderir. Nezle olması halinde ise durum kritik, çünkü bebeklerin öztaki borusunun genze açılımı geniş ve öztaki yolu kısadır, genelde yatar pozisyonda olduğu için burunda nezle olmasından ötürü artan sekresyon bu yola akar, yapışır ve oradan mikroplar ve bakteriler çoğalarak bir kulak enfeksiyonu başlayabilir. Kulak iltihabı küçük bebekler de sakıncalı bir durumdur, kulak beyne çok yakın bir organ olduğu için iltihap beyin zarı meninkse atlayarak menenjite de yol açar. İşte, nezle olan bebeğinize her saat başı bol serum fizyolojik kullanarak yapacağınız burun yıkama işlemi ile, sekresyonun koyulaşıp yeşil renge dönüşmesini ve kulak yoluna yapışmasını önleyebilirsiniz, bir de yatağının baş tarafına bir yastık koyarak yatağın baş kısmını biraz yükseltin ki sekresyon kulak yoluna geçmeden aşağı akabilsin. Bu dönemde kakasında biraz mukus görmeniz mümkündür, telaşlanmayın; burnundaki sekresyon kakası ile de dışarı atılır…

Refleksler:

Bu refleksler, doğum sonrası ilk üç ayda kısmen, bir yaşına kadar da tamamen kaybolur. Emme refleksinde bebek, yanağına veya dudağına dokunulduğunda ağzını açıp, dokunulan tarafa doğru çevirerek, aranır ve bulduğu şeyi emer.

Moro refleksi: Buna boşluk veya ürkme refleksi de denilebilir. Bebek, annenin karnından, sıkışık bir yerden dünyaya doğduğunda boşluk hissi yaşar; çıplak olmayı sevmez, hatta altı açıldığında dahi, kendini güvensiz hisseder. Bu esnada boşluk duygusunu en yoğun şekilde hissettiği için endişelenir. Ayrıca, el çırpma, yüksek ses, kapı çarpması gibi ani uyarılarda da refleks görülür. Kol ve bacaklarını gererek açar, sonra içeri doğru toplar ve elleri ile çenesi titrer.

Yakalama refleksi: Buna yaşama sıkıca tutunma refleksi diyebiliriz. Avuçlarını açtığında parmağınızı yakalarsa, zorlukla bırakır. İki eliyle yakalamışsa bu şekilde bir miktar yerden kaldırabilirsiniz.

Babinski refleksi: Ayak tabanına dokunduğunuzda, ayak parmaklarını tabana doğru kapatıp dizini karnına doğru çeker.

Yürüme refleksi: Bebeğin kol altlarından tutup, ayakları sert bir zemine değdirilirse adım atma hareketi görülür.

Yenidoğanın Tarama Testleri:

Tarama testi tüm yenidoğanlara uygulanır.

Fenilketonüri testi (Guthrie testi)
Fenilalanin proteinli besinlerin içerdiği bir enzimdir. Vücuda besinlerle alındıktan sonra kullanımını sağlayan, aktive eden KO enziminin olmaması durumuna Fenilketonüri hastalığı denir.

Fenilalaninin kullanılamaması sonucu olan birikim, beyin dokularında hasara yol açar. Doğumdan 24 saat sonrada 7. güne kadar topuktan alınan birkaç damla kan ile hastalık araştırılıp teşhis edilen yenidoğanın, fenilalanin içermeyen bir beslenme programına alınıp, sağlıklı gelişimi sağlanır.

Hipotroidi: Doğuştan hipotroidi, aynı şekilde birkaç damla alınan kan örneğinde araştırılıp, zekâ ve büyüme bozukluklarının önlenmesi için yapılan önemli bir tarama testidir.

Kalça çıkığı ultrasonu: Erken teşhis, tedavinin kolay ve başarının yüksek olmasını sağladığı için, kalça ultrasonu bebeğe, 2. ayının sonuna kadar yapılmalıdır.

Duyma testi: Duyma kaybı veya işitmede azlık varsa (orta veya hafif) bunun tespit edilmesini sağlar. Konuşabilmek, iletişim kurmak, sosyalleşmek için duyma algısının olması gerekir. Erken teşhiste, duyma algısının gelişmesini sağlayacak yardımcı araçlar kullanılır. Hiç duymayanlara yönelik uygulamalar yapılır ve önlemler alınır.

Demir Eksikliği Anemisi

DR. KADİR TUĞCU

Demir eksikliği günümüzün en sık karşılaşılan beslenme problemidir. Gelişmekte olan ülkelerde, çocukların ve doğurganlık çağındaki kadınların üçte ikisinde demir eksikliğine rastlanmaktadır. Ayrıca (körlüğe yol açan A vitamini eksikliği ve gelişme geriliğine yol açan iyot eksikliği gibi)diğer klasik beslenme hastalıklarının aksine, demir eksikliği cemiyetlerin bütün tabakalarında görülür. Birleşik Devletler'de, Japonya ve Avrupa'da doğurganlık çağındaki kadınların %10-20'si anemiktir.

Demir eksikliği genellikle kolay farkedilemez ve solgunluk, huzursuzluk ve yorgunluk hissi gibi müphem arazlar hayati tehlike olarak algılanmaz. Halbuki demir eksikliği pek çok yan tesirlere ve hatta ölüme sebep olabilir. *(Türkiye'de 1960'lı yıllara kadar demir eksikliği anemisi bir hastalık olarak kabul edilmemekteydi ve demir ilacı yoktu. İlk defa Hacettepe Üniversitesi'nin alım garantisi vermesi ile Samsun'da bulunan Adeka firması Ferro Sanolimaline başlamıştır.)*

Geçmiş senelerde araştırmacılar demir eksikliğinin çocukların öğrenme kabiliyetinde kalıcı bozukluklara ve davranış hatalarına neden olabileceğini tespit etmişlerdir. Her ne kadar demirin nörokimyasal rolleri tam olarak anlaşılmamışsa da bu maddenin düşük seviyelerinin beyin fonksiyonlarına olumsuz etkileri olduğu açıkça bellidir. İlaveten, demirin düşük seviyeleri, erişkinlerde çalışma kapasitesi ve üretkenlik üzerine olumsuz etki yaptığı gibi, bağışıklık sistemini de bozarak enfeksiyonlara yakalanma ve bu hastalıklardan ölme riskini arttırmaktadır. Düşük maliyetli önlemlere rağmen pek çok ülke, demir eksikliğini önlemeye, etkili bir teşhis sistemine ve tedavisine sahip değildir. Bunların sonucunda demir eksikliği ile mücadele zayıf kalmaktadır.

Demirin en iyi bilinen özelliği, kanda oksijen taşınmasındaki rolüdür. Vücut demirinin takriben %73'ü hemoglobinde bulunur. Ayrıca laktoferrin (sütte, mukoza dokularında ve lökositlerde bulunur) serbest demir moleküllerini bağlar ve bakterilerin kullanmasına engel olarak, hızlı üremelerini önler *(Sütün demiri bağlayarak anemi yaptığı görüşü yanlıştır, zira laktoferrin bağladığı demir ile birlikte organizma tarafından emilir,).*

Gerekli olan demir, alınan gıdalardan temin edilir. Her ne kadar bazı sebzeler, özelliklede ıspanak önemli bir demir kaynağı olarak kabul görüyorsa da, bitkilerdeki (nonheme) demir çok zayıf bir şekilde emilir. Ispanaktaki toplam demirin ancak %1.4'ü vücut tarafından alınır. Diğer bitkilerde de durum farklı değildir. Kurufasulyeden %1.6, soya fasulyesinden %7, maruldan %4.4 demir temin edilebilir *(günlük demir ve kalsiyum gibi mineralleri sebzelerden almak istersek günde 2.5 kilo civarında yememiz gereklidir*). Buna mukabil, kırmızı etteki demirin %20'si vücut tarafından (hemeiron) olarak alınır. Demir, kümes hayvanlarından, balık ve anne sütünden de iyi alınır ama oranlar kırmızı ete göre düşüktür.

Yemeğin yapılış tarzı da emilmesine tesir eder. Mesela yemek, hem "heme" hem de "nonheme" demiri beraber bulunduruyorsa önceki demir sonrakinin emilmesini artırır. Vitamin C, nonheme demirin emilmesini

arttırır. Buna mukabil çaydaki tannin, bitkilerdeki lif ve fitatlar ise emilmesini önler. Demirin emilmesi vücuttaki demir ile de ilgilidir. Vücutta demir fazla ise az emilir, demir eksik ise fazla emilir. Gelişmekte olan ülkelerdeki halkın çoğunluğunda görülen demir eksikliğinin sebebi, vejetaryen diyet ağırlıklı beslenmedir. Durumu iyi olmayanlar için et pahalıdır ve bu yüzden et ya az miktarlarda ya da hiç alınmaz. Böyle topluluklarda demir eksikliği anemisi, fertlerin çoğunda mevcuttur.

Demir eksikliği sadece gıdalardaki dengesizlikten olmaz. Gıdalarda yeterli demir olduğu halde bile anemi olabilir. Bu durumlar kronik kanamalarla ilgilidir: Çengelli solucan, Schistosomiasis (Bilhariasis) ve sıtmada da ağır anemi vardır. Anormal rahim kanamaları da diğer bir anemi nedenidir. Demir eksikliği çocuklarda enfeksiyonların oluşumunu ve şiddetini arttırdığı gibi yetersiz beslenmenin her türlüsü de enfeksiyonlara direnci azaltır.

Birleşik Devletler'de "PublicHealth-Service"in Alaska'da yaptığı bir çalışma, menenjitin anemik çocuklarda daha ölümcül olduğunu göstermiştir.

Tıpta iyi bir şeyin fazlasının daha iyi olacağı varsayımı geçerli değildir. Fazla demirin dokulara depolanması ile hemakromatosis oluşur. Güney Afrika'da, yetersiz beslenen çocuklarda kas içi enjeksiyonla demir verilmesi sonucunda ölümcül enfeksiyonlar görülmüştür. Bunun sebebi, kişi için elzem olan demirin bakteriyel ajanlar içinde lüzumlu olmasındandır. Ferritin ve lactoferrin gibi proteinlere bağlı demirden, bakteriler yararlanamazlar (Ülkemizde de demir eksikliği bir gerçektir. Amaç, bu çocukların enfeksiyon kapmadan önce anemilerinin giderilmesi olmalıdır. Çocuğun sütün yanında et de yemesi gereklidir.).

Yenidoğanın Fizyolojik Anemisi

Bebekler ilk doğduklarında, büyük çocuklara ve erişkinlere oranla daha fazla seviyede hemoglobin ve hematokrite sahiptir. İlk haftadan itibaren hemoglobin seviyeleri devamlı şekilde azalır. Bu azalma 68 hafta sürer ve bu devreye "Yenidoğanın Fizyolojik Anemisi" denir. Kan yapımı, doğum sonu bebek nefes alır almaz durur ve böbreklerden eritropoitin salgılanmaz. 23 aylık olduklarında, bebeklerdeki hemoglobin seviyesi 911g/dl civarındadır. Aynı durum prematürelerde de görülür. Bu anemi, bebeğin dış dünyaya uyumundan başka bir şey değildir ve tedaviye de ihtiyaç yoktur. Sıhhatli bebeklerde, 6.5g/dl hemoglobin seviyelerine bile iyi uyum sağlandığı görülmüştür.

Bütün bu karmaşık işlerin sebebi nedir?

Bebekler, anne karnında iken erişkinlerden farklı olarak fötalhemoglobin'e (HbF) sahiptirler. Doğumdan sonra fötalhemoglobin parçalanır ve yerine "Adult hemoglobin" (HbA) yapılır. HbF'in en belirgin özelliği, HbA'dan çok daha etkili oksijen taşımasıdır. Doğumda, mevcut HbF nedeni ile dokulara aşırı derecede oksijen taşındığından, böbreklerdeki eritropoitin (bağırsaklardan demirin emilimini sağlayan bir enzim) yapımı hemen durur ve kemik iliğide kan yapımını durdurur. HbF yıkımı sonucu sarılık (Hiperbilirubinemi) oluşur (Bilirubin, E vitamininden daha fazla olan antioksidan etkisi ile doğumda olabilecek hasarların çok hızlı tamirinede katkıda bulunur). HbF iyice azalıp, dokulara az oksijen taşınmaya başlayınca, kemik iliği uyarılır, eritropoitin salgılanır ve HbA yapımı başlar. Bu arada, HbF'in parçalanması ile açığa çıkan demir, ileride HbA yapımında kullanılmak üzere depolanır.

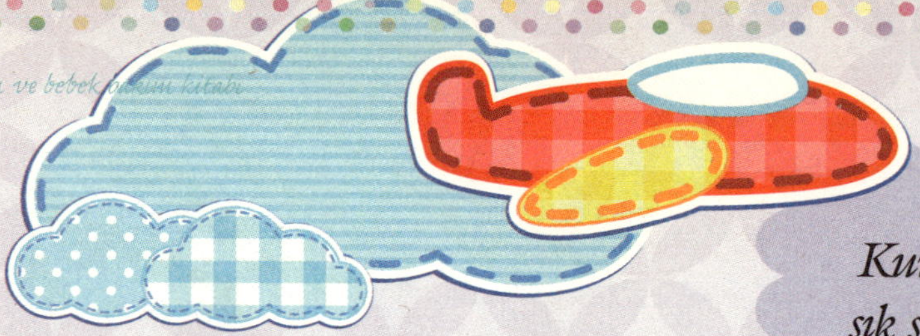

Yenidoğanın ve Çocukların **Hava Yolculuğu**

Kurslarda anne adaylarının en sık sorduğu sorulardan biri olan, "Bebeğim doğum sonrası uçak yolculuğunu en erken ne zaman yapabilir?" sorusunu merak edenler için, burada sizi tatmin edecek bazı cevaplar bulacaksınız.

DR. KATE TULENKO ktulenko@yahoo.com

Hava yolculuğu giderek daha fazla günlük hayatımıza girmektedir. Artık bebekli ve çocuklu ailelerin daha fazla hava yolculuğu yapmaları, bazı tedbirlerin alınmasını ve bilgilenmeyi de gerekli kılmaktadır.

Sıhhatli yenidoğan bebekler emniyetli bir şekilde hava yolculuğu yapabilirler. Eskiden konmuş olan ve birkaç haftalık bebeklerin seyahatini kısıtlayan yasalar, büyük hava şirketlerince tamamen kaldırılmıştır.

Bu eski yasaklar, genellikle havacılığın ilk günlerinde, yüksek irtifa uçuşlarında yolculara maske yardımıyla oksijen verilmesi ile ilgiliydi. Hem çeşitli yaşlardaki çocuklara uygun maske temini güçtü hem de yenidoğan fizyolojisi tam olarak bilinmiyordu.

Günümüz ticari jet uçakları genellikle 30,000–40,000 feet (9,000–12,000 metre) irtifada uçarlar. Kabin basıncı deniz seviyesindekine göre değil, 5,000–8,000 feet (1,500–2,500 metre) irtifaya göre ayarlanır. Bu atmosfer basıncında, her yaştaki sıhhatli yolcuların oksijen doygunluğu, deniz seviyesindeki %100'den %90–92'ye iner. Bu duruma sağlıklı kimseler tarafından kolayca tahammül edilir. Yolculuk sırasında sürekli oturulması ve güç sarf edilmemesi bu düşmeyi hissettirmez. Ayrıca ağır yiyecek arabalarını çeken/iten hosteslerde bile bu düşüşün etkisi olmaz. Sağlıklı yenidoğanların çok iyi gelişmiş akciğerleri ve yüksek hemoglobin seviyeleri ayrı bir emniyet sağlar. Hava yolculuğunun emniyetli olmayacağı hastalıklar; ağır anemiler, konjenital kalp hastalığı olanlar ve akciğer anomalileri olanlardır. Bir başka önemli husus da, bu hastalıkların doğumda ve doğumdan sonra fark edilmemesi ve yüksek irtifa uçuşlarında ortaya çıkmasıdır. Orak hücreli anemi hastalarında yüksek irtifa sorun olabilir. Orak hücreli anemisi taşıyıcısı olanlarda bir sorun yoktur.

Yenidoğanların ve çocukların hava yolculuğu esnasında mikrop kapma riskleri hakkında tam bir bilgi bulunmamaktadır. Bazı erişkinlerin bu yöndeki şikayetleri daha ziyade, seyahat stresi ve kabin içindeki havanın aşırı kuru olmasındandır. Tuzlu su damlaları bu durumu giderebilir.

Kabin içindeki havanın kalitesi çok tartışılmaktadır. Son senelerde, yakıttan tasarruf için, uçuş sırasında kabin içi havanın temininde yöntem değişmiştir. Eski sistemde kabin içindeki hava, her birkaç dakikada bir değiştirilirdi. Yeni sistemle, kabindeki havanın yarısı çok karmaşık işlemlerden sonra kabin içine geri verilmektedir. 12,000 metre irtifada alınan taze hava hemen hemen sterildir, mikrop yoktur. Üstelik dışarıdan alınan hava çok sıcak olan motorların çevresinden geçer ve sonra istenilen ısıya soğutulur.

Hava yolculuğu: Östaki borusu, Kulak ağrısı.

Uçakların yüksek irtifalara çıkması ile atmosfer basıncı azalır ve hava genişler. Orta kulaktaki hava da genişler ve fazlası, normalde östaki borusundan boşalır, orta kulak basıncı,

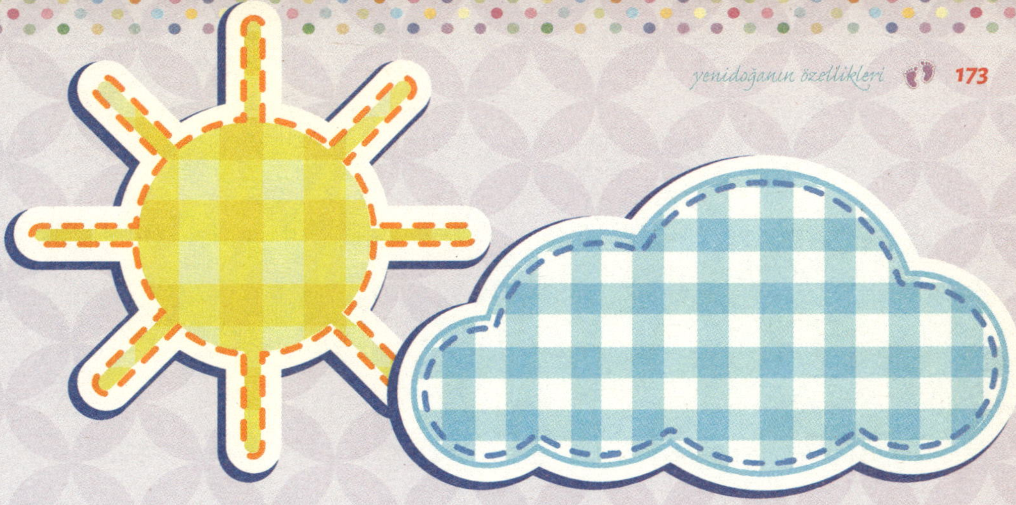

kabin basıncına eş duruma gelir, ağrı olmaz.

Buna mukabil, eğer östaki borusu kapalı ise, hava orta kulaktan kaçamaz ve etrafa yaptığı basınç ile ağrıya sebep olur.

Bu ağrı sadece kalkışta değil, inerken de olur; bu sefer kabindeki yüksek basınç, kulak zarına dışardan tazyik yapar.

Kulak iltihabı olanlarda, ağrı daha az olur, zira orta kulaktaki sıvı, hava giriş çıkışına mani olduğundan basınç farklılığı yaşanmaz. Ayrıca kulaklarında tüp olan çocuklarda da ağrı olmaz.

Uçuş Esnasında Bebeklerin Beslenmesi

Halk arasında yaygın bir görüş olan, bebeklerin iniş ve kalkışta, huzursuz olduklarında ve ağladıklarında beslenmeleri fayda yerine zarar sağlar, bebek aşırı beslenmeden dolayı rahatsız olur. Uçuş esnasında kulak ağrısına zannedildiğinden az rastlanır.

Uçuş esnasında su kaybı olduğu da diğer bir yanlış inanıştır. Her ne kadar bazı sağlık yazılarında ve dergilerinde, uçuş sırasında bol sıvı alınması tavsiye edilirse de, bu sadece tuvalet önündeki kuyrukları uzatır. Uçuş sırasında yaşanan ağız kuruluğu, uçak klimasının havanın nemini almasından dolayıdır. Bu daha ziyade ağzından nefes alıp verenlerde olur. Çoğu kimsenin başına gelen bacak şişmeleri, aşırı sıvı alımına bağlıdır. Yapılan çalışmalarda, uçuş sırasında yemek yiyen ve içen yolcuların çoğunun kilo aldığı görülmüştür.

Yüksek irtifalarda bağırsak gazları %20 oranında genişlerler, bu da erişkinlerde şişkinlik hissi uyandırır. Gıdalarını emerek alan bebeklerde gaz yutma daha fazla olduğundan, gözlenen huzursuzluk ve ağlama, bu gaz sancılarına bağlıdır. Aileler bebeklerini evde besledikleri kadar beslemeliler ve öğünlerin bazısı iniş ve kalkışlara denk getirilmelidir. Erişkinlerde uçuş öncesi alınan 82 mg Simethicon'un rahatlık sağladığı görülmüştür. Çocuklarda uçuşla ilgili yapılmış bir çalışma yoktur.

İlaçlarla Sakinleştirme

Aileler uçuş sırasında kendilerinin rahat etmesi ve etrafın rahatsız olmaması için sıklıkla ilaç talebinde bulunurlar. Esasında, çocuklar hava yolculuğuna çok iyi uyum sağlarlar. Titreşimler, onların rahat etmesini sağlar. Çocukları esas rahatsız eden unsurlar, vakitsiz uyandırılma, giydirilme ve alışık olmadığı sesler ve ortamdır.

Bebek için seyahat, yataktan kaldırıldığı anda başlar, son konaklamada, yatağa yatırılana kadar sürer. Sadece hava yolculuğu değil, hava alanına geliş gidişler de çocuğu rahatsız eder. Yolculuk esnasında bebeklere hangi ilaçların, ne süre ile, ne kadar verileceği hakkında bir bilgimiz yoktur. Genel olarak hava ulaşımında bebeklere ilaç verilmesi tavsiye edilmez. Sıklıkla kullanılan alerji ilaçları pek bir işe yaramaz, ayrıca bu tür ilaçlar bazı çocukları daha da aktif yapar.

Çocuk Koltuk Sistemleri

İdeal olanı, her bebek ve çocuğun uçağa uyumlu araba koltuğu ile seyahat etmesidir. Anne kucağındaki 20 kg'lık bir çocuk, mecburi iniş sırasında, birkaç saniyede 300 kg'a varan tesir gösterebilir. Öne doğru bir ivme ise, ya çocuğun ön koltuğun arka yüzüne çarpmasına veya dört sıra öne fırlamasına sebep olur. Uçak, hava boşluğuna düştüğünde çocuk bağlı değil ise şiddetli bir şekilde tavana çarpabilir.

Araç koltuğuna sabitlenmiş bebek ve çocukların pencere kenarına oturtulmaları gereklidir. Bu hem acil çıkışlar için elzemdir hem de koltuk üzerlerindeki bagajlardan eşya düşmesi ile olası yaralanmaları önler.

Ayrıca, pencere kenarında oturan büyük çocuklar her fırsatta ara koridorda koşuşturma imkanı bulamazlar. Pek çok çocuk, hosteslere veya yabancı kimselere çarparak ellerindeki sıcak içecek ile yanmıştır.

Emzirme

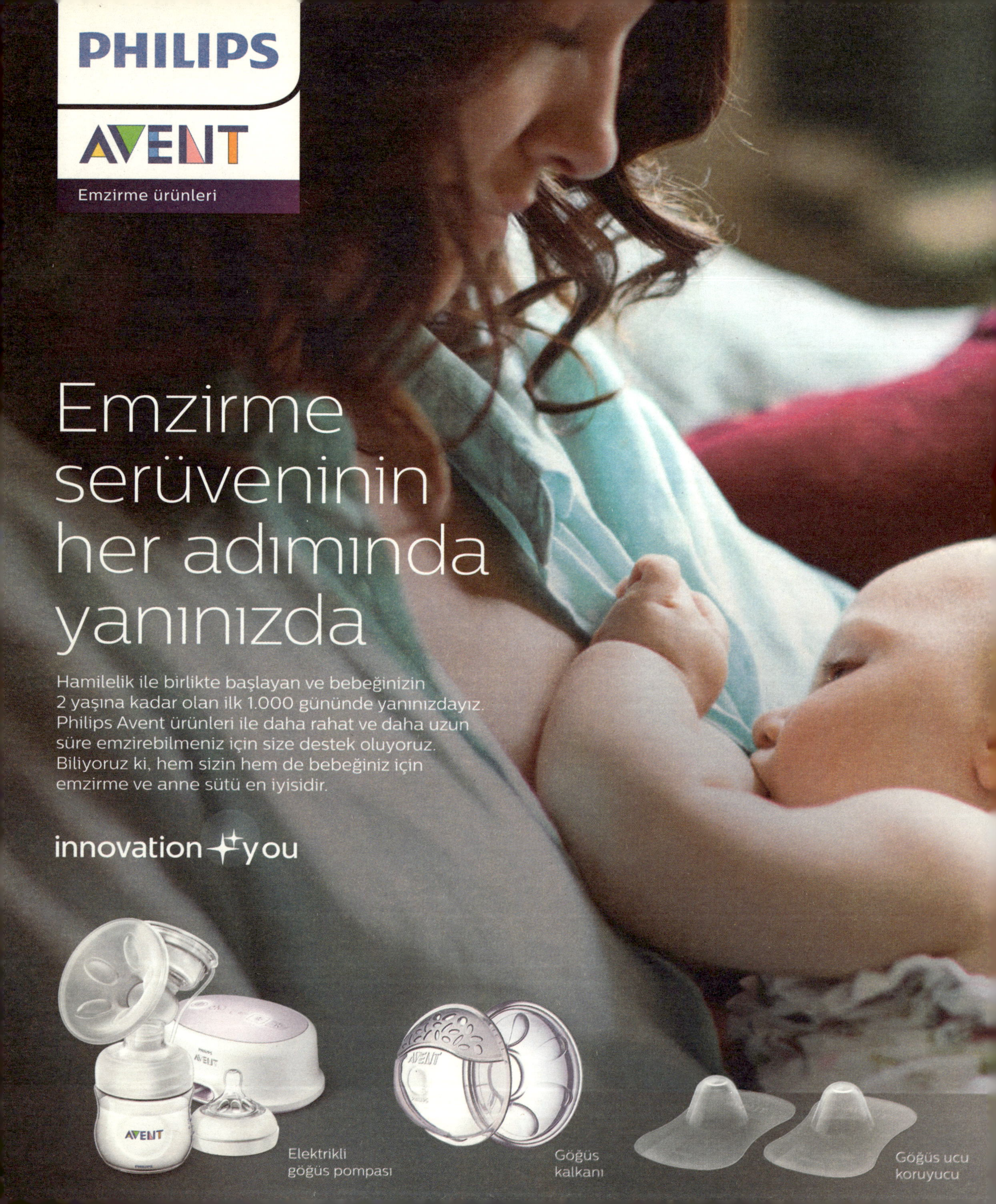
PHILIPS
AVENT
Emzirme ürünleri
Emzirme serüveninin her adımında yanınızda
Hamilelik ile birlikte başlayan ve bebeğinizin 2 yaşına kadar olan ilk 1.000 gününde yanınızdayız. Philips Avent ürünleri ile daha rahat ve daha uzun süre emzirebilmeniz için size destek oluyoruz. Biliyoruz ki, hem sizin hem de bebeğiniz için emzirme ve anne sütü en iyisidir.
innovation you
Elektrikli göğüs pompası
Göğüs kalkanı
Göğüs ucu koruyucu

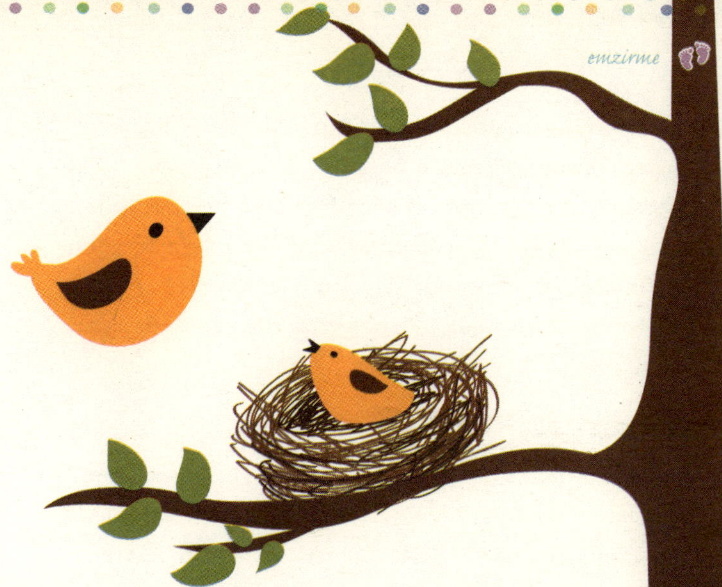

Emzirmeyi seçmek, bebeğinizin hayatına en iyi şekilde başlaması için atacağınız ilk adım olacaktır.

Anne Sütü

Anne sütü, kalitesi ve miktarı bebeğinizin ihtiyacına göre vücudunuz tarafından hazırlanmış, yaşamının ilk 6 ayında bebek için en ideal, doğal ve yaşayan bir besindir. Bileşimi anneden anneye, bebeğin yaşına, hatta günün saatine göre bile değişir. Yapılan araştırmalar, erken doğmuş bir bebek ile zamanında doğmuş bir bebeğin annelerinin sütleri arasında fark olduğunu göstermektedir. Başka hiçbir ek besine gereksinim olmadan altı ay, bebek için en iyi beslenmeyi sağlayacak yapıdadır. Emzirmenin bebeğinize ve size tüm yaşam boyunca sağlayacağı sayısız faydalar vardır.

Kolostrum

Doğumdan hemen sonraki ilk 3 gün içinde gelen kolostrum özel bir yapıya sahiptir. Bu sıvıda otuzdan fazla madde vardır ve çinko, sodyum, potasyum, büyüme faktörleri ve enfeksiyondan koruyan antikorlardan çok zengin olan kolostrumun hazmı kolay olup, bebeğiniz tarafından mutlaka alınması sağlanmalıdır. Prematüre doğan bebeklerde merkezi sinir sistemi, akciğer matürasyonu ve göz gelişimi tamamlanmadığı için anneden süt pompası yardımı ile alınan kolostrum ve devamı olan geçiş sütü ve olgun sütün sindirim sistemi gelişmişse verilmesi, prematüre bebek için hayati önem taşır. Bebeğin bağırsaklarında biriken yeşilimsi dışkının da (mekonyum) atılmasını kolaylaştırır. Kolostrumun yapısı her gün biraz daha değişerek 7-15 gün sonra normal insan sütü yapısını kazanır.

Anne Sütünün Yapısı

Olgun sütün %88'i su, %55'i yağ, %37'si karbonhidrat ve %8'i proteindir. Anne sütündeki baş karbonhidrat laktozdur (süt şekeri). Sütün kalorisinin %40'ını sağlar ve enerji verdiği gibi bağırsaklarda bakteri üremesini önleyen asitik bir ortam yaratır.

Yağlar sütteki kalorinin %50'sini oluşturur. Anne sütünde bulunan uzun zincirli çoklu doymamış yağ asitleri, beynin ve görme fonksiyonunun gelişimi için çok önemlidir. Yağlar hücrelerin dış yüzeylerinin yapısını oluşturup, yağda eriyen vitamin ve hormonları taşıyıcı işlevi görürler.

Olgun sütte, kolostrumdakinden daha az protein bulunur. Zamanla bu daha da azalır. Ancak biyolojik değeri çok yüksek olduğu için, 6 aya kadar ihtiyacın tamamını karşılar. Anne sütündeki protein, bebeği beslediği gibi, enfeksiyona karşı koruyucu faktörleri içerip bebeğin sağlıklı büyümesini sağlar. Anne sütündeki proteinin bebeğin bağırsaklarından geçişi kolaydır çünkü anne sütündeki protein insan yavrusunun hazmına uygundur. Bebeği zorlamaz ve hazım şikayeti, gaz problemi yaşatmaz. Oysaki süt formüllerindeki protein her ne kadar bebeğin hazmına uygun hale getirilse de inek sütü proteini olup kabadır, emilimi zordur ve bebeğin bağırsaklarında gaz ağrılarına, hazımsızlığa yol açabilir. Ayrıca sütünüzün sizin yediğiniz besinlere göre değişen tadı, bebeğinizin tad alma duyusunda farkındalık yaratır. Aile geçmişinde alerji olan bebeklerde daha az alerji riski olmakta ve muhtemelen diyabete karşı korunma sağlanmaktadır. Anne sütü ile beslenen bebekler daha düşük kan basıncı, daha düşük kolestrol ve hayatlarının ileriki aşamalarında daha az obezite riski taşır.

Su ve tuz: Emen bebeklere ayrıca su içirilmesine gerek yoktur. Çünkü anne sütünün %88'i sudan oluşur ve sudaki tüm mineralleri içerir. Eğer bebek, verilen suyu reddetmeden içiyorsa, anne sütü yeterli değil demektir. Anne sütündeki tuz oranı çok düşük olduğu için bunu dışarı atması için ayrıca su içirilmesine de gerek yoktur. Emzirmeye ilk başlandığında gelen önsüt çok suludur ve bebeğin ihtiyaç duyduğu tüm su, bu ön sütten karşılanır. Emzirmenin sonuna doğru gelen süt ise yağ açısından zengindir ve bebeğin tam doymasını sağlar.

Vitaminler: Anne sütünün doğal bir vitamin dengesi vardır. A, B, C ve E vitaminlerini içerir. Anne sütü bir miktar D vitamini de içermektedir. Ancak doktor önerisi ile ilave D vitamini verilebilir. Bunun yanı sıra güneş ışığının sağlayacağı D vitamini açısından bebeklerin güneşli günlerden faydalanmasını sağlamalısınız. Ancak annenin beslenmesi yetersiz ise sütündeki vitamin düzeyi de düşük bulunmaktadır. Anne sütündeki bu vitaminler, prostaglandinler, enzimler, bebekte iltihabi olayların gelişimini engeller.

Anne sütündeki bileşenler, bebeğin bağışıklık sistemini de düzenler ve içindeki immünogloblinler bebeği mikroorganizmalara karşı korur. Yapılan araştırmalarda anne sütü ile beslenen bebeklerin timus bezi (göğüs boşluğunun ön ve üst kısmında bulunan, lenf dokusundan yapılı iki parçadan oluşan, T hücreleri salgılayan bir bez) süt formülleri ile beslenen bebeklere göre, iki kat daha büyük bulunmuştur. Emzirme süresi uzadığında bakterilere karşı koruyucu etkisi olan lizozim düzeyi de artmaktadır. Anne sütündeki kazein mikroorganizmaları bebeğin, mide, bağırsak ve solunum yoluna tutulmasını engeller.

Anne sütünün besleyici ve enfeksiyonlardan koruyucu özelliğinin yanında, vücudun biyolojik işlevlerini düzenleyici etkisi de bulunmaktadır. Sindirim ve solunum yolları başta olmak üzere çok sayıda organın büyüme ve gelişimini düzenler. Büyüme faktörleri özellikle kolostrumda yüksektir. Olgun sütteki büyüme faktörleri de ihtiyacı karşılayacak düzeyde kalmaya devam eder.

Bebek anne sütü emerken biberona göre %60 daha fazla enerji harcar. Anne sütü emen bebekler ağız, dil, çene, damak ve gırtlak kaslarını kullandıklarından, düzgün bir çene ve diş yapısı sağlar. Öte yandan bebek, anne memesiyle emme hazzını da daha yoğun şekilde tatmin eder.

Emzirmenin Size Sağlayacağı Faydalar

Emzirme sizi bebeğinize yakınlaştırır ve gece-gündüz ikinize birbirinizi tanıyabileceğiniz huzurlu zamanlar sağlar. Bu her ikiniz için de oldukça tatmin edici bir deneyimdir.

Emzirme, hamilelik boyunca aldığınız fazla kiloları anne sütü üretmek için enerji olarak kullanırken, rahminizin küçülmesine ve eski formunuzu daha hızlı geri kazanmanıza yardımcı olur.

Emziren kadınlar, ileriki dönemlerde rahim, göğüs kanseri ve osteoporoz sorunları açısından daha düşük risk taşır. Anne sütü bebek için çok uygundur. Sterildir, nerede olursanız olun, gece yarısı bile olsa doğru ısıda hazırdır. Ayrıca bedavadır.

Emzirmeye yeni başladığınızda bir miktar rahatsızlık hissedebilirsiniz. Anne sütü çok hızlı hazmedildiği için, bebeğinizi daha sık beslemeniz gerekir.

Yenidoğanlar fazlasıyla talepkârdır. Emzirme düzeniniz oturduktan sonra, zaman zaman sütünüzü sağıp eşinizin, ailenizin ya da arkadaşlarınızın yardımını isteyebilirsiniz.

Bebeği Emzirirken Dikkat Edilecekler

- Sinir ve kan damarları açısından zengin olan göğüs uçları kadının en duyarlı noktalarından biridir. Doğum sonrası ilk emzirmede bebeğinizin emme performansını değerlendirmeniz çok önemlidir. Emme refleksi güçlü olan ve uzun süre emmek isteyen bebeğinize 10 dakikayı geçmeyecek şekilde her iki göğsünüzü dönüşümlü olarak istediği kadar emzirebilirsiniz.

Bu göğüs uçlarınızın yaralanmasını ve tahrişini engeller. Eğer meme ucunu zor yakalıyor ve birkaç dakika emip uykuya dalıyorsa, yanağını, çenesinin altını okşayarak, ayak tabanlarını kaşıyarak, ağzına yakın bir noktadan göğüs areolasına parmak ucunuzla küçük vuruşlar yaparak emme refleksini uyarabilirsiniz. Böyle uyuyarak aralıklı emen bebekler göğsünüzde uzun süre kalabilir. Çünkü uyuklamalar arasında toplam emme süresi zaten 10 dakikayı geçmeyecektir.

Emzirmenin ilk günlerinde göğüs uçlarınızı korumanın yollarından biri de kuru kalmasına dikkat etmenizdir. Göğüs ucu kreminizi kullanırken kurumadan, nemli iken kremi uygulamayınız. Emzirmeye başladığınız andan itibaren artan prolaktin hormonu göğüs dokusundaki süt üretimini faaliyete geçirir, kan damarları genişler ve sıcaklık artar. Nemli bırakmak ve kapatmak ise mantar-pamukçuk (candida) başlamasına yol açar.

Pamukçuk (candida)

Göğüs uçlarınız aniden yaralı, pembe ya da kaşıntılı hale geldiyse ve emzirme sırasında ya da aralarında göğsün derinlerinde zonklama oluyorsa, siz ya da bebeğinizde pamukçuk olabilir. Bu, çok sık rastlanan bir sorundur ve doktorunuzun hem sizi hem bebeğinizi tedavi etmesi gerekir. Böylece emzirmeye devam edebilirsiniz.

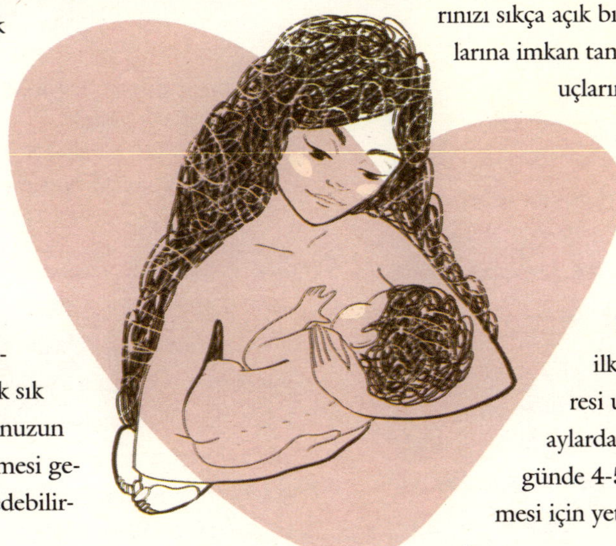

Emme, göğüs uçları için bir travmadır. Bu nedenle ilk günlerde bebeğiniz emdiği sırada ağrı duyabilirsiniz. Ancak daha sonra bu travmaya alışır ve 15 gün ila 1 ay sonunda göğüs uçlarınız ağrımadan bebeğinizi uzun süre emzirebilirsiniz.

- Göğüs uçlarında sorun olmaması için nelere dikkat etmeliyiz:

a) Bebek doğduğunda ilk gün çok uzun süre emzirirseniz göğüs uçları morarır, şişer ve ertesi gün bebeğinizi hiç emziremeyecek hale gelirsiniz.

b) Bebek emerken meme ucunuzun tamamı ve aeorolanın (meme ucunun etrafındaki koyu renkli kısım) büyük bir kısmı, bebeğin ağzı içinde olmalıdır. Bebek emmeye başladığında anne meme ucunda ağrı hissedilebilir. Ancak emzirme süresi boyunca meme ucunun devamlı acıması bebeğin memeyi doğru kavramadığını gösterir. Meme ucunda acı duyulmasının nedeni, bebeğin dilini meme yerine meme ucuna karşı hareket ettirmesidir. Eğer bebek memeyi doğru olarak kavramışsa her emme işlemi sırasında çenesinin, bazen de kulaklarının hareket ettiği görülür. Bebek sürekli emmez. Bir süre kuvvetli emip, kısa aralıklarla dinlenerek emmeyi sürdürür. Bu esnada siz de su içme ihtiyacı hissedersiniz, böyle hissettiğinizde anlayın ki bebek sizden süt alıyor. Emzirmeye başlarken kendinize de içecek hazırlayıp, yanınızda bulundurmalısınız.

c) Göğüs uçlarınızı yalnızca su ile temizleyin. Temizliği sadece ihtiyaç varsa yapın, sürekli silmek yıkamak, kuru kalmayı engeller ve cildin doğal koruyucu özelliğini bozar. Göğüs uçlarınızı sıkça açık bırakın. Hava ile temas edip kurumalarına imkan tanıyın. İhtiyaç duyduğunuzda, göğüs uçlarınızı onaran, yumuşatan, rahatlatıp koruyan bir göğüs ucu kremi kullanabilirsiniz.

- İlk gün her göğüsten emzirme süresi 5-10 dakikayı geçmemelidir. Daha sonraki günlerde bu süreyi uzatabilirsiniz. Özellikle ilk 3 ay bebeğin memede kalış süresi uzun olabilir. Ancak daha sonraki aylarda memede kalış süresi kısalacak ve günde 4-5 defa emmek onun büyüyüp gelişmesi için yeterli olacaktır.

- İlk günler emzirme işi şok gibi görünse de ilerleyen aylarda kolay, kısa sürede ve ekonomik bir şekilde bebeğinizi sütünüzle en iyi şekilde besleyeceksiniz.

- Bebek anne memesini emebilmesi için meme ucunu damakla dili arasına sıkıştırabilmelidir. Oysa biberonla beslenme bebek için çok daha kolaydır, tek başına çene hareketleri biberondaki mamayı tüketebilmesi için yeterlidir. Bu nedenle bebek meme emmeyi öğrenene kadar biberon verilmemelidir.

- İlk emzirmelerde bebek aşırı ağlayabilir, uykuya dalabilir, ağzındakileri yutmayabilir ya da nasıl emmesi gerektiğini bilmeyebilir. Moralinizi bozmayın.

- Anne sütü ile bebeği beslemede en doğal yöntem olmasına rağmen, emzirme ve emmenin, anne ile bebeğin beraber öğrendiği bir süreç olduğunu unutmayın. Anne ve bebeğin öğrenmesi, deneyim kazanması haftalar alabilir. Derin uyuyan, özellikle gündüz uzun uyuyup gece uyanık kalan bebekleri, gündüz saatlerinde en çok 3 saatte bir, emzirmek için uyandırın. Uyandırmak için üzerindeki giysileri çıkarın, konuşun, bezini değiştirin. Saçını okşama, gazını çıkartmak için sırtına vurma gibi çeşitli yöntemler de kullanılabilir.

- Emerken şapırtı sesi duyulması ya da yanakların içeri çekilmesi genellikle bebeğin yalnızca meme ucunu emdiğini ve ağzıyla yeterince meme dokusunu kavramamış olduğunu gösterir.

- Eğer bebek memeyi düzgün olarak kavramışsa emzirme ne kadar uzun sürerse sürsün meme ucu zedelenmez.

- Bebek memeyi emerken, onu çekerek göğüsten almaya çalışmayın. Küçük parmağınızı ağzının kenarına koyarak dikkatini dağıtmaya çalışın, emmeyi bırakmıyorsa parmağınızı ağzının içine doğru itin ve dili ile vakum yapmasını engelleyin, emmeyi bırakacaktır.

- Bebeklerin doğdukları ilk günlerde emme düzeni kurmaya çalışmayın. İlk günlerde düzen düzensizliktir. Bebek sık sık emmek ister. Bu emme isteği açlıkla ilgili değildir. Kendini rahatlatmak ve oyalamak istemesindendir. Emmek ona büyük bir haz verir, güven duygusunun artmasını sağlar. Bebeğin sık emmesi, kandaki prolaktin seviyesinin artmasını ve sütün çoğalmasını sağlar.

Meme Verme Tekniği

Doğru meme verme tekniğiyle, emzirme eylemi acı verici olmaktan çıkar ve bebeğiniz yeterince beslenebilir. Bebeğinizin, burnu göğüs ucunuza bakacak ve neredeyse değecek kadar yakın biçimde vücudunun size dönük olduğundan emin olun. Boşta kalan elinizle göğsünüzü tutup, göğüs ucunuzla bebeğinizin dudaklarını, ağzını neredeyse esniyormuş gibi kocaman açana kadar okşayın. Bebeğinizin ağzı yarım açıkken asla meme vermeye çalışmayın, çünkü aşağıdaki sorunlara neden olabilir:

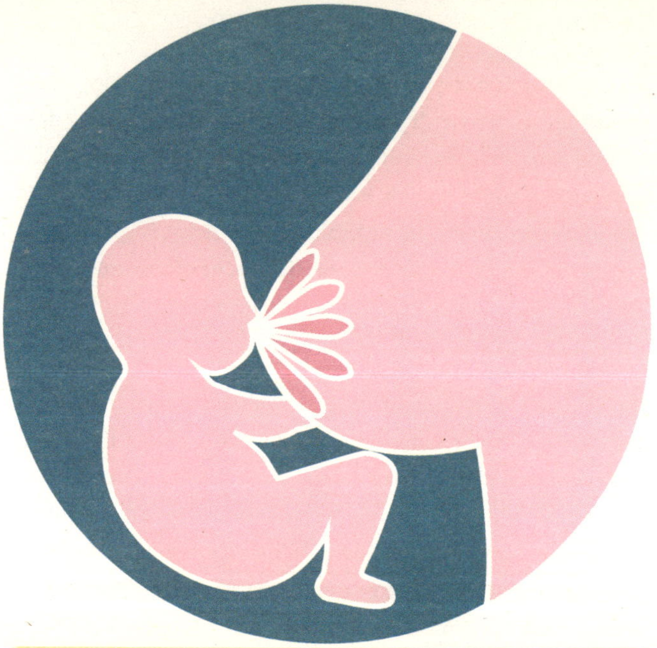

Yanlış duruştan kaynaklanan yaralı göğüs uçları
Yetersiz süt gelişi
Bebeğin emme refleksi yeterince uyarıcı olmayabilir ve sonuç olarak emzirme sırasında yeterince beslenemeyebilir.

Bebeğinizin ağzı, esnermiş gibi kocaman açıkken bebeği göğsünüze getirin. Unutmayın, bebekler meme ucundan değil, göğüsten beslenir. Bebeğin ağzı göğüs ucunu, areolanın büyük kısmını ve bazen kısmi olarak göğüs dokusunu kaplamalıdır. Aksi takdirde, parmağınızı bebeğinizin ağız kenarına nazikçe sokup emzirmeyi kesin ve yeniden deneyin. Göğsünüzü bebeğinizin burnundan uzak tutmak zorunda değilsiniz. Bebeğiniz göğsünüze doğru biçimde yerleşmişse, nefes alıp verişi kesilmeyecektir. Bebeğinizin nefes almasına yardımcı olmak için göğsünüze bastırırsanız, süt kanallarını tıkayabilir ve yanlış pozisyona neden olabilirsiniz. Bebeğiniz düzgün bir şekilde emiyorsa, şakaklarında ve kulaklarında bir "kıpırdanma" görürsünüz. Cesaretinizi kaybetmeyin, emzirmek ikiniz için de pratik yapmayı gerektirir. Doğru pozisyon alma ve bebeğinizle kenetlenmede problem yaşadığınızı hissediyorsanız, ebe, hemşire ya da bir sağlık uzmanıyla iletişime geçin.

Bebeğiniz Yeterince Süt Alıyor mu?

Yeni anne babaların çoğu, bebeklerinin yeterli beslenip beslenmediği konusunda endişelidir. Söz konusu emzirme olduğunda, bebeğinizin her emzirmede ne kadar süt aldığını ölçmek biraz daha zordur. Bebeğiniz göğsünüze tam olarak kenetlenip düzgün biçimde emiyorsa, 24 saatte bir en azından 6-8 kez besleniyorsa, mutlu ve sağlıklı görünüyorsa, uyanıkken aktif ve tetikteyse, emzirdikten sonra memnun görünüyorsa, yüksek ihtimalle yeterli süt alıyor demektir. Yeterli süt aldığının belirtilerinden biri de kilo artışı ve altını değiştirme sıklığınızdır. Bebekler doğumdan sonra kilo kaybetseler de, anne sütüyle beslenen bebekler, genellikle doğum kilolarını yaklaşık 2 hafta içinde geri kazanırlar ve daha sonra haftada 150-250 gram almaları gerekir. Kilo alımı "ani çıkışlar" halinde gerçekleşebilir, dolayısıyla bebeği çok sık tartmamak en iyisidir. Eğer bebeğinizin doğum kilosu düşükse (2,5 kilonun altında) ya da zor doğum yaptıysanız, ebe/hemşire ya da doktorunuza emzirme konusunda danışın ve ilk haftalarda bebeğinizin kilosunu kontrol altında tutun.

Prematüre ve Çoklu Doğumlar

Doğa cömerttir ve başlangıçta çoğu kadın ikizleri ya da üçüzleri besleyecek kadar süte sahiptir. Tüm bebeklerin iyi ve yeterli beslenmesine yetecek kadar süt vardır. Günün erken saatlerinde her bebeği ayrı ayrı emzirmek, sık karşılaşılan ilk dönem problemlerini etkin bir şekilde çözebilir. Daha sonra bebekleri ayrı ayrı ya da dilerseniz aynı anda beslemeye devam edebilirsiniz. Eğer sütünüzü sağmak isterseniz, Philips AVENT Göğüs Pompaları'nı kullanarak sütünüzü daha hızlı sağıp saklayabilirsiniz.

Prematüre Bebekler

Prematüre bebekler anne sütüne ve anneleriyle yakın temasta bulunmaya daha fazla ihtiyaç duyarlar. Bazen prematüre bebekleri doğrudan emzirmek mümkün olmaz ve sütün gelmesi için bir göğüs pompası gerekir. Philips AVENT Göğüs Pompaları, özellikle bebeğiniz erken ya da çok küçük doğduysa, sütünüzü artırmak için size yardımcı olacaktır. Bebeğinizin gelişimi için, sağdığınız süt kendi başına emmek için yeterince gelişip güçlenene kadar ona minik bir tüp yardımıyla verilebilir. Uykudan uyanır uyanmaz, sizi bölecek bir şey olmadan hemen önce sütünüzü sağmaya çalışın. Sütünüzü düzenli olarak sağmanız çok önemlidir (24 saatte en az 6-8 kere). Ayrıca geceleri sağım yapmak süt üretiminizi artıracağı için geceleyin sağım yapmanız da önemlidir. Profesyonellerin önerilerini her zaman dinleyin ki başlangıçta yaşayacağınız zorluklarla başa çıkabilin.

Anne Sütünü Saklamak

Emzirme, bebeğinizi beslemek için en iyi yoldur.

Bu deneyimi mümkün olduğunca uzun yaşayabilmek için, aşağıdaki seçenekleri göz önünde bulundurun:

Emzirmeye özel zaman ayırın.
Emzirme ve sağılmış sütle beslemeyi birleştirin.
Bebeğinizle birlikteyken onu emzirin ve doktorunuz tarafından tavsiye edildiğinde mamayla besleyin. Ancak bunun muhtemelen anne sütünün azalmasıyla sonuçlanacağını aklınızda bulundurun.

Hangi seçeneği tercih ederseniz edin, emzirme deneyimini sizin ve bebeğiniz için konforlu hale getirmelidir.

İşe dönüş hazırlıklarınız için sütü sağıp saklarken, gün içinde sizin bulunamayacağınız her emzirme için gerekli sütü ayıracak şekilde plan yapın. Örneğin, bebeğinizden 10 saat boyunca uzak kalacaksanız ve bebeğiniz bu süre içinde 3 kez emiyorsa, bakıcınıza en az 3 biberon süt bırakmanız gerekecektir. Çoğu anne, birkaç günlük sütü sağıp derin dondurucuda önceden hazır etmeyi tercih etmektedir.

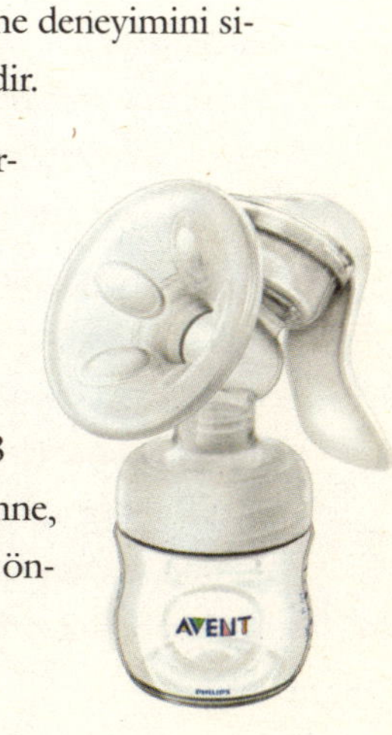

Kuvözdeki Bebeğinizle Bağ Kurmak

Kuvözdeki prematüre bebekler, olgunlaşmamış sinir sistemine sahip oldukları için okşanmayı tolere edemezler.

İNCİ CANDEMİR
PBED / Prematüre Bebek Ebeveyn Danışmanlığı

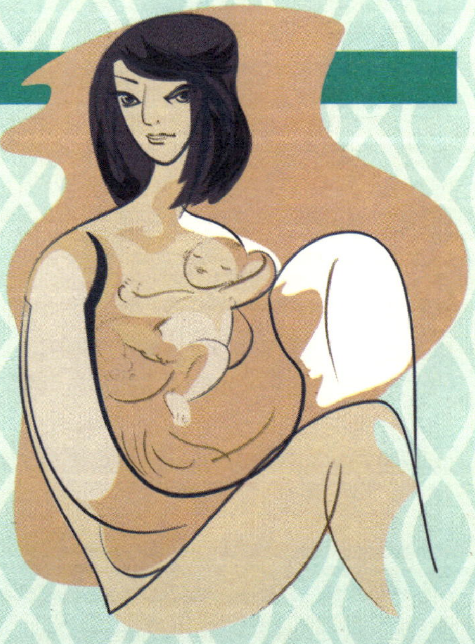

Kuvözdeki yenidoğan bebeğiniz ile bağ kurmak için neler yapabilirsiniz?

Anne ve baba olma yolculuğunda bebek ile bağ kurmak önemlidir. Prematüre bebek ebeveynleri için bu bağın kurulması, bebeklerinin yoğun bakımda bulunması nedeniyle kesintiye uğramaktadır.
Prematüre bebek ebeveynleri, bebekleri doğar doğmaz onu tutma veya kucaklama imkanına sahip olamasalar da yapabilecekleri birçok şey var.

1. Sık ziyaret:
Hastane imkanları ve hijyen kuralları dahilinde, yoğun bakımdaki bebek sık sık ziyaret edilmelidir. Kuvözde bulunan bebeğin yanında mümkün olduğu kadar çok vakit geçi-rilmelidir. Böylece bebeğiniz hakkında önemli gözlemlerde bulunabilir ve bilgiler edi-nebilirsiniz. Bebeğinizin nelerden hoşlanıp nelerden hoşlanmadığını tespit ederken, bebeğinizin uzmanı olursunuz.

2. Bebeğinize dokunun:
Kuvözdeki prematüre bebekler, olgunlaşmamış sinir sistemine sahip oldukları için okşanmayı tolere edemezler. Doğru uyaranlar ve sabit dokunuşlar ile sınırlandırılmış (cenin pozisyonu) hissi veren temaslar bebeğe şifa verir.

3. Kangaroo bakım (ten teması):
Bebeğinizin sağlık durumu stabil hale geldiğinde, yetkililerden kangaroo bakım yani ten teması talebinde bulunun. Doğru teknikler ile uygulanan ten teması, bebeğin gelişimine katkı sağlarken, ebeveynlerin bebekleri ile yakınlaşmasına imkan sağlar. Bu teknik sayesinde, düşük doğum ağırlığına sahip bebeklerin kilo aldığı ve birçok faydalar elde ettiği araştırmalarla kanıtlanmıştır.

4. Bebeğinizin bakımına dahil olun:
Araştırmalar yenidoğan yoğun bakım bölümünde dahil edilen ve kısmen bebeğinin bakımını üstlenen ebeveynlerin, bebeklerinin gelişimine önemli faydalar sağladığını kanıtlamıştır. Hemşirenin onay ve desteği ile alt değiştirme, beslenme, banyo-silme gibi bakım işlemlerine katılmanız çok önemlidir.

5. Anne sütü temin edin:
Bebeğinizin beslenmesi için sevgi kadar gerekli olan şey anne sütü teminidir. Beslenme tüpü ile beslenen bebekler, ilerleyen haftalarda çene kaslarının güçlenmesi ile birlikte annesini emmesi gözetimli olarak denenecektir. Bu süreçte en önemli şey sabırla, düzenli olarak süt sağmaktır.

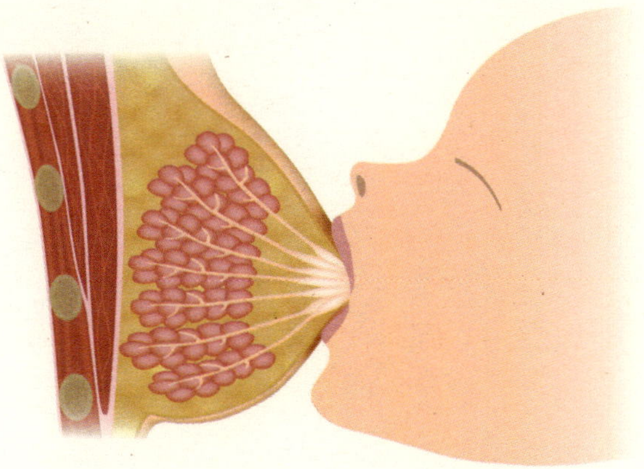

Emzirme ve Biberonla Beslemeyi Birleştiremek

Biberonla besleme, size daha fazla esneklik verir ve aynı zamanda eşiniz veya diğer aile bireylerinin de, bebeğinizin beslenme sürecine dahil olmasını sağlar. Bebeğinizi, içinde anne sütü olan biberonla 4 ya da 6 haftalıkken tanıştırabilirsiniz. Fakat önceliği emzirmeye vermeniz oldukça önemlidir. İşe gitmeniz veya dışarı çıkmanız gerekiyorsa ya da dışarıdayken beslemeyi planlıyorsanız, bebeğinize biberonu yavaş yavaş tanıtmaya başlayabilirsiniz. Tamamen emzirmeyi seçtiğiniz zamanları not etmeniz önemlidir. Vücudunuz arz ve talep bazında doğru miktarda süt üretecektir. Daha fazla besleme için, daha fazla süt üreteceksiniz. Düzenli emzirme, süt tedariğinizi korumak için önemlidir. Hazır mama, bu dengeyi ve süt tedariğini etkileyebilir. Bu nedenle, sağlıklı bir kombinasyon için sağdığınız sütü biberonla besleme için kullanabilirsiniz.

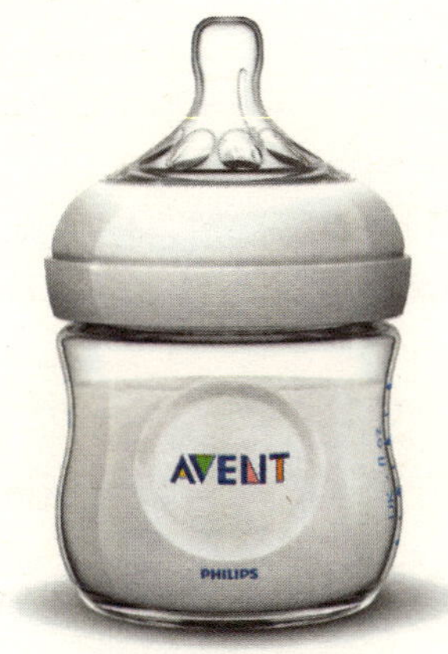

Nasıl Bir Biberon Seçmelisiniz?

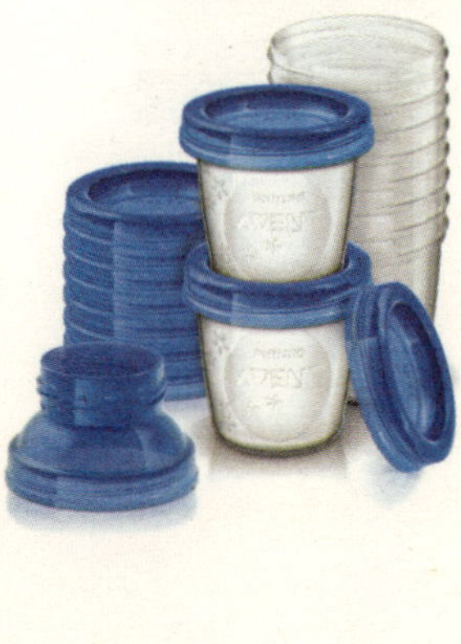

Bebeğiniz için seçtiğiniz biberon önemlidir. Çünkü bebeğinizi beslemek için en doğal ve en rahat biberonu bulmak istersiniz. Doğala en yakın şekildeki ve bebeğinizin ağzını genişçe açıp, emmesini sağlayacak biberon emziğini seçmenizde fayda var. Geniş ağızlı, tutması, doldurması ve temizlemesi kolay bir biberon olmalıdır. Seçtiğiniz biberonun, klinik olarak koliği (gaz sancısını) azaltmaya yardımcı olduğu kanıtlanmışsa, bebeğiniz daha mutlu ve huzurlu bir beslenme süreci yaşayacaktır. Ayrıca, biberonun üzerindeki işaretler net olmalı ve sizin doğru ölçüm yapmanızı sağlayabilmelidir. Philips AVENT biberonların hava geçirgen sistemi, bebeğinizin doğal beslenme ritmiyle çalışır. Hava geçirgen emzik, bebeğin süt akışını daha kolay kontrol etmesine yardımcı olur. Emzirme ve biberonla beslemeyi birleştirmeyi kolaylaştırır. Ödüllü, hava geçirgen özellik, klinik olarak beslenme sonrasında koliğin yarattığı ağrı ve rahatsızlıkları azaltmak için klinik olarak tasarlanmıştır ve emzikten gelen hava kabarcıklarının bebeğinizin midesine gitmeden, biberonun içinde kalmasını sağlar.

Pratik İpuçları

Sütünüzü sağmadan önce ellerinizi iyice yıkayın ve sağma-saklama için kullanacağınız tüm malzemelerin yıkandığından, durulandığı ve sterilize edildiğinden emin olun.

Yaklaşık olarak, bebeğinizin her öğünde tükettiği kadar süt sağın.

Süt sağıp sakladığınız kabın iyice kapalı olduğundan ve sağdığınız tarihin yazdığı bir etiketi taşıdığından emin olun.

Kabı buzdolabının kapağına değil, daha soğuk olan iç raflarına yerleştirin.

Anne sütünü buzdolabında 48 saatten uzun süre bekletmeyin. Sonrasında hemen kullanmalı ya derin dondurucuya almalı ya da atmalısınız.

Anne sütü, derin dondurucuda 3 aya kadar saklanabilir. Ancak bir kez çözüldükten sonra dolapta sadece 24 saate kadar bekletebilirsiniz. Bir daha asla dondurulmaması gerekir.

Dondurulmuş anne sütü bir gece boyunca dolap kısmında bekletilerek ya da ılık su altında çözülmelidir.

Derin dondurucudan çıkarttığınız sütü 18 ila 22 derece oda ısısına ulaşana kadar tezgahta bekletin. Eğer zamanınız yoksa 33 derece ılık su olan bir kabın içine koyun. Bu kabı da içinde sıcak su olan başka bir kabın içine koyarak oda hararetinde bekletin.

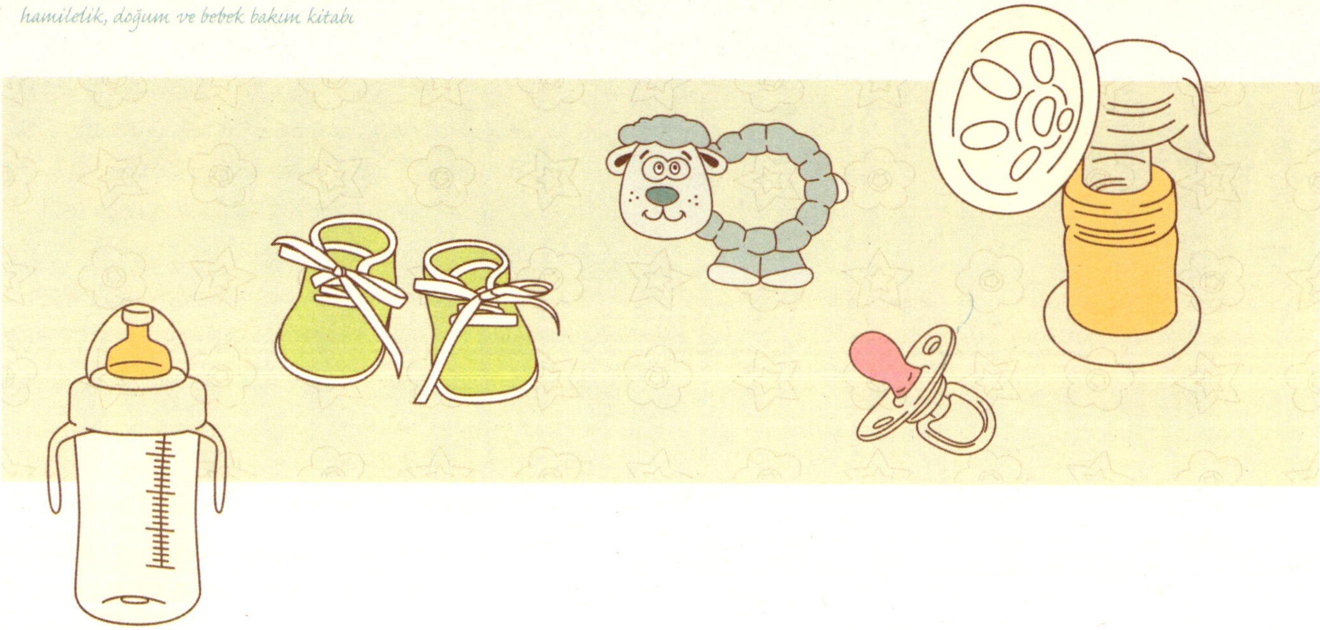

Güvenlik İpuçları

Beslenme sonunda kalan sütü mutlaka atın.

Buzluktaki, daha önce sağdığınız süte taze süt eklemeyin. Soğuttuğunuz süte ekleme yapacaksanız, sterilize bir kaba sağılmış ve birkaç dakika soğuk su altında tutularak soğutulmuş süt ekleyin. Süt bu şekilde maksimum 48 saat (ilk sağımdan sonra) saklanabilir; daha sonra ya hemen kullanılmalı ya da ileride kullanmak üzere dondurulmalıdır.

Sağılmış anne sütünü termal bir kapta, bir buz kabıyla birlikte taşıyın.

Derin dondurucuda saklama yapmak için, dolabınız dondurmayı erimeden saklayacak kadar soğuk tutabiliyor olmalıdır.

Emzirirken Neler Oluyor?

Hamilelikten Önce ve Emzirme Sırasında Göğsünüz:

Hamilelik sırasında göğüsler büyür ve ağırlaşır. Göğüs uçlarınızın çevresindeki, areola adı verilen bölgenin rengi koyulaşır ve genişler. Hamilelik sırasında salgılanan hormonlar, süt kanalları, süt bezleri ve alveollerin gelişimini destekler. Hamileliğin ikinci yarısında, süt üretimini başlatan prolaktin hormonu salgılanır. Bebek doğduğunda, sütün gelişini bebeğin emişi belirleyeceği için, doğduktan sonra mümkün olan en kısa sürede, bebeğe meme verilmesi önerilir. Ebeniz ya da hemşireniz, bebeğinizi emzirirken doğru yerleştirmenize yardımcı olmak için yanınızda olacaktır. Doğumdan sonraki ilk birkaç gün boyunca göğüsleriniz, yoğun, sarı bir sıvı olan kolostrum (ağız sütü) salgılayacaktır; bu sıvı, bebeğinizi enfeksiyonlara karşı koruyan antikorlarla doludur. Protein, vitamin açısından zengindir ve az miktarda gelmiş gibi görünse de bebeğinizin sağlığı için çok yararlıdır. Bebeğinize ne kadar sık meme verirseniz, göğüsleriniz o kadar hızlı süt üretecektir. Genellikle bu üretim yaklaşık 3 gün içinde gerçekleşir. Sütünüz gelmeye başlar başlamaz emzirmeye hazır olduğunuzda muhtemelen göğüslerinizde karıncalanma hissedeceksiniz ve göğüsleriniz süt sızdırmaya başlayacak. Süt bezleri çevresindeki hücreler küçülünce süt, kanallardan süt deposuna doğru gitmeye zorlanır; buna "süt salgılama refleksi" (let-down reflex) adı verilir. Bu dönemde, emzirdikçe rahminizin küçüldüğünün bir işareti olan hafif bir karın ağrısı da hissedebilirsiniz.

Emzirme Pozisyonları

Doğru pozisyon ve bebeğin memeye kenetlenmesi, rahat ve başarılı bir emzirme için vazgeçilmezdir. Her seferinde yaklaşık 30 dakika emzirebilmek için, kendinizi rahat ve gevşemiş hissetmeniz önemlidir. Kendinize olan güveninizi kazanırken, hemşire, ebe ya da bir medikal uzmandan emzirme tekniklerini öğrenme konusunda yardım alabilirsiniz.

1. Beşik Tutuşu

Yatakta veya rahat bir sandalyede, sırtınızı destekleyerek oturun.

Dizlerinizi kalça hizanızdan biraz daha yukarıda tutun. Bunun için gerekirse küçük bir tabure kullanabilirsiniz.

Kafasını kolunuzun dirsek bükümüne yerleştirerek yan yatırdığınız bebeğinizi, göğüs hizasına yükseltmek için yastık kullanabilirsiniz.

Bebeği doğru bir şekilde yerleştirdikten sonra, göğsünüzü dört parmağınızla aşağıdan kavrayın, başparmağınız hafifçe yukarıda kalsın.

Göğüs ucuyla bebeğin dudaklarını gıdıklayın ve ağzını tamamen açmasını (esner gibi) bekleyip hızla bebeği göğsünüze getirin.

Bebeğin tüm göğüs ucu ve areolanın bir kısmını ağzına alması gerekir (areola, göğüs ucu çevresindeki koyu renkli bölgedir).

Göğsünüzü bebeğin ağzı yarım açıkken asla vermeye çalışmayın.

Bebeğin burnu ve çenesinin göğse mutlaka dokunması gerekir.

Bebeğin başının arkasından ittirmek yerine, tüm vücudunu kendinize doğru çekin. Bebeğe doğru eğilmeyin. Birkaç dakikadan uzunca bir süre kendinizi rahatsız hissederseniz ya da bebek emerken sadece göğüs ucunu ağzına almışsa, parmağınızla emzirmeye son verin ve pozisyonu tekrar deneyip bebeğe yeniden verin. Birden fazla deneme yapmanız gerekirse, cesaretinizi kaybetmeyin. Bu, emzirmenin normal bir sürecidir.

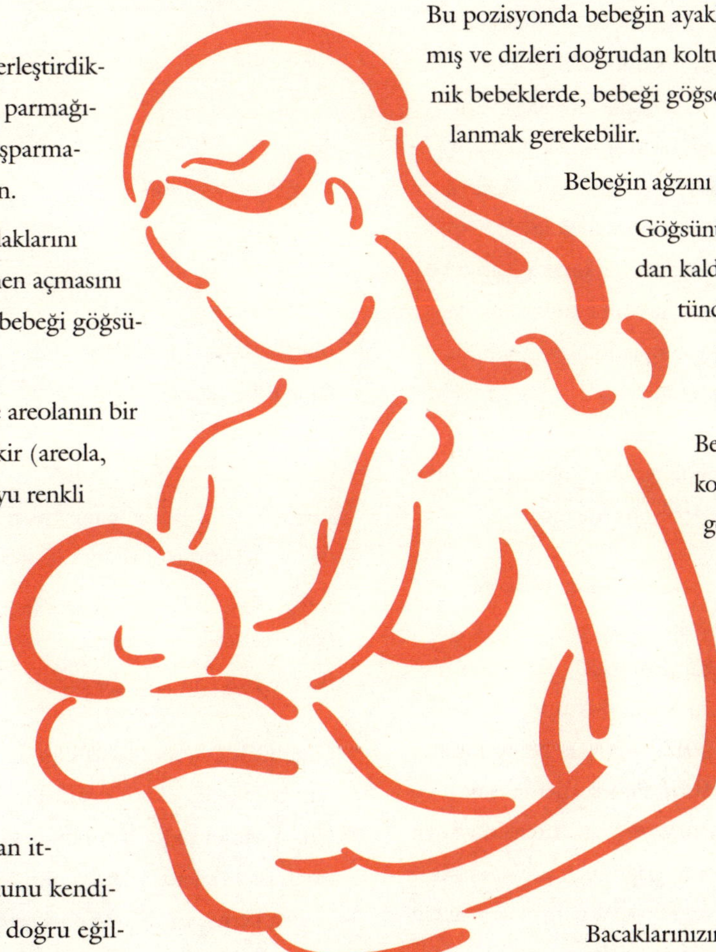

2. Futbol Topu Tutuşu

Göğüsleriniz çok büyükse, sezeryan olduysanız ya da ikizleriniz varsa bu pozisyon iyi bir seçimdir.

Oturun ve yan tarafınıza, kolunuzu desteklemek için bir yastık koyun.

Başını elinizle, vücudunu kolunuzun ön kısmıyla destekleyerek bebeği sırt üstü yatırın.

Bu pozisyonda bebeğin ayakları kolunuzun altında sıkışmış ve dizleri doğrudan koltuk altınızda olacaktır. Çok minik bebeklerde, bebeği göğse yakın tutmak için, yastık kullanmak gerekebilir.

Bebeğin ağzını göğüs ucunuza doğru götürün.

Göğsünüzü dört parmağınızla aşağıdan kaldırın, başparmağınız hafifçe üstünde kalsın.

Bebeğin alt dudağını, göğüs ucunuzla okşayın.

Bebek ağzını esniyormuş gibi kocaman açtığında, bebeği hızla göğsünüze getirin.

3. Yan Yatış Pozisyonu

Emzirirken uzanabilmenizi sağlar.

Rahatça yan uzanın, sırtınıza destek için yastık koyun.

Bacaklarınızın arasına da bir yastık koyun.

Bebeğinizi, ağzının göğüs ucu hizanıza gelmesi için, karın karına duracak şekilde yanınıza yatırın.

Yukarıda kalan elinizle göğsünüzü tutun.

Bebeğin alt dudağını, göğüs ucunuzla okşayın.

Bebek ağzını esniyormuş gibi kocaman açtığında, hızla bebeği göğsünüze getirin.

Göğüslerde Şişme ve Sertleşme

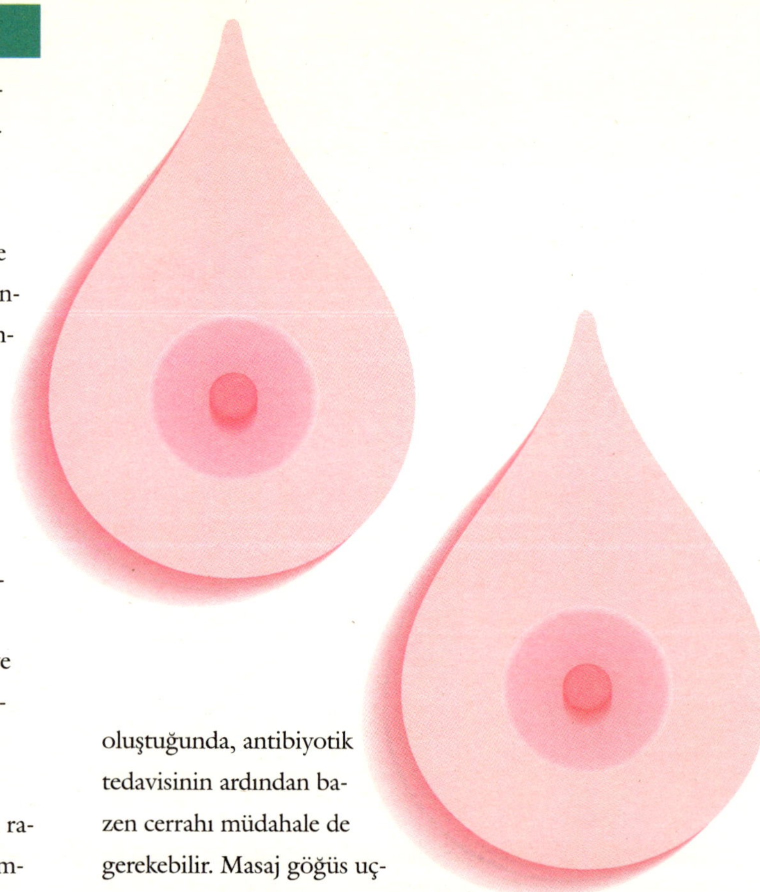

Göğüslerde süt üretimi arttığında bebek tamamını boşaltamaz, göğüsler gerginleşir, sertleşir, düğümler ve kırmızılıklar oluşur ve ateş yükselir. Süt üreten hücreler hormon salgıları sonucu genişler, göğüslerin kan ihtiyacı artar. Göğüs dokusunda sıvı vardır. Öyle ki göğüsler bu aşamada, ileride daha çok süt yaptıkları zamana oranla daha iridirler. İlk günler emzirme yaptığınızda bebeğin aldığı kolostrumun ardından geçiş sütü gelmeye başlar, o sırada kol altlarınızdan başlayarak, göğüslerin yanlarına doğru yayılan hassasiyet, dolgunluk hissi ve ürpertili bir üşüme olur. Vücut sıcaklığınız biraz artmıştır. Halk arasında buna "Süt ateşi veya humması" derler. Bu zamanda ılık bir duş almak veya kol altı ve sertleşen göğüs bölgenize Philips Avent'in ılık ve soğuk kullanıma uygun olan termopedlerini uygulayabilirsiniz. Sonrasında bu bölgelere Mustela'nın tıkanıklığı açan ve ağrı gideren, Specific Support Bust kremini kullanarak parmak uçlarınızla dairevi masajlar yaparak düğüm gibi hissedilen sertlikleri yumuşatmak, aşağı indirmek ve boşaltma manevralarıyla süt çıkartıp, bir süt pompası ile çekmek sizi rahatlatacaktır. Bebeğiniz emerken de bu düğümlü sert bölümler üzerine indirici masaj hareketleri yapmalısınız.

Doğru zamanda müdahale yaparsanız tıkanma ve sertleşme artmaz, süt akışı da rahatlar. Kol altlarında hissettiğiniz, göğsün yanlarına doğru yayılan düğümlenmeler, ateş ve ağrı hissi, müdahaleyi geciktirdiğinizde tüm göğüs dokusuna yayılabilir ve göğüsler ağırlaşır. Gerginlik göğüs uçlarının bebek tarafından yakalanıp, emilmesini zorlaştırır. Bebek, meme ucunu yakalayamadığı için, sinirlenip ağlamaya başlar. Annelerin böyle bir durumla karşılaştıklarında, önce göğüs ucunu yumuşatarak bebeğin ağzı ile kavrayabileceği kıvama getirmeleri ve emzirme başladığında, yukarıdaki sıkışan sütün akışını kolaylaştıracak uygulamaları hemen başlatmaları gerekir. Böylesine sertleşerek tıkanmış göğüsler için, önce soğuk uygulama gerekir. Soğuk uygulama göğüslerdeki ateşi alır, ağrıyı azaltır. On dakika soğuk kompresin ardından, bilen biri tarafından, emzirme danışmanı veya bebek hemşiresi, süt indirici masaj uygulamalıdır. Bu masaj biraz canınızı acıtabilir ama göğüslerin tamamen tıkanarak apse olmasından daha az acı verir. Bir apse oluştuğunda, antibiyotik tedavisinin ardından bazen cerrahi müdahale de gerekebilir. Masaj göğüs uçlarına sütü çıkartma manevraları ile uygulandığında ve birkaç delikten süt fışkırmaya başladığında, uçlar yumuşar ve bebeğin tutabileceği hale gelir. Bebeği emzirdikten sonra, süt pompasını da kullanabilirsiniz. Birkaç gün içinde göğüsleriniz rahatlar.

Olgun süt gelmeye başladığında, her öğünde, tek göğsünüz tam boşalacak şekilde emzirdiğiniz zaman sütün bebeği büyüten, doyuran yağlardan zengin kısmını da kullanmasını sağlarsınız. İlk günlerde olduğu gibi biraz bir göğüs, biraz da diğerinden vermeniz, bebeğin yalnızca ön sütü kullanmasına yol açarak, besleyici değeri yüksek kremalı kısmından yeterli miktarda almasını engeller. Bu şekilde emzirilen bebek istenilen kiloya gelemez, acıkarak, sıklıkla emmek ister.

Bir göğsünüzü tam boşalttıktan sonra hala emme arzusu varsa, gazını çıkartıp diğer göğüse geçebilirsiniz. Muhtemelen uykuya geçmek için emmeyi sürdürmek isteyen bebeğinizin doyduğundan emin iseniz, yatağına bırakıp yalancı emzik

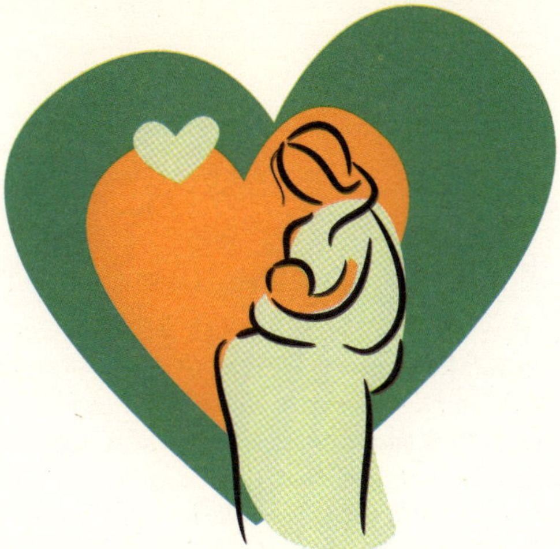

kullanarak ritmik vuruşlar, "piş-piş" ve "ee-ee" gibi sesler çıkararak uykuya dalmasına yardım edebilirsiniz. Bu uygulama, bebeğin yatakta uyumaya alışması ve sizi yalancı emzik gibi kullanmasına da engel olur. Bazı disiplinleri bebeğin henüz ben bilincinin oluşmadığı 2. ve 3. aylarda sağlamak, alışkanlık haline geldiğinde değiştirmekten çok daha kolay olacaktır. Bir göğsünüzü emzirip rahatlattıktan sonra, diğer göğsünüzü de pompanız ile boşaltın ve birikim yapmaya başlayın. "Aaa bu göğsümü çekersem, sütüm olmaz," kaygısına da sakın kapılmayın. Arz talep döngüsü ile çalışan süt üretim prensibi, talep olduğu sürece verimini arttırarak gelmeye devam edecektir. Böyle olduğuna inanın ve kuşku duymayın. İki tane göğsünüz var, iki bebeği dahi doyurabilecek üretim olur, bu konuda size kursuma katılmış bir ikiz bebek annesinin emzirme sürecinde yaşadıkları, inancı ve istekle bebeklerini yalnızca kendi sütüyle beslediğini anlatan bir mektup sunacağım. İnanıyorum ki bunu okuduktan sonra sizin de kendi kendi bedeninize olan inancınız ve emzirme isteğiniz misliyle artacaktır.

İlk kez anne olan bir kadın emzirmenin doğal akışına yabancıdır, bazen dalgalanmalar olabilir. Sütü azaldığında yaşamına bir bakmalıdır; çok mu yorgun, uykusuz mu, beslenmesine dikkat etmiyor mu, yeterli sıvı almıyor mu, stres mi var? Bunları gözden geçirip, gerekli yardımı aldığında ve daha sık emzirdiğinde süt verimi mutlaka artar. Bu konuda aileden, eşinden de destek görmeye ihtiyacı vardır. Maalesef etrafımızdaki kişiler ve yakınlarımız da yeni anneyi sürekli biberona ve süt formülü verdirmeye ikna etme çabası içindedirler. Başa çıkabilmek için emzirme konusunda doğru bilgilerle donanımlı olmalısınız.

Kendinize inanın. Çevrenizden gelen yanıltıcı, kafanızı karıştıran tavsiyelere kulak vermeyin. Her annenin sütü, bebeği için ideal besindir. Bunu hiç unutmayın!

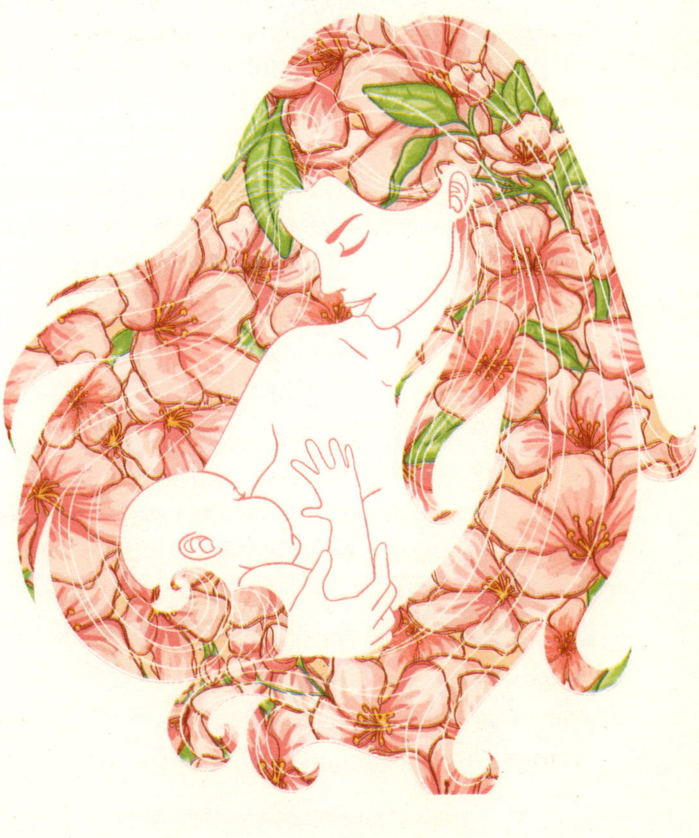

Berk ve Melis'in annesi olmak, bu hayatta başıma gelen en mucizevi şey! Onları ilk defa kucağıma alıp kokladığım an ile karşılaştırınca, hayatım, boyunca tecrübe ettiğim diğer tüm mutluluklar ve başarılar o kadar önemsiz ve sıradan geliyor ki. Doğal yaşam sürecinin pek çok aşamasında gerekli olan bilgi ve becerilerin uygulamalı deneyimlerle kazanıldığı kalabalık ailelerin yerini çekirdek ailelerin aldığı, kadınların hayatlarının önemli bir kısmını akademik eğitim ve iş hayatının gerektirdiği yetkinlikler kazanmaya vakfettiği günümüz dünyasında anne olmak, eğitimli pek çok kadın için aslında en hazırlıksız şekilde yakalanan en büyük hayat başarısı. İşte bu noktada benim kurtarıcım, sevgili aile dostumuz Ayşe Öner'in derslerine katılma ayrıcalığını yakalamam oldu.

Bu derslerin emzirme konusunda çok faydasını gördüm. Emzirmek, doğanın annelere bahşettiği en büyük kudretlerden biri. Bana göre emzirmek anne ile yavruları arasında kurulan en sıcak, en doğal, en yaşamsal bağ. Okuduklarımdan biliyordum ki anne sütünün içeriği, her bebeğe özel ve bebeğin değişen ihtiyaçlarına paralel olarak zaman içinde değişim gösteriyor. Bu mucizevi besin bebeklerin bağışıklık sistemlerini de güçlendiriyor. Kişisel tecrübelerimden yola çıkarak yeni anne adaylarına tavsiyem, öncelikle kendi bedenlerine güvenmeleri, dünyaya mucizevi bir şekilde getirmeyi başardıkları bebeklerini hayata bağlama gücünün de yine kendilerinde saklı olduğuna inanmaları, bebeklerini anne sütü ile beslemeyi gerçekten çok istemeleri ve emzirmeyi caydırıcı baskılara nasıl bir otoriteden gelirse gelsin direnmeleri. Anne sütüne olan talep miktarının arz seviyesinin (süt üretiminin) en önemli belirleyicisi olduğuna dair basit kural ilk günlerde rehberim oldu ve yavrularımı sık aralıklarla emzirdim. Ayrıca yeterince su içmek, stresten olabildiğince uzak kalmak, düzenli uyku, ağır spor aktivitesinden kaçınmak ve dengeli beslenmek de sütü arttıran diğer önemli faktörler. İlk aylarda yaklaşık 45 dakika süren uzun emzirme seansları için ikiz bebeği olanlara iki bebeği aynı anda beslemeyi mümkün kılan futbol topu pozisyonunu öneriyorum. Ancak bebekler büyüdükçe ve emzirme süreleri azaldıkça, her bebeği ayrı ayrı emzirmek çok daha keyifli ve kolay oldu benim için. İlk haftalarda meme uçlarında oluşan hassasiyetlere karşı sevgili Ayşe Öner'in önerisi ile buzdolabında zeytinyağı ile karıştırılarak bekletilmiş havuç rendesini ve yumuşatıcı özelliği olan göğüs ucu kremi kullandım ve çok memnun kaldım. İlk 6 ay boyunca bebeklerimi sadece anne sütü ile besledim. Ek gıdalara geçiş sürecinde emzirmeye devam ettim. Berk ve Melis geçen haftalarda 1. yaşlarını doldurdular, çok yoğun iş hayatıma rağmen ilk aylara oranla daha az sıklıkta da olsa bebeklerimi büyük bir mutlulukla emzirmeye hala devam ediyorum.

Ben yoğun iş tempoma ragmen ikiz bebeklerimle bunu başarabildiysem, tüm diğer annelerin de başaracağına hiç kuşkum yok. Bebek bekleyen tüm annelere sağlık ve sıhhatle yavrularına kavuşmalarını ve sağlık koşulları uygun olduğu müddetçe bu mucizevi yeteneklerini kullanarak yavrularını emzirmelerini diliyorum.

Sevgilerimle,

Beyza Genç

Sütten Kesme

"Sütten ne zaman ve nasıl kesmeliyim" sorusu annelerin en çok sorduğu sorulardan biri. Ben emzirmenin anne ve bebek için büyük avantajlar sağladığına inandığım için bu süre ne kadar olmalı sorusuna her zaman "Olabildiği kadar uzun," derim. Emzirmek çocuğunuz için uzun dönemli bir yatırım. Sütten kesme zamanı da çocuğun emmeye ihtiyaç duyduğu dönemin sonunda olmalıdır. Bırakın çocuğunuz emme hakkını istediği kadar kullansın.

Ancak, bazen bu zaman birinci yaşından önce olabiliyor. Böyle olmuş ise annenin suçluluk duyması gerekmiyor; bazen hayat tarzından kaynaklanan seçimler, bazen bebeğin tercihi, kontrol edilemeyen durumlar veya tıbbi problemler olabilir ve erken sütten kesmeniz gerekebilir.

Bebek bir yıldan daha uzun süredir sizi emiyor, hatta bu zaman iki yılı bile geçmiş ise etrafınızdan da eleştiri almaya başlarsınız. Size çok bağlı olacağını, onu çok sahiplendiğinizi, memeyi bırakamayacağını söyler dururlar. Bu durum sizin kendinize olan güveninizi de bozabilir. Ancak yapılan araştırmalar uzun süre emzirmenin bağlılığı arttırıcı bir etkisi olmadığını göstermekte, bunun tersine emme ihtiyacı karşılanan çocuklar daha bağımsız büyüyüp, annelerinden de kolay ayrılabiliyorlar. Daha güvenli ve dengeli şekilde yeni ilişkiler kurup, daha kolay da disiplin edilinebilmekte oldukları da kanıtlanmıştır. Çoğu bebeğin emme ihtiyacı uzun süre devam edebilir ve emme içgüdüsü engellenmemelidir. Bu gereksinimi emzirilerek veya biberonla yapılabilir. Çocuğun emme ihtiyaç zamanı tamamlandığında, emme arzusu sona erecektir. Yarım kalan ihtiyaçlar ileride problemlere sebep olabilir.

6. aydan itibaren ek gıdalara geçerken de, anne sütünün şekeri laktoza dan daha baskın tatlar tercih etmeyin. Tatlı meyveler ve meyve suları yerine, sebze suları veya sebze püreleri tercihiniz olsun. Çünkü anne sütüne baskın tatlar bazı bebeklerin 6. aydan sonra anne sütünden vazgeçmesine yol açmaktadır.

Çocuğunuza anne sütünü bıraktırmak için ise, sütün yerine dereceli olarak yeni besinler, katı gıdalar ve anne sütüne alternatif sütler verin ve çocuğunuzu duygusal olarak da besleyin. Çocuğunuz sizin göğsünüzdeki rahatlama yerinden, babanın göğsüne geçebilir ve rahatlatma rolünü baba üstlenebilir.

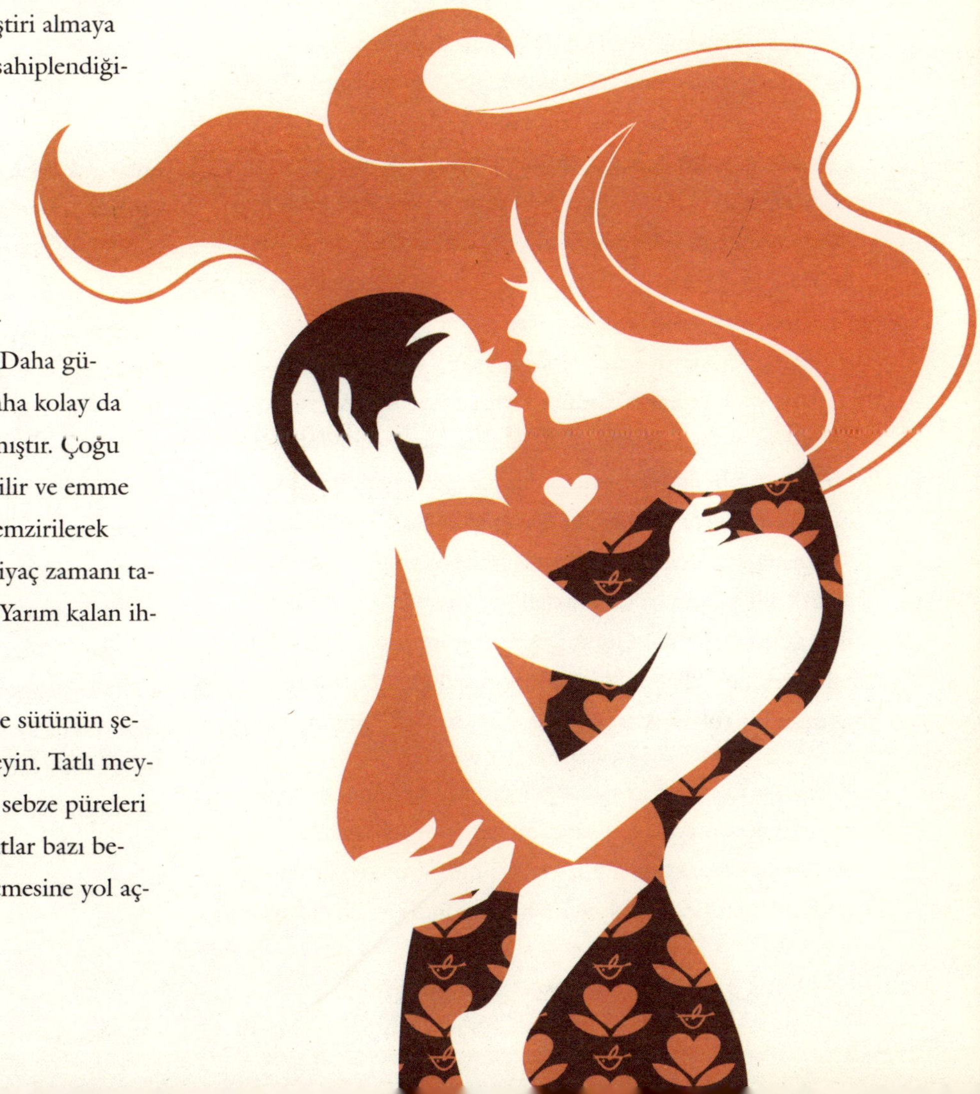

Emzirme Aralarında ve Sonrasında Gaz Çıkarma

Bebeğinizi, sırtı dik olacak şekilde omzunuza yerleştirin. Avucunuzun içinde bir boşluk yaratacak şekilde parmaklarınızı kapatın. Ardından midesinin hizasında beline yakın bir noktaya avuç içinizle peşpeşe vurarak sıkışmış olan gazın yükselmesini sağlayın. Ardından avucunuzun alt kısmını bebeğinizin bel bölgesine dayayın ve yukarıya doğru sıvazlayarak yükselen gazın dışarıya çıkmasına yardımcı olun.

Sütten birden kesmek, annenin göğüslerinde rahatsızlık yaratacağı ve çocuğun da yardımsız kendi yolunu bulmakta zorlanmasına sebep olacağı için stres yaratabilir. Sağlıklı bir şekilde sütten kesilme dereceli olduğunda her iki taraf da bundan memnun kalmaktalar. Bir çok anne emzirme zamanını atlayarak, çocuğunu sütten kesmeye hazırlıyor; sabah ilk emzirmenin ardından öğlene yakın saatlerde atıştırması için hafif yiyecekler verip, parka yürüyüşe çıkmak, oyun grubuna katılmak, şarkı söylemek, kitap okumak gibi, süt öğünlerinin arasını açacak ek gıdalar ve aktivitelerle, emzirme, sadece öğle uykusuna yatarken ve gece uykusundan önceki zamanlara düşebilmektedir. Zaman ayarlı sütten kesme metodu anne ve bebekler için en iyi metotlardandır. Çocuğu zorlayarak değil, alışkanlıkları değiştirerek, mesela; davetkâr ve ona emmeyi hatırlatan yerlerde oturmamak, giysilerin önünün kolayca açılmaması gibi değişiklikler oldukça işe yarıyor. Fakat bebeğin emmeye ihtiyacı olduğu zamanlar emzirilmelidir. Çünkü diğer beslenme ve ilişkilere geçiş için de anneden emmek, duygusal yakıt almak üzere de çocuğunuz için gerekli olmaktadır. Özellikle sütü aşamalı kesme sürecinde hastalanmış ve daha sık emmek istiyorsa, emzirmekten çekinmeyin çünkü çocuğunuzun sütünüzdeki mikroplarla savaşan antikorlara ve rahatlamaya ihtiyacı vardır. 18. ay ile 2. yaş arasında çocuğunuzun sanki yeni doğmuş bir bebek gibi emme hamlesi yapması sizi şaşırtabilir, bunun sebebi, yeni karşılaştığı durumlarla baş edebilmek, evde tanımadığı yeni yerleri keşfetmenin heyecanını yatıştırmak için olabilir. Emmek tanımadığı bir ortamda eski bir arkadaşı görmek gibidir. Onun için, çocuğunuzun "bilinenden, bilinmeyene", "bağımlılıktan, bağımsızlığa" geçişini kolaylaştıran bir yol arkadaşı.

Emzirmeyi kesmek için çocuğun canının sıkılmasını önleyecek aktiviteleri arttırmalısınız, can sıkıntısı emme arzusunu arttırır ve huysuzlaşır. Rahatlamaya ihtiyaç duyduğu zamanlarda alternatifler bulup onu rahatlatmanız gerekir, hikâyeler anlatarak, kitap okuyarak, ilgisini çekecek atıştırmalar ve ara öğünler, oyunlar, şarkılar, sokakta veya parkta gezintiler ve yenilikler, onun dereceli olarak bunlarla mutlu olmayı öğrenmesini ve tercih etmesini sağlayacaktır. Sütten kesmek, aranızdaki ilişkiye yeni bir boyut kazandıracaktır. Ama anneler bazen, çocuk sıkılıp huysuzlaştığında, ağladığında, hep en kolay yol olan emzirerek sakinleştirip uykuya geçmesini sağlıyor, çünkü bu işe yarıyor. Memeden kesmenin sihirli bir formülü de yok. Maalesef bu sizin işiniz ve anneyseniz sabırlı, yaratıcı, sevecen bir maratoncu olmanız gerekiyor, "Armut piş, ağzıma düş" gibi durumlar pek yok. Ebeveyn olmak için de örneğiniz olamıyor. Çünkü her çocuk "kar tanesi kadar eşsiz". İdeal olan bebeğinize, duygusal ve zihinsel olarak en iyi başlangıcı yapabilmek ve dereceli olarak zamanında emzirmeden kesebilmektir. Yaşam ayrılıklardan ibarettir, bebeğin anne rahminden, annesinin göğsünden, yatağından, okula gitmek için evinden ayrılması, yalnızlıktan ayrılığa giden çocuk için de dönüm noktası ayrılıklardır. Zamanında emzirmeden kesilen çocuklar güvenli, bağımsız ve mutlu çocuklardır.

ANNELERİN 1 Numaralı TAVSİYESİ

İşe hemen dönmek, emzirmeyi bırakmaya değer mi?

PHILIPS AVENT

Ürünlerini Tanıyalım...

Bebeğinizle ne kadar birlikte olabilirseniz, ikiniz için de o kadar iyidir. İşe dönseniz bile, bebeğinizi sabahları, akşam iş dönüşü ve hafta sonları emzirmeye devam edebilir; işteyken sağılmış sütünüzü bırakabilirsiniz.

Philips AVENT Natural Manuel Göğüs Pompası (1) ile sütünüzü doğrudan AVENT Biberon ya da VIA Kaplara sağabilirsiniz. Pompa, bebeğinizin sizi emerkenki davranışını taklit edecek şekilde tasarlanmıştır ve kullanımı hem kolay hem de rahattır. Philips AVENT Biberon ve Emziği, göğsün form ve fonksiyonunu taklit ederek bebeğin ikisi arasındaki geçişine yardımcı olur.

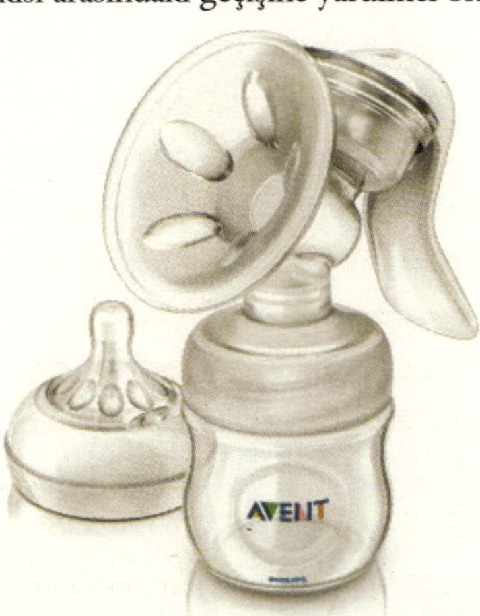

1.

Hareket halindeki anneler için Çantalı Setler (2), bebeğinizden uzakken ona süt sağlayabilmek için ihtiyacınız olan her şeyi içerir. Başka bir seçenek olarak, sağılmış anne sütünü saklamak, taşımak ve bebeğinizi beslemek için VIA Kap içeren Philips AVENT Manuel Göğüs Pompası da kullanabilirsiniz.

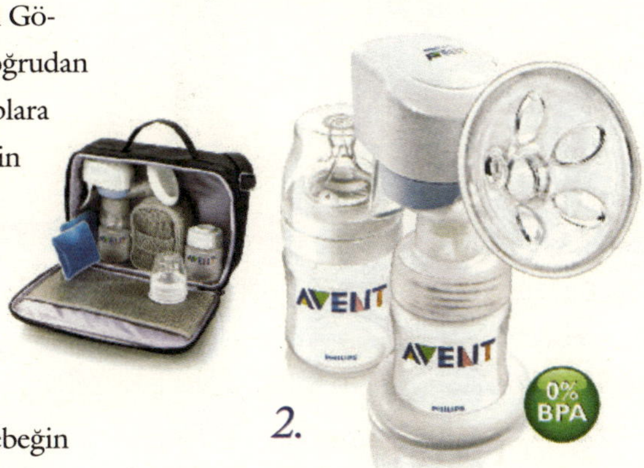

2.

Philips AVENT Manuel Göğüs Pompası'nın konforunu, elektrikli pompanın kolaylığını tercih ediyorsanız, Philips AVENT Tekli Elektronik Göğüs Pompası'nı (3) deneyebilir ya da Philips AVENT Natural Elektronik Göğüs Pompası'nı (4) tercih edebilirsiniz. Philips AVENT Elektronik Pompalar, sizin ritminizi öğrenen iQ elektronik bellekle birlikte yaratılmıştır. Klasik elektronik pompa sayesinde ritminizi öğretebilir ve ilk hareketi verdikten sonra hafızasında tuttuğu ritimle sağıma devam edebilirsiniz. Natural Elektronik Pompa sayesinde öne eğilmenize gerek kalmadan daha konforlu süt sağımı gerçekleştirebilirsiniz.

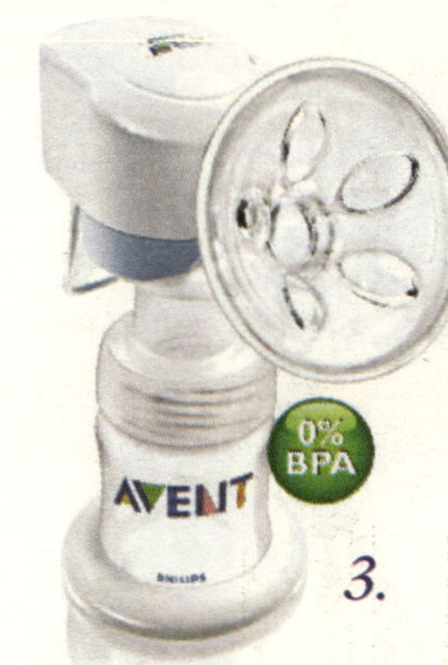

3.

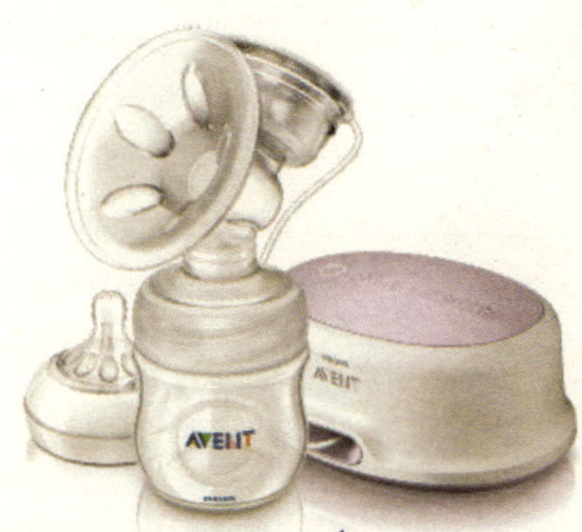

4.

Sonuç: Patentli 5 yapraklı masaj başlığına sahip pompalarla konforlu ve doğal olarak daha verimli sağım deneyimi.

Biberonda Philips AVENT'i tercih etmeniz için pek çok neden var;

Philips Avent'in tüm emzirme ürünleri birbirine uyumlu olduğu için, anneye kullanım kolaylığı da sağlamaktadır.

Kolik oluşumunu ve özellikle geceleri artan husursuzluğu azalttığı klinik olarak kanıtlanmıştır.

Hava geçiren emzik etek sistemi sayesinde doğal beslenmeyi teşvik eder.

Philips AVENT hava geçirgen biberonlarda, Philips AVENT hava geçirgen emzik kullanılır.

Herhangi boyuttaki bir biberon, herhangi bir akış hızındaki emzikle kombine edilebilir.

Bebeğiniz, akış hızını aynı göğsünüzde olduğu gibi kontrol edebilir.

Hava geçirgen emzik, göğüsten emzirmeden, biberondan beslemeye geçişi kolaylaştırır.

Devamlılık ve konfor için şekillendirilmiştir.

Şekli, tutuşu, geniş boynu ise biberonun doldurulmasını kolaylaştırır.

Kolay temizlenebilir, birleştirilmesi kolaydır.

Net işaretleri sayesinde doğru ölçüm yapmanızı sağlar.

Biberon kapağı, çalkalama veya seyahat esnasında sızıntıyı önler.

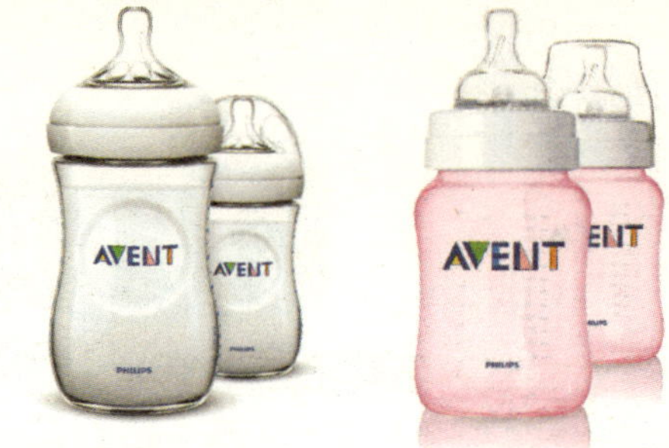

Yeni PES (Polietersülfon) ve PP (Polipropilen) malzemeden üretilen Philips AVENT biberonlar BPA içermez. Diğer tüm Philips AVENT biberonlar gibi, bebeğin doğal beslenme ritminde çalışır ve emzirme hızında süt akışı sağlar.

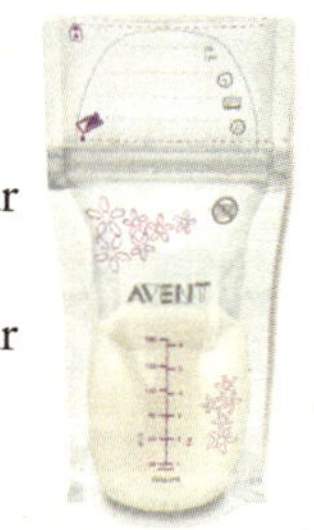

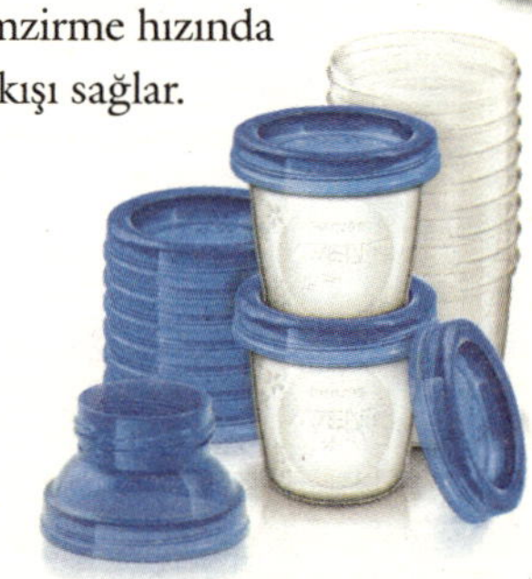

Anne sütü saklama kapları.

Düz ya da İçe Dönük Göğüs Uçları

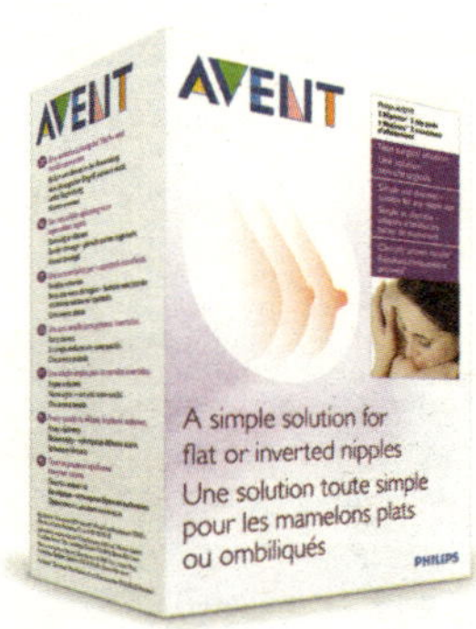

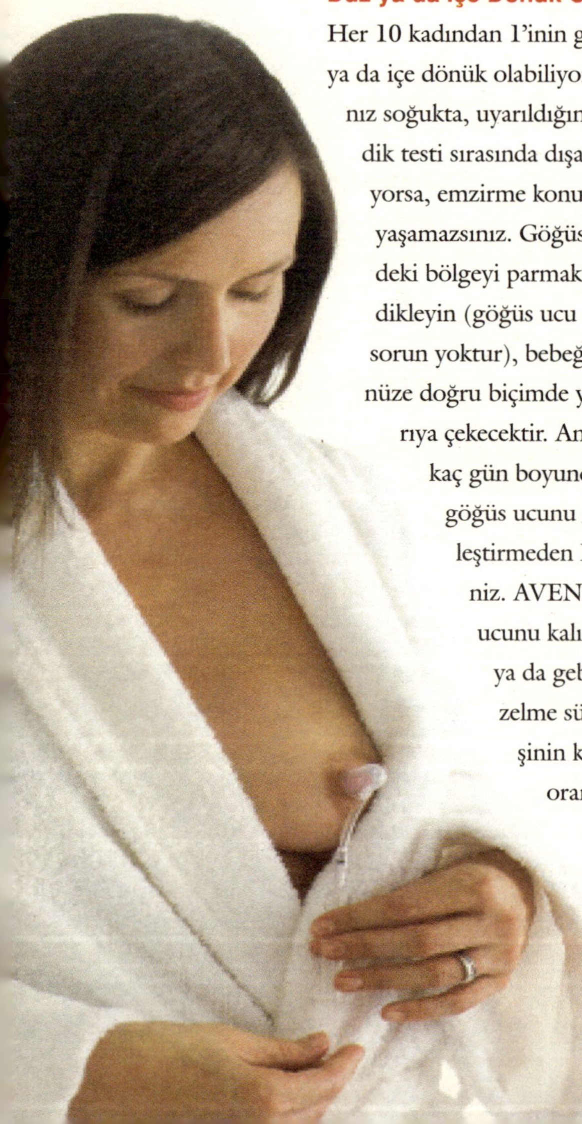

Her 10 kadından 1'inin göğüs uçları düz ya da içe dönük olabiliyor. Göğüs uçlarınız soğukta, uyarıldığınızda ya da çimdik testi sırasında dışarı doğru çıkıyorsa, emzirme konusunda bir sorun yaşamazsınız. Göğüs ucu çevresindeki bölgeyi parmaklarınızla çimdikleyin (göğüs ucu dışarı çıkıyorsa sorun yoktur), bebeğinizi göğsünüze doğru biçimde yerleştirin, onun emişi, göğüs ucunu dışarıya çekecektir. Ancak emzirmekte sorun yaşıyorsanız, ilk birkaç gün boyunca, her emzirmeden birkaç dakika önce, göğüs ucunu çıkarmak için bebeğinizi göğsünüze yerleştirmeden Philips AVENT Niplette™ kullanabilirsiniz. AVENT Niplette™'i ayrıca düz-içe dönük göğüs ucunu kalıcı olarak iyileştirmek için, gebelikten önce ya da gebeliğin ilk 6 ayında da kullanabilirsiniz. Düzelme sürecinin hızı içe dönüklüğün derecesine, kişinin kas dokusu durumuna ve ürünün kullanı oranına bağlıdır. Kalıcı bir düzelme normal olarak 1 ila 3 ay arasında düzenli kullanım ile sağlanır. İdeal olarak, gece veya gündüz günde 8 saat süre ile kullanılmalıdır.

Tıkalı Göğüsler

Sütünüz gelmeye başladığında göğüsleriniz sertleşip rahatsızlık verebilir. Bebeğinizi mümkün olduğunca sık emzirin ve gerekirse sütünüzü elinizle ya da Philips AVENT Göğüs Pompası ile emzirmeden önce sağın. Bu, göğüslerinizi emzirebilmeniz için yumuşatacaktır. Süt sağmadan önce göğüslerinize masaj yapmanın da faydası dokunur. Ayrıca buz gibi soğuk bir bezi ya da buz paketlerini göğse uygulamak, emzirme aralarındaki şişliğin

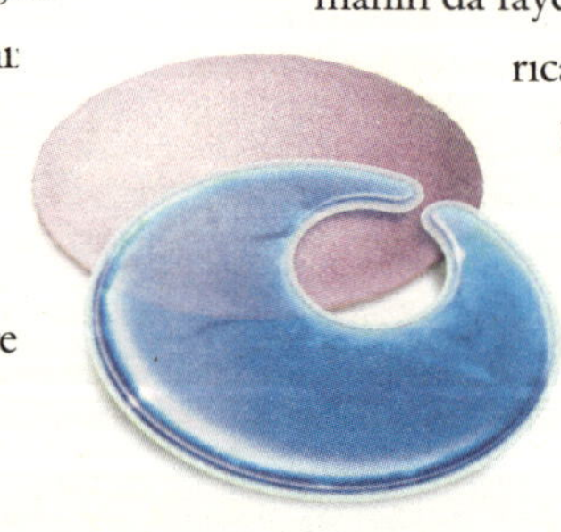

inmesine yardımcı olur. Bebeğinizi, şişlik ve yumruyu giderene kadar emzirin. Emzirme aralarında, sütyeninizin içine Philips AVENT Göğüs Kalkanı koyun. Ultra yumuşak, hava alan kalkanlar, göğüslerinize nazikçe baskı uygulayarak tıkanıklığın rahatlamasına yardımcı olur. Göğüsleriniz iyice dolduysa, emzirme aralarında rahatsızlık veriyorsa ve bebeğinizi uyandırmak da istemiyorsanız, sütünüzü sağmak için Philips AVENT Göğüs Pompası kullanın. Pompayı kullanarak kendi süt deponuzu oluşturabilirsiniz.

Sızdıran Göğüsler

Emzirme aralarında anneleri utandıran süt sızıntılarının üstesinden, Ultra Konfor Tek Kullanımlık Göğüs Pedleri kullanarak gelinebilir. Atılabilir pedler, maksimum emiş, rahatlık ve kuruluk için plastik kaplama maddesi içermeyen benzersiz katmanlı yapıya sahiptir. Göğüs ucu yaralarından kaçınmak için pedlerinizi sıkça değiştirmeyi unutmayın. Emzirirken ya da göğüs pompası kullanırken sızan sütü toplamak için, ultra yumuşak Philips AVENT Göğüs Kalkan Seti kullanın.

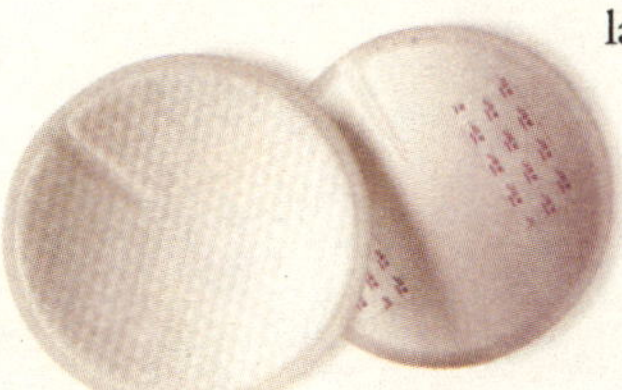

Yaralı ya da Çatlak Göğüs Uçları

Bebeğiniz baştan itibaren göğsünüze doğru yerleştirilmişse, büyük olasılıkla göğüs uçlarında yaralanma veya çatlama olmayacaktır. Göğüs uçlarınız yaralı ya

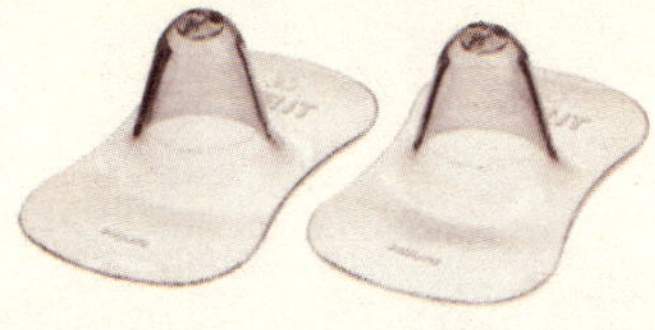

da çatlaksa, ebe/hemşire ya da doktorunuza, bebeğinizin pozisyonu ve meme verişinizin doğru olup olmadığını danışmakta fayda vardır. Ayrıca göğüs uçlarınızı kuru tutmayı deneyin ve göğüs pedlerinizi sıkça değiştirin. Hava sirkülasyonuna izin vermesi, giysilerin göğüs ucuna sürtünmesini önlemek ve iyileşmeyi hızlandırmak açısından, kısa sürelerle Philips AVENT Göğüs Kalkanları kullanılabilir.

Göğüs uçlarınız tahammül edilemez derecede yaralı ve çatlaksa, siz sorunun üzerine giderken emzirmeye devam etmenize izin veren Göğüs Ucu Koruyucu kullanabilirsiniz. Kokusuz, tatsız, ultra ince slikondan yapılmıştır ve bebeğinizin göğüsle temasına izin vermek için kelebek biçimlidir. Göğüs uçlarınızın hassasiyetinin arttığı günlerde, çamaşırınızla teması önleyen ve hava alarak kuru kalmasını sağlayan, 40 dakikaya kadar kullanılabilen, süt yen içine yerleştirilen Göğüs Kalkanlarını tercih edebilirsiniz.

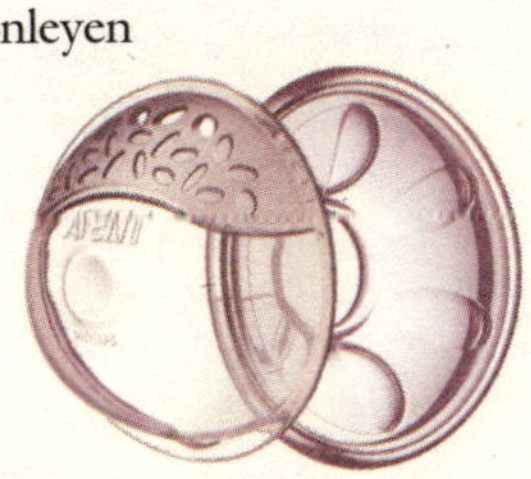

Emzikler

Emzikler 0-18 aylık bebeklere göre birçok farklı stilde, zevkinize uygun,

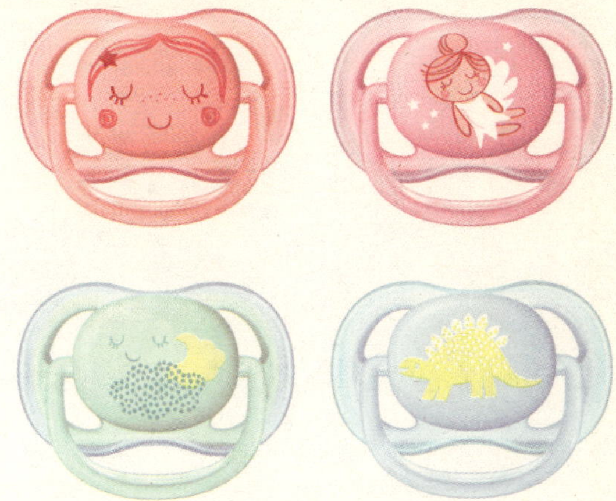

farklı tasarımlarda üretilmektedir. Klasik emzikler ve karanlıkta parlayan saplara sahip gece emzikleri tercih edilebilir. Bunun yanı sıra daha fazla konfor sağlayan, eğimli korumalara sahip Freeflow emziklerini de kullanabilirsiniz. Emzik kullanmanın bazı ebeveynleri rahatsız ettiği bilinen bir gerçektir. Ancak emziklerini en yüksek güvenlik standartlarıyla üreten Philips Avent'in ürünlerine güvenebilirsiniz. Çünkü bu emzikler bebeğin damak, diş ve diş etlerinin doğal gelişimine uygun ortodontik, açılır kapanır, simetrik uçlar ile üretilmektedir, emziğin ağızda ters döndüğü durumlar da dahil. Tüm Philips AVENT emzikleri silikondan üretilmektedir. Tatsız ve kokusuz olan silikon emzikler, lateks emziklere göre daha uzun süre dayanabilmektedir.

Kıvrımlı Fırça Başlığı ve Kalıplı Uç

Özel kıvrımlı fırça başlığı ve kalıplı sap ucu, mükemmel temizlik için her türlü biberon, emzik ve besleme aracının köşelerine ulaşır.

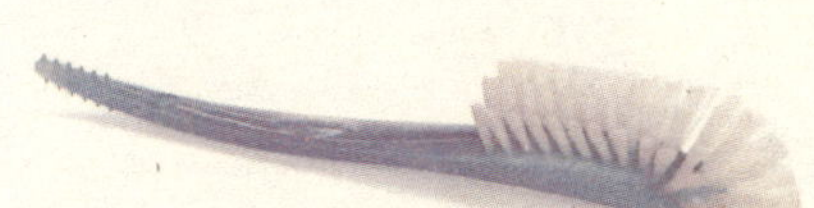

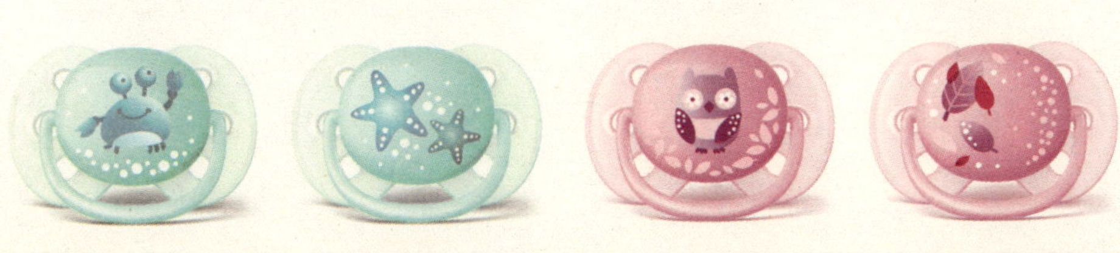

Bebeklerde Ek Gıdalar

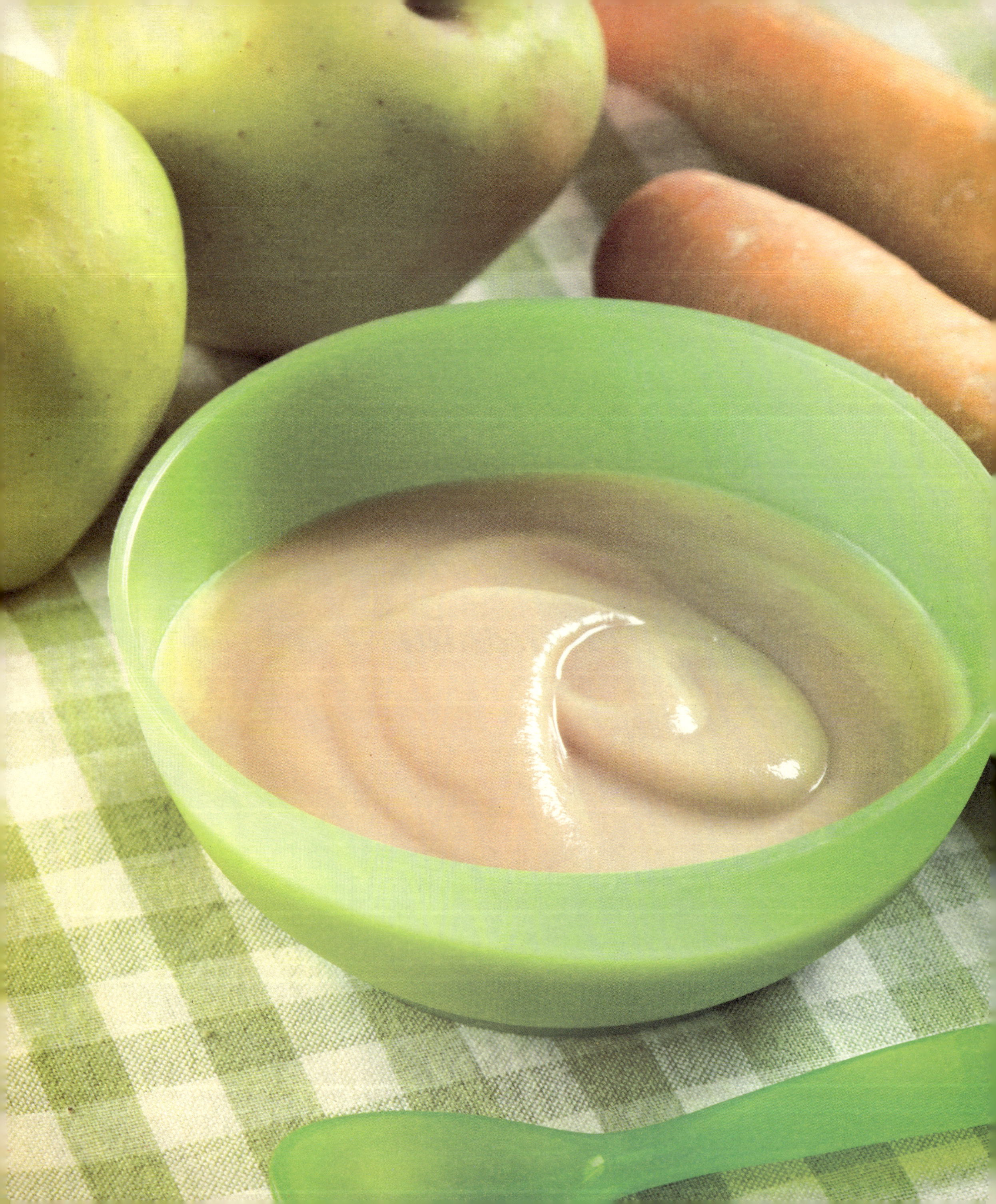

Bebek 8. aya geldiği zaman artık kaşıkla beslenmeye alışmış olur. Katı gıdalar onun için farklı tatlardır; renkleri, şekilleri ona ilginç gelir ve ağzıyla tanıdığı için, her türlü şeyi ağzına götürdüğü gibi besinleri de ağzına alıp çiğnediğinde aldığı tada göre yüz ifadesi değişir. Sindirim sistemi daha gelişmiş olduğu için, masada onun mama sandalyesine de yer açmalısınız. Sofrada sizinle yemek yemeği sevecek ve arada sizinle kendi dilinde sohbet bile edecektir. Masada yemek ve size katılması onu sosyalleştirecek, masa adabını, sizi taklit ederek çiğneme, kaşık, çatal kullanmayı da zaman içinde öğrenecek. Onunla birlikte restorana bile gittiğinizde size sıkıntı vermeden yemeklerini masada yiyebilir olacaktır. 10. aya kadar daha kıvamlı, pürtüklü yemekleri de yemeyi başarır. Arka azı dişleri çıkmadan çocuğun çiğnemesi tam olmaz, ancak 3. yaşında çiğneyerek öğütüp yutmayı başarabilir. O zamana kadar da besinler bebeğin kolayca çiğneyebileceği şekilde küçük parçalar halinde sunulmalıdır. Bebeği beslerken aceleci olmak, ağzındakini henüz yutmadan, kaşıkla arka arkaya yiyeceği ağzına tıkıştırmak bebeğin kusmasına, yemeyi reddetmesine, hatta boğazına kaçmasına dahi sebep olmaktadır. Bebeğin iyi sindirebilmesi için ağzındaki lokmayı çok iyi çiğneyip sanki blenderden geçmiş yumuşaklığa getirmiş olması lazım. O sebeple bebekler ve çocuklar ağzındaki besini çok uzun süre çiğnerler, buna izin vermelisiniz. Çiğnemeden yutulan besinler hazımsızlık, besin alerjisi, kusma, boğaza takılma gibi sıkıntılara sebep olup, bebeğin ve çocuğun katı gıdalara karşı isteksiz ve tepkili olmasına neden olabilir. Aceleci olup yutmaya hazır olmayan bebekleri de zorla yedirmeye çalışmak, bebeği de anneyi de mutsuz edecektir. Her bebeğin öğrenme süresi farklıdır.

Hamileliğinizde sağlıklı yemek pişirme alışkanlığınızı doğum sonrasında da sürdürün. Çünkü çocuğunuz, 1 yaşından itibaren evde pişen tencere yemeklerinizden yemeye başlayabilir. Tuz olarak seçiminiz Himalaya veya kaya tuzu olmalı. Lezzeti de çok iyidir, çünkü denizler ve göller son zamanlarda çok kirlendi. Şeker, tatlı ise hiç kullanmayın. Nasıl olsa yuvaya, okula gittiğinde tatlı yiyeceklerle tanışacak ama alışkanlığı olmaz ise çok da rağbet etmeyecektir.

Ek gıdalara geçiş için aceleci olmayınız. 6. aydan sonra bağırsakları da artık ayırt edebilecek olgunluğa ulaşır. Yararlı olanları geçirip, yararsız olanları da atmayı başarabilir. Aceleci olup erken yedirmeye başlamak alerji riskini arttırır.

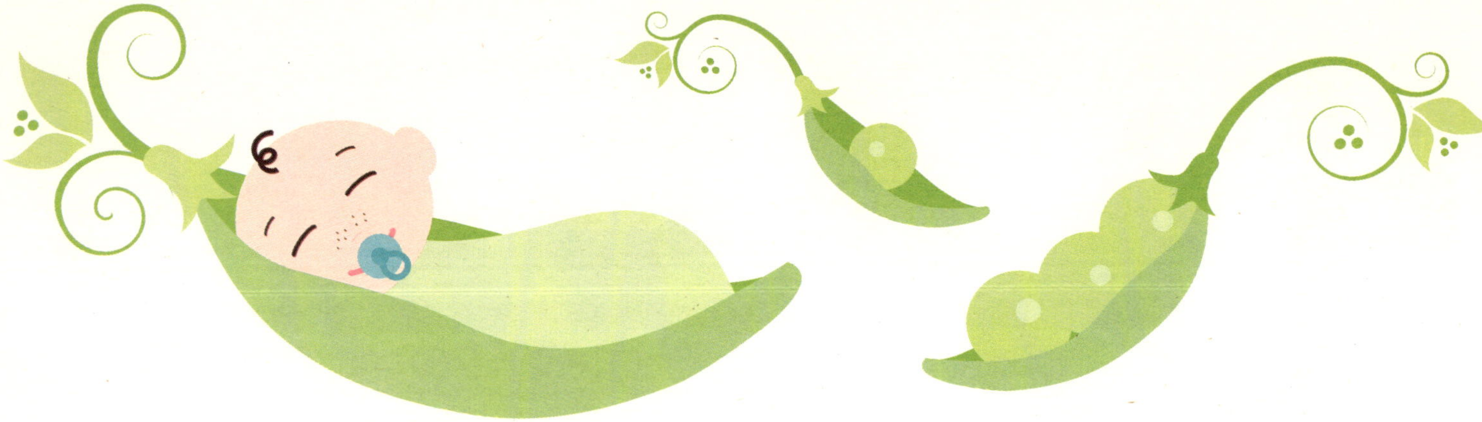

Bebeğinizi, 6 aya kadar sizin sütünüz haricinde başka hiçbir besine gerek duymayacaktır. 6. aydan sonra da onun için önemli olan hala anne sütüdür. Ama yavaş yavaş yeni tatlara, püre kıvamına alıştırmaya başlıyoruz. Zorlamadan ek gıdaları kaşıkla verin, almıyorsa ısrarcı olmayın. Katı gıdayı çorba haline getirip biberonla vermeyin, bir süre sonra tekrar deneyin. Şunu hiç unutmayın, her ara öğün onun süt öğününü çalmaktır. Bebekler emmeyi bilerek doğar ama sonra ısırma ve en sonra da çiğneme yeteneğini geliştirir. Bu süre her bebek için farklıdır.

MEYVELER: Mevsim meyvelerini tercih edin. 1-2 çay kaşığı ile başlayarak 3 çorba kaşığına kadar çıkabilirsiniz. Elma püresi, kayısı, armut, şeftali, muz gibi meyve çeşitlerini deneyebilirsiniz. Meyve lifleri, sebzeye oranla daha kolay sindirilir. Kabuklarını ince soyun, çünkü meyvenin vitaminleri kabuk ve kabuğa yakın kısımlarda bulunur. Meyve suyu vermek yerine meyvenin kendisini yedirmek liflerinden faydalanmak açısından da yararlıdır. Derin dondurucuda saklanan veya kurutulmuş meyveyi tercih etmeyin veya daha az miktarda verebilirsiniz. Meyveyi aç iken ara öğün yapmamalısınız çünkü kan şekerini çok yükseltir. Yoğurt, kaşık mamalar veya anne sütü ile beraber vererek öğünü tamamlayabilirsiniz.

SEBZELER: Bebeğinize sebzeye geçişi de 6. ay veya daha sonrasında yapabilirsiniz. Aynı meyvede olduğu gibi başlangıçta birkaç çay kaşığı verip ilerleyen günlerde miktarı arttırabilirsiniz. Havuç, patates, taze fasulye gibi sebzelerle başlangıç yapılabilir. Lahana, pırasa, soğan, sarımsak gibi sebzeler bebeklerde gaz yapabileceği için, 8. ayda iyice pişmiş şekilde verilebilir. Sebze püresinin geri kalanını buzdolabında saklayabilirsiniz. 1-2 gün dolapta kalan püre bozulmaz. Sebzenin hafif ekşimiş halinin hazmı daha kolaydır ve içerisindeki probiyotik miktarı artar.

ETLER: Anne sütünden sonra ona eş değer demir içeriği en yüksek olan gıdaya, ete başlamak için 7. ayın bitimini beklemeniz gerekiyor. İyi seçilmiş bir et tüm antioksidanlar, yağlar, protein, vitamin ve minerallerin yanı sıra Omega 3 de içerir. Kırmızı et yiyen bebeklere demir preparatı vermeye gerek yoktur. Kuzu eti ile başlayabilir. Öğlen ve akşam yemeklerinde 1 tatlı kaşığı ile başlayarak 4 çorba kaşığına kadar arttırabilirsiniz. Sebzeli et yapacaksanız önce eti iyice pişirip sonra sebzeyi ilave edin ve sebzeleri de tekrar pişirin. Balık, tavuk ve sakatatlara 9. aydan itibaren başlayabilirsiniz.

YUMURTA: Bebeğinize vereceğiniz en önemli besin tabii gerçek organik yumurtadır. İçinde insanlar için gerekli tüm besin maddelerini içerir. 6. aydan itibaren tam pişmiş yumurtanın sarısı ile başlanır. Cilt hassasiyeti olan bebeklerde 8. ayda başlanabilir. 1 çay kaşığı ile başlanıp her gün miktarı biraz daha arttırılabilir. Her gün bir yumurta sarısı yiyebilir; ayrıca sebzeye, mamaya da karıştırılabilir. Yumurtanın beyazına 1. yaşında başlayabilirsiniz. Bazı bebekler kokusundan hoşlanmaz. Yemek istemezlerse yemek ve çorbalarına terbiye olarak katabilirsiniz.

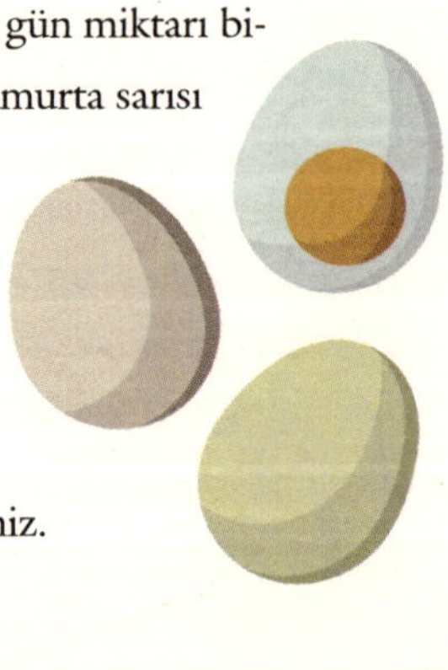

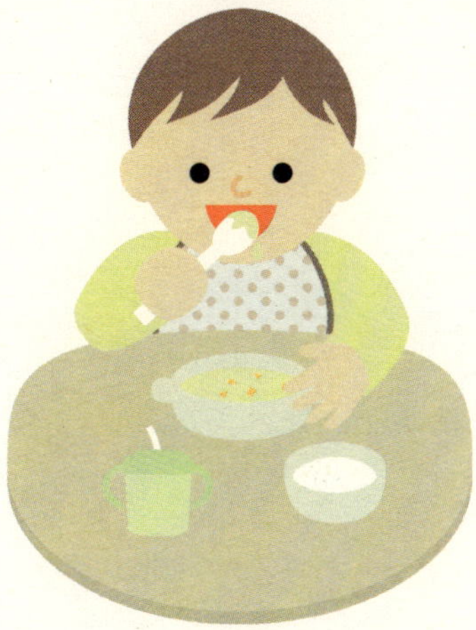

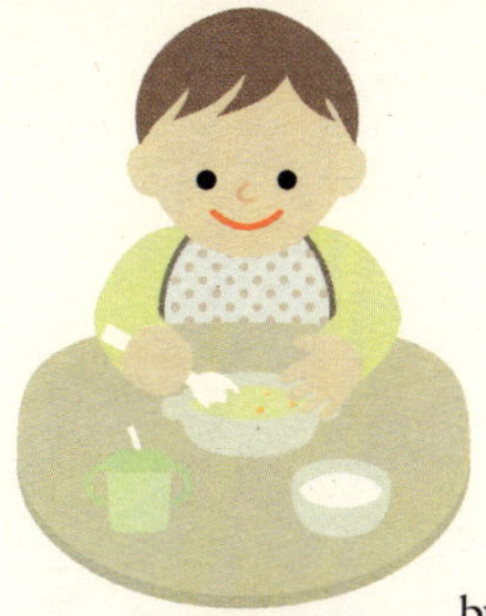

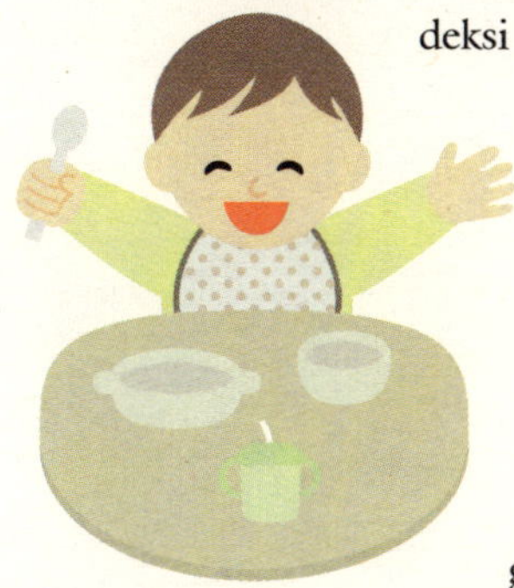

BAL: Bebeğinize 1 yaşından önce bal vermeyiniz. İyi seçilmiş hakiki bir bal pek çok derde devadır. İçinde iki binden fazla vitamin, prebiyotik ve probiyotik özelliklerine sahip, simbiyotik bir yapıda olup antioksidan benzeri maddeler içerir. Öksürük ve boğaz ağrısında iyilik sağlar, reflüye iyi gelir. Botulizm zehirlenmesi açısından balı benmari usulü sıcak suda bekletirsek (ısıda Botulizm zehri yok olmaktadır) zehirlenme tehlikesini yok etmiş oluruz.

YOĞURT: Bebekler için çok sağlıklı bir gıda olan yoğurt, mayalanarak yapıldığı için inek sütünden yapılıyor olmasına rağmen, inek sütüne oranla daha az alerjiktir ve hazmı da kolaydır. Günlük süt ile evde mayalamak çok daha sağlıklıdır. Yoğurt suyu da çok kıymetlidir, yemeklerde kullanabilirsiniz.

KEFİR: Probiyotikten zengin ve hatta sütü mayalamak için bile kullanabileceğiniz antioksidan bir besindir. Sindirim ve bağışıklık sistemini güçlendirir. 6 aydan sonra bebeklere verilebilir. Tadından hoşlanmayan bebeklere kefir içine muz çilek gibi meyvelerle tadını onun hoşlanacağı hale getirerek deneyebilirsiniz.

EKMEK: Kahvaltıda başlayarak 6. aydan itibaren verebilirsiniz. Ekşi mayalı ekmekle başlamayı tercih edin, eğer hazım sorunu olmaz ise diğer ekmekleri de deneyebilirsiniz. Tam buğday, karışık tahıllı ve çavdar ekmekleri, glisemik endeksi daha düşük olduğundan ve lif, mineral, protein, demir ve B vitaminleri açısından zengin olduğundan tercih edilmelidir. Hazmı da daha kolaydır.

HAZIR KAŞIK MAMALAR: Bebeğiniz bunları yemese de olur. Yememesi durumunda bir besin eksikliği söz konusu değildir. Kilo almayan bebeklere eğer doktor tavsiye etmiş ise günde iki öğün verebilirsiniz. Organik olanlarını tercih etmelisiniz. Fazla verilmesi kabızlığa ve kiloya sebep olacaktır.

MUHALLEBİ: Muhallebi vermek şart değildir. Pirinç unu bazı bebeklerde kabızlık, iştahsızlık ve gaz sancısı yapabilir. Ayrıca şeker bebeklere verilmemeli demiştik, onun yerine pişirilmiş yulaf (1 çay kaşığı pekmez veya bal ilave ederek) buğday özü, doğal müsli verilebilir. Verilmemesi bir eksiklik değildir.

KARBONHİDRATLAR: Tahıllar; az şekerli meyveler ve kuruyemiş gibi karbonhidratların bağırsaklardan hemen emilmesi sebebiyle kan şekerinde büyük değişiklikler yapmazlar. Çocuğunuz yediği meyveler, sebzeler, et ve anne sütünden günlük karbonhidrat ihtiyacını zaten karşılar. Bisküvi, makarna, pilav, beyaz ekmek, mısır gevreği hiç yemese de olur. Zira bu besinlerin basit şeker ve nişasta dışında hiçbir besin değeri yoktur. Vücudun asidik ortamını çoğaltır, kan şekerini yükseltir, alışkanlık yapar hastalıklara zemin hazırlayan yararsız gıdalardır.

YAĞLAR: Her gün mutlaka yağ yemelidir, yağlar en önemli enerji kaynağıdır. Bebeğe zeytinyağı, kaymak ve tereyağı yedirebilirsiniz. İşlem görmemiş ayçiçeği yağı, kabak çekirdeği, fındık, badem, keten tohumu yağları da yararlıdır. Sızma zeytinyağını tercih etmelisiniz. Sinir sistemi ve beyin büyük ölçüde yağdan oluşmuştur ve bebeğin beyninin gelişim sürecinde yağlar çok önemlidir.

Aşılar

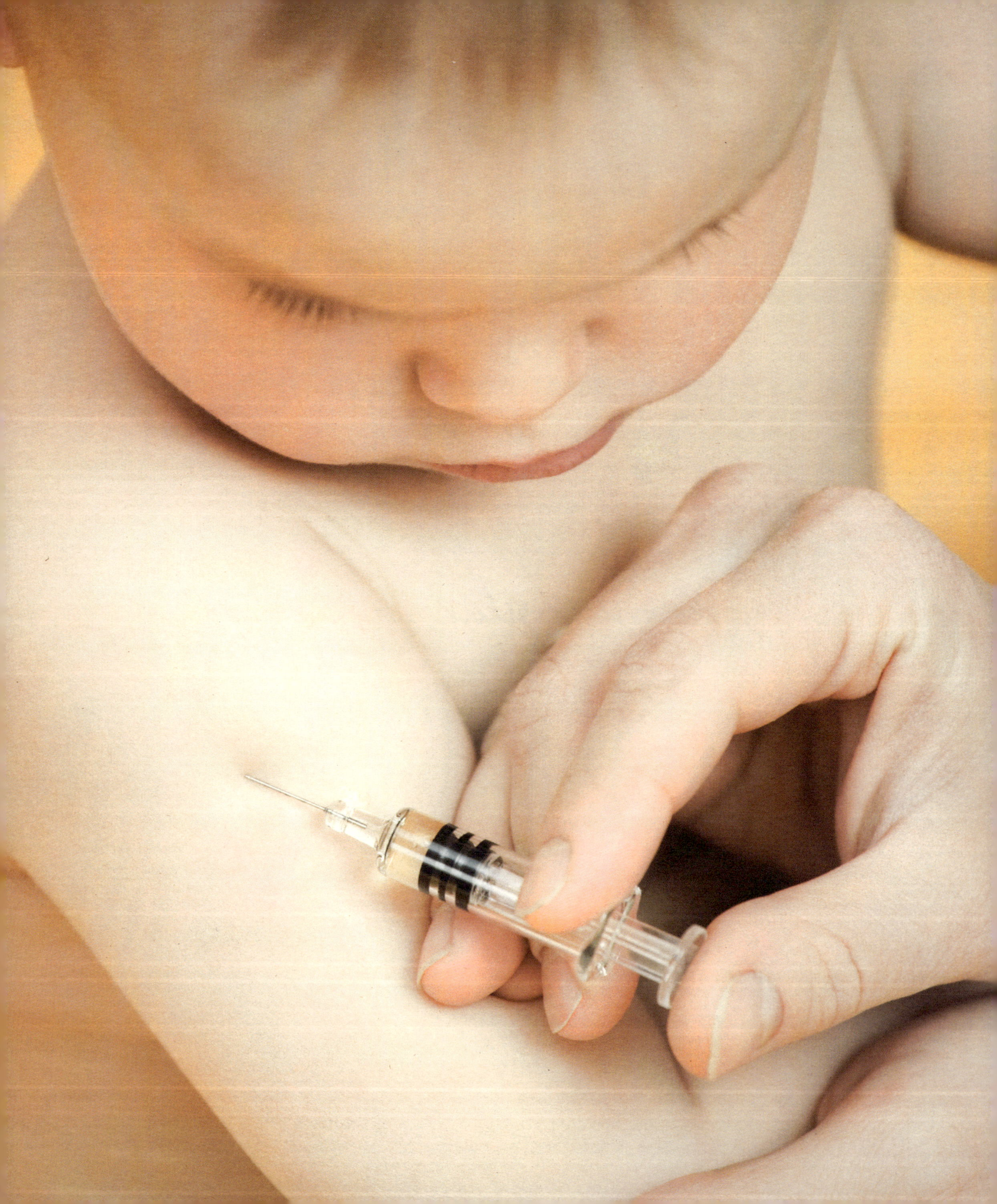

Aşılar[*]

Prof. Dr. Ener Çağrı DİNLEYİCİ
Eskişehir Osmangazi Üniversitesi Tıp Fakültesi Çocuk Sağlığı ve Hastalıkları Anabilim Dalı

Çocukluk çağı sık enfeksiyonlarından korunmada ilk 6 ay yalnızca anne sütü kullanılması, temiz içme suyu kullanılması, sağlıklı beslenme ve çevre ortamının sağlanmasının yanı sıra önemli basamaklardan biri de AŞILAMA'dır. Aşılar hastalık tablosu gelişmeden yapıldığından, koruyucu hekimlik anlamında tüm tedavi yaklaşımlarına göre üstündür. Tüm dünyada enfeksiyon hastalıklarının aşılar yolu ile engellenmesi ile başta 5 yaşından küçük çocuklar olmak üzere tüm yaş gruplarında, hastalık ve ölüm sıklığında belirgin azalma sağlanmaktadır. Birçok çocukluk çağı hastalığı tüm dünyada aşıların rutin olarak uygulanması ile artık görülmemekte ya da nadiren görülmektedir.

Çocuklarda hem bebeklik döneminde hem de ilerleyen yaşlarda hastalıklardan korunmada en önemli yollarından biri AŞI uygulamalarıdır. Bebeğinizin doğumu takip eden dönemde, doktorunuzun önerdiği aşılar zamanında uygulandığında, hem bebeğiniz hem diğer aile bireyleriniz hem de toplum için büyük kazançlar sağlayacaktır. Çocuklarda şu an uygulanmakta olan aşıların bebeğinize/çocuğunuza/size olan yararı, ciddi ve uzun süreli klinik araştırmalar sonucunda gösterilmiştir. Bu aşıların hepsinin uygulanması öncesinde uluslararası ve ulusal ölçekte uzman topluluklar tarafından detaylı olarak değerlendirilerek bebek ve çocuklara yapılması önerilmiştir. Çocuklara uygulanan aşı takvimi, her yıl gelişmeler doğrultusunda güncellenmekte ve yeni bilgiler ışığında uygulanmaktadır.

Aşıların bebeğinizde/çocuğunuzda etkin olabilmesi için iki faktör önemlidir. Bunlardan ilki. aşının yapılma zamanı diğeri de bebeğin savunma sisteminin aşıya vermiş olduğu cevaptır. Bu nedenlerden dolayı bazı aşılar hemen doğumu takiben yapılırken (örneğin Hepatit B), bazı aşıların ilk uygulaması ise bebek 12. ayına geldiğinde yapılmaktadır (örneğin suçiçeği aşısı). Aşının tavsiye edilen zamandan sonra yapılmış olması, aşı yapılıncaya ve yapıldıktan sonra da koruyuculuğun başladığı süreye kadar bebeğin o hastalık için risk altında olmasına neden olacaktır. Aşının önerilen zamandan erken yapılması da aşı koruyuculuğunu olumsuz etkileyecektir. Bu neden ile aşı uzmanları tarafından detaylı çalışmalar sonucunda belirlenmiş olan AŞI TAKVİMİNE UYUM çocuklarda aşılamada temel hedeflerden biridir.

[*] Bu bölüm GlaxsoSmithKline İlaçları Sanayi ve Tic. A.Ş'nin katkılarıyla hazırlanmıştır.

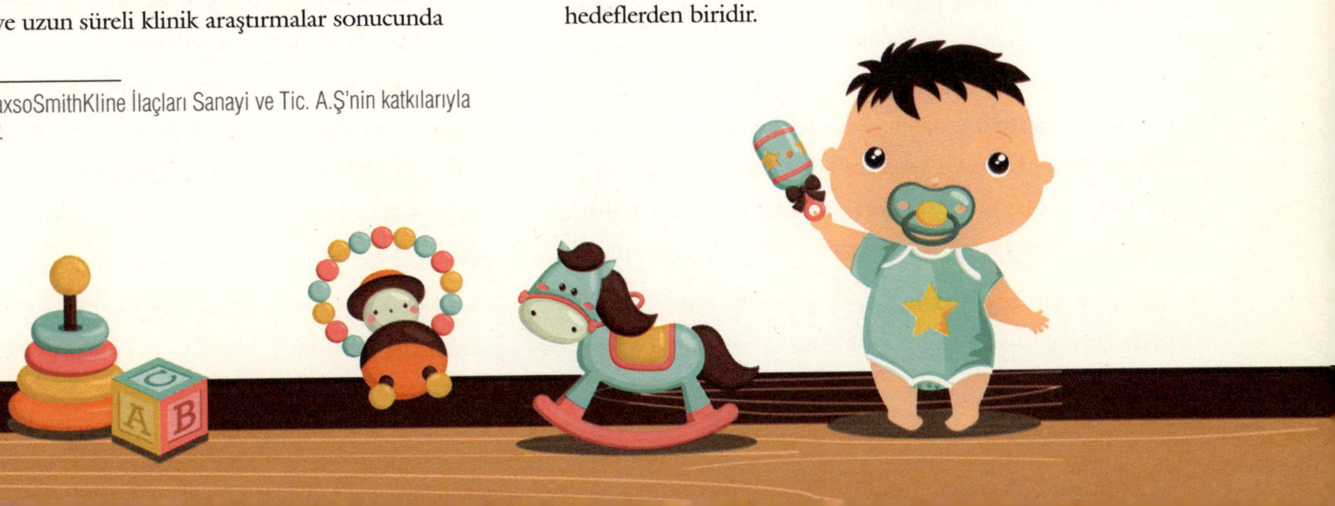

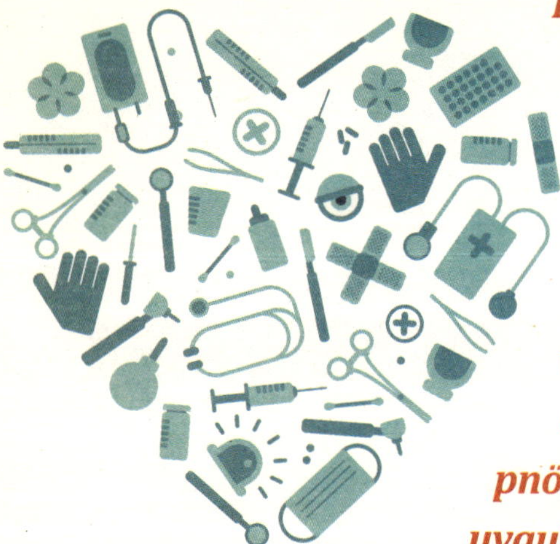

Bebeğinize ya da çocuğunuza bazı aşılar tek doz, bazıları 2 doz, bazıları ise 4 doz uygulanmaktadır. Aşıların hangi aylarda ve hangi aralıklar ile uygulanacağı bebeğin yaşına ve uygulanan aşıya göre değişiklik göstermektedir. Örneğin verem aşısı (BCG aşısı) 2. ayda uygulanıp bir daha uygulanmamaktadır. Konjuge pnömokok aşısı ise 2. ay, 4. ay, 6. ayda 3 doz uygulandıktan sonra, bu aşının etkinliğinin arttırılması ve daha uzun süreli etkili olabilmesi için 12. ayda bir doz daha tekrarlanması gerekmektedir.

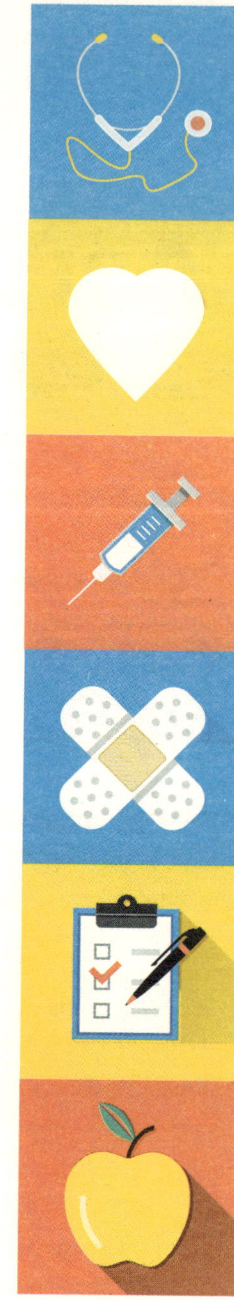

Bazı aşılar iğne şeklinde olmakta iken (örneğin hepatit B aşısı), bazı aşılar ise ağızdan damla şekline uygulanmaktadır (rota virüs aşısı).

Aşı uygulaması, çocukluk çağı başta olmak üzere toplumda en etkin korunma yöntemidir. Örneğin geçmişte çok ciddi bir hastalık ve ölüm nedeni olan çiçek hastalığı tüm dünyada aşı uygulamaları ile 1977'de ortadan tamamen kaldırılmıştır. Ülkemizin de içinde olduğu birçok ülke 2000'li yıllar ile birlikte çocuk felcinin artık görülmediği bölgeler arasında yer almaktadır. Çok kısa bir süre öncesine kadar ağır sakatlıklar ile sonuçlanan bu hastalık yapılan düzenli aşılama ile çocuklarımız için artık bir tehlike oluşturmamaktadır. Ancak hastalığın görülmemesi, aşıların artık yapılmasının gerekli olmadığı yanılgısına neden olmamalıdır. Son yıllarda iç savaş/çatışmaların devam ettiği bazı ülkelerde çocukluk çağı aşı uygulamalarının yapılamamasına bağlı yeniden çocuk felci hastalığı görülmüştür. Bazı ülkelerde ise aşı karşıtlarının, kanıta dayanmayan ve aşı ile ilişkisi olmayan açıklamaları sonucunda, aşılama oranları düşmüş ardından kızamık olgularında ciddi artış görülmüştür.

Bebeğinizin bazı hastalıklar için risk grubunda olduğu ve vücudunun korunmasız olduğu en önemli zaman dilimi ilk bir yılıdır. Bu nedenle bebeğinize aşılarını düzgün olarak yaptırmanız aşı ile korunulabilir hastalıklardan onu koruyacak ve sağlıklı bir çocuk olmasına yardımcı olacaktır. Aşıların aynı gün, aynı kişi tarafından yapılması, kayıt ve takibinin düzenli olması açısından da önemlidir. Bebeğinize aynı gün içerisinde birden fazla aşının yapılmasının onun için hiçbir sakıncası yoktur. Örneğin 2. ayında bir sağlıklı bebeğe sol kol omuz bölgesinden BCG aşısı, sağ ve sol uyluktan da konjuge pnömokok aşısı ve 5'li karma aşı uygulaması yapılmaktadır. Bu aşıların yapılması ile bebeğinizin verem, zatüre, menenjit, çocuk felci, difteri, tetanoz ve boğmacadan korunması hedeflenmektedir. Kısa süren ve sıklıkla bebeğinizin ağlaması dışında hiçbir problem yaşamayacağınız bu aşı uygulaması ile çok sayıda ve çok önemli hastalığa karşı bebeğinizi koruma şansınız oluşmaktadır.

Çocukluk çağı aşılarının hemen hemen tamamı iğne şeklinde olup, deri altına ya da kas içine uygulanır. Bebeklerde 1 yaşından önce aşılar uyluk bölgesine (üst bacak yan kısım) uygulanır, daha sonrasındaki yaşlarda kol veya bacaktan uygulanabilir. Bunun tek istisnası BCG (verem) aşısıdır. Verem aşısı tüm bebeklere yaşamın 2. ayında sol omuzdan uygulanır. Ağızdan uygulanan aşılar ise çocuk felci aşısının bir çeşidi ve rota virüs aşısıdır.

Aşılarda geciktirme ve/veya hiç uygulamama kararı mutlaka çocuk doktorunuz tarafından alınmalıdır. Bir önceki aşılama uygulaması sonrasında ciddi alerjik reaksiyon olmayan durumlarda aşıların uygulanmasında bir engel yoktur. Eğer bebeğin aşı içerisinde üretimi sırasında kullanılan maddelere karşı alerjisi doktoru tarafından saptandıysa aşılama yapılmaz. Bunlar dışında bebek veya çocukta bağışıklık sistemini etkilemekte olan hastalıklar mevcutsa bazı aşıların uygulanmaması ya da ertelenmesi gerekebilir. Ancak bu kararın da yine bebeğin takibini yapan çocuk doktoru ile değerlendirildikten sonra verilmesi gerekmektedir.

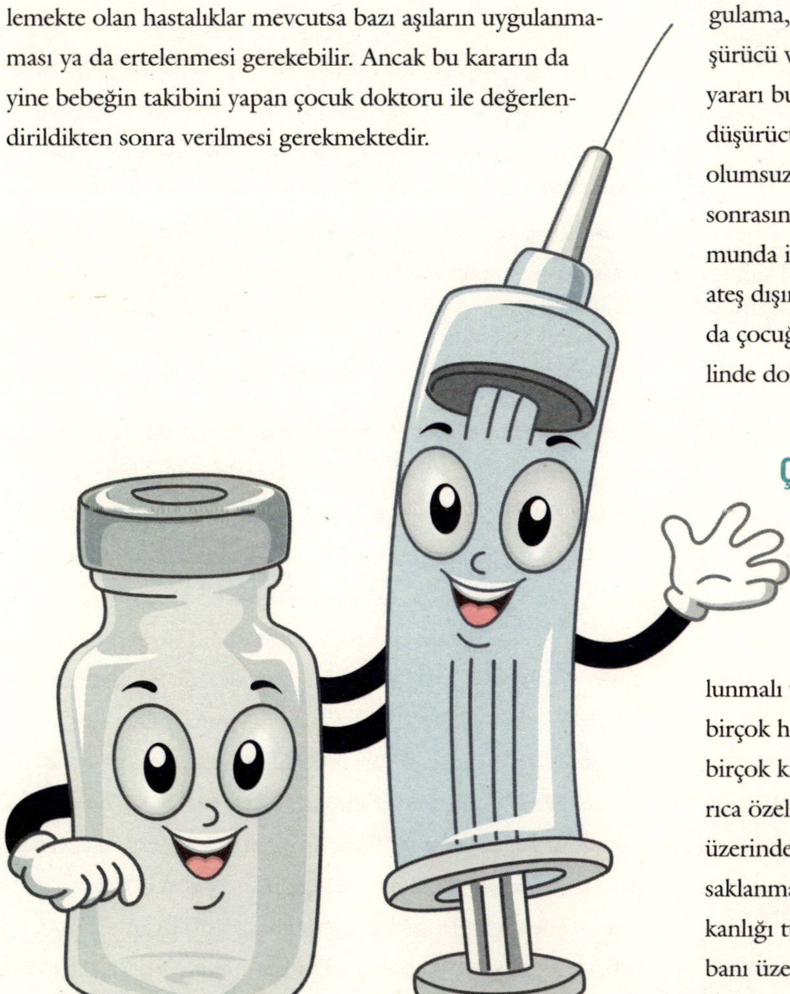

Aşı Olunmasına Engel Oluşturmayan Durumlar

- Hafif hastalıklar (çok yüksek olmayan ateş, üst solunum yolu enfeksiyonu, orta kulak iltihabı, hafif ishal)
- Bebeğin ya da çocuğun antibiyotik tedavisi alması
- Hastalık teması ya da iyileşme evresinde olmak
- Evde gebe birisinin bulunması
- Emzirme
- Prematüre bebek
- Aşıda bulunmayan maddelere karşı alerji
- Birden fazla aşının aynı anda uygulanması

Çocuğumu Aşıya Götürmeden Önce veya Aşı Uygulaması Sonrası Hemen Ağrı Kesici/Ateş Düşürücü Vermeli miyim?

Aileler ve hekimlerin bir bölümü tarafından sık yapılan bir uygulama, aşı öncesi veya hemen sonrasında çocuklara ateş düşürücü verilmesidir. Ancak bu uygulamanın gösterilmiş bir yararı bulunmamaktadır. Bununla birlikte, ateşi olmadan ateş düşürücü verilen çocuklarda bazı aşıların koruyucu etkisinin olumsuz yönde etkilenebileceği gösterilmiştir. Aşı uygulaması sonrasında çocuklarda hafif ateş görülebilir ve her ateş durumunda ilaç verilmesine gerek yoktur. Yüksek ateşin olması, ateş dışında başka yakınmalarının eşlik etmesi durumunda ya da çocuğun daha öncesinde ateşli havale geçirmiş olması halinde doktoru ile konuşarak ateş düşürücü ilaçlar kullanılabilir.

Çocuğuma Ait Aşı Bilgileri Nasıl Saklamalıyım?

Çocuklarda aşının hangi tarihte, nerede yapıldığı, aşıyı uygulayan kişinin ismi, yapılan aşının ismi ve uygulama yeri mutlaka bir kart şeklinde ailede bulunmalı ve ömür boyu saklanmalıdır. Çocukluk dönemine ait birçok hatıra saklanırken, şu anda ergen ya da erişkin olmuş birçok kişinin aşılanmasına ait bilgiler bulunmamaktadır. Ayrıca özel aşıların üzerinde bulunan lot numaralarının (kutu üzerinde yazılı bulunan numaralar) aşı kartına yapıştırılarak saklanmasında da yarar vardır. Bunun yanında TC Sağlık Bakanlığı tüm çocuklarda aşılama bilgilerinin detaylı bir veritabanı üzerinde kaydetmektedir.

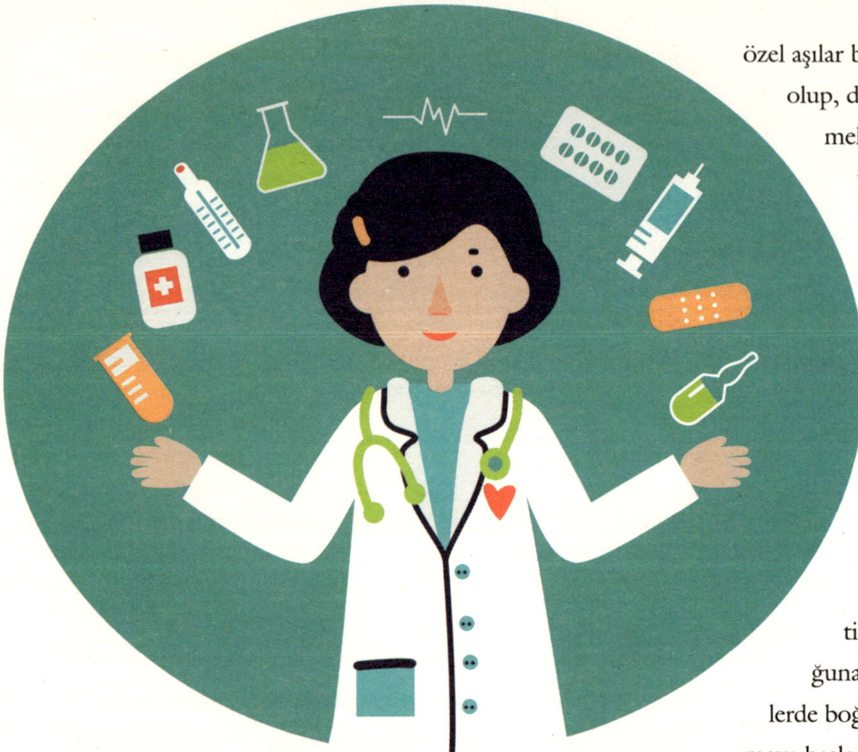

Ülkemizde Sağlık Bakanlığı Tarafından Hangi Aşılar Ücretsiz Yapılmaktadır?

Ülkemizde, verem aşısı (BCG aşısı), hepatit B aşısı, 5'li karma aşı (difteri, boğmaca, tetanoz, çocuk felci ve Hib menenjiti), konjuge pnömokok aşısı, kızamık-kızamıkçık, kabakulak aşısı, suçiçeği aşısı, Hepatit A aşısı bebek ve çocuklara halen ücretsiz olarak uygulanmaktadır. İlkokul 1. sınıfta dörtlü karma aşı uygulaması 2011 yılında başlamıştır. Bunun dışında 65 yaşından büyüklere, kalp-böbrek-kan hastalığı olan, şeker hastalığı bulunan veya herhangi bir nedenle dalağı alınmış kişilere hastalıklarını belirten raporları ile grip (influenza) aşısı uygulanmaktadır. Gebelik süresince anne ve bebeği tetanozdan korumak amacı ile tetanoz aşısı uygulanmaktadır. Kuduz şüphesi olan durumlarda, hastanın durumuna göre şema belirlenerek kuduz aşısı uygulanmaktadır.

Ülkemizde Hangi Özel Aşılar Bulunmaktadır?

Ülkemizde çocuklarda ve erişkinlerde etkinliği geniş çalışmalar ile gösterilmiş ve Sağlık Bakanlığı tarafından ruhsatlandırılmış özel aşılar bulunmaktadır. Bu aşılar ücretli uygulanmakta olup, doktorunuzun önerileri doğrultusunda yapılabilmektedir. Bu aşılar içerisinde rota virüs aşısı, erişkin tip boğmaca aşısı, human papilloma virüs aşısı (rahim ağzı kanseri aşısı) ve konjuge meningokok aşıları bulunmaktadır. Erişkinlerde hepatit A ve hepatit B geçirmemişse, bu iki hepatit virüsünden de koruyan bir aşı bulunmaktadır. Mevsimsel grip aşısı da risk grupları dışında özel aşı olarak uygulanabilmektedir. Erişkin tip boğmaca aşısı özellikle boğmaca için risk grubundaki küçük bebeği olan ebeveynlere, ailenin diğer bireylerine ve sağlık çalışanlarına uygulanabilir. Son yıllarda gebelikte yapılan erişkin tip boğmaca aşısının bebeği boğmacadan koruduğuna dair çalışmalar yapılmış ve bazı ülkelerde, gebelerde boğmaca aşısı 28.gebelik haftasından sonra uygulanmaya başlanmıştır. Rahim ağzı kanseri aşısının (HPV aşısı) 10-12 yaş grubunda uygulandığında, ileride HPV ile ilişkili kanserlerden koruyucu etkisi olduğu gösterilmiştir. 2014 yılından itibaren 9-14 yaşları arasında HPV aşılarının 2 doz uygulanmasının etkili olduğu gösterilmiştir.

Bebekleri İshalden Koruyan Bir Aşı Mevcut mu?

İshal çocukluk çağının en önemli hastalıklarından biri olup, 5 yaşından küçük çocuklarda ciddi hastalık tablolarına neden olabilmektedir. Çocuklarda en sık ishal etkeni rota virüs olup, çocuklarda ishal, kusma, ateş ve ciddi sıvı kayıpları (dehidratasyon) ile seyretmekte, bebeğin hastanede kalmasına ve damardan sıvı tedavisine neden olabilmektedir. Çocukluk çağında rota virüslerin neden olduğu ishallerden korunmada etkili rota virüs aşıları ülkemizde de bulunmaktadır. Henüz Sağlık Bakanlığının rutin aşı takviminde bulunmayan bu aşıyı hekiminizin önerileri doğrultusunda uygulaması yararlı olacaktır. Ağızdan damla şeklinde uygulanan rota virüs aşısının ilk dozu bebek 6–8 haftalık olduğunda uygulanır. 2 ya da 3 doz şeklinde uygulamaktadır. Rota virüs aşısı uygulaması ile bebeklerde hastaneye yatış gerektiren ve ciddi sıvı kaybına neden olan ağır ishallerden koruyucu olduğu gösterilmiştir. Rota virüs aşısının diğer çocukluk çağı aşıları ile birlikte uygulanmasında sakınca yoktur. Bebeğinizin anne sütü alması veya aşı sonrası emzirilmesinin herhangi bir sakıncası bulunmamaktadır. Rota virüs aşısı sadece rota virüs ishallerinden korumakta olup, aşı yapılan bebeklere başka mikroplar ile ilişkili ishallerin görülebileceği unutulmamalıdır.

Meningokok Aşısı Yaptırmalı mıyım?

Menenjitin en sık etkeni olan bakterilere karşı beşli karma aşı içerisinde ki HiB aşısı ve konjuge pnömokok aşısı ile çocuğunuzda korunma sağlanmaktadır. Ancak bu iki etken dışında çocuklarda en sık menenjit etkeni olan bakteri meningokoktur. Meningokok enfeksiyonu çok hızlı seyreden bir hastalık olup, tüm tedavi yaklaşımlarına rağmen hastaların %10'u yaşamını kaybetmektedir. Hastaların %20'sinde de tedavilere rağmen kol-bacak gibi uzuv kayıpları, havale, işitme kaybı gibi tüm yaşamı ilgilendiren komplikasyonlara yol açmaktadır. Bu nedenle Dünya Sağlık Örgütünün aşı çalışmaları yapılmasını önerdiği bir hastalıktır. En sık menenjit tablosu A, B, C, Y, W gruplarına bağlı olmakta olup, ACYW gruplarını içeren dörtlü aşı ve Meningokok B içeren aşılar geliştirilmiştir. Ülkemizde henüz B aşısı bulunmamaktadır. Konjuge ACYW aşıları ise 2013 yılından beri ülkemizde bulunmaktadır. Meningokok için tanımlanmış bazı hastalıklar risk grubu olmakla birlikte sağlıklı kişilerde de hastalık görülebildiğinden aşı ülke koşullarında hastalığın sık görüldüğü yaş gruplarında yapılabilmektedir. Ülkemizde 5 yaşından küçük çocuklarda konjuge meningokok aşısının yapılmasında fayda bulunmaktadır. Bunun dışında özellikle Hac ve Umreye gideceklerin mutlaka aşılanmaları gerekmektedir ve ülkemizde düzenli olarak aşılanmaktadır. Yurtdışında kolej ve üniversiteye başlayacak gençlerde de aşının yapılması gerekmektedir.

Grip Aşısı Faydalı mıdır?

Her sene tekrarlanan grip aşıları ile gripten (Infleunza enfeksiyonu) korunmak mümkündür. İdeal olarak Eylül-Kasım ayları arasında uygulanmalıdır. Her virüsün üzerinde kendine ait özellikleri belirleyen "antijen" adı verilen yapılar vardır. Vücudun bağışıklık sistemi, virüslerin antijenlerini tanıyan "antikor" denilen savunma elemanlarını kullanır. Aşıda bulunan antijenler sayesinde bağışıklık sistemimiz virüsle tanışmadan, virüse karşı dayanıklı olmamızı sağlar. Bazı virüsler antijenlerini değiştirebildikleri için her sene grip aşılarında değişiklikler yapılır. Grip sezonundan önce, sonbahar aylarında çocuk ve erişkinler aşılanabilirler. Grip aşıları, nezleden (soğuk algınlığı) korumazlar. Sadece influenza virüslerine karşı etkilidirler. Ancak gribi önleyerek, dolaylı yoldan gribe bağlı gelişebilecek bazı komplikasyonları önleyebilirler. Bu komplikasyonlar genellikle solunum yollarımız içinde veya çevresinde bulunan sinüsler, kulaklar veya akciğerlerde meydana gelir. Grip ile birlikte orta kulakta sıvı toplanması (efüzyonlu otit), orta kulak iltihabı (akut otit), sinüzit ve zatürre (pnömoni) görülebilir. Uluslararası kuruluşlar 6 ay ile 18 yaş arasındaki çocukların her yıl grip aşısı ile aşılanmasını önermektedir. Ayrıca bu

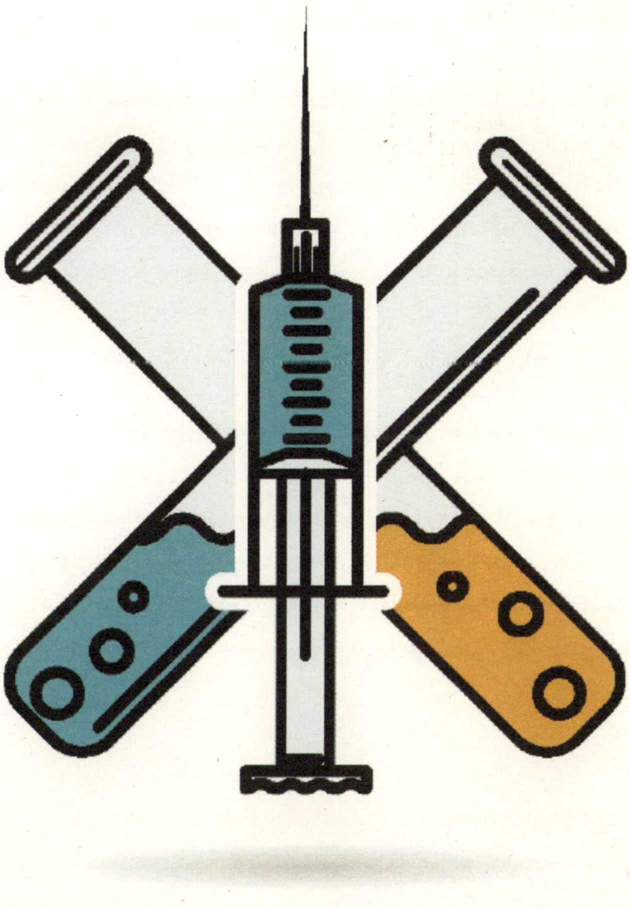

çocuklarla temasta olan erişkinlerin, ebeveynlerin aşılanmasını önermektedirler. Ayrıca 50 yaşın üzerindeki bireyler, huzur evlerinde yaşayanlar, herhangi bir sebebe bağlı olarak solunum sıkıntısı olanlar, astım, kronik kalp ve akciğer hastalığı olanlar, grip sezonunda hamile kalmayı planlayan kadınlar ve sağlık çalışanlarının grip aşısı yaptırmaları, ayrıca tüm bu risk grubundaki kişilerle temasta olan herkesin aşılanması önerilir. Yakın zamanda, şimdiye kadar 3 antijen içeren grip aşılarının 4 antijen içerek şekilde düzenlenmesi ile koruyuculuğun arttırılması hedeflenmektedir.

Ergenlik Dönemine Gelmiş Çocuklarda da Aşı ile Korunmada Neler Yapılabilir?

Son yıllarda özellikle ergenlik döneminde gelmiş kız ve erkek çocuklarının aşılanması büyük önem kazanmıştır. Ergenlik döneminde kliniklere başvuran çocukların aşı ile korunulabilen hatalıklar yönünden değerlendirilmesi ve bu çocuklara gerekli durumlarda Hepatit A, suçiçeği, erişkin tip boğmaca aşısı ve HPV aşıları konusunda bilgi verilmesi ve bu aşıların uygulanmasında yarar vardır. Yurtdışındaki bazı ülkelerde bu gruptaki çocuklara menenjitin önemli nedenleri arasında yer alan meningokok bakterisine yönelik aşı da uygulanmaktadır. Unutulmaması gereken konu bu gençlerin 10-15 yıl sonrasının anne-babaları olacağı ve sağlıklı nesillerin gelişimine olumlu katkı sağlayacağıdır.

Anne-Baba Olarak Biz Aşı Olmalı mıyız?

Sağlıklı bir toplum için ebeveynler ve diğer aile bireyleri de sağlıklı çocuklar dünyaya getirmektedir. Annenin gebelik dönemi öncesi dönemde veya gebeliği sırasında Hepatit B enfeksiyonu için testlerinin yapılması, hepatit B taşıyıcısı olan anneden doğacak bebeklerde gerekli önlemlerin alınmasını sağlayacaktır. Evde küçük bebeği olan ailelerde ebeveynlerin grip aşısı (influenza) ve erişkin tip boğmaca aşısı olmasının bebek için yararlı olduğu gösterilmiştir. Doğumdan hemen sonraki dönemde uygulanan bu aşılar emzirmeye bir engel oluşturmamaktadır. Bebeğin ilk aşılarını oluncaya kadarki dönemde aşı ile engellenebilir hastalıklardan korunması, annenin bu hastalıklardan korunması ile mümkün olacaktır.

Aşılar Konusunda Doğru Bilgilere Nereden Ulaşabilirim?

Çocukluk çağında uygulanacak aşılar konusunda bilgileri lütfen çocuk sağlığı ve hastalıkları uzmanı hekiminizden alınız. İnternet, diğer medya araçları, evdeki aile büyükleri ve dost-akrabadan kulaktan dolma bilgiler ile aşılar hakkındaki olumlu-olumsuz düşüncelerin size ve çocuğunuza yararı olmayacaktır. Çocuğunuzun takibini yapan hekimin sözleri ve önerileri doğrultusundaki kaynaklardan (internet ve diğer görsel medya) alacağınız bilgiler yol göstericidir. Yanlış kaynaklardan alınacak bir bilgi doğrultusunda yaptırmadığınız/ertelediğiniz bir aşı uygulamasının, çocuğunuzda ne tür risklere yol açabileceğini aklınızdan lütfen çıkarmayın.

İleride sağlıklı nesillerin gelişmesinde temel basamaklar içerisinde bebeğin ilk 6 ayda anne sütü alması, dengeli ve gerekli besin öğelerini içeren beslenme ile devam edilmesi, bebeklerde ve çocuklarda araç koltuğu ve emniyet kemeri kullanılması, anne ve babanın hiçbir şekilde evde ya da ev dışında sigara içmemesi, bebeğin ve çocuğun yalnızca hasta olduğunda değil büyüme ve gelişimi için sağlık kontrollerinin çocuk hekimi tarafından düzenli olarak yapılması ve tüm bunların yanında AŞI İLE KORUNULABİLEN HASTALIKLAR için mevcut aşıları ZAMANINDA uygulanması gerekliliği akıldan çıkarılmamalıdır. Çocuklar geleceğimizdir, geleceğimizi koruyalım, geleceğimize sahip çıkalım.

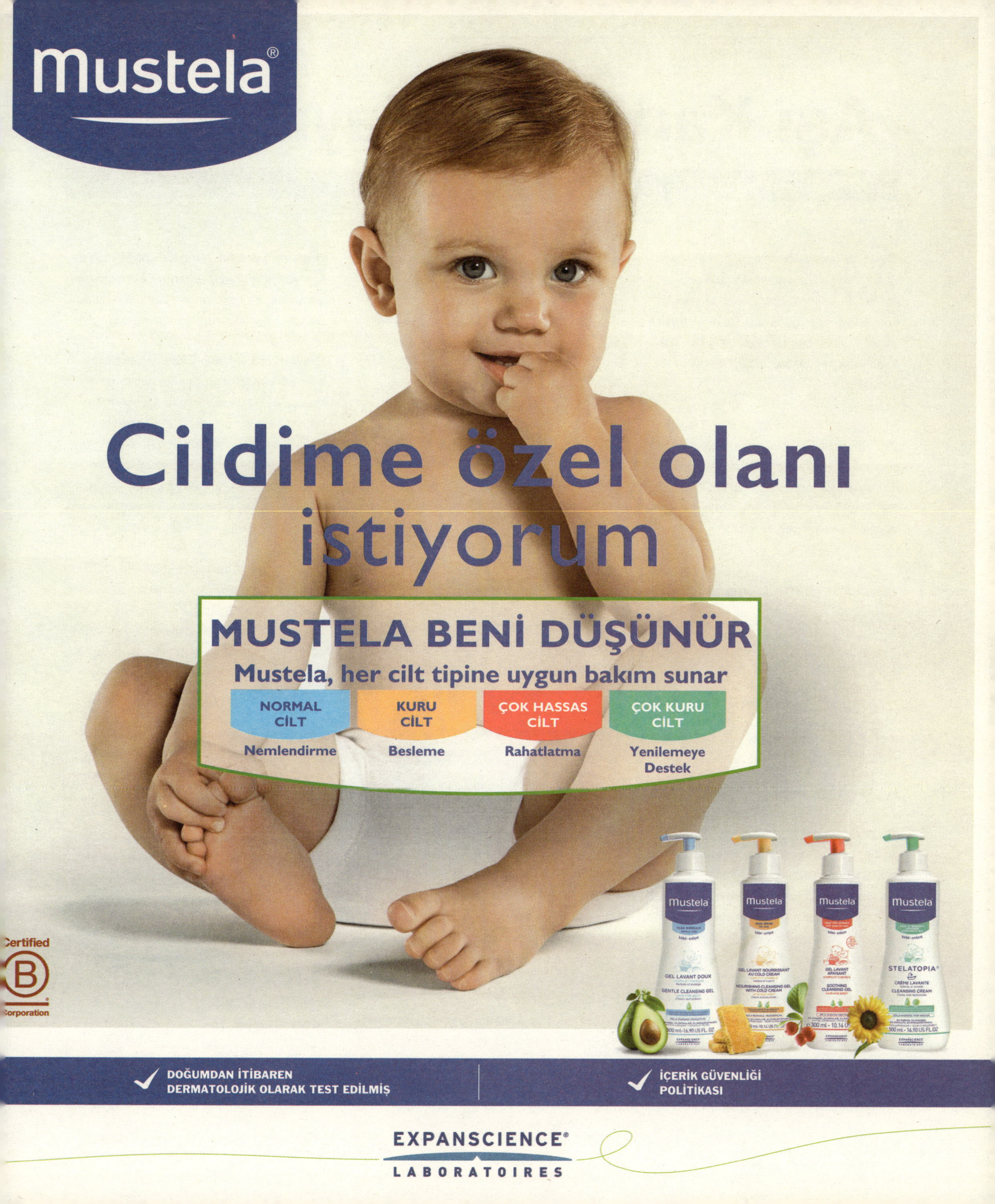
mustela®
Cildime özel olanı istiyorum
MUSTELA BENİ DÜŞÜNÜR
Mustela, her cilt tipine uygun bakım sunar
NORMAL CİLT
Nemlendirme
KURU CİLT
Besleme
ÇOK HASSAS CİLT
Rahatlatma
ÇOK KURU CİLT
Yenilemeye Destek
DOĞUMDAN İTİBAREN DERMATOLOJİK OLARAK TEST EDİLMİŞ
İÇERİK GÜVENLİĞİ POLİTİKASI
EXPANSCIENCE®
LABORATOIRES

Aşı Kartları ve Kayıtları

DR. KADİR TUĞCU

Memleketimizde hemen her çocuk, aşı hizmetinden yararlanmaktadır. Bu yüzdendir ki, dünyada olduğu gibi bizde de çiçek hastalığının kökü kazınmış olup, gelişmiş ülkelerde olduğu gibi, çocuk felci de görülmez olmuştur.

Aşı uygulamasındaki en önemli hususlardan biri de kayıtlarının tutulmasıdır. Yapılan aşıya ait bilgiler, hem yapan kuruluşta hem de hastada bulunmalıdır. Bu kayıtlar ne kadar iyi tutulursa, aşı ile ilgili araştırmalar ve takipleri o kadar sağlıklı olur.

Aşı Kartlarında Bulunması Şart Bilgiler

- ✓ Aşıyı yapan doktor veya kuruluşun adı, adresi, telefonu
- ✓ Aşının yapıldığı tarih
- ✓ Aşının markası
- ✓ Seri/lot numarası
- ✓ Son kullanma tarihi
- ✓ Aşının veriliş şekli
- ✓ Sonraki aşı tarihi

Aşıyı yapan kuruluşlar, mutlaka yapılan aşının tarihini, markasını, seri veya lot numaralarını kaydetmelidir. Aşının veriliş şekli de yazılmalıdır. Bazı aşıların adaleye, bazılarıda cilt altına yapılma mecburiyeti vardır. Bilhassa çocuk felci aşısının ağızdan veya adaleden yapıldığının belirtilmesi önemlidir. Ailelere verilen aşı kartında da bu bilgilerin olması gereklidir. Ayrıca bu kartlarda hastanın kan grubu, boy ve kilo değerleri ve persentilleri, geçirdiği önemli hastalıkları, ameliyatları, varsa alerjileri ve kalıtımsal hastalıkları yazılmalıdır. Ayrıca acil bir durumda aranacak yakın akraba bilgileri de bulunmalıdır. Hastalara verilen aşı kartı, hasta veya ailesi tarafından, hayat boyu gerekeceği için itina ile saklanmalıdır.

> *"Geçmişi hatırlamayanlar, onu tekrarlamaya mahkûmdurlar"*
>
> George Santayana (1863-1952)
> "The Life of Reason"

Maalesef, ülkemizde yapılan aşıların lot numaralarını kaydetme alışkanlığı olmadığından, hatalı aşıların takibi de sağlıklı bir şekilde yapılamamaktadır. Geçmişte bir hepatit A aşısının tesirsiz olduğunun anlaşılması üzerine, firma tarafından yapılan uyarılar ve yeni aşı temini, maalesef gerekli ilgi ve alakayı uyandırmamış, pek çok kuruluş ailelere sadece tahlil yaptırıp, antikor seviyesine göre tekrar aşı yapmıştır. Bazıları ise hiçbir aileye bilgi vermek zahmetine bile katlanmamıştır.

Bazı aşı firmaları, bu kayıtların tutulmasını kolaylaştırmak için aşıların üzerine özel yapışkanlı etiketler koymaya başlamışlardır. Eskiden beri kedi/köpek aşılarında kullanılan bu yöntem, en sonunda çocuk aşılarında da kullanılmaya başlanmıştır. Bu etiketler çift yapılmış olup, birinin aşı kartına, öbürünün aşıyı yapanın kayıtlarına yapıştırılması gereklidir.

Bütün bu kolaylıklara rağmen bu sistemin uygulanabilir olması için, aşı kartlarının buna göre basılması gereklidir. Hele etiket boyutlarının standart hale getirilmesi bu işi çok basit hale getirecektir.

Hastaların doktora her gelişlerinde muhakkak yanlarında aşı kartlarını bulundurmaları gereklidir. Bu hem zaman kaybını hem de gereksiz aşı tekrarlarını önleyecektir.

Günümüzde yabancı ülkelere turistik geziler sık yapıldığı gibi, kalıcı göçler de olmaktadır. Bu ülkelerde çocuk sağlığı için hastanelere başvurulduğunda ailelere pasaporttan önce aşı kartı sorulmaktadır. Ellerinde geçerli bir aşı kartı olanların büyük kolaylık görmelerine karşılık, doğru dürüst aşı kartı olmayanlar bir sürü zorluk ve masraflı aşı tekrarları ile karşılaşmaktadırlar.

Yabancı ülkelerdeki üniversitelerin müracaat formlarındaki en önemli kısım, sağlık bilgileri ve aşılardır. Yüksek öğrenim için başvuran gençlerden bebeklikte yapılmış aşı tarihleri sorulmaktadır. Bunların sağlıklı olabilmesi için, düzgün tutulmuş kayıtlara gerek vardır.

Okullarda, aşılar ile ilgili kayıtlar tutulmaktadır. Bu kayıtlar için kaynak, aşı kartlarıdır. Okullar bu aşı kartlarındaki bilgilerden faydalanabilirler ama asla aşı kartlarını ailelerden alıp dosyalarına koyamazlar. Aşı kartları daima ailede olmalıdır. İdeal olan, bütün sağlık kuruluşlarında (hastane, sağlık ocakları, muayenehaneler) çağımızın isteklerine cevap verebilecek standart aşı kartlarının kullanılmasıdır.

Ateş Neden Olur ve Ateş Düşürürken Nelere Dikkat Etmeliyiz?

İnsanoğlu asırlar boyunca ateşli hastalıklardan korkmuştur. Bu korkunun altında yatan ana sebep, bazı çocukların ateş ve havaleden sonra sakat kalmaları veya ölmeleridir. Ölüme ve sakatlığa sebep olan hastalıkların belli başlıları, menenjit, sıtma ve tifodur. Kızamık gibi bazı döküntülü hastalıklarda ölüm, daha ziyade yanlış tedavi ile olmaktadır. Zaten bu hastalıklardan ölümler de, aşılar ve etkili tedaviler ile en aza indirilmiştir.

Hastalıkların tarihçesine bakıldığında, Hipokrat'ın ortaya koyduğu dört esas madde olan ateş, su, toprak ve hava ile hastalıkların oluşumu ve tedavilerinin yapılmasına çalışıldığı görülür. Hâlâ bu görüşler kaybolmuş değildir. Sıcak çarpması ve hastalık sonucu ateşin çıkması aynı hastalıkmış gibi sunulmuş ve tedavi edilmeye çalışılmıştır. Sıcak çarpmasında hayat kurtarıcı olan soğuk uygulama, ateş tedavisinde kullanıldığında zararlı olabilmektedir. Bizde ateşli çocuklara soğuk tatbiki ve sirke sürülmesi yaygın olarak yapılan işlerdir.

Ateşli Hastaya Niçin Sirke Sürülür?

Eski çağlarda Avrupa da şehirleşme ve nüfus yoğunluğunun artması ile içme suları aşırı derecede kirleniyordu. Bunun da sebebi, bu ülkelerde bırakın kanalizasyonu, evlerde ve saraylarda tuvalet dahi olmamasıydı. Halk ve saray erkanı ihtiyaçlarını bir kabın içine (oturak) yapar ve pencereden dışarı dökerlerdi. Buralarda yaygın olarak beslenen domuzlar da bunları yiyerek biraz temizlik sağlarlardı! Sıvı atıkların su kaynaklarına sızması ile içme suları kirlendiğinden, insanlar bu suların içilmesi ile hastalıklar arasında bir bağlantı olduğunu, içinde alkol olduğundan mikrop barındırmayan bira, şarap gibi fermentasyon ürünlerinden ise hasta olmadıklarını fark ettiler. Ayrıca su, şarap ile karıştırılınca da hastalık yapmıyordu. Bunun sonucu şarapta iyi bir "ruh" olduğunu ve sudaki kötü ruhu kovduğunu zannettiler. Bu yüzden fermentasyonlu içeceklere genel olarak "spirit" adını verdiler (Bizim dilimize "ispirto" olarak geçti). İçinde böyle iyi bir ruh barındıran şarap acaba hastalıkları (bilhassa ateşi) da tedavi edebilir miydi? Bu düşünce ile hastaların cildine şarap sürüldüğünde çok etkili ateş düşürdüğünü gördüler. Alkol sudan daha hızlı bir şekilde buharlaşıyor ve ciltten ısı söküyordu. Bu yeni buluş hemen yeryüzüne yayıldı. İslam alemi de bu yeni buluşu çok sevdi, fakat bir problem vardı, o da şarabın haram bir madde olması idi. Bu güçlük de şarap şişeleri üzerine "Ateş sirkesi" yazarak aşıldı ve hastalar da şarap bu şekilde kullanıldı. Zamanla işin aslını bilmeyenler bu sirke lafına aldanıp hastalarına sirke sürmeye başladı. Günümüzde hâlâ bazı insanlar hastalarına sirke tatbik etmektedirler. Sirke, şaraptaki alkolün parçalanarak asetik asit şeklini alması ile oluşur ve ateş düşürmekte ancak su kadar etkisi vardır, kötü kokusu da işin cabasıdır.

Ateş Nasıl Düşer, Düşmesi Gerekli midir?

Ateş, vücudun bünyesine giren mikroorganizma veya toksik maddelere karşı gösterdiği bir tepkidir. 36°C'den yüksek ısılarda mikropların yaşamları zorlaşır, dokuların metabolizması artar, bağışıklık sistemleri aktive olur. Vücudumuz zaman içinde dış uyaranlara karşı ateşi yükseltmenin bir avantaj olduğunu öğrenmiştir. Ateşi düşürmekle hiçbir hastalık iyileşmez. Ateş bir hastalık değil bir arazdır ve önemli olan hastalığın teşhisidir.

Ya Havale Gelirse?

Bunun için önce havale niye olur onu anlamamız gereklidir. Mikrop veya toksik maddelerin beyindeki astrositleri uyarması ile beta3 adrenerjik reseptörlerin, vücudumuzdaki kahverengi yağ dokusundaki mitokondrilere tesiri ile ısı oluşur. Vücutta ısının yükselmesi ile bütün dokuların oksijen ihtiyacı çok artar. Bunu karşılayabilmek için kalbin ve solunumun hızlanması gereklidir. Ayrıca ilave kanı önemli organlara göndermek için el, ayak ve yüz gibi organlarda vazokonstriksiyon (daralma) yapar. Kalp hızının normalden fazla olduğu 6 aylıktan küçük çocuklarda bu sebeple havale görülmez. 6 ay ile 4 yaş, çocuklarda havalenin en sık görüldüğü devredir. Bu yaşlarda ateşin yükselmesi ile vücudun ısınarak kalbi ve solunumu hızlandırması gereklidir. Eğer ateş hızlı yükselir ve vücut buna ayak uydurarak kalbi ve solunumu hızlandıramaz ise beyin, gelen oksijeni yeterli görmeyerek, tasarruflu çalışmak ve fazla oksijen tüketmemek için vücut ile olan irtibatı keser (benzer durum aşırı ağrı uyarısı ile de olur ve hasta bayılır). İrtibatın kesilmesi ile vücut, deserebrasyon durumuna geçer. Spinal uyaranlarla kasılmalar ve havale dediğimiz tablo ortaya çıkar. Bunun sonucunda kalp ve solunumun hızlanması ile beyine yeterli oksijen gelmeye başlar ve beyin eski fonksiyonlarına geri döner. Ateş yavaşça yükselir ve vücuda ısınması için zaman tanırsa, havale gelmez. Yani ateşi 40°C'ye çıkmış bir çocukta havale beklemek boşunadır. Böyle bir çocuk, ateş düşürücü ilaç verilmeden, yani iç ısısı düşmeden soğuk tatbik edilirse ve dış ısı düşürülerek kalp ve solunum yavaşlatılırsa havale gelebilir. Bu sebeple ateşli çocuklarda soğuk tatbiki gereksiz ve zararlıdır.

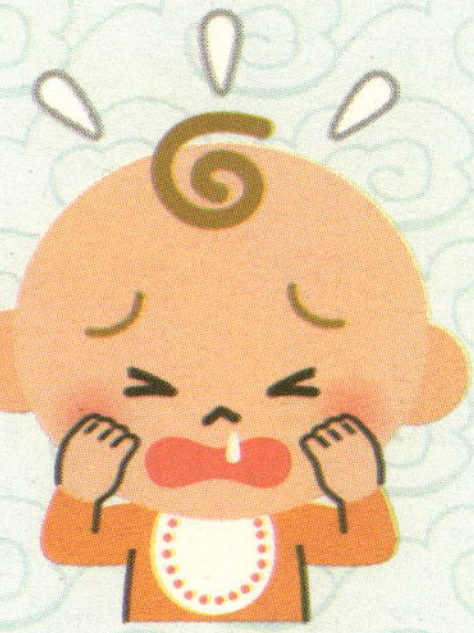

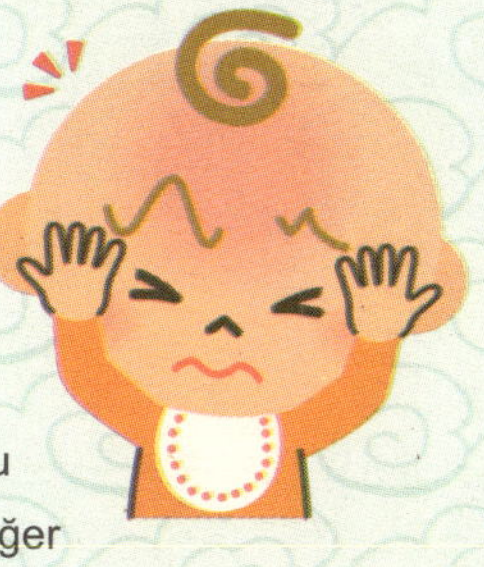

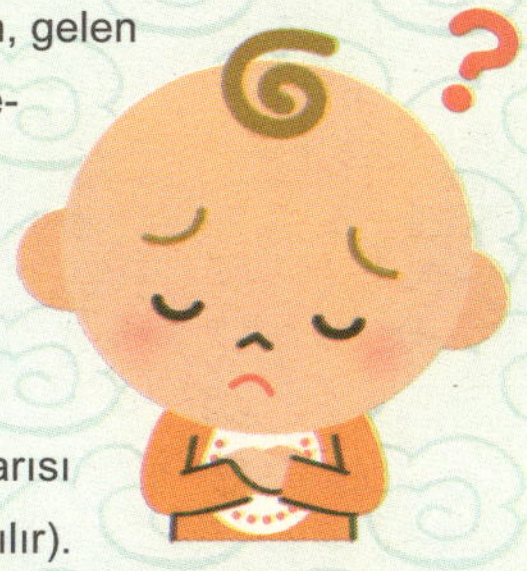

Bebekle Evde İlk Günler

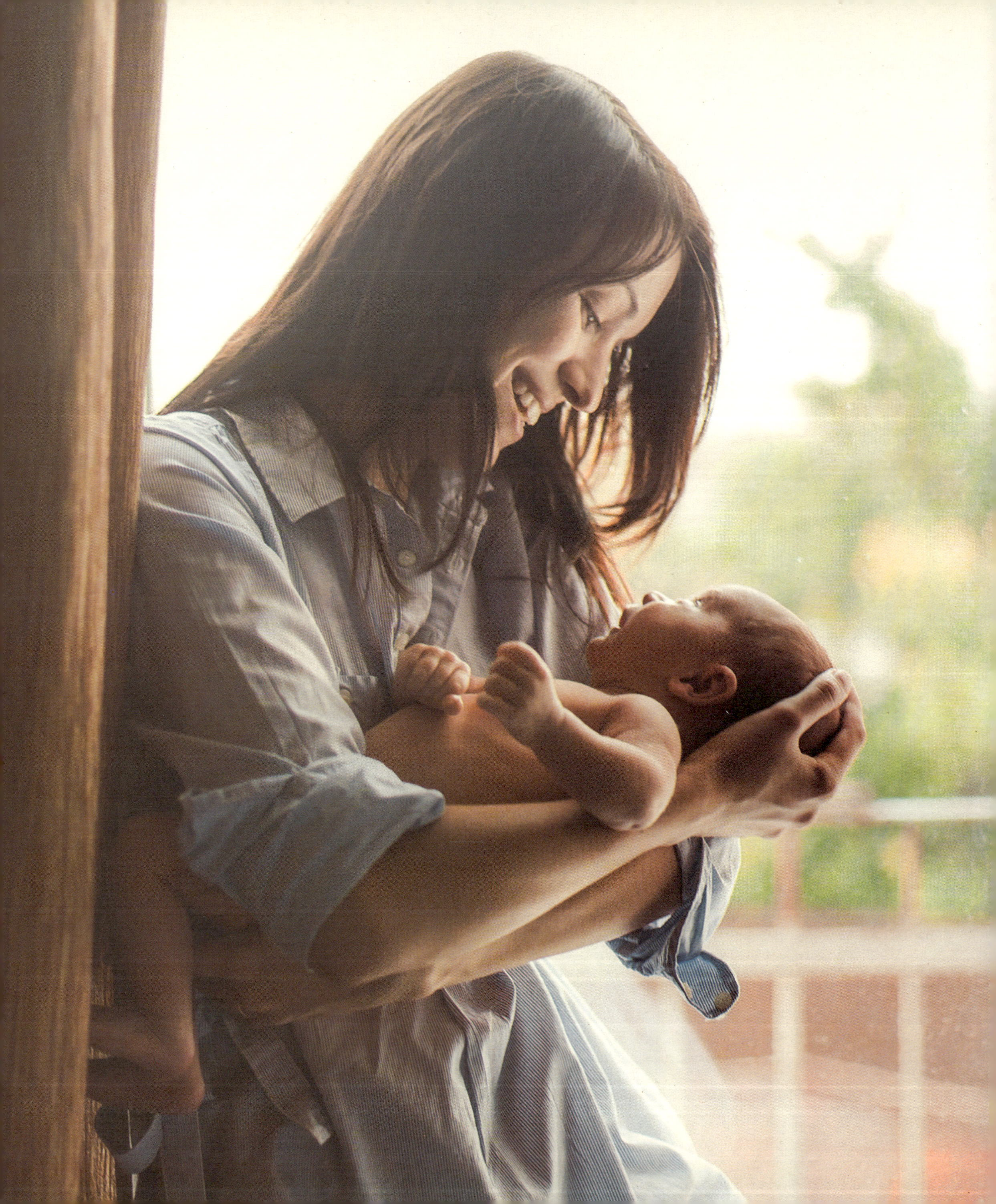

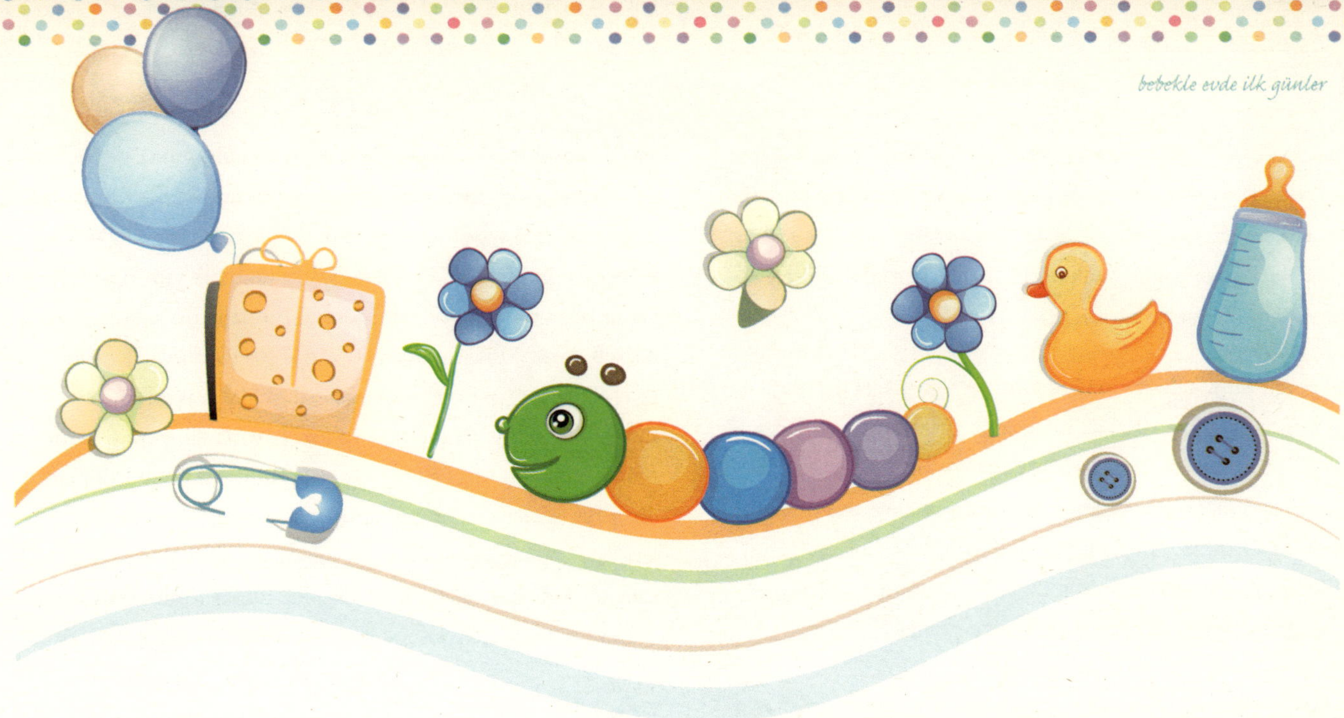

Hamilelik süresi boyunca anne ve baba adayları, sağlıklı bir bebek dünyaya getirip kucaklamayı hayal ederler. Doğum ile birlikte bu hayal gerçekleşir, hastanedeki günlerde anne ve bebeğin bakımını profesyonel bir tıbbı ekip sağlar. Mutlu doğum olayı, yakınlarınız, arkadaşlarınız, sevdiklerinizin ziyaretleri ile kutlanır ve eğer her şey yolunda gitmiş ise bir iki gün içinde hastaneden evinize dönebilirsiniz. Bazen 5 yıldızlı otel hizmeti veren özel hastanelerde doğumunu gerçekleştiren anneler, kalış süresini uzatmayı tercih etmektedirler. Bebek ağladığında hemen bebek hemşireleri yardımcı olur, ağrı olduğunda doktor ve sağlık personeli çaresini bulur. Gelen ziyaretçiler için özel bir ikram hazırlığı gerekmez, yemek pişirme derdi yoktur; "burada bir hafta kalıp, hem iyice dinleneyim hem de bebeğim bir düzene girsin, misafirlerim de hastaneye gelebiliyor nasılsa," düşüncesinde olanlar yanılmaktadırlar. Çünkü hastane, çok lüks hizmet veren bir otel gibi olsa bile, çeşitli hastalıkları olan insanların bakıldığı binalardır ve hastanelerin spesifik enfeksiyonları vardır. Hiç mikroplarla deneyimi olmamış bebeğinizin, uzun süre hastanede kalmayı tercih ettiğiniz zaman, bir hastane enfeksiyonuna maruz kalma riskini arttırırsınız.

Unutmayın, bebeğinizle birlikte gerçek yaşam öykünüz evinizde başlar. Hastane dönüşü ilk gün biraz sıkıntılı olsa bile, bebeğiniz evini sevecektir. Eşiniz, siz ve bebeğiniz gerçek bir aile olduğunuzu en iyi evinizde hissedeceksiniz. İlk haftalar başınız biraz kalabalık olsa bile!...

Ağlama

Bebeğinizin ağlaması, size ihtiyacının olduğunu anlatmasının tek yoludur. Ve doğumu takip eden ilk aylar her ağladığında yanında olup nedenini bulmaya çalışmalıyız. Bebeğimizin doğduğu bu dünyada deneyimlediği her şeye yabancı olması, kendini ifade edememesi vücudunda hissettiği değişiklikler, nefes alma, acıkma, kaka yapma, gaz ağrısı, sıcak, soğuk, fazla ışıktan duyduğu rahatsızlık, yatak çarşafında oluşan katın verdiği acı, giysisinin etiketinin onu kaşındırıyor olması, uykuya dalmakta sıkıntı çekmesi, yattığı pozisyonu değiştirmek isteyip de değiştirememesinin yol açtığı sıkıntı, canının sıkılması, kucakta olmak istemesi gibi durumlarda rahatsızlığını ifade etmesinin bir tek yolu vardır: AĞLAMAK. Görüldüğü gibi bebeklerin ağlaması için pek çok neden bulunmaktadır. Ancak çevrenizdeki insanların bebek ağlamasının tek nedeninin açlık olduğunu düşünmeleri ve sizi de buna inandırmaları bir sorundur. Bebeğiniz her ağladığında onu emzirerek, zavallı bebeği sorununu çözümlemeden susturmanın tek yolu zannetmenizin sebebi, gerçekten ağlamayı kesip hırsla memenizi emmesidir. Emmeye başladığı an duyduğu haz, rahatlamasını ve bir süreliğine gerçek sıkıntısını unutmasını sağlayacaktır. O zaman siz de "doğru, bu kadar istekli emdiğine göre karnı açmış, zavallı bebeğim," diye düşüneceksiniz.

Ancak, gerçek sorun, kısa bir süre sonra bebeği tekrar huzursuz edecek ve gene ağlamaya başlayacaktır. Bu defa sütünüzün yeterli olmadığı ve bebeğin aç kaldığı yorumları başlayacaktır. Buna ikna olacaksınız, çünkü bebeğiniz biberonla verilen süt formülünü de hırsla emecektir.

Bu arada yatır, kaldır, emzir, mama ver, gaz çıkart derken, onun gerçek rahatsızlığı da bir şekilde giderilir; ancak farkına varılmadan. Bebek gerçekten aç olmamasına rağmen, emmenin verdiği rahatlama ve şişkinlik sonucunda uykuya dalar. Verilen süt formülü, anne sütüne göre daha uzun sürede hazım olduğundan, bebek meme emdiği süre arasından, daha uzun uyur. Evet, sorun çözülmüştür, anne de buna ikna olmuştur. Sütü, bebeği için yeterli değildir. Etrafında, bebeği doyurma arzusu içinde kıvranan yakınlar, akrabalar da nihayet tatmin olmuşlar, bebeğin beslenme sürecine kendilerini de dahil etmişlerdir. Burada bebeğinizin sizden aldığı mesaj şu olmuştur:

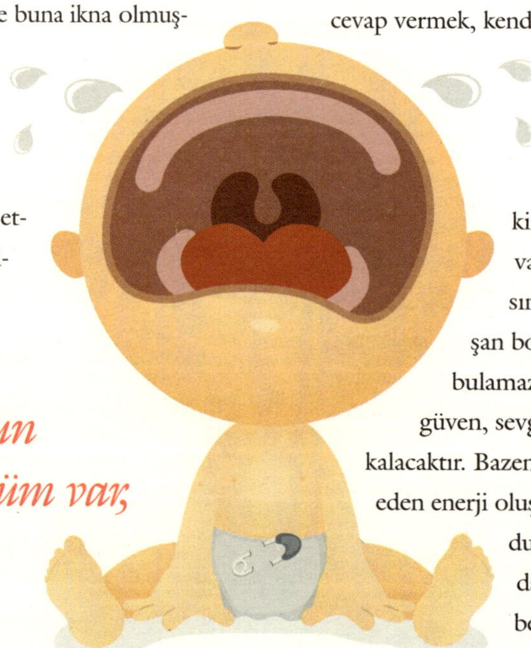

"Ne türlü sorunun olursa olsun, tek çözüm var, meme emeceksin, rahatlayacaksın."

Beyninde bu kod oluştuğu için, erişkinlik döneminde de karşılaştığı sorunlar zorluklarla başa çıkabilmek için kendini sıklıkla buzdolabının önünde bulacak veya bir şeyler atıştırarak rahatlatacaktır. Doğduğu ilk günlerde bebeğimizi sık emziriyoruz, çünkü gelen sıvı kollastrum (halk arasında buna ilk süt, ağız, gibi isimler verilmiştir) az miktardadır. İlerleyen günlerde süt akışı rahatlayıp, miktar artınca bebek emme aralıklarını zaten uzatır ve düzen kendiliğinden oluşur. Bu süreçte, bebeğinizin doyduğuna eminseniz, yukarıda söz ettiğimiz nedenleri konuşarak, "Neyin var bebeğim, bakalım gaz mı seni rahatsız etti yoksa..." gibi rahatsızlık duyabileceği durumları sırayla kontrol edip, sonunda çözüm sağlandığında ise, bebeğin sizden aldığı mesaj bu defa şu olacaktır: "Neler oluyor bilmiyorum ama sıkıntı duyuyorum, böyle hissedince ağlıyorum ve hemen gülümseyerek gelen o ışıltılı tanıdık yüz, bir şeyler yapıp beni rahatlatıyor, sorunum çözümleniyor ve yola devam edebiliyoruz." Bu, yaşamda da karşılaştığı sorunları çözümleyebilen bir erişkin olmasına olanak sağlayacaktır. Hayatımızın ilk 4 yılı yaşam içindir ve bizi hayatla tanıştıran, ilerde nasıl bir erişkin olacağımızın temellerinin atıldığı bir dönemdir. Ebeveynler için büyük bir fırsat, çocukları için istedikleri yaşam penceresini bu süreç içinde açabilirler. Yeni doğmuş bir bebeğin ağladığında yanında olmak, onun ihtiyacına cevap vermek, kendini değerli hissetmesini sağlar, güven duygusunu artırır. Ağlamasına cevap vermemek ise, bir süre sonra ağlamadan, kendi kendine hissettiği çaresizlik ve ne olursa olsun, zaten onu kimselerin önemseyip de ağlamasına cevap vermedikleri hissiyle suskun kalmasına neden olur. Yaşam boyu, içinde oluşan boşluğun yerini dolduracak hiçbir şey bulamaz. Dünyaları önüne koysanız, alamadığı güven, sevgi ve değerlilik duygusundan yoksun kalacaktır. Bazen bebeklerin vücudunda onu rahatsız eden enerji oluşur; bunu atıp, rahatlamasına neden olduğu için, bu tür ağlamaların yararından da söz edilmektedir. Ama masaj yaparak bebeğimize rahatsızlık veren fazla veya olumsuz enerjiyi temizleyebiliriz. Merak etmeyin, kısa sürede bebeğinizin ağlama dilini çözeceksiniz ve ağlamasının ne anlama geldiğini hemen anlayacaksınız. Mesela yenidoğanlar genellikle aç uyanır ve süt emmek için ağlarlar. Eğer emzirmeyi geciktirirseniz, ağlamasının öfke ağlamasına dönüştüğünü görürsünüz. Bu ağlamaları kontrol etmenin en iyi yolu, ilk haftalar her ağlayışına çabucak cevap vermektir. Eğer tok ve altı kuru olduğu halde hala ağlıyorsa dizlerini karnına doğru çekiyor, memede bile rahatlıyamıyorsa ağlamasının nedeni gaz spazmıdır. Bu durumda gaz masajlarına başlamalısınız. Sırtına ritmik vuruşlar yaparak ve zıplayarak evde turlar atabilirsiniz. Konuşun, şarkı söyleyin. Hafif müzik dinletin. Ritmik sesler çıkarın ve sallamayı

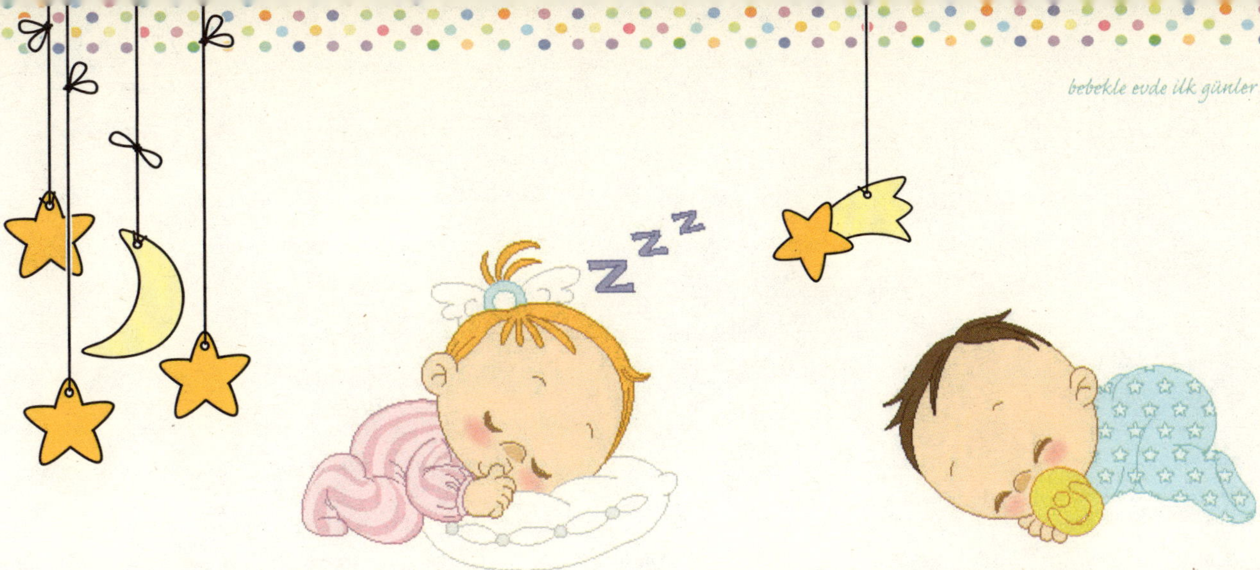

deneyin. Arabada dolaştırın. Ilık banyo yaptırın. Bütün bunlar işe yaramazsa, yatağına koyun, pozisyonunu değiştirerek ve ninni veya şarkı söyleyerek uyutmayı deneyin. Bazen bebekler, ağlayarak uyurlar. Gerçekten yorgunsa, ağlaması uzun sürmez. Ağlaması devam ediyorsa hasta olup olmadığını kontrol edin. Derecesine bakın. Bebeklerin algıları çok güçlüdür. Bulundukları ortamdaki stresi ve olumsuz elektriklenmeyi hemen hisseder ve tepki verirler. Onun için her zaman rahat olun. Eğer sinirlerinizi kontrol edemezseniz yardım çağırın. Bu bir akraba veya arkadaş olabilir. Ne kadar sabırsız, sinirli veya kızgın olursanız olun onu asla sarsmayın. Bir bebeği sert bir şekilde sarsmak, körlük, beyin hasarı hatta ölümle sonuçlanabilir. Buna sallanma sendromu denmektedir. Bütün bebekler bazen, belli bir neden olmadan da ağlarlar. Bu, onun yabancı bir hayata uyum sağlamasının bir parçasıdır. Sadece yanında olun…

Uyku Düzeni

İlk zamanlar bebeğiniz gece ve gündüz farkını bilmez. Ama bunu ona öğretmeye hemen başlayabilirsiniz. Bebeklerin gece gündüz ayrımı yoktur. Genelde anne karnında olduğu gibi gündüz, anne adayı hareket halinde olduğu için uyur. Akşamları ise hareket bitip, anne adayı yattığında bebek sallanma bittiği için uyanır ve bu defa onun hareketleri başlar! Doğumdan sonra da bu rutin devam eder. Gündüz saatlerinde bebeğinizi, doğal ortamda uyutun. Yani sessizlik, karanlık sağlamaya çalışmayın ve en fazla 3 saatte bir uyandırın. Uyanamıyor ise, altını açın, giysilerini çıkarın, yüksek sesle şarkı söyleyin, yüzünü yıkamayı deneyin, tamamen uyanmasını sağlayın. Birkaç gün içinde gece gündüz düzeni oluşmaya başlar. Gece beslenmelerinde ve altını değiştirmelerde ışığı kısık kullanıp, işiniz bitince, onu hemen geri yatırın. Büyüdükçe geceleri emme sürelerinin arası açılır. 4-5 aydan sonra genellikle geceleri 6-8 saat arası hiç uyanmadan uyurlar. Zaman zaman sallayarak, sırtına vurarak, "piş, piş veya e e" gibi yüksek tonda ritmik sesler çıkararak veya ninni söyleyerek, emzik kullanarak uyumalarına yardımcı olabilirsiniz. Müzik dinletmek, iki kaşının arasından baş parmağınızı alnına doğru kaydırarak, hipnoz noktasına basit bir masaj uygulayın. Bazen bu uygulama çok işe yarıyor ve şaşırarak bebeğinizin çabucak gevşeyip uykuya daldığını görüyorsunuz.

Bazı bebekler doğdukları zamandan itibaren diğer bebeklere göre ebeveynlerini daha zorlayan bebekler olup " huysuz bir bebek" olarak adlandırılırlar. Bu bebekler kollardan kollara geçerek sürekli kucakta kalırlar ve ancak o zaman susarlar, bu bebeklerin tek tutarlı davranışı tutarsızlıklarıdır. Her gün onu rahatlatmak için yeni çareler ararsınız, kendinizi sıkça sinirli ve yorgun hissedersiniz. "Bu benim veya bizim suçumuz mu acaba," diye düşünürsünüz. Çünkü bebeğiniz hep ister, huysuzluk eder ve ağlar, çevrenizdeki insanlar size onu kucağa alıştırdığınızı, şımarttığınızı, ağlamaya bırakmanızı ve onunla ilgilenmemenizi söylerler. Ama bilmelisiniz ki, bu sizin annelik ve babalık yeteneklerinizin eksikliği ile asla ilgili değildir, bu bebekler yaradılışlarından ötürü sürekli huysuzluk yaparlar. Farklı ve daha fazla ilgiye ihtiyaç duyan ve bakımdan memnun kalmayan bebeklerdir, çevrelerinde olup bitenlerin farkındadırlar, güvenliklerindeki ve çevrelerindeki değişiklikleri kolayca kabul etmezler ve alternatiflere açık değildirler. Gündüzleri kolayca sinirlenir ve geceleri nadiren sakinleşirler. Bu hassasiyet, onlara derin bir bağ, güven ve

devamlı anne bakımı hakkını tanır, yabancı bir bakıcıyı asla kabul etmezler, kendi kendilerini rahatlatmayı bilmedikleri için sürekli kollarınızda, göğsünüzde ve memenizde olacaklardır. Annelerinin yerine geçecek olan şeyler hakkında çok titizdirler ve asla bir oyuncağa sarılıp uyumazlar. Onları böyle kabul etmelisiniz, bu hassas karakter özelliği başlangıç için çok yorucudur ama büyüdüğü zaman ona fayda sağlar. İleride yaratıcı ve şefkatli bir çocuk, bebekliğinde ebeveynlerinden çok alan ama büyüdüğünde iyi bir verici olurlar. Erişkinlik dönemlerinde ise derin konularla uğraşmaya uygundurlar ve insanlarla daha yakın ilişki içinde bulunurlar.

Bebeğinizi bebek taşıyıcısına koyun ve gün boyunca beden ihtiyaçlarınızı karşılamak ve bebeğin altını değiştirme zamanlarının haricinde vücudunuzda taşıyın. Bu yakınlık bebeğin sık beslenmesini ve sakin kalmasını sağlar. Gün boyunca sakin olan bebek geceleri de sakin olur, kendisinin işaretlerine cevap verilen bir ortamda ve kollar arasında olan bir bebek güveni ve sessiz olmayı öğrenir. Gün boyunca süren ve vücutta taşınarak bağı güçlenen huysuz karakterli doğan bebekler için de etkileri iyi olmaktadır. Böylece gün boyunca bebeğin huysuzluk eğilimi azalmakta, gece boyunca da daha sakin kalabilmeleri sağlanmaktadır.

Emzik Kullanımı

Bebekler genelde 18 aylık olana kadar emme gereksinimi duyarlar. Bu sürede emme gereksinimini karşılamak için parmaklarını, elbiselerini ya da emziği emebilirler. Elini, parmağını emmeyi anne karnında bildiği ve kendi vücudunun bir organı olduğundan kolayca başarabilir, ancak vazgeçemeyebilir. Parmaklarını emerken damağına doğru fazla basınç uygularsa damak ve diş yapısında bozulmalar oluşabilir. Emme içgüdüsü engellenmemelidir, sürekli emmek isteyen bebeklere, karnı doyduktan sonra uykuya geçiş sırasında emzik verilebilir. Emzik, çocuğu susturacak bir araç olarak asla kullanılmamalıdır. Örneğin yere düşen çocuğun ağlamasını kesmek için emzik vermek yerine kendi ilginizle şefkatinizle teselli etmeye çalışın. Gece emzikle uyuma alışkanlığının gelişmemesine özen gösterin; çünkü gece yarısı ağzından emziği düşerse uyanır, emzik tekrar verilene kadar da uyumayabilir. 2 yaşından sonra da emziği bırakma denemelerine başlamalısınız.

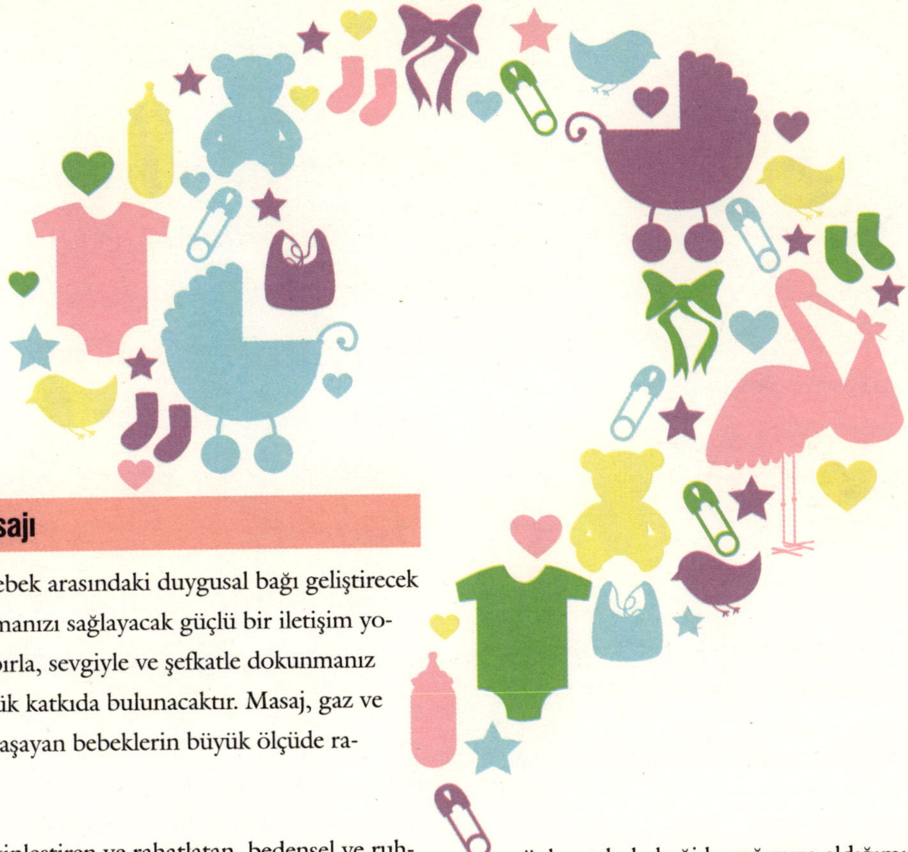

Bebek Masajı

Bebek masajı anne-bebek arasındaki duygusal bağı geliştirecek ve daha çok yakınlaşmanızı sağlayacak güçlü bir iletişim yoludur. Bebeğinize sabırla, sevgiyle ve şefkatle dokunmanız onun gelişimine büyük katkıda bulunacaktır. Masaj, gaz ve dışkılama problemi yaşayan bebeklerin büyük ölçüde rahatlamasını sağlar.

Masaj, bebeğinizi sakinleştiren ve rahatlatan, bedensel ve ruhsal gelişimini olumlu yönde etkileyen keyifli bir etkinliktir. Bebeğinizin bilinçli bir rahatlama yeteneği kazanması, büyümenin yaratacağı zorluklarla başa çıkmasında ona yardımcı olacak çok önemli bir avantaj ve bu ilk günlerinde ona verebileceğiniz en değerli hediye olacaktır. Bunun yanı sıra masaj, dokunma uyarısıyla vücutta bir dizi olayı başlatır. Mesela insülin salgılanması artar. Bu da gıdaların emilimini arttırarak gelişmeyi hızlandırır. Ayrıca bağışıklık sistemini güçlendirir. Dolaşımı aktive ederek kalbin iş yükünü azaltır, solunum ve sindirim sistemini rahatlatır. Bebek kendini döndürebilme kabiliyetini ancak 3. aydan sonra kazandığı için özellikle ilk 3 ayda masaj çok yararlıdır.

Hastanede, bebek hemşiresi olarak çalıştığım dönemde sıkça yaşadığımız bir olayı hatırlıyorum. Yeni doğmuş bir bebeği annesinin kucağına verip, odadan ayrıldıktan bir süre sonra, anne panikle bebek hemşiresini geri çağırır, bebeğinin ağladığını ve ne yapacağını bilemediğini söylerdi. Bunun normal olduğunu ve bebeklerin kendilerini ağlayarak ifade ettiklerini söyleyerek, bebeği kucağımıza aldığımızda, bebek hemen susar ve anne de biraz kırılırdı.

Annenin güvensizliği, nasıl tutarım korkusu, ağladığında endişe duyması bebeğin kendini tehlikede hissetmesine neden olurken, bebek hemşiresinin kucağında hissettiği güven ve emniyetteyim duygusu ise ona huzur veriyordu. Bebeğin, bu hemşire bu da benim annem gibi bir farkındalığı henüz yoktur. Yalnızca olumlu ve olumsuz enerjiyi hisseder. Annelerin bebeklerini tutarken, giydirirken bir yerini incitirim korkusu, tedirginliği kısa bir süre sonra geçer, bebeklerin de, ilk günlerdeki ürkme refleksi birinci ayın sonunda büyük ölçüde azalır. Kısaca artık ikisi de biribirini benimsemiştir. Bebeğinize masaj yapma vakti de gelmiştir.

Bütün canlılarda, içgüdüsel olarak yavrusunu hayata hazırlama dokunuşlarına rastlarız. İnsanlarda ise bu, bebek yürüyene kadar devam etmelidir, buna bebek masajı adı veriyoruz. Masaj, dokunmanın daha profesyonel şeklidir.

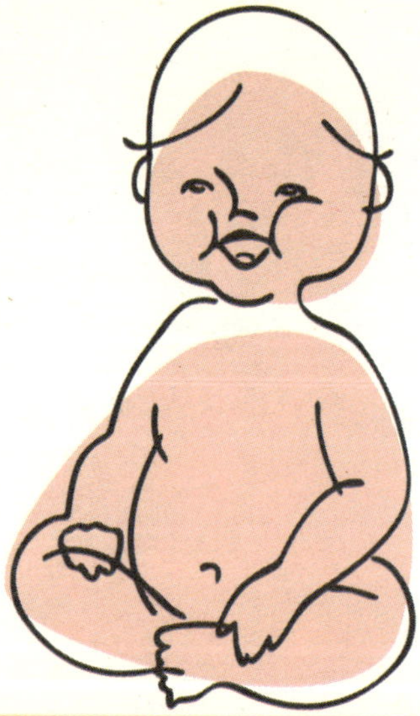

Gaz Niçin Olur?

Bebeklerde gaz olacaktır çünkü bebekler hareketsizlerdir.

- Bu sebeple erişkinler de ameliyatlardan sonra ertesi gün yürütülürler.
- Bu sebeple bebekler vasıtaya binince çok mutlu olurlar ve sancıları geçer.
- Bu sebeple 4. aydan itibaren bebek sağa-sola dönmeye başlayınca gazı geçer.
- Bu sebeple insanlar 2-3 nesil önce bebeklerde gaz problemine, az rastlıyorlardı, çünkü bebekler şimdiki gibi sabit yataklarda değil, beşik veya salıncakta uyuyorlardı.

Bebeklerin gazı çıkarılırken dik olarak kucakta tutulmaları ve bir kolun üstüne oturtulmaları zararlı değildir. Eski insanların dediği gibi "geğreği veya omurgası" batmaz. Eskilerin çok korktukları bu durum, aslında D vitamini verilmediği (zira bilinmiyordu) için oluşan raşitizmdir. Oturtma veya bastırma ile bir ilgisi yoktur. Günümüzde bebeklere D vitamini verildiğinden böyle durumlara nadiren rastlanmaktadır. Bunlar da uygun D vitamini tedavileri ile kısa sürede düzelirler.

Bu dönemde diğer bir sancılanma sebebi, gaz nedeni ile ağlayan bebeklere aç sanılarak fazladan meme/mama verilmesi ile olur. Bu durumda bebek kakası altın sarısı renk yerine, yeşil renkte çıkar veya bebekte aşırı bir kusma olur. Bebek fazla besini kusarak kendi başının çaresine bakmaktadır. Bu bebeklerde, kusmaya rağmen az kilo almaya rastlanmaz.

Ayrıca bebeğin bağırsakları, hazım için gerekli olan iyi huylu bakterilerin üretimine başlamıştır ve bu bakteriler oluşurken hava kitlesi yaparlar buna gün boyunca yutulan hava baloncukları da eklenince ciddi anlamda bebeğin canını acıtan spazmlar oluşur. Bebeğiniz dizlerini karnına çekerek ağlar, bu da genelde akşam ve geceleri olur.

Bebek, karın üzerinde dönebilmeye 3. aydan itibaren başlar. Halk dilinde yaygın olan "üç ay gazları" tanımı işte bu yüzdendir. Eğer bebek doğduğu andan itibaren kalkıyor ve hareket edebiliyor olsaydı, bu dönemi daha az rahatsızlıkla atlatacaktı. Bu süreçte anneye etraftan, fazla yararı olmayan çeşitli öneriler gelir; ilaçlar, çaylar gibi. Doktor önermediği sürece kulaktan dolma ilaç ve bitki çayları verilmemelidir. Benim tavsiyem; sabır ve anlayışla, bebeğinizi rahatlatmak için kucağınızda sırtına, çok hafif olmayan ritmik vuruşlar yaparak

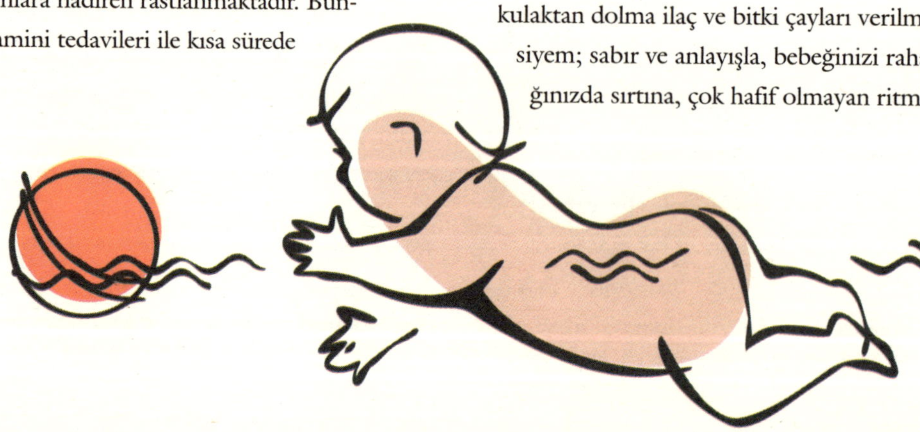

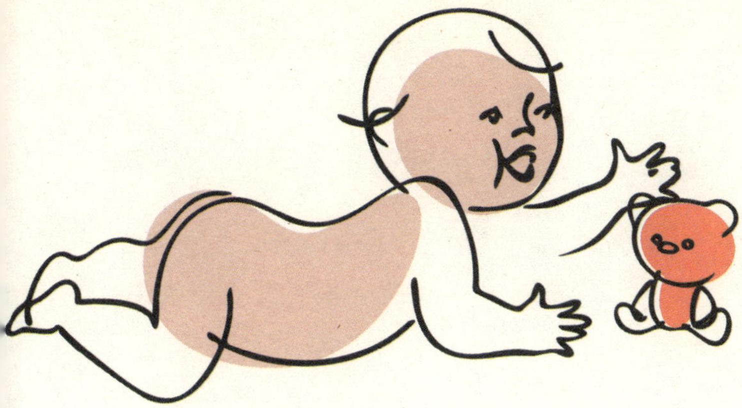

sorunu mekanik olarak çözmeniz ve gazı olduğu esnada karın üzerine uygulanacak gaz masajıdır. Masaj sadece gazı olduğu sırada değil, gün boyunca beslenmeden yarım saat sonra istenildiği kadar yapılmalıdır.

Masaj sayesinde hava baloncuğunun sıkıntı verecek kadar büyümesi önlenir, var olan gazın bağırsak düzeyine homojen olarak dağılması sağlanır, sonrasında da çıkmasına yardımcı olunur. Bebeğe gaz giderici olarak verilen çaylar, tokluk sağladığı için süt öğününü azaltır, annenin bu çayları içmesi daha uygundur, sütü ile bebeğine aktarır. Bebeklerin doğum sonrası ilk 15 gün gaz sıkıntısı olmaz, çünkü hazım sistemi ilkel şekilde çalışır, emmeye başladığı anda, bağırsaklar gelen besine yer açmak üzere hızlıca boşaltım yapar, bu sebeple kakası ishal gibi suludur ve ilk haftalarda günde 10, 12 kez kaka yapar, ancak 15, 20 gün sonra bağırsak peristaltik hareketlerinin başlaması ile birlikte dışkılama azalır ve gaz şikayetleri ortaya çıkar. Balayı süresi bitmiştir!.. Bu defa aileler şöyle bir yorum yaparlar: "Bebeğimize uslu dedik, bak nazar değdi!.." Bebeklerin gaz sıkıntısı, kendini döndürebilmeye başladığı 4 aydan sonra azalır veya tamamen geçer.

Bebeklerin karın kasları oldukça zayıftır, doğumdan 1 ay sonra ıkınmaya başlarlar; sanki kaka yapmakta zorluk yaşıyormuş gibi düşünülür. Bu süreçte ilk günlerdeki sıklığın aksine, kaka yapma sayısı da azalır, hatta 2-3 günde bire düşer. Bu, normaldir; çünkü bebek sadece süt içer, sürekli yatar ve karın kasları zayıftır. Eğer karnı şiş ve gergin değilse endişelenmeyin ve çocuk doktoru önermediği sürece müdahale etmeyin. Ikınmalar 3-4 hafta sürebilir. Bebeğiniz ıkınarak karın kaslarını güçlendirir, dışkıyı itmeyi ve kaka yapmayı öğrenir. Eğer etraftan aldığınız önerilerle, derece ucu zeytinyağlı çubuklar kullanarak rektal uyarılar verip kaka yaptırmaya çalışırsanız, bebeğinizde bu bölgede spazm gelişir ve kaka yapmayı öğrenemediği için her zaman sıkıntı yaşar. Bugünlerde bebeğinize yine masaj ve bacak itme egzersizi ile yardımcı olmalısınız.

Size bebeğinizin gaz problemi ve kaka yapmakta zorluk yaşadığı dönemler için uygulaması kolay ve etkili olan gaz masajını önereceğim. Verdiğim her hareketi 6 kez tekrarlayın, her masaj hareketinin arkasından bebeğinizin bacaklarını, dizlerden karnına doğru yavaşça iterek 10'a kadar sayarak bekleyin. Bu masajı, gazı olduğu sırada uygulamalısınız. Önce ellerinizi karnının üzerine koyarak bekletin, bazen ellerinizin sıcaklığı bile bebeğinize iyi gelebilir. Yumuşak bir ses tonuyla onu anladığınızı, sıkıntısı olduğunu bildiğinizi ama onu rahatlatacağınızı söyleyip izin alın. Masajı bitirdikten sonra bebeğinizi yüzüstü çevirerek, sırtına vuruşlar yapın. Bebeğiniz bu pozisyonda iken bacaklarını karnına doğru çekerek karın kaslarını güçlendirip iyi ıkınabilir.

Gaz masajını bebeği dizlerinizin üzerine yatırarak veya alt değiştirme yatağına koyarak da yapabilirsiniz, gaz ağrısı için uyguladığınız bu masajı, tüm vücut masajı yaparken kullanmayın; genel masaj keyifli zamanlarda neşe ile yapılır. Gaz masajı ise ağrılı ve sıkıntılı zamanlarda yapılmalıdır.

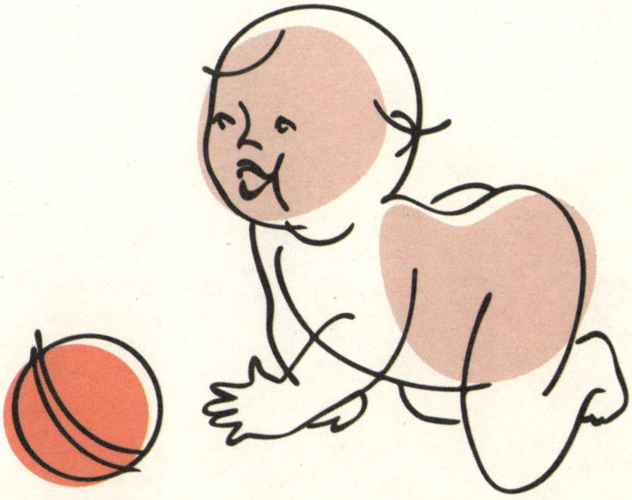

Bebek Masajı

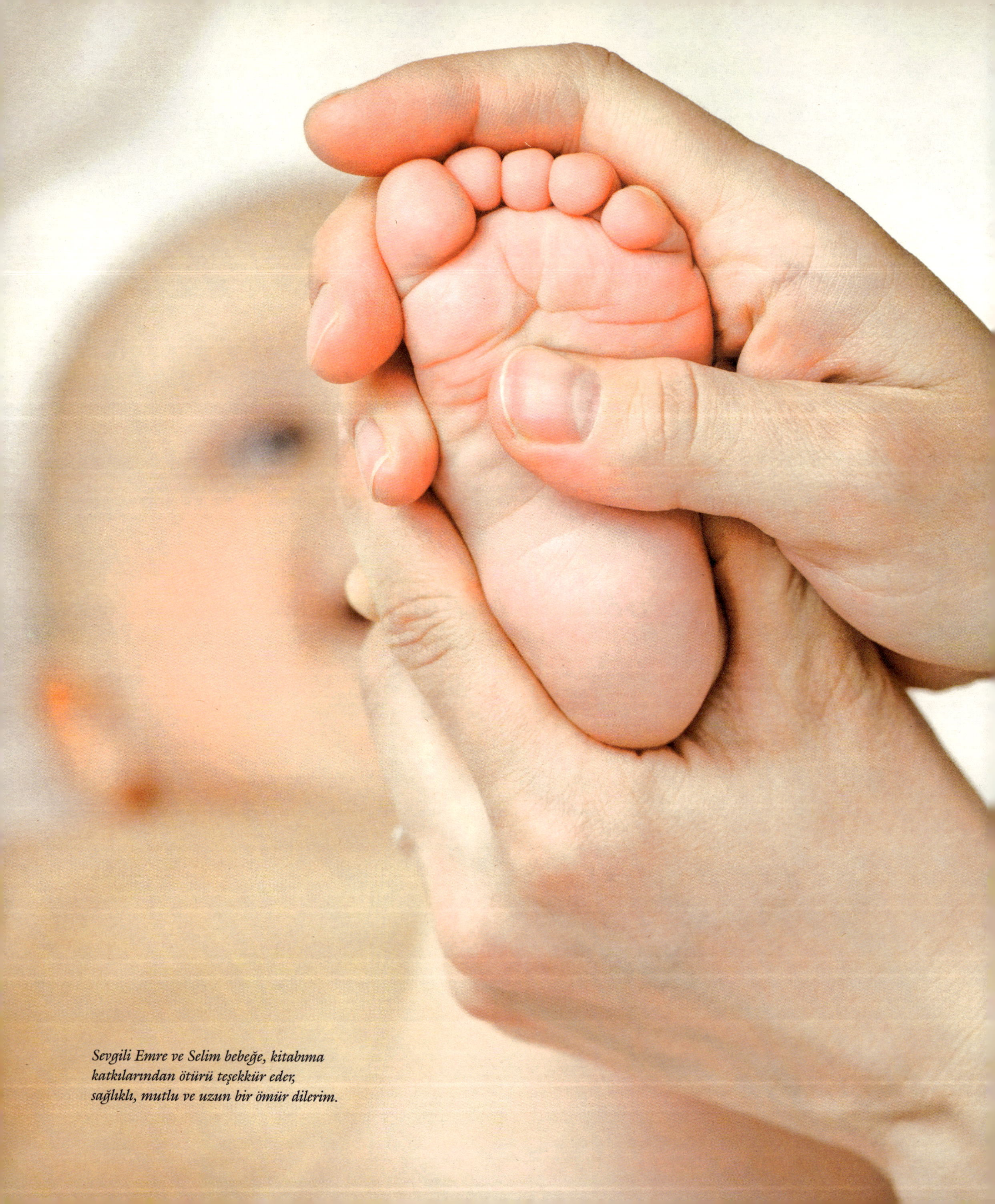

Sevgili Emre ve Selim bebeğe, kitabıma katkılarından ötürü teşekkür eder, sağlıklı, mutlu ve uzun bir ömür dilerim.

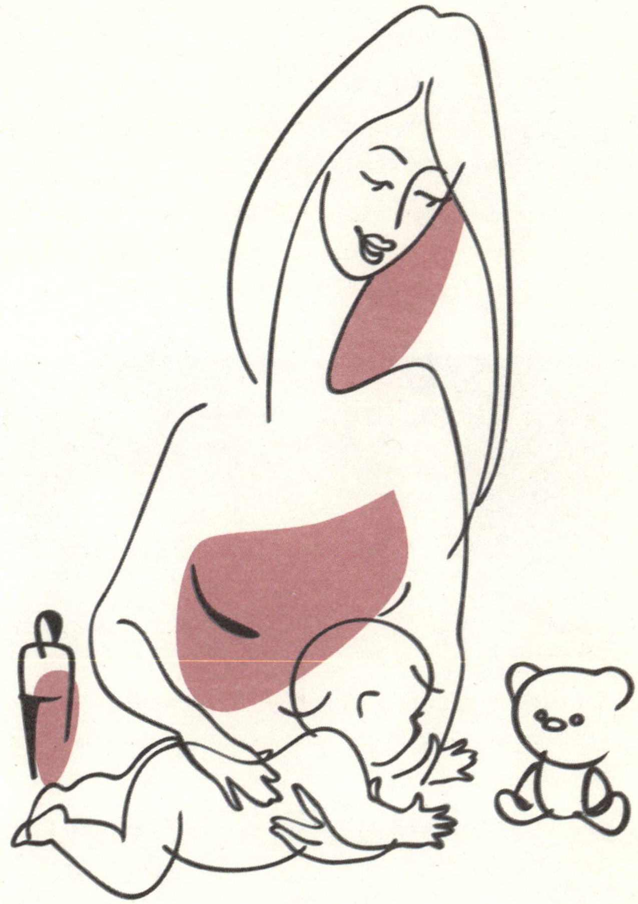

Gaz Masajı
Uygulaması

Bebeğinize gazı olduğunda veya kaka yapmakta sıkıntı çektiğinde uygulamanız için vereceğim bu masajın her hareketini 6 kez tekrarlayın ve her hareketten sonra bebeğinizin dizlerini karnına doğru itip, 10'a kadar sayarak bekleyin.

Hazırlık:

Ellerinizi sıcak suyla yıkadıktan sonra, avuçlarınızı birbirine sürterek ısıtın ve bebeğin gaz spazmı ile gergin olan karnına avuçlarınızı yerleştirerek bir süre bekleyin. Böylece bebeğin bağırsaklarındaki spazmı giderir ve bebeğin sakinleşmesine yardımcı olursunuz. Masaj manevralarına bu uygulamadan sonra başlayın.

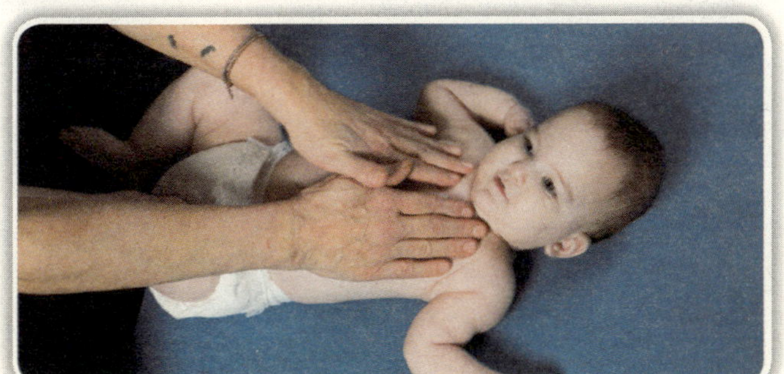

Su Değirmeni:

Kaburgalarının altından kasıklarına doğru hafifçe bastırarak, sıra ile önce bir, sonra diğer elinizle sanki karnı boşaltıyormuş gibi ilk manevrayı 6 kez uygulayın.

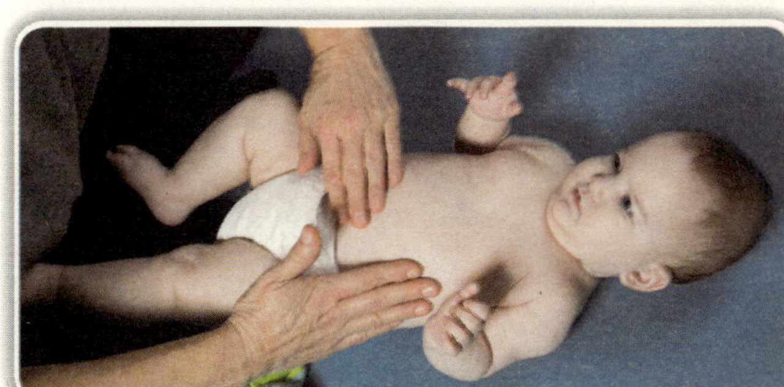

Ardından dizlerini karnına doğru itin ve bu şekilde 10 sn kadar bekleyin.

Güneş - Ay:

Bebeğinizin karnını saat gibi düşünün, sol elinizi saat 6 noktasına koyun ve saat yönünde bir daire çizin.

Sol eliniz saat yönünde daireler oluşturmaya devam ederken, sağ elinizi de, saat 10 noktasından saat 5 noktasına doğru çekin (bu manevra da saat yönünde olmalıdır).

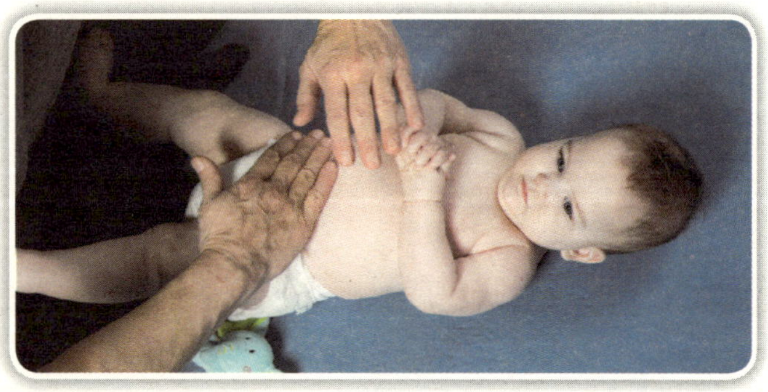

Böylece bebeğinizin karnının üzerinde bir eliniz güneş, diğer eliniz aynı anda ay hareketi yapıyor olacaktır. 6 kez tekrar edin.

Ardından dizlerini karnına doğru itin ve bu şekilde 10 sn kadar bekleyin.

Kitabın Sayfalarını Düzeltmek:

Ellerinizi baş parmaklarınızı birleştirerek bebeğin göbek deliğinin tam üzerine gelecek şekilde, karnının üzerine koyun; baş parmaklarınızı iki yana doğru çekerek sanki bir kitabın sayfalarını düzeltiyormuş gibi ellerinizi karnın yanlarına çekin. 6 kez tekrarlayın.

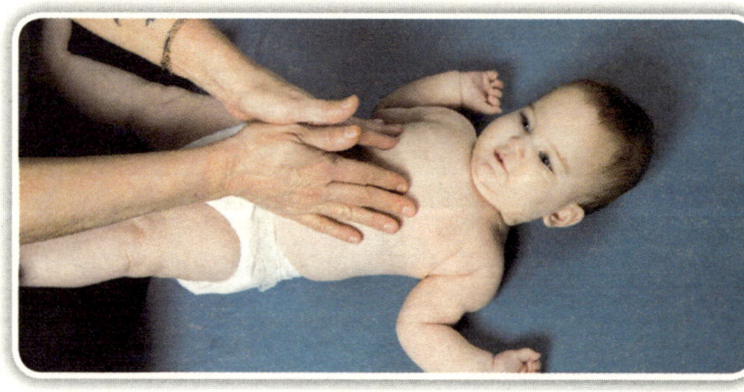

Ardından dizlerini karnına doğru itin ve bu şekilde 10 sn kadar bekleyin.

Gaz Kontrolü:

Bu manevraların ardından, parmak uçlarınızla bebeğinizin karnının bir yanından diğer yanına doğru ilerleyerek gaz varsa hissetmeye çalışın. Eğer birkaç noktada gaz fark etmişseniz, masajı tekrarlayın. Bu masajı, gün içinde de beslenmeden 20 dakika sonra birkaç kez uyguladığınız zaman gaz şikayetinin büyük ölçüde azaldığını fark edeceksiniz.

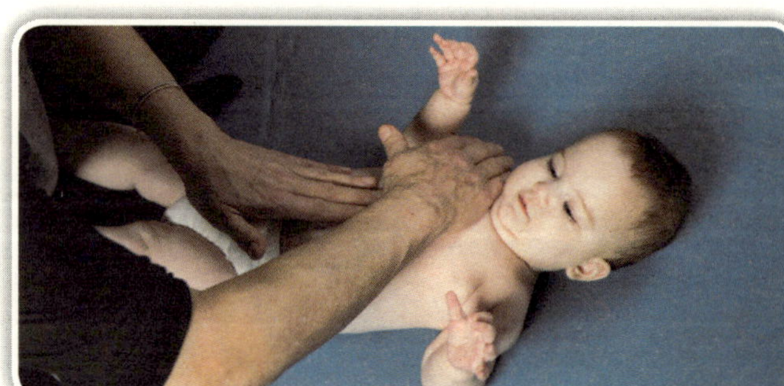

Genel Masaj Uygulaması

Enfeksiyona bağlı herhangi bir hastalık varsa, enfeksiyonun hızla yayılmasına neden olabileceği için masaj yapılmamalıdır. Aşı uygulamasından sonra, ellerinizde yara ve enfeksiyon varsa, sinirli ve stresli iseniz masaj yapılmamalıdır.

Masaj yaparken ortam uygun ısıda olmalıdır. Kucağınızda veya bir örtü üzerine bebeği yatırarak alt değiştirme masasında yapabilirsiniz. Ellerinizi ılık suyla yıkamalısınız. Elleriniz soğuk olmamalı ve doğal içerikli bebek yağı kullanmalısınız.

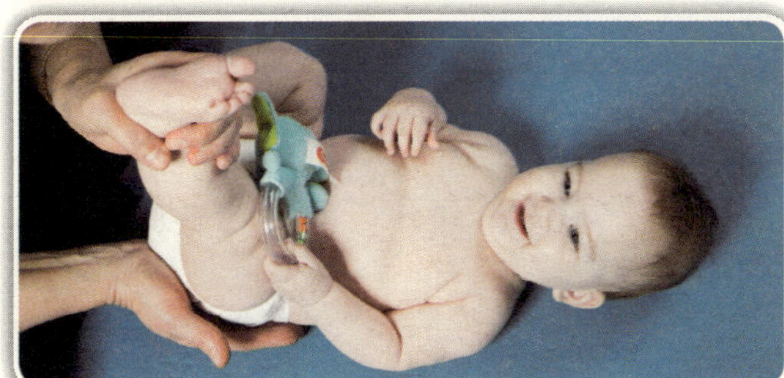

Masaja bacaklardan başlıyoruz, önce bir bacağını ayak bileğinden sol elimizle tutup, diğer elimizi bacağın dışından, kalça ile birleştiği noktadan başlayarak ayağa doğru, sağma hareketine benzer manevrayla ayağa kadar gelip, bu elimizle ayak bileğini tutuyor, boşta kalan sol elimizle sağma hareketini, içerden kasıkla bacağın birleştiği noktadan ayağa doğru uyguluyoruz. Uca doğru yapılan bu manevra vücutta bebeği huzursuz eden fazla enerjiyi dışarı atmak amacı taşıyor.

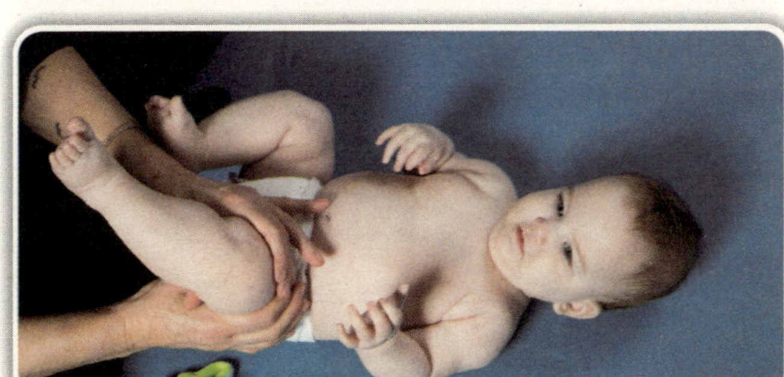

Bacağın kalça ile birleştiği noktadan iki elinizin baş ve işaret parmaklarını birleştirerek kavrayın ve ardından ellerinizi dairevi şekilde ters yönlere çevirerek dize kadar gelin.

Dize geldiğinizde durun. Eklemlere ters yöne çevirme hareketi uygulamak sakıncalı olduğu için diz ve ayak bileğinin atlanması gerekmektedir. Dizi atlayıp hemen dizin altından başlayarak ayak bileğine kadar aynı şekilde masaj yapın.

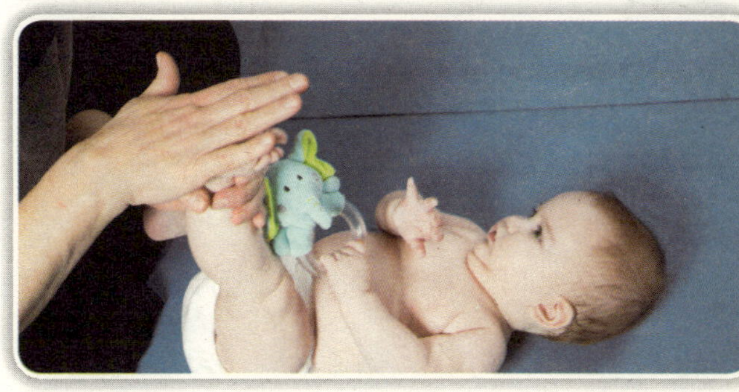

Baş ve işaret parmaklarımızı kullanarak ayak bileklerine dairevi masaj uyguluyoruz.

Her iki elimizle ayak bileğini tutup, başparmaklarımızla topuktan parmak köklerine doğru üç adımda basınç uyguluyoruz.

Ayak parmaklarını tek tek sağa ve sola doğru çevirerek yumuşak daire hareketleri yapıyoruz.

Sağ elimizin başparmağını bebeğin ayağının topuğunun altına dayıyor, elimizin işaret parmağını, bebeğimizin ayak parmaklarının köküne yerleştirip, buradan aşağı, başparmağımızın olduğu noktaya doğru kaydırıyoruz. 3 kez tekrarlıyoruz. Aynı hareketi ayağın ön yüzüne parmaklardan ayak bileğine doğru kaydırarak da üç kez tekrarlıyoruz.

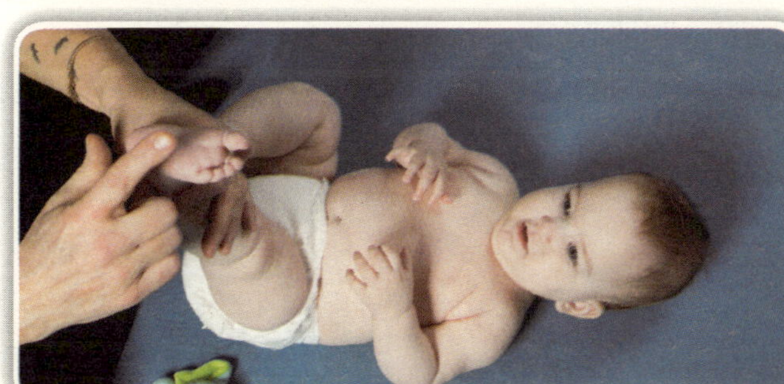

Tekrar sol elimizle bebeğin ayak bileğinden tutuyor, sağ elimizle ayaktan kalçaya doğru iniyor ve kalçasını da kapsayan, uçtan gövdeye doğru, kalp yönüne, dolaşıma yardımcı olan manevrayı uygularken, bacağının vücudunun bir parçası olduğunu, nerede başlayıp, nerede bittiğini ona hissettirmeye çalışıyoruz. Aynı hareketi diğer elimizle, içerden aşağı doğru ve karnın üzerine inerek birkaç kez tekrarlıyoruz.

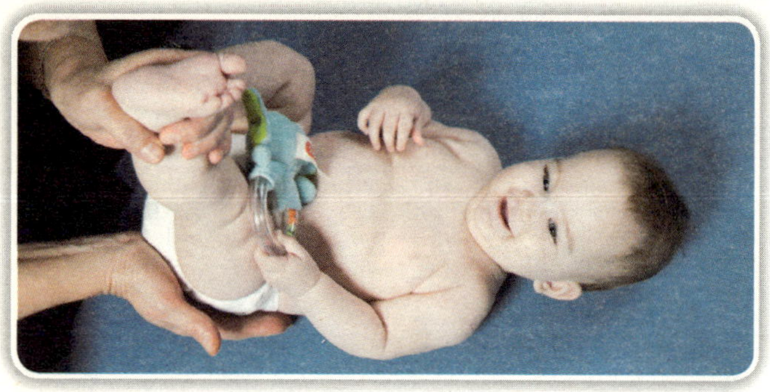

Aynı hareketler diğer bacağa ve ayağa da uyguluyoruz.

Karına Masajı:

Dengeleyici Masaj:

Bu masaj, bebeğinizin kabızlık sorununu gidermenize yardımcı olabilir. Bebeğinizin göbek deliğinin kenarını başlangıç noktanız olarak kabul edin ve saat yönünde gittikçe büyüyen bir spiral oluşturacak şekilde minik daireler çizerek masaj yapın.

Bu masaj, bebeğinizin ishal sorununu gidermenize yardımcı olabilir. Bebeğinizin göbek deliğinin kenarını başlangıç noktanız olarak kabul edin ve saatin ters yönünde gittikçe büyüyen bir spiral oluşturacak şekilde minik daireler çizerek masaj yapın.

Bebeğinizin herhangi bir sorunu olmadığında da bu iki masaj hareketini kullanarak bağırsak hareketlerini dengelemesine yardımcı olabilirsiniz.

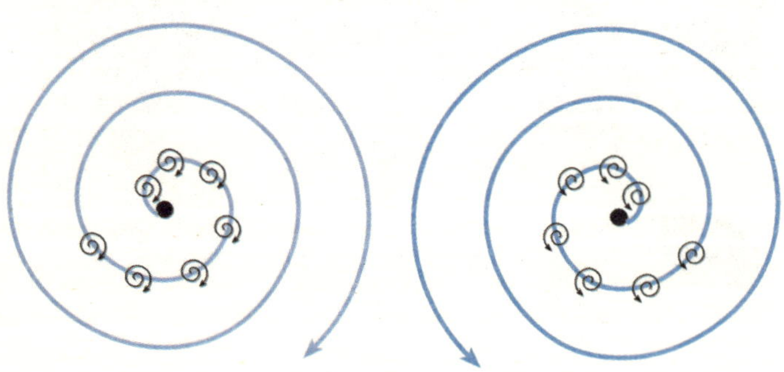

Göğüs Masajı:

Bu masaj göğüs kaslarını güçlendirir ve akciğerlerin kapasitesini arttırır. Prematüre doğan bebeklere uygulanması çok faydalıdır.

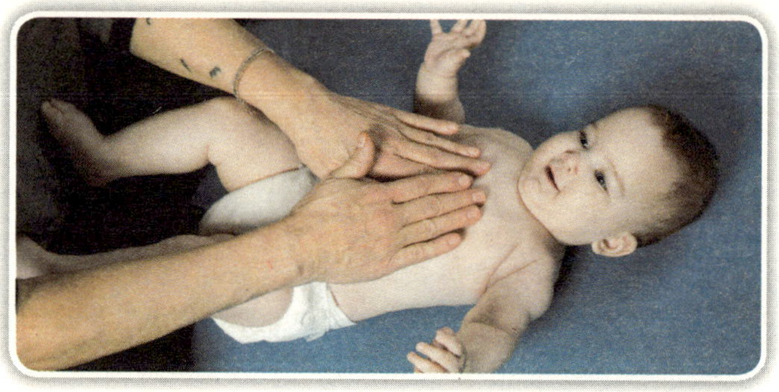

Ellerinizi kaburgaların ortada birleştiği kemiğin (sternum) ucuna yerleştirin ve oradan omuzlara doğru yükselin, omuzlardan aşağı göğsün yanlarından, başlangıç noktasına geri dönün ve hareketi birkaç kez tekrarlayın. Bebeğinizin göğsüne kalp resmi çizer gibi bir manevra uygulayacaksınız.

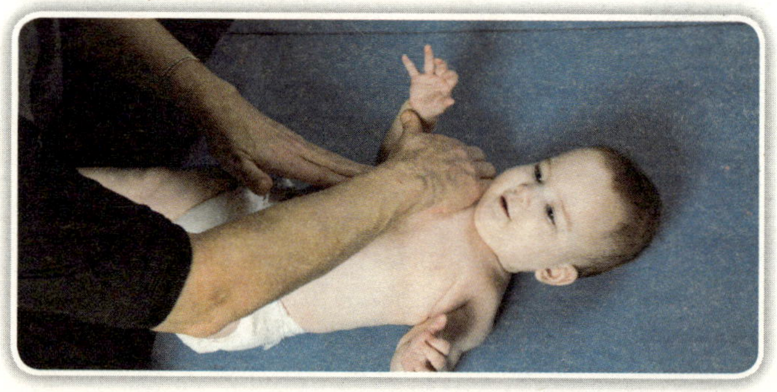

Ellerinizi göğsün yanlarına koyun, önce sağ elinizi sol omuza ilerletin, elinizi aşağı çekerken sol elinizle sağ omuza doğru manevraya devam edin. Kelebek hareketi dediğimiz bu manevraları da 4-5 kez uygulayın.

Kol Masajı:

El ve kollara, ayak ve bacaklara uygulanan manevralar aynı sırada ve aynı şekilde uygulanır.

Tek farkı, başlarken kol altındaki lenf bezleri üzerine saat yönünde 3-4 kez daire hareketleri yapılır. Bağışıklık sistemini güçlendirmeye yarar.

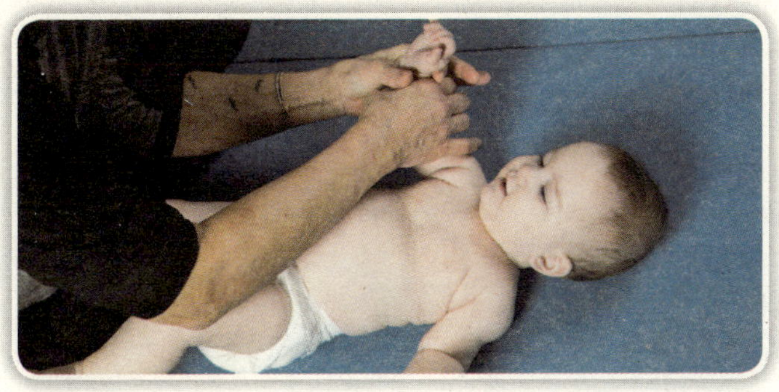

Sırt Masajı:

Bebeğinizi yüzüstü yatırın, sağ elinizi kalçasına koyun ve sol elinizle ensesinden aşağı doğru inip, bu sıvazlama hareketini birkaç kez yapın.

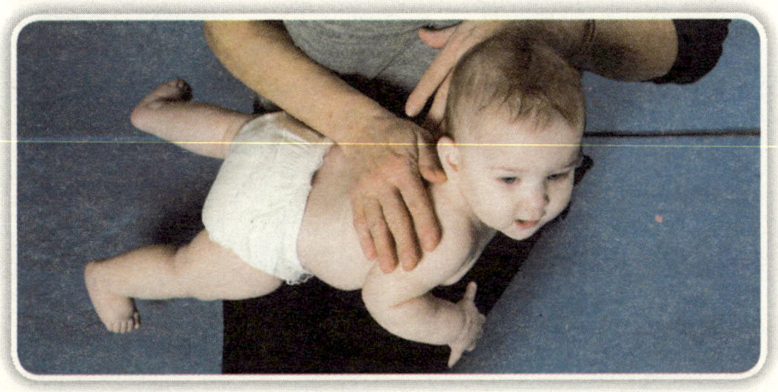

Her iki elinizi sırta koyup, bir elinizi sırtın sağ yanına iterken, diğer elinizi sol yana çekerek yukarı ve aşağı doğru hareketi tekrarlayın.

Omurgasının her iki yanından işaret ve orta parmak uçlarınızı kullanarak, dairevi hareketlerle enseden aşağı doğru inin.

Ve son olarak parmak uçlarınızla tüm sırtına yağmur yağıyormuş gibi küçük vuruşlar yapın.

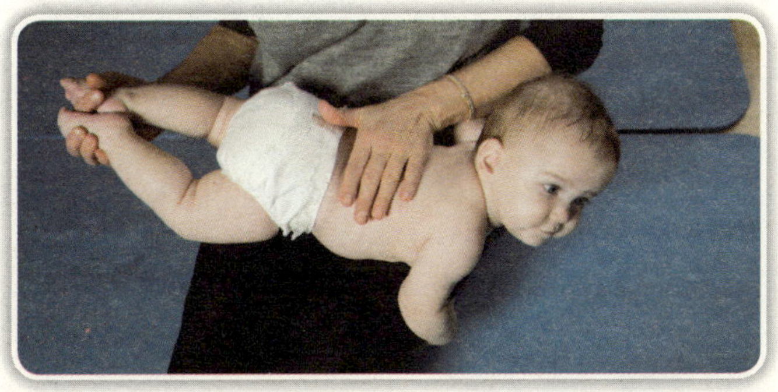

Sağ elinizle bebeğinizin her iki ayağından tutarak, hafif bir baş aşağı pozisyon verip, sol elinizle enseden topuğa kadar tüm sırt ve bacaklarını sıvazlayın.

Yüz Masajı:

Ellerinizin parmak uçlarını alnın ortasında birleştirerek parmaklarınızı şakaklara doğru birkaç kez kaydırın.
İşaret parmağınızı üst dudak üstünden gülümsetiyormuş gibi, çene eklemine doğru birkaç kez çekin.
Aynı şekilde alt dudakların altından çene eklemine doğru aynı hareketi yapın.

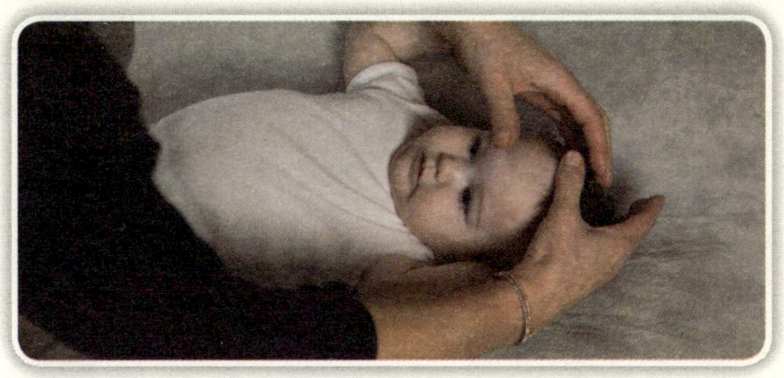

İşaret ve orta parmağınızla çene eklemine yumuşak daire hareketleri uygulayın ve parmaklarınızı bu noktadan kulakların arkasına doğru kaydırıp çenenin altından gelerek birleştirin.
Emmek için çok yorulan bebeğinizin dudak ve çene kaslarını böylece rahatlatacaksınız.

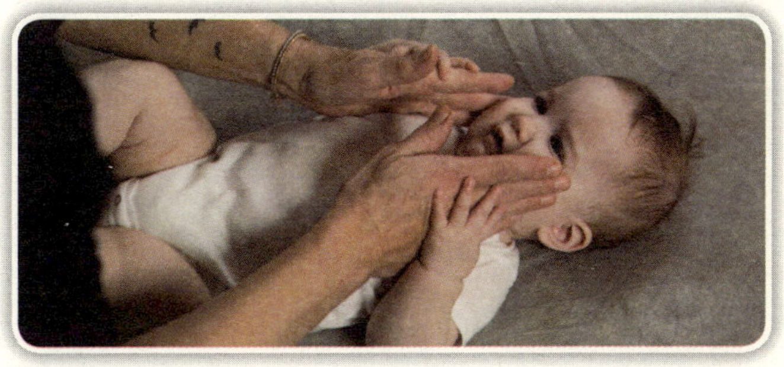

Masaj uygulamasını gün içinde istediğiniz saatte yapabilirsiniz. Özellikle, akşam saatlerinde işten dönen babanın bu masajı uygulaması hem baba ile bebek arasında iletişimi kolaylaştıracak hem de her ikisi için de gevşetici ve rahatlatıcı bir deneyim olacaktır. Akşam yapılan bu masajlar, aynı zamanda bebeğinizin rahat bir uyku uyumasına yardımcı olacaktır. Ancak masaj biz yetişkinler için çok keyifli bir deneyim olsa da bebeğiniz için yeni bir deneyimdir. Unutmayın, bebeğiniz bu dünyadaki her şeyi ilk defa deniyor! Bu nedenle, onun masajın keyfine varmasına izin verin. Bir süre sonra bebeğiniz masaj hazırlıklarını büyük bir hevesle bekler hale gelecektir. Ayrıca mutlaka masaj hareketlerinin tamamını yapmanız gerekmemektedir. Masaja, bebeğinizin size izin vermesini sağlamak için aşağıdan, bacaklarından ya da sırtından başlamalı, ardından dilediğiniz masaj hareketlerini tıpkı bir sanatçı gibi içinizden geldiğince kullanmalısınız.

Bebek Egzersizleri

Bebek bedeni, her ne kadar yetişkin bir insanın bedenine göre çok daha yumuşak ve esnek olsa da bebeğe egzersiz yaptırmak, onun gelişimi için önemlidir. Bebeğin en büyük sorunlarından bir tanesi özellikle ilk 3 aya kadar kendini hareket ettirememesidir. Bu yüzden de bedeninde kasılmalar oluşur ve bu da bebeğinizin fiziksel olarak rahatsızlık hissetmesine ve buna bağlı olarak da huzursuzlanmasına neden olur.

Bebek egzersizlerinin içinde yaptıracağınız asimetrik egzersizler, bebeğin her iki beyin yarı küresinin de eşit olarak çalışmasını ve gelişmesini sağlamaktadır. Bebeğinize bu egzersizleri yaptırırken onunla konuşmanız dikkatini size yönlendirmesine yardımcı olacaktır.

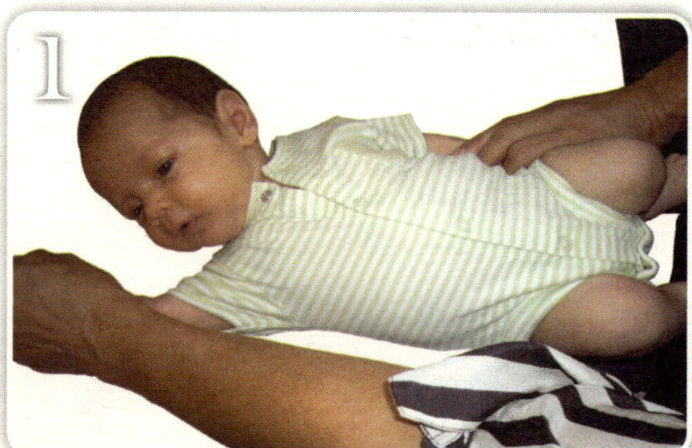

1. Bebeğinizin bir kolunu yukarıya kaldırırken diğer kolunu aşağıya indirin.

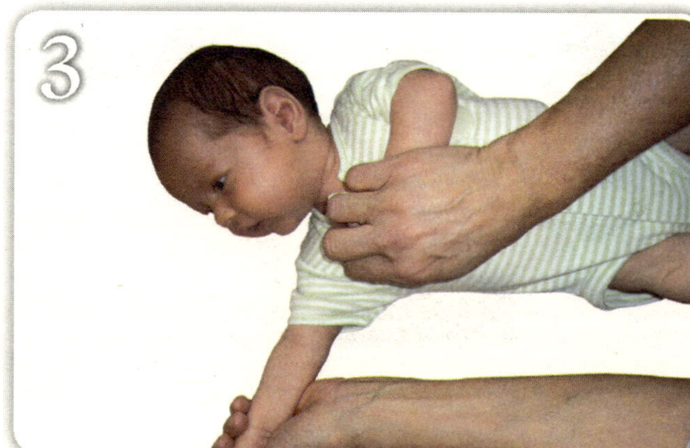

3. İki elinden tutun ve önce bir kolunu yana açarken diğerini göğsünün üzerine kapatın. Aynı hareketi diğer tarafa da uygulayın.

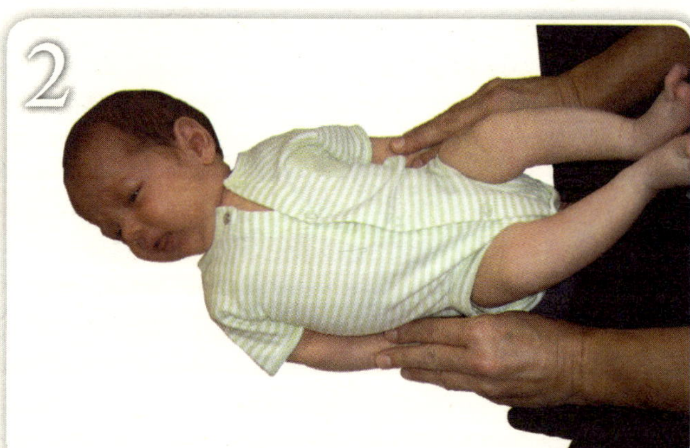

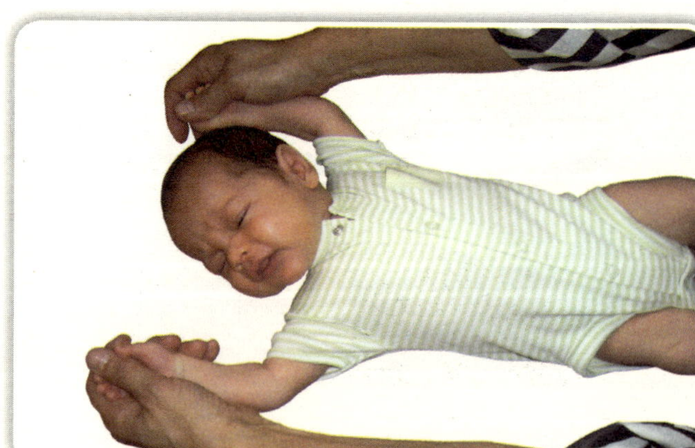

2. Bebeğinizin iki kolunu da tutup önce aşağıya indirin, ardından yukarıya kaldırın.

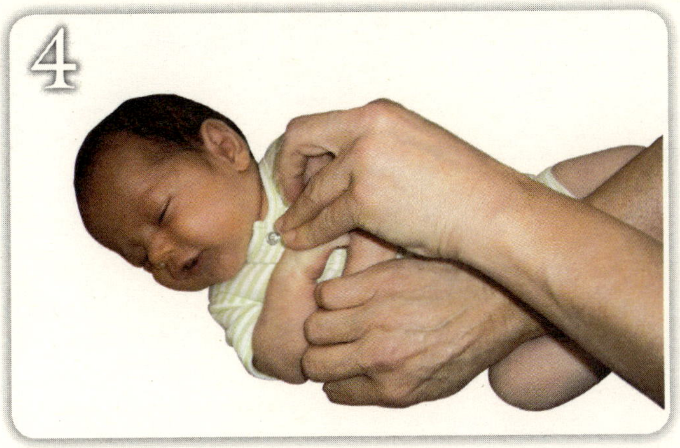

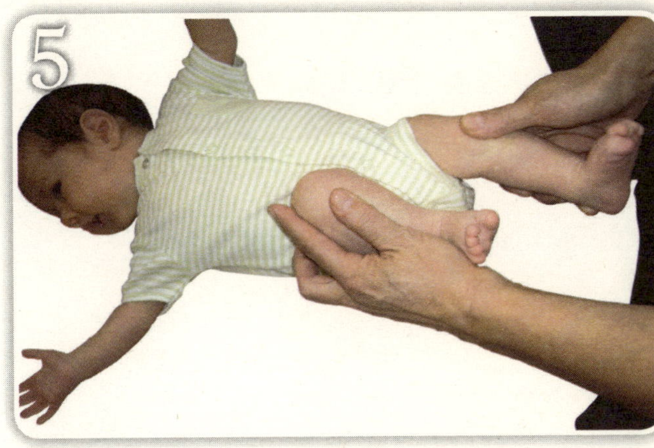

4. Ardından iki kolunu da sanki kendini kucaklıyor gibi göğsü kapatın. Bu hareket bebeğinizin sırt kaslarına çok iyi gelecektir.

5. Bebeğinizin bir dizini karnına doğru iterken diğer bacağını da aşağıya doğru yumuşakça çekin. Hareketi diğer bacakla da tekrarlayın.

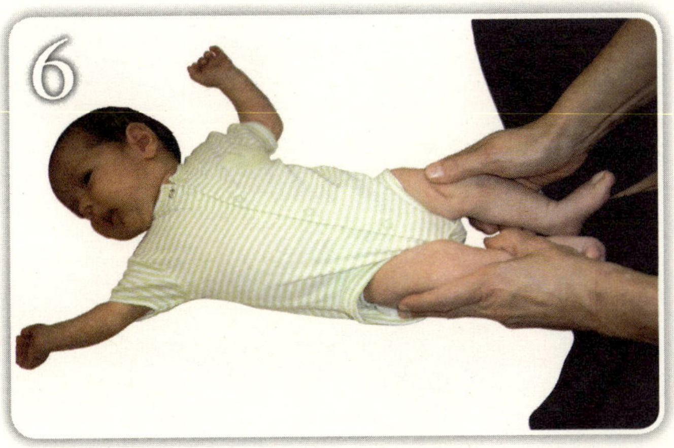

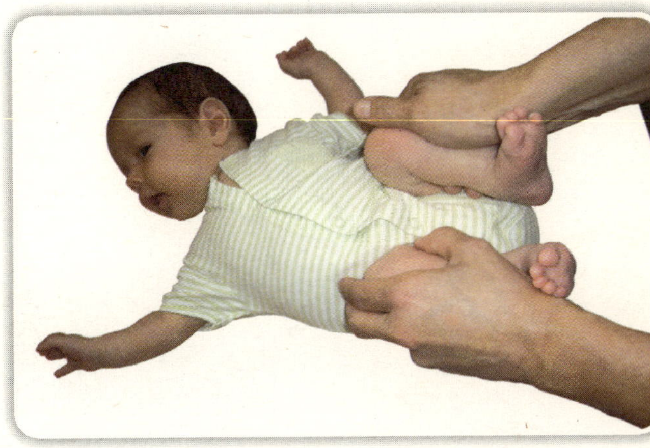

6. Bebeğinizin iki ayağını tutup önce yumuşak bir şekilde aşağıya doğru çekin, ardından dizlerini karnına doğru itin.

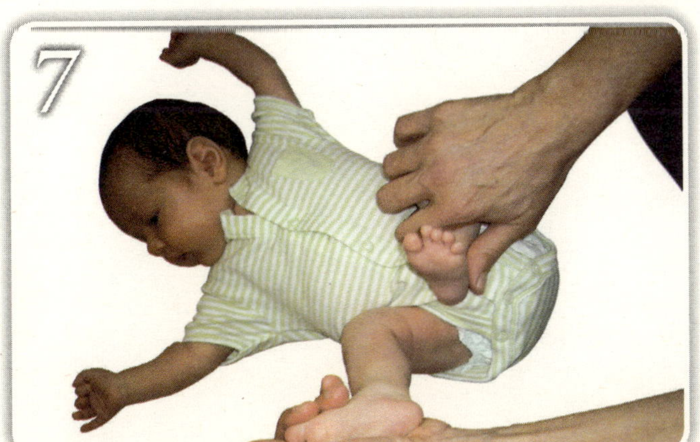

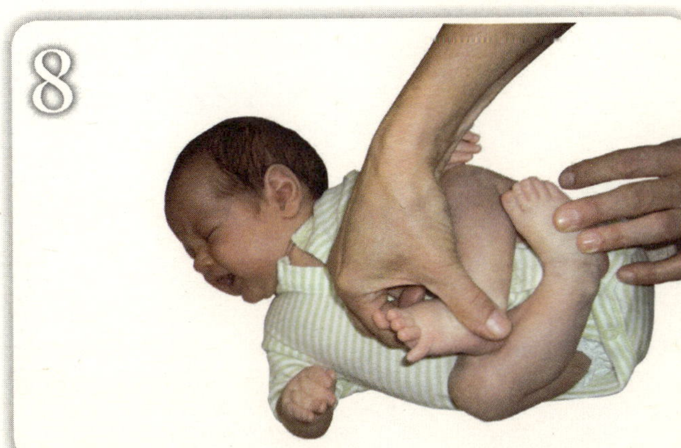

7. Bebeğinizin ayaklarını tutup bir ayağını yana doğru açarken diğer ayağını karnına doğru yumuşakça çekin. Ardından hareketi diğer tarafa doğru tekrarlayın.

8. Bebeğinizin iki bacağını karnının üzerine katlayın.

Günlük Bakım

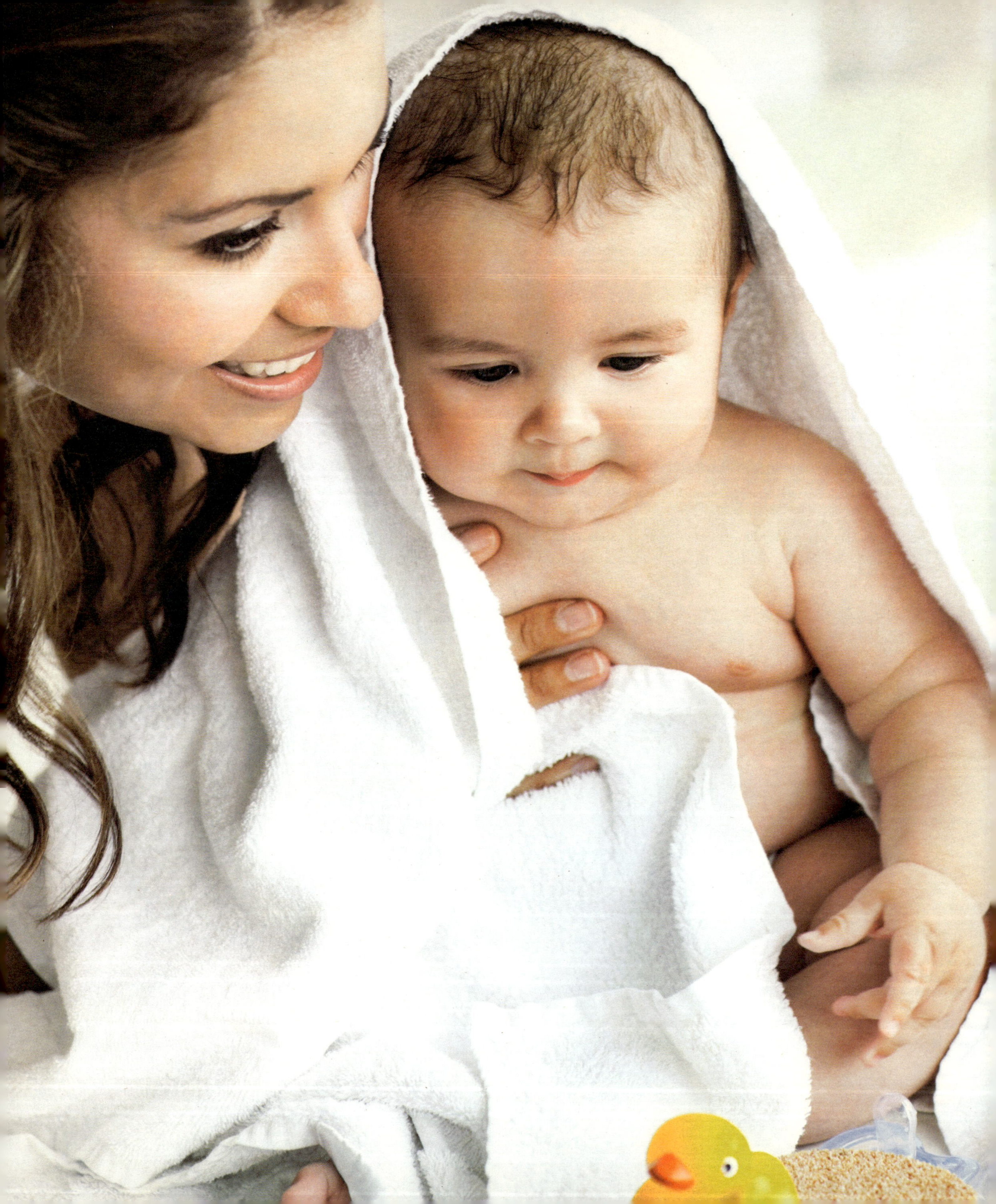

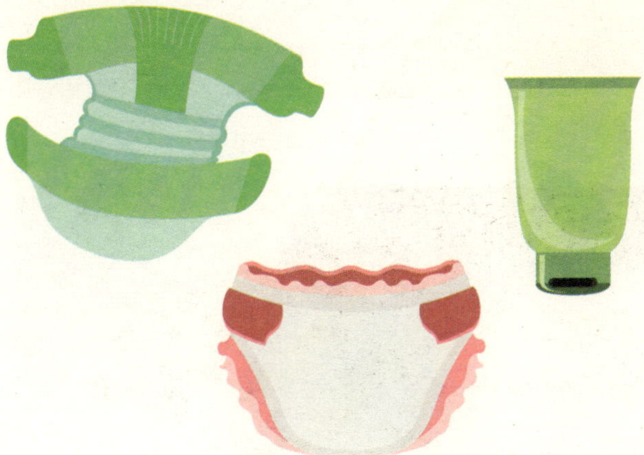

Bebeklerin alt temizliği doğru şekilde yapılmalıdır. Bebeklerde idrar yolu enfeksiyonunun en önemli nedenlerinden bir tanesi de çoğunlukla alt temizliğini yanlış yapmaktır.

Alt Değiştirme

Bebeğinizin altını yüksek bir yerde değiştirirken onu bir an olsun yalnız bırakmayın: DÜŞEBİLİR! Bebekler günde 4-6 defa çiş yaparlar. Bu ağrılı olmamalıdır. Bir rahatsızlık durumu görürseniz, doktorunuza bildirin. Çoğu bebekte pişik görülür. Bu, emzirilen bebeklerde daha azdır. Pişiğin sebebi genellikle bebeğin altının ıslak veya kakalı kalmasıdır. 8-10 ay arası bebeklerde pişik daha çok görülür. Altı kuru ve temiz değilse, sık kaka yaparsa ve gece değiştirilmezse, asitli yemekler yerse ve antibiyotik alırsa pişik artar. Bununla birlikte, özellikle ilk günlerde altını değiştirmek için bebeği uyandırmak, tekrar uykuya dalmasını güçleştireceği için, bunun yerine kalın bir tabaka halinde pişik kremi sürülerek cildin dışkıyla teması önlenmelidir. Ancak ishal söz konusu ise gece de altının değiştirilmesi gereklidir.

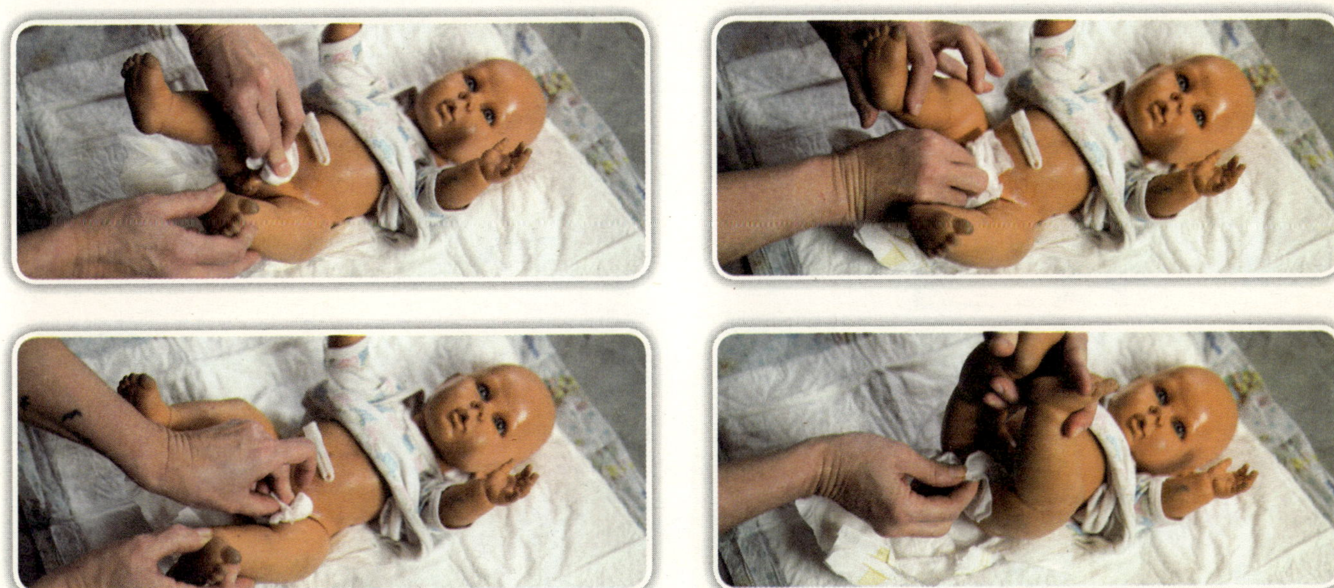

Altını silerken önce en temiz noktadan, kasıklardan başlanır. Sonra bacak araları silinir. Bebek erkek ise, penisi her defasında yeni ıslak pamuk kullanarak kökten uca doğru birkaç kez silinip ardından torbaların kıvrımlı derisi iyice temizlenir. En son ardından bacakları iki ayağından tutulup kaldırılarak, poposu silinmelidir.

Kız bebeklerde de aynı şekilde önce en temiz noktadan kasıklar ve bacak aralarından temizlik başlar. Vulva dudakları her defasında kaynamış ılık içme suyu ile ıslatılmış pamuk kullanılarak, yukarıdan aşağıya doğru bastırmadan önce bir taraf sonra da diğer taraf olarak bir kere de silinmeli, daha sonra ayaklardan tutularak bacaklar kaldırılıp en son poposunun temizliği yapılmalıdır. Kız bebeklerde anne karnındayken bebeğe geçen annenin hormonları nedeniyle ilk günlerde sümüksümsü akıntı olabilir, bazen bu akıntı kanlı gelebilir ama bu normaldir. Bebeğinizin bakımına yardımcı olacak kişilere de alt temizliğinin yapılmasını öğretmelisiniz.

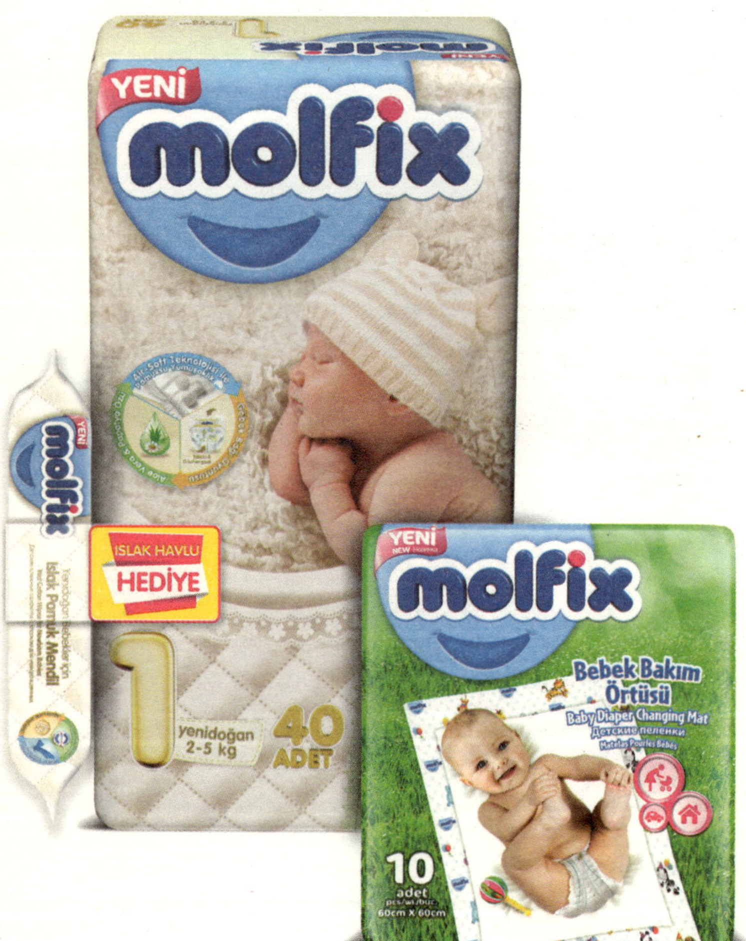

Bez Bağlama

İlk olarak, bebeğinizin altına bezini yerleştirin.

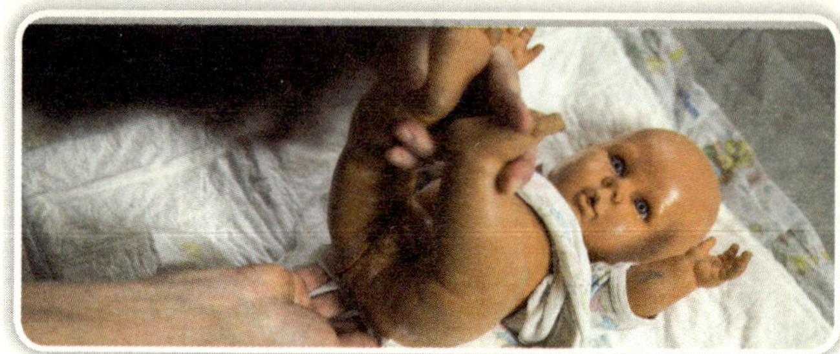

Ardından her iki ucu da eşit olacak şekilde yanlara çekin.

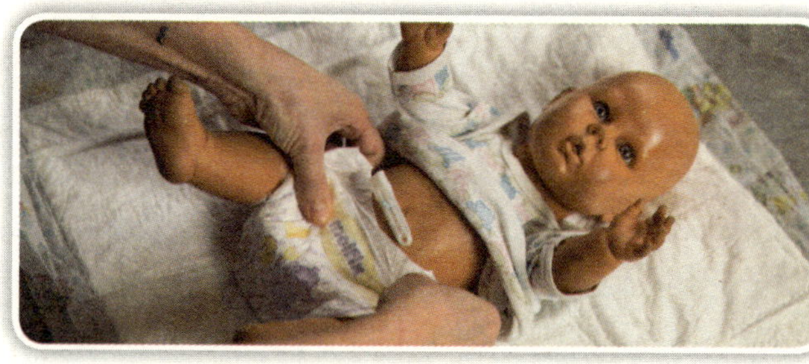

Bezin bantlarını yapıştırın.

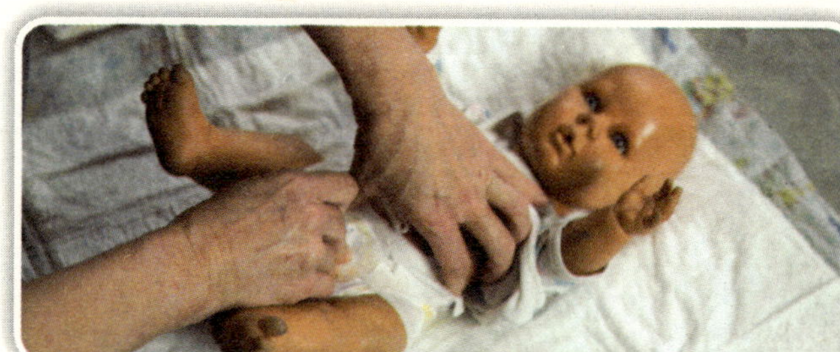

Son olarak, bezin kenarındaki fazlalığı bezin üzerine katlayın ve işaret parmaklarınızı bezin içine sokarak sıkılığını kontrol edin. Parmaklarınız fazla zorlanmadan bezin içine girebilmelidir.

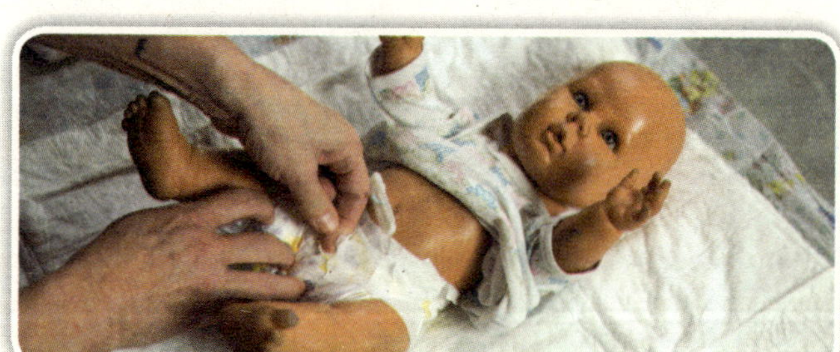

Alt Temizliği

Bez değişimi ve alt temizliği zamanını özel, bebeğinizle iletişim kurma zamanı olarak değerlendirin, görünüş ve kokusundan ötürü yüzünüzü ekşitmekten kaçının çünkü yüzünüz bebeğinizin aynasıdır ve o sizin yüzünüzde gördüklerinin farkındadır, gülümseyin ve sevgi dolu heyecanlı bir ses tonuyla onunla konuşun. Dokunuşlarınız nazik, sevgi dolu, şefkatli ve alt değiştirme zamanlarına özgü yüz ifadeleri ve davranışlar oluşturun.

Bebeklerde alt temizliği sırasında dikkat etmemiz gereken önemli ayrıntılar vardır. Bunları bilmeniz ve size bebek bakımında yardımcı olan kişilere de öğretmeniz önemlidir. Özellikle kız bebeklerde alt temizliği sırasında yukardan aşağı doğru genital bölge temizliği yapılırken çok bastırmamak ve uyarı vermemeye dikkat edilmelidir. Doğumu takip eden ilk günlerde bebeklerin sindirim organları henüz tam gelişmediği için emme sırasında bir taraftan da bol gazlı ve gürültülü kaka yaparlar, kaka geçiş kakası olduğundan sulu, yeşil ve pürtüklü olabilir. Anne sütü alan bebeklerin kakası kötü kokulu değildir, ekşimiş süt veya yoğurt gibi kokar. Bu kadar gürültü olmasına karşın çıkardığı dışkı miktarı bazen çok olsa da genellikle az miktarda ama çok sayıdadır. Tuvalet alışkanlığı kazanana dek çocukların hayatında, ortalama 5000 adet bez kullandıkları bilinmektedir.

***Erkek bebeklerde,* temizliğe önce en temiz noktadan kasık bölgesinden başlanıp, genital organ yukarıdan aşağı doğru ve her defasında yeni ıslak mendil kullanılarak silinir. Sonra testis torbalarının kıvrımlı derisi ve torbaların altı, ardından popo arası nazikçe temizlenir.**

***Kız bebeklerde* ise temizliğe yine en temiz kasık bölgesinden başlanır, genital organ yukarıdan aşağı silinirken basınç yapılmamalıdır, kız bebeklerde klitoris uyarısı haz duyma isteğini erken keşfetmesine neden olur ve oturmaya başladığı zamandan itibaren bu hazzı tekrarlamak için sallanır, huzursuzluk yaşar. Tabii ki anal dönem sürecinde bu gibi deneyimler yaşayacaktır; çünkü o zaman cinsel kimliğinin ve genital organlarının çevresindeki kasları kontrol edebilmeyi ve bu bölgeden haz duymayı öğrendiği zamandır. Ancak bunu çok erken fark etmesi kız bebeklerde alt temizliği sırasında çok basınç uygulayarak vulvanın silinmesi sebebi ile ilişkilidir. Anne bebeğini rahatça tutabildiği 1-2 ay sonra kaka yapma sıklığı da azalacak ama çok miktarda kaka yapacaktır. İşte o zaman yapılacak en iyi şey; bol su ile sabun veya şampuan kullanmadan yıkamaktır.**

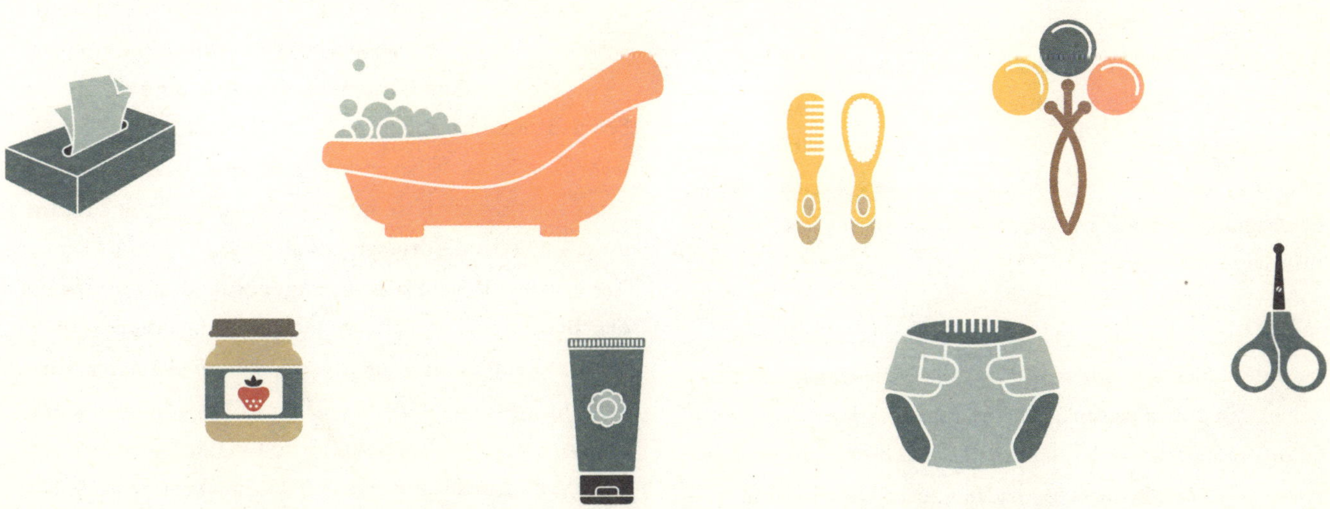

Göbek Bağı ve Bakımı

Göbek bağı düşmeden bebeğe küvet banyosu yapılmamalı, silinerek ya da sırtından su dökülerek banyosu gerçekleştirilmelidir.

Anne karnındaki bebek, oksijensiz bir ortamda suyun içinde yaşar, oksijen ve gelişmesi için gereken her şeyi göbeğinden plasentaya bağlı olan ve plasenta aracılığı ile alışverişi gerçekleştiren üç damardan oluşmuş göbek kordonu sayesinde yapar. Bu damarların etrafında da koruyucu bir jel doku mevcuttur. Dünyaya doğduğu zaman oksijen solumaya başladığı için göbek kordonundaki damarlar kapanır ve 1 hafta ila 15 gün içinde de artık hiçbir fonksiyonu kalmayan bu parça kurur ve düşer. Ancak bu süreçte kurumasını hızlandıracak ve enfeksiyon oluşumunu önleyecek hijyen kurallarına dikkat edilmelidir. Yenidoğan bebeklerde sıkça yapılan yanlışlardan biri ise göbek bağının üzerine veya etrafına gazlı bez sararak alt bezinin içine saklamaktır. Anneler göbek bağının bakımında biraz tedirgin oldukları için sanki bebeğin canı acıyacakmış gibi düşünerek göbek bağını sarıp sarmalarlar. Oysaki doğumdan arta kalan göbek bağı dokusu ölü bir doku olup sinir içermez ve bebekte ağrıya ve acıya yol açmaz. Göbek bağı, açıkta bırakılmalı, üzerine dolaşımı engelleyecek basınç uygulanmamalıdır.

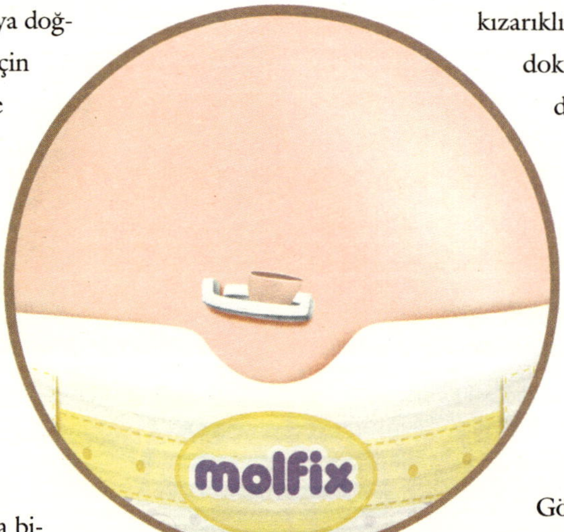

Bezin içine saklanan göbek bağının nem yüzünden kuruması gecikmekte ve enfeksiyon oluşma riski artmaktadır. Bebekler için göbek bağını açıkta bırakacak şekilde özel tasarlanmış yenidoğan bezleri kurumayı hızlandırır ve enfeksiyon riskini azaltır. Ülkemizde bu özelliği olan Molfix markalı yenidoğan göbek bağı oyuntusuna sahip bezleri annelerin kullanmasını tavsiye ediyorum. Dünya Sağlık Örgütü'nün de önerisi ile artık göbek bakımında alkollü pamuk kullanılmıyor, açık kalması ve hava ile temas etmesi, kendi kendine kuruma ve düşme sürecini de hızlandırmaktadır. Eğer göbek bağı dokusundan akıntı, koku ve göbek dokusunda kızarıklık, hararet artması olursa mutlaka doktora başvurulmalıdır. Göbek bağı düşmeden bebeğe küvet banyosu yapılmamalı, silinerek ya da sırtından su dökülerek banyosu gerçekleştirilmelidir.

Bebeğin göbek bağı genelde ilk hafta içinde kurur ve düşer. Göbek bağının jel dokusu kalınsa düşmesi 10, 15 günü bulabilir.

Göbeğin yapısının dışa doğru hafif bombeli veya içeri çukur şekilde oluşma biçimi tümüyle karakteristik bir özelliktir. Bu, bebek bağının hatalı kesilmesi ile kesinlikle ilgili değildir. Genellikle de kız bebeklerde göbeği güzel olsun diye kuruyan kısım düştükten sonra üzerine tampon, hatta bazen sert bir cisim konarak (örneğin bozuk para) karnı sıkıca sarılır. Kız bebeklerde sıklıkla karın fıtığı görülmesinin sebebi budur. Bebeklerin karın kasları güçlü olmadığından zavallı kız bebeğin karnı güzel olsun diye yapılan bu uygulama, karın kaslarının güçlenmesini engeller ve göbek kasının ortadan açılarak çevresinde kocaman bir fıtığın oluşmasına yol açar. Göbek, müdahale etmenize gerek kalmadan olması gereken biçimde olacaktır.

Bebeklerde Banyo

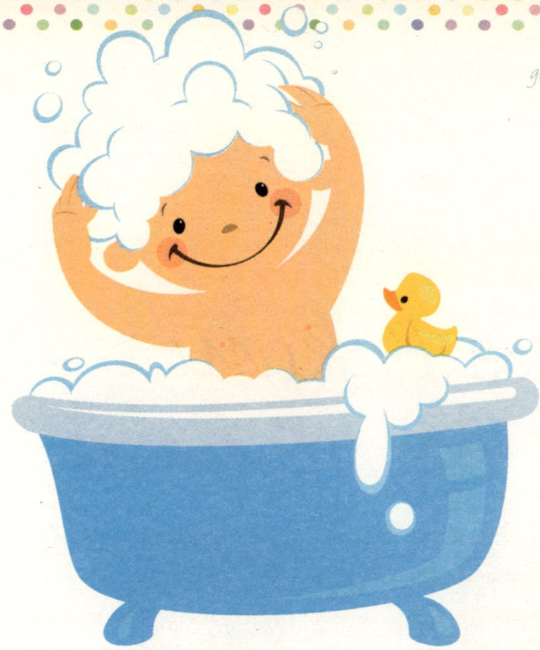

Bebek doğduktan sonra kontrollerinin yapılması için doğumhaneden bebek odasına alınır. Bebeğin ilk banyosu akan suyun altında sabun veya şampuan kullanmadan, gerekiyorsa yapılır. Gerekiyorsa diyorum, çünkü eğer vücuduna kan bulaşmamışsa banyo 24 saat sonra verilmelidir. Bebekler steril (hastalık yapan ve yapmayan mikroorganizmaların bulunmadığı) amniyon sıvısının içinden dünyaya doğdukları için ciltlerinde ve iç mukozasında koruyucu bakteri florası (Ph) henüz yoktur. Bu flora ilk 24 saat içinde oluşur. Doğum sonrası yıkamak Ph'nin oluşumunu geciktirip, cildin enfeksiyonlara maruz kalmasına neden olur. Ama kan bulaşığı kurur, koku yapar, mikrop üretir. Bu nedenle yalnızca suyla yıkanabilir.

Bebeğe gece uykularını düzenlemek için akşam saatleri banyo veya yüzdürme yapılabilir. Bebeğinizin yüzdürme sonrasında ne kadar rahatladığını, sakinleşip kolayca uykuya daldığını göreceksiniz.

İlk aylarda anneler için tedirgin edici bir durum ise bebeğin saçlı derisinde oluşan kabuklanma ki, buna halk arasında "konak" denir, anneler için tedirgin edici, yaygın bir problemdir. Konak her 3 bebekten 2'sinde görülmektedir. Bir hijyen sorunu olarak algılanan konak, aslında doğum sırasında anneden bebeğe geçen hormonların, bebeğin derisinde oluşturduğu aşırı yağlanma sonucu oluşur. Yenidoğan bebeklerin saç ve cilt duyarlılığı düşünülerek geliştirilmiş olan köpük formunda Mustela Foam Shampoo for Newborns ürünü de konak oluşumunu engellemektedir. Bebeğin banyosunu, aldığınız küvetin içinde yaptırabilirsiniz. Banyo küvetini leğen gibi düşünün, kenarları yüksek bir leğen, içine ağ, sünger gibi şeyler koymayın. Bebek suyun içinde olduğunu hissetmeli ve özgür olmalıdır. Suyun sıcaklığını bir termemotre ile ölçebilirsiniz; 36.5 – 36.8 derece olmalı, en

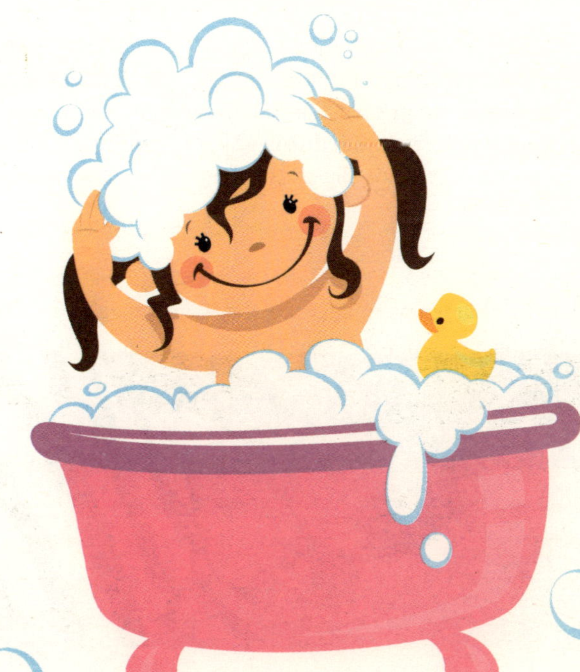

Sünnet olmuş erkek bebeklerin de banyosu 1-2 gün ertelenmelidir. Temizliği silinerek yapılır. Silerek temizlikte, bebeğinizin narin teni için Mustela Durulama Gerektirmeyen Temizleme Sıvısı'nı kullanabilirsiniz.

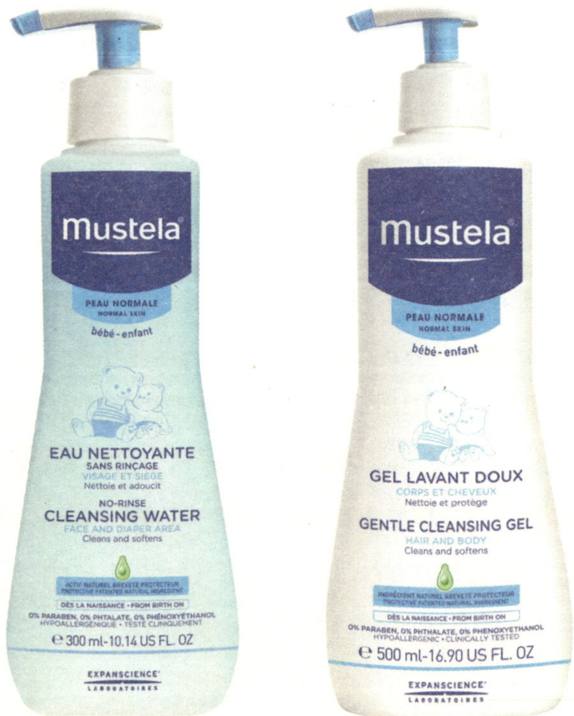

Bebeğinizin narin ve henüz olgunlaşmamış cildi, aynı zamanda eşsiz bir zenginliğe sahiptir. %93 doğal kökenli içeriklere sahip olan Mustela Yenidoğan Şampuanı, içeriğindeki patentli doğal kökenli içerik Avokado Perseose sayesinde cildin eşsiz zenginliğini korur ve cildi nemlendirir.

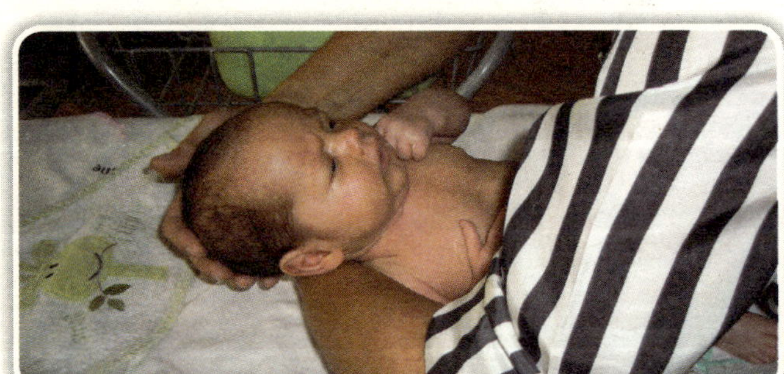

iyi ısı kontrolünü elinizi sokarak ve suyu çalkalayarak yaparsınız. Banyo suyunun içine şampuan sıkın, bebeğinizi resimde görüldüğü gibi kolunuzla boyun altına destek olup, kol altından tutarak suya sokun. Önce ayaklarını, ardından yavaşça bedenini. Sakin olup, yumuşak bir ses tonu kullanarak ve onun gözlerine bakarak banyosunu yaptırmalısınız. Konuşmak bebeğinize ve size iyi gelecektir!

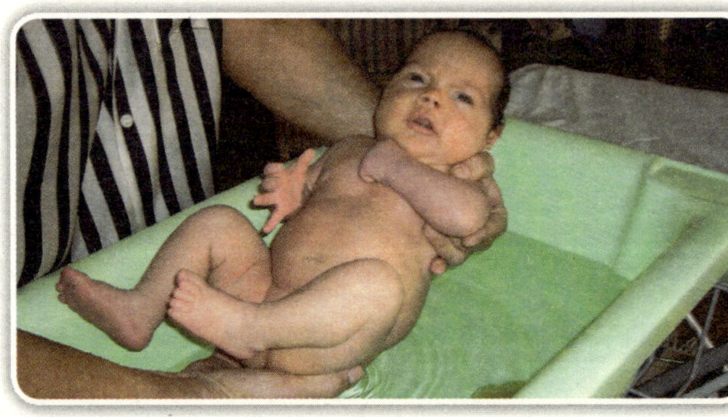

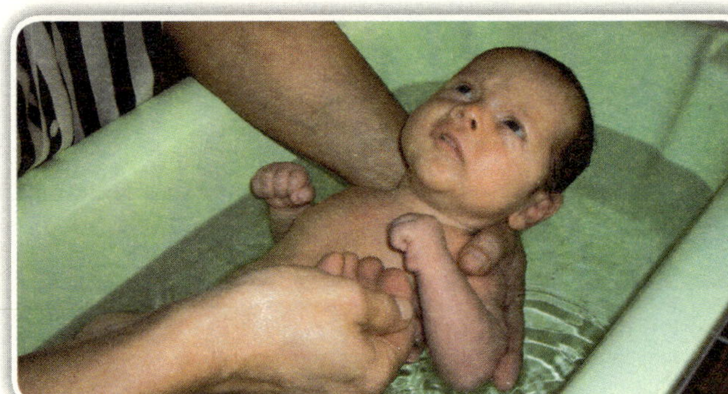

Eğer telaşlı ve panik iseniz, evdeki ilk banyo baba tarafından uygulanabilir. Önce küvetteki su ile saçlı deri ıslatılıp, şampuan uygulanır.

Ve yine küvetteki su ile şampuan akıtılır. Sonra doğal sünger veya tülbent gibi yumuşak bir bez ile, boyun altı, gövdesi, kolları, parmak araları, bacakları, ayakları yıkanıp...

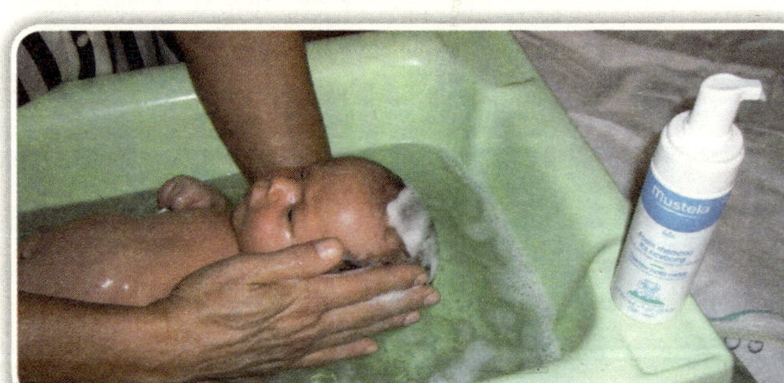

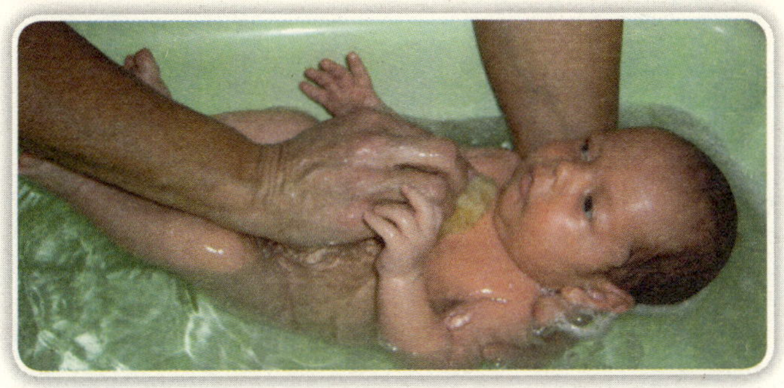

...resimde görüldüğü şekilde çevrilip, sol el üstüne alınır. Bebeklerin ilk aylar, başı büyük olup, boynu da olmadığından,

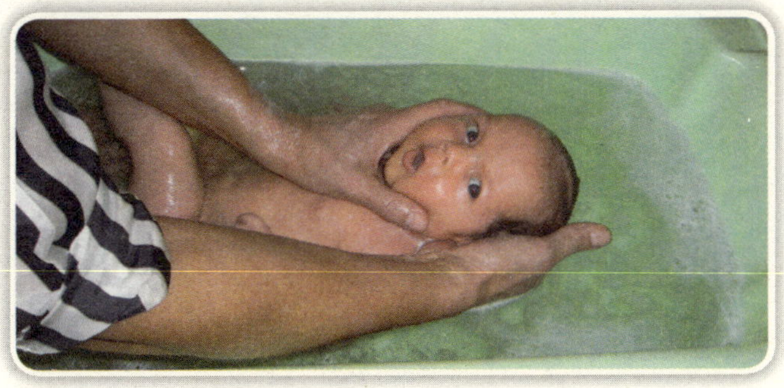

baş, resimde görüldüğü şekilde, çene altından tutulduğunda gövdeyi taşıyabilir.

Bu şekilde tutup, diğer elinizle sırtını, poposunu, bacaklarını süngerle yıkadıktan sonra, bir kap içine hazırlanmış durulama suyu başından dökülerek, şampuan kalıntısı akıtılır.

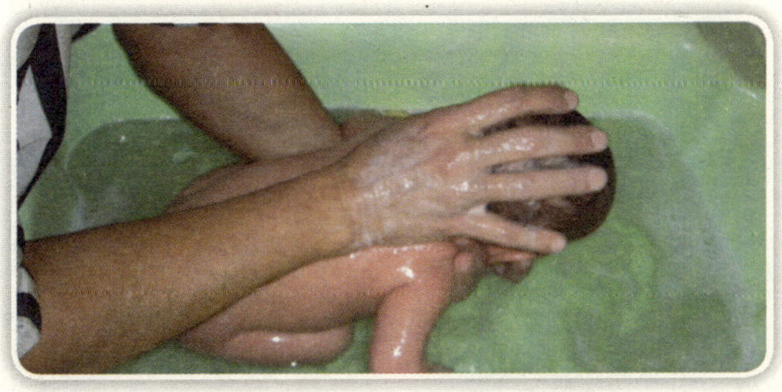

Yüzdürme; Bebekler anne rahminde suyun içinden kuru bir dünyaya doğduğu ve yağ dokusu henüz yetersiz olduğundan, ilk aylarda cildi soyulur ve kepeklenir. Bebeklerin cildi kuru ortama uyum sağladıktan sonra bu soyulma ve kepeklenmeler biter, o süreç boyunca şampuanlı banyo, haftada 1 veya 2 kez olmalıdır. Ama küvetinin içine 36.5 - 36.8 sıcaklığında,

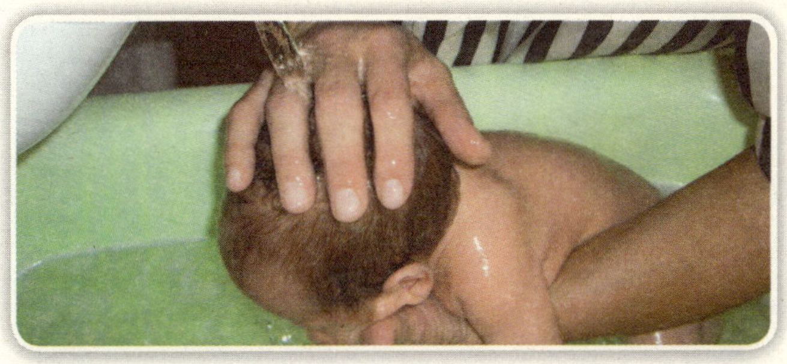

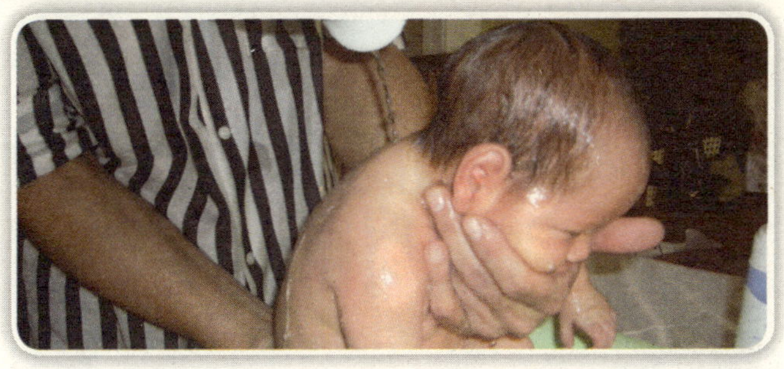

sadece su koyup, onu her gün resimde görüldüğü şekilde tutup suda hareket etmesine olanak sağlayabilirsiniz. Biz bu uygulamaya yüzdürme diyoruz. Anne karnındaki zamanı hatırlayarak, sakinleşerek mutlu olur ve bebeğinizin uyku düzeni

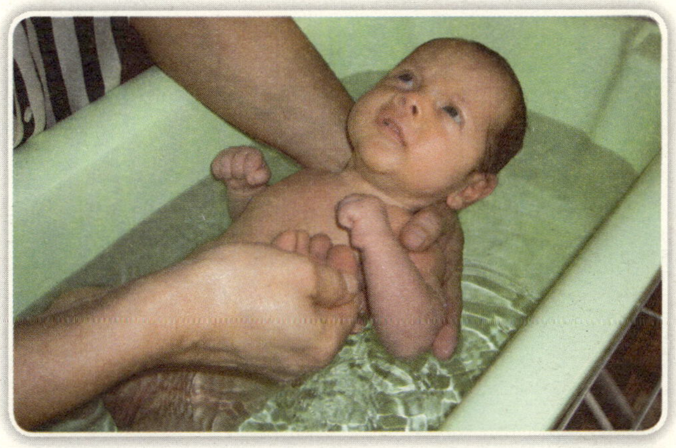

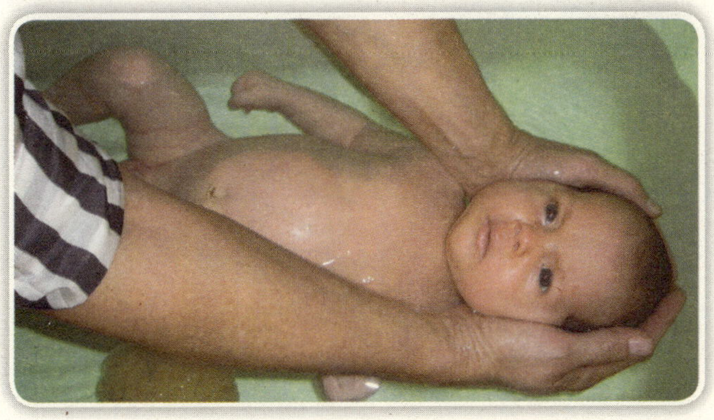

kurmasına da yardımcı olabilir. Huzursuz olduğunda, uykuya dalmakta zorlandığında ya da sıcak günlerde bu yüzdürme seanslarını gün içinde birkaç kez yapabilirsiniz. Bebeğinizin yüzdürme sonrasında ne kadar rahatladığını, sakinleşip kolayca uykuya daldığını göreceksiniz. Ayrıca iştahı artacak ve büyümesi kolaylaşacaktır. Bebeğe gece uykularını düzenlemek için akşam saatleri banyo veya yüzdürme yapılabilir.

Ardından bebek, kolunuzun üzerine yatırılıp havluya almaya hazırlanılır ve havlusuna alınır.

Havlu içine konulmuş yumuşak emici bir tülbent, bebeğinizin cildinin tüm kıvrımlarını kolayca kurulamanıza yardım eder.

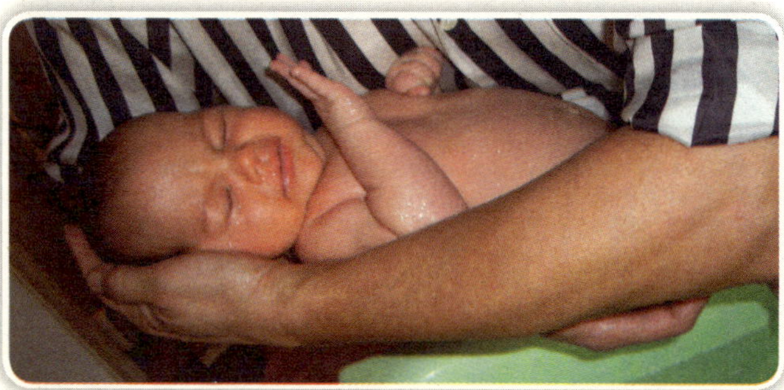

Bebeğinizin kulaklarının arkasını ve içini havlu içindeki tülbentle kurulamayı unutmayın. Bu bölgeler nemli kaldığında kolayca mantar oluşabilmektedir.

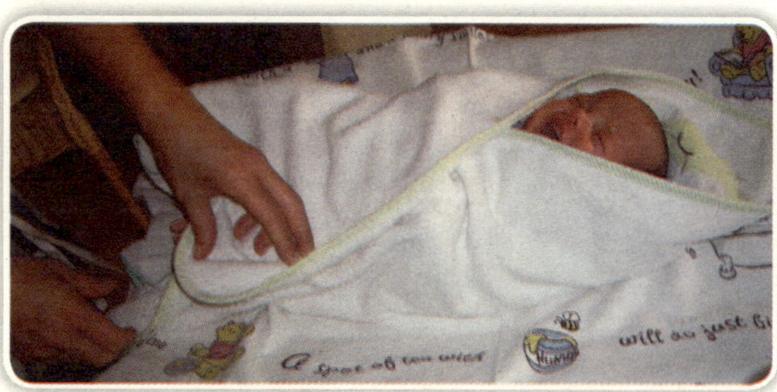

Bebeğinizin kulağına su kaçmasından endişelenmeyin, çünkü bebeklerin kulak yapısı yetişkinlerinkinden farklıdır. Su içeriye gitse dahi, bebeğin kulak yapısı nedeniyle kolayca dışarı çıkar ve asla içeride kalmaz. Bebeklerin dış kulağında yetişkinlerde olan tümsek yoktur; bu tümsek 4 yaşına kadar yavaş yavaş oluşur. Dolayısıyla kulak tıkacı kullanmanıza ya da ellerinizle kulaklarını kapatmanıza gerek yoktur. Bebeğinizin kulağına su kaçacak ve orta kulak iltihabı olacak endişesi duymak yersizdir.

Bu ilk banyoyu yapmış olmak, cesaretinizi artıracaktır, sonraki banyolarını heyecan duymadan rahatça yapabildiğinizi göreceksiniz…

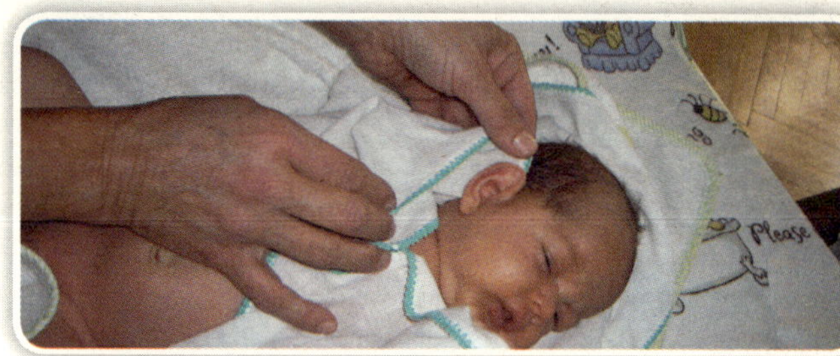

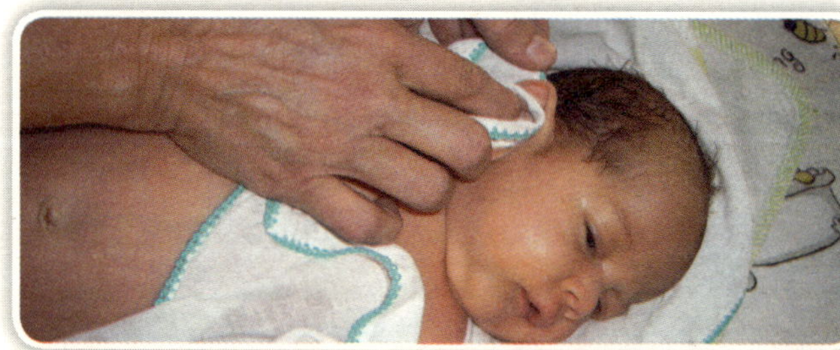

Bebeğinizin kuru olan cildini doğal içerikli bir yağ kullanarak hafifçe yağlayıp nemlendirebilirsiniz.

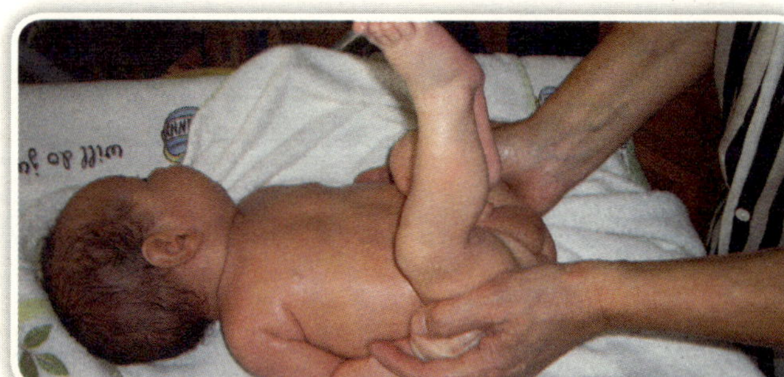

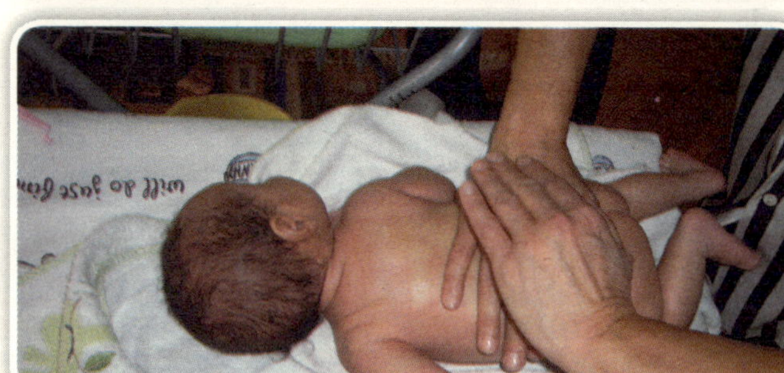

Bebeğinizin bezini bağladıktan sonra giydirmeye başlayabilirsiniz. Kollu giysileri rahatça giydirebilmek için giysinin kolundan elinizin üç parmağını geçirip bebeğinizin elini tutun. Ardından bebeğinizin elini giysisinin kolunun içinden geçirin.

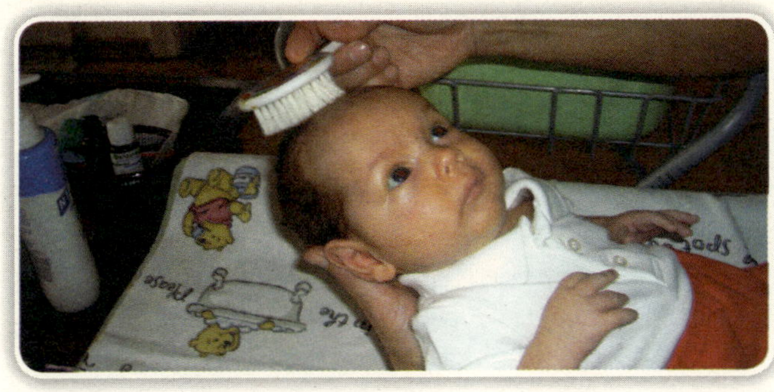

Bebeğinizin saçlarını yumuşak bir kıl fırça ile tararken bir yandan da onunla eğlenceli sohbetinizi sürdürebilirsiniz.

Göz çapaklanması yenidoğan bebeklerde çok sık görülür, temizlik için kaynatılıp ılıtılmış iyi su ile ıslatılmış yumuşak bir tülbent bezi kullanarak, göz pınarından dış uça doğru bir kerede siliniz. Çapaklanma uzun sürmüş veya yalnızca bir gözünde devam ediyorsa mutlaka doktora danışılmalıdır. Bebeklerin gözlerinde ilk aylarda, bizde olan göz kapama refleksi olmadığı için, resim çekerken flaş çok sık kullanılmamalıdır. Ayrıca güneşli günlerde sokağa çıktığınız zaman bebeğinizin gözleri güneşten rahatsız olup huzursuzlanıyorsa, bebekler için yapılmış güneş gözlüğünün onu nasıl rahatlatacağını deneyerek görebilirsiniz.

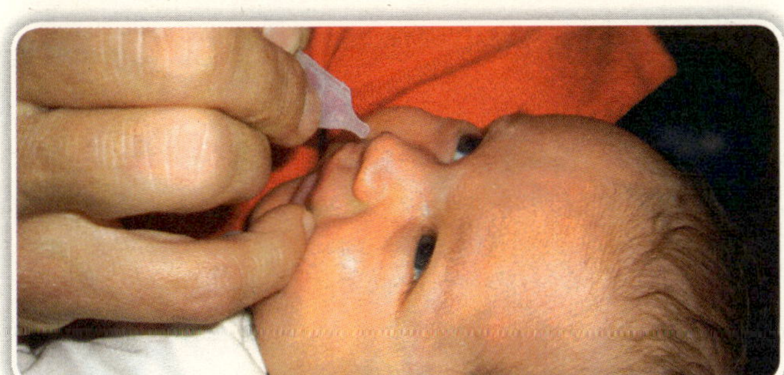

Bebeğinizin burnu miniciktir ve nasıl temizleyeceğim diye düşünebilirsiniz. Bebeğinizin burnunda sümük de vardır. Biz burun temizliğini elimizle yapıyoruz. O ise sürekli yattığı için burnundaki sıvı genzine doğru akarak oraya yapışıyor. Bebek, bizler gibi burnunu ve öksürerek boğazını temizleyemediği için de nefes alışları sırasında hırıltı duyulur. Bu durum, "Eyvah bebeği üşüttük, bronşit oldu hırıltılı nefes alıyor," yorumlarına yol açar. Böylece bebeğin kat kat giydirilerek terlemesine ve gerçekten hasta olmasına sebep olunur. Bebekler banyo sonrasında da çok hapşırabilirler; bunun sebebi korkulduğu gibi üşütmek değildir ve hasta olacağı anlamına gelmez. Banyo esnasında burnuna giden bir damla su, burnunda kuruyarak kabuklaşmış sümüğün yumuşamasını sağlar ve onu dışarı atmak üzere refleks hapşırığı oluşur. Bebekler burun ve boğazlarını hapşırarak temizlerler.

Eğer ihtiyaç varsa, gün içinde bebeğinizin burnuna bir veya birkaç kez birkaç damla tuzlu su uygularsanız hem boğazına doğru akan burun sıvısının genzine yapışarak hırıltı yapmasını engellersiniz hem de burnunda kuruyarak kabuklaşan sümüğü yumuşatarak, pamuk tampon ya da yumuşak bir bezle kolayca temizleyebilirsiniz.

Bebekte gribal enfeksiyon varsa çocuk doktoru size ne yapılması ve hangi ilaçların verilmesi gerektiğini muayeneden sonra bildirecektir. Nezlesi olan bebeğin rahat nefes alabilmesi ve burnundaki sümüğün koyulaşıp, yeşile dönmemesi için tuzlu su damlatılmalı, burun aspratörü kullanılarak akıntı temizlenmeli, yatağının baş ucu şiltesinin altına (başının altına değil) bir yastık konularak baş tarafı yükseltilmelidir. Böylece burundaki akıntının aşağıya inmesi, kulak yoluna akmaması sağlanmalıdır. Bebeğinizin kakasında mukus görürseniz telaşlanmayın, burnundan aşağı inen sekresyonlar böylece atılır.

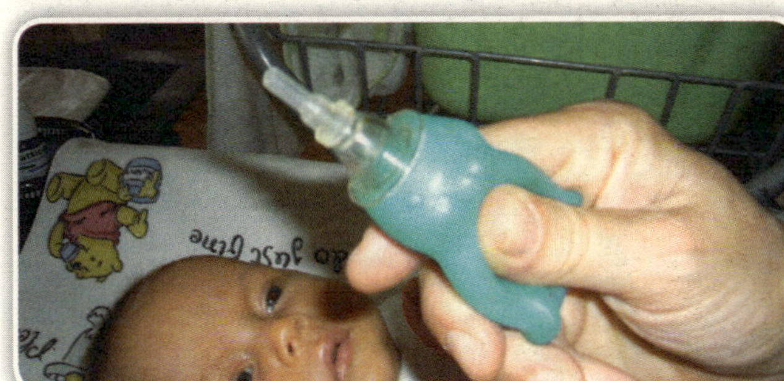

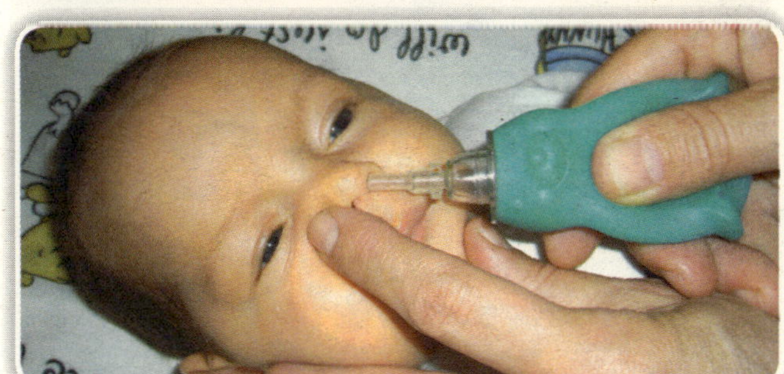

İlk olarak burun aspiratörünü sıkarak içindeki havayı boşaltın. Ardından içindeki hava boşalmış olan aspratörü yumuşak bir şekilde burnunun deliğine fazla içeri itmeden sokun. Diğer burun deliğini parmağınızla kapatın ve aspiratörü sıkmayı bırakarak sekresyonu çekin.

Bebeklerin ağız içi temizliğine de dikkat edilmelidir. Sütle beslendiklerinden dil üstleri beyazlaşabilir, günde bir kez kaynatılıp ılıtılmış iyi su ile parmağınıza sardığınız tülbent bezi veya gazlı bezi ıslatıp diğer elinizle bebeğin çenesini aşağı doğru çekerek ağzını açıp dil üstünü, yanak içlerini, damağı ve diş etlerini yumuşakça silerek temizlemelisiniz.

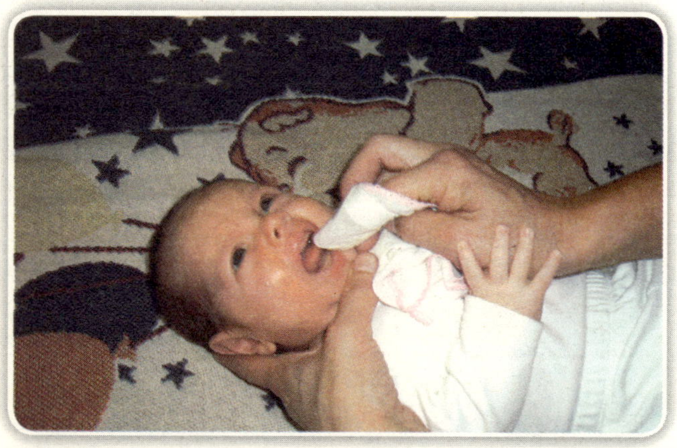

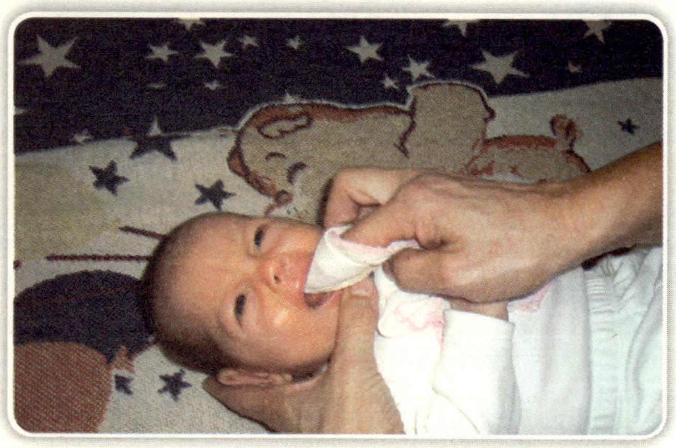

Eğer ağız içinde beyaz noktalar oluşmuşsa ki, bu bir tür mantar başlangıcıdır, halk arasında pamukçuk denir bu defa kaynatılıp ılıtılmış bir su bardağı suyun içine bir tatlı kaşığı sodyum bikarbonat tuzu atarak karıştırıp eritin ve tülbenti bu karbonatlı su ile ıslatıp ağız temizliğini yapın. Emzirme sonrası göğüs uçları bu su ile temizlenirse de mantarın göğüs uçlarınıza geçmesini önlemiş olursunuz. Ağzında mantar oluşmuş bebeğe karbonatlı su ile yapılan temizliğin yanı sıra çocuk doktorunun önereceği bir mantar ilacını da kullanmanız iyileşmeyi hızlandırır. Bebeklerde ağız sağlığı ile ilgili hamilelik döneminde kurslarıma katılmış bir anne ve çocuk diş hekimi Nida Gülman Hanım'ın önemli olduğunu düşündüğüm önerilerine de yer vermek istiyorum. Nida Hanım ışıl ışıl gülüşüyle çocukların kalbini kolaylıkla kazanan bir diş hekimi.

Yenidoğan bebekler mikroplarla tanışık olmadığından, anne karnındaki, son aylarda ve doğum sırasında, plasentadan, annenin koruyucu antikorlarının bebeğe geçtiğinden bahsetmiştik. Yenidoğanla temas edecek kişilerin dikkat etmeleri gereken en önemli şey, mutlaka ellerini yıkamalarıdır, çünkü ellerimizle her şeye dokunuruz, öksürürken, aksırırken elimizi ağzımıza tutarız, ellerimiz kirli ve mikropludur. Sokakta arabasının içinde çok güzel bir bebek gördüğümüzde elimizle uzanarak onu sevmeye çalışmak annesinin kızmasına sebep olabilir. Haklıdır da, kirli ellerinizle bebeğe dokunmanız doğru değildir. Hele bir de zavallı bebeği şapur şupur öpmeye çalışmak... Bazı kişiler ise nezaket gösterip bebeğin ellerini öperler ki, bu daha da kötüdür; çünkü bebekler ellerini sürekli ağızlarına sokarlar.

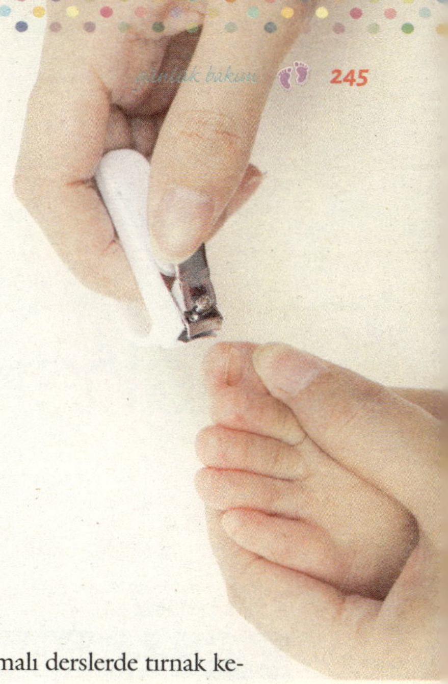

Bebeklerde Tırnak Kesimi

Bebekler dünyaya geldiklerinde, eğer zamanında doğmuş iseler, tırnakları parmak seviyesine ulaşmış hatta biraz sivri ve keskincedir. Bebekler doğduklarında büyük bir ısı kaybı yaşadıklarından ilk 24 saat içinde, ki bu hastanedeki ilk gündür, ellerinde eldiven ve başlarında şapka ile tutulurlar.

Bebeklerin o yumuşak tırnakları ile yüzlerini nasıl çizdiklerine anneler çok şaşırırlar. Bu, güçlü bir yaşama tutunma içgüdüsüdür. Bebekler yakaladığı şeyi son derece güçlü kavrar ve tırnaklarını geçirir; bazen bu yakaladığı şey kendi yüzü de olabilir. Bu içgüdüsel davranış "yakalama refleksi" olarak adlandırılmaktadır.

Ayrıca bebeklerin el ve ayakları vücuduna göre daha soğuktur ve cildinin mermere benzeyen hareli mor görünmesinin nedeni yenidoğanların kılcal damar dolaşımının iyi gelişmemiş olmasıdır. Ama bu görüntü ebeveynlere küçük bebeklerinin çok üşüdüğünü düşündürür. Bebeğin üşüyüp üşümediğine karar vermek için sırtına veya ensesine bakınız.

Yeni bebek sahibi olan anneler, bebeğinin yüzünü tırnakları ile çizmemesi ve ısınması için ellerine uzunca bir süre eldiven takar. Ne yazık... Oysa bebeklerin ilk tanıdığı, kullandığı ve çevresini algılayarak, beyninin repertuarını oluşturduğu organı elleridir. Eldivenle kapatarak algılamasını, motor gelişimini yavaşlattığımızı belki de hiç bilmiyorduk.

Dünyaya geldikten bir gün sonra tırnaklar kolaylıkla kesilebilir. Bebek hemşiresi olduğum için bana kolay görünebilir!.. Hamile eğitim merkezinde uygulamalı derslerde tırnak kesimini gösteriyoruz. Eğer korkup makas kullanmaya cesaret edemiyorsanız, kağıt tırnak törpüsü veya dişlerinizle tırnağın sivri kısımlarını temizleyebilirsiniz.

Tırnak kesilirken ilk altı ay çıtçıt makas kullanmak bazen tehlikeli olabilir; ucu küt makasları kullanmak daha kolay ve güvenlidir, çünkü fazla keskin değildirler ve ucunun batma riski yoktur.

Bebeğinizi, sırtı göğsünüze yaslanmış şekilde kucağınıza alın, rahat şekilde oturun, tırnağı keseceğiniz eli kavrayın ve parmağı tutun. Makası açın, tırnağın altına yerleştirin, makası kapayın ve tırnağı kesin. Düz kestiğiniz için kenarlar keskin olabilir, törpü kullanarak keskinliği giderebilirsiniz. Bebeğiniz ellerini sürekli ağzına soktuğundan, ıslaklık tırnakların çabuk uzamasına sebep olur. Tırnakları haftada iki kere kesmeniz gerekebilir. Ayak tırnaklarını kesmek için acele etmeyin, ayak tırnaklarının yüzünü çizme ihtimali yok! İlk günlerde ayak tırnakları ete gömülmüş gibi görülürse de bir süre sonra uzayıp kesmeniz gerektiğinde aynen el tırnaklarında olduğu gibi düz şekilde keserek kenarlarının sivri kısımlarını törpüleyin. Böylece tırnağın batmasını da önlemiş olursunuz.

Patik ve sıkan çoraplar da bebeğinizin ayak formunun oluşumunu engelleyebilir. Ev içinde patik kullanmayınız, yaz aylarında bebeklerin ayaklarının çıplak olması, onun için en doğalı, ayak sağlığı için de en iyisidir.

Bebeklerde ve Çocuklarda **Diş Sağlığı**

PEDODONTİST NİDA GÜLMAN

Bebeğin ve çocuğun oral hijyeninin sağlanması, ileride oluşabilecek ağız diş sağlığı sorunlarının önlenmesi açısından oldukça önemlidir.

Süt Dişleri Neden Önemlidir?

Süt dişleri hiç şüphesiz bebeğinizin sadece sevimli görünmesi için gerekli değildir. Bebeğinizin ağzında ilk kez 6 ay civarında süren süt dişleri 20 tanedir ve tamamlanmaları yaklaşık 3 seneyi bulur. Bazı süt dişlerinin çocuğunuzun ağzında 10-12 sene kalacağını düşünürsek bu dişlerin uzun süre sağlıklı korunmasının ne kadar önemli olduğunu görebiliriz.

Süt Dişlerinin 3 Temel Fonksiyonu Vardır

1. Büyüme gelişme:

Dil, dudak ve ağız çevresindeki tüm kaslar ve çene eklemi süt dişleri ile ilişkilidir. Dolayısıyla süt dişleri çocuğunuzun yüzünün şekillenmesin de etkilidir. Sağlıklı dişlenme bütün bu yapıların sağlıklı gelişmesinde önemlidir. Bazı seslerin çıkartılmasında da dişler büyük rol oynar. Erken dönemde travma nedeniyle ön dişlerin kaybedilmesi durumunda dişli yer tutucular yapılarak çocuğun konuşmasının bozulması engellenme ye çalışılır.

2. Daima dişin yerini tutmak ve korumak:

Süt dişleri alttan gelecek olan daimi dişlerin süreceği yeri tutar ve kökleriyle onlara rehberlik yaparlar. Düşme zamanından önce çürük veya travma sonucu kaybedilen süt dişinin boş yerine komşu dişler eğilerek yaklaşırlar ve alttan gelecek daimi diş, rehberini ve yerini kaybettiği için ya sürecek yerini değiştirir ya da hiç süremez. Bu sonuç uzun süreli ortodontik tedaviyi gerektirir.

3. Sağlıklı beslenme:

Bebeğiniz katı besinlere geçtiğinde ısırmak ve çiğnemek ve tabii ki bu fonksiyonları doğru yapabilmek için süt dişleri çok önemlilik kazanır. Süt dişlerindeki bir enfeksiyon, dişlerde ve diş etinde ağrıya nihayetinde de beslenme bozukluklarına sebep olur. Süt dişinde ilerlemiş çürük süt dişlerinin kökleriyle yakın ilişkide olan daimi dişlerin germlerine zarar vererek daimi dişlerin gelişimlerinin bozulmasına sebep olur.

Bebeklerde ve Çocuklarda Ağız-Diş Sağlığı

Bebeğin ve çocuğun oral hijyeninin sağlanması, ileride oluşabilecek ağız diş sağlığı sorunlarının önlenmesi açısından oldukça önemlidir. Bebeklikten çocukluk çağına kadar, ağız diş bakımında aile ve ailenin motivasyonu birincil faktör olarak rol oynar.

Çocuklarda Diş Fırçalamaya Ne Zaman Başlanmalıdır?

Hem AAPD (American Association of Pediatric Dentistry) hem de EAPD (European Associationof Pediatric Dentistry) diş fırçalamanın mümkün olduğu kadar erken başlamasını önermektedir.

Doğumdan itibaren ağız temizliğine önce yumuşak bir bezle diş etlerinin silinmesiyle başlanmalıdır. Emzirme sonrasında bebeğin ağzını gazlı bez veya bir tülbentle silmek ağız bakımını temelini oluşturur. Bu hareket, zamanla diş çıkarma döneminde kaşıma fonksiyonunu da görüp bebeğinizi yatıştırmaya yarar.

Diş fırçası kullanımına ise ilk dişlerin sürmesiyle beraber başlamak gereklidir.

"Biberon" veya "Erken Dönem Çocukluk Çağı" çürükleri bebeklerin ve çocukların özellikle üst ön dişlerini etkileyen, oldukça hızlı ilerleyen ve yıkıcı karaktere sahip bir çürük şeklidir. Bu çürükler genellikle bebeklere biberon içerisinde, süt, bal, reçel veya pekmez ilave edilmiş sıvılar, şekerli gıdalar, mamalar ve meyve sularının özellikle uyku öncesi veya uyku esnasında verilmesi ve bu sıvıların bütün gece dişlerle teması sonucu oluşur. Biberon çürüğünü engellemek için bebeğin son emzirme veya sütünden sonra dişlerinin fırçalanması oral hijyeni için çok önemlidir.

Çocuklarda Diş Fırçalama Alışkanlığı Ne Zaman Şekillenir?

- 1 yaşında çocuklar, anneleri dişlerini fırçalarken fazla iş birliği göstermezken, 2 yaşından itibaren çocukların fırçalamaya ilgisi ve iş birliği artmaktadır.
- 3 yaş döneminde çocuklar diş fırçalamaya olumsuz yaklaşırken 4 yaşından sonra yeniden fırçalamaya ilgileri artmaktadır.
- Sonuç olarak diş fırçalama alışkanlığının 2 yaşından sonra şekillenmeye başladığı söylenebilir.

Her ne kadar diş fırçalamanın süresi ile ilgili öneriler yapılsa da önemli olan zaman değil, diş temizliğinin güzel ve doğru yapılmasıdır.

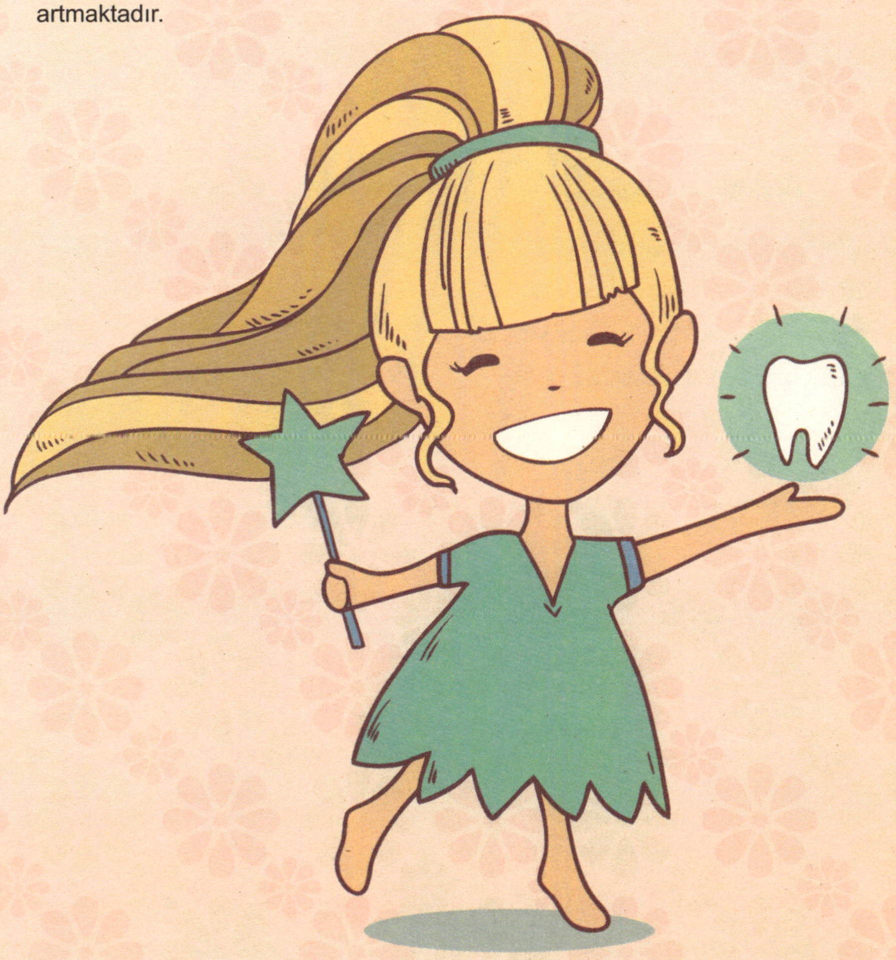

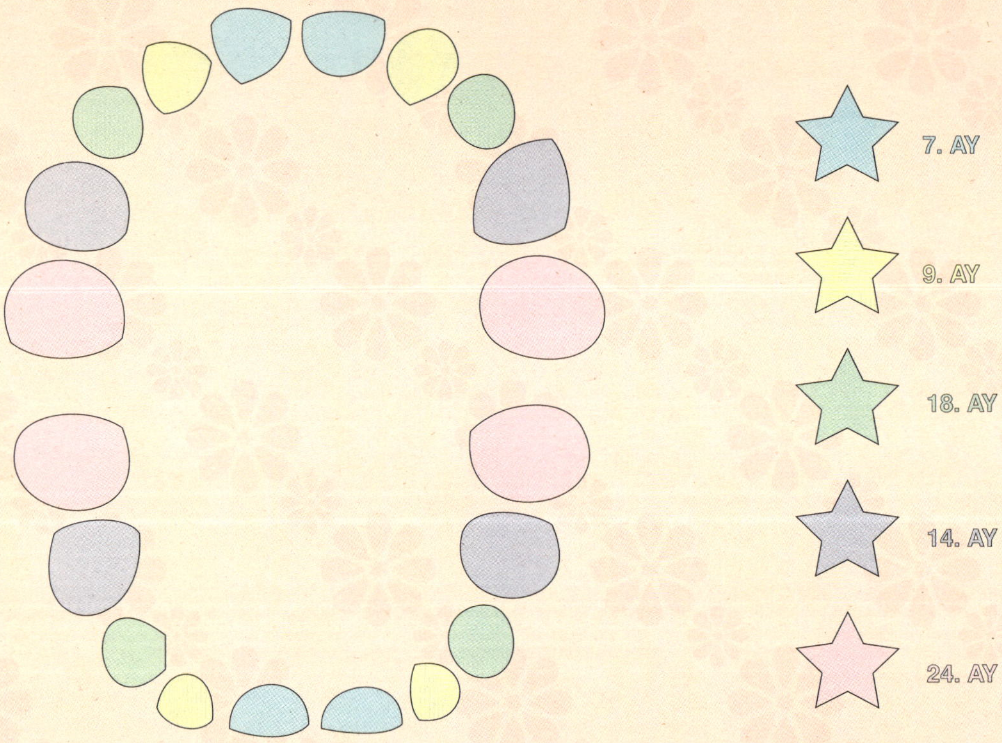

Diş Fırçası ve Macunu Nasıl Olmalıdır?

Diş fırçası; çocuğun ağzına uygun büyüklükte, yumuşak, naylon kıllardan üretilmiş, çocuğun kolayca kavrayabileceği şekilde olmalı ve tasarımıyla çocuğu cezbetmelidir. Seçilen macun, yaşa uygun fluoride içermeli ve çocuğun tolere edebileceği, seveceği tatta olmalıdır.

- Çocuk, diş macununu yutabileceği için fırçalama aile kontrolünde olmalıdır.
- Abraziv madde miktarı düşük olmalı,
- Tüpünün ağız kısmı dar olmalı,
- Her zaman mercimek (peasized) büyüklüğünde uygulanmalıdır.

Diş Hekimiyle İlk Tanışma NE ZAMAN OLMALIDIR?

Günümüzde ise AAPD ilk süt dişinin sürmesiyle yani ilk 69 aylık dönemde veya ilk doğum gününden önce mutlaka diş hekimi muayenesinin yapılması gerektiğini bildirmiştir.

Amaçlanan; yüksek çürük riski taşıyan çocukların erken tespiti, bakıcı ve ailelerin, koruyucu uygulamalar konusunda eğitilmesi ve travmatik yaralanma öncesi diş hekimiyle ilişkinin kurulabilmiş olmasıdır. Fakat ne yazık ki genelde ilk ziyaret, çürük ve dental travma sonucu olur.

Diş hekimiyle ikinci randevu 2.5 - 3 yaş civarında olmalıdır. Bu yaşlarda bütün süt dişleri ağızdadır ve bazı süt dişleri 12 yaşına kadar ağızda olacağından bu dişlerin sağlıklı olup olmadığından emin olunmalıdır. Uygun topical fluorid uygulamasının seçimi için en ideal zaman bu dönemdir.

Diş hekimiyle yapılması gereken üçüncü randevu 6 yaşında olmalıdır. Bu dönemde karışık dişlenmeye geçilir ve bütün dişlerin radyografik görüntüsü vardır. Eksik dişlerin belirlenmesi ve fissür sealant (dişverniklerinin) yapılması için en uygun zamandır.

Ağrıyı beklemeden diş hekimi ve klinik ortamıyla tanışmak hem çocuğunuzun hem diş hekiminizin işini kolaylaştırır

Doğru Diş Hekimi Seçimi

Çocuk diş hekimi- Pedodontist; bebeklerin, çocukların ve özel ilgi gerektiren bireylerin ağız ve diş sağlığı sorunları ile uğraşan ve bu konuda eğitim görmüş uzman diş hekimidir.

- Pedodonti diş hekimliğinin yaşa bağlı olan tek uzmanlık dalıdır.
- Pedodontistler çocuklardaki ağız, diş sağlığı sorunlarının çözümüne ek olarak çocuklarla iletişim kurma, diş hekimi korkusunun yenilmesine yönelik pozitif davranış yönlendirmesi, koruyucu diş hekimliği uygulamaları ve diğer teknikler üzerine, diş hekimliği eğitimine ek olarak uzmanlık eğitimi almışlardır.
- Mevcut klinik ortamları, tarzları ve yardımcı personeli de tamamen çocukların ihtiyaçlarına göre düzenlenmiştir..
- Dental işlemler öncesinde pedodontist, çocuğunuza "Anlat-Göster-Uygula" tekniği ile, yapılacak işlemleri teker teker anlatır. Çocuğunuza aletleri tanıtırken başka nesnelerle özdeşleştirerek çocuğunuzun korkmamasını sağlarlar.

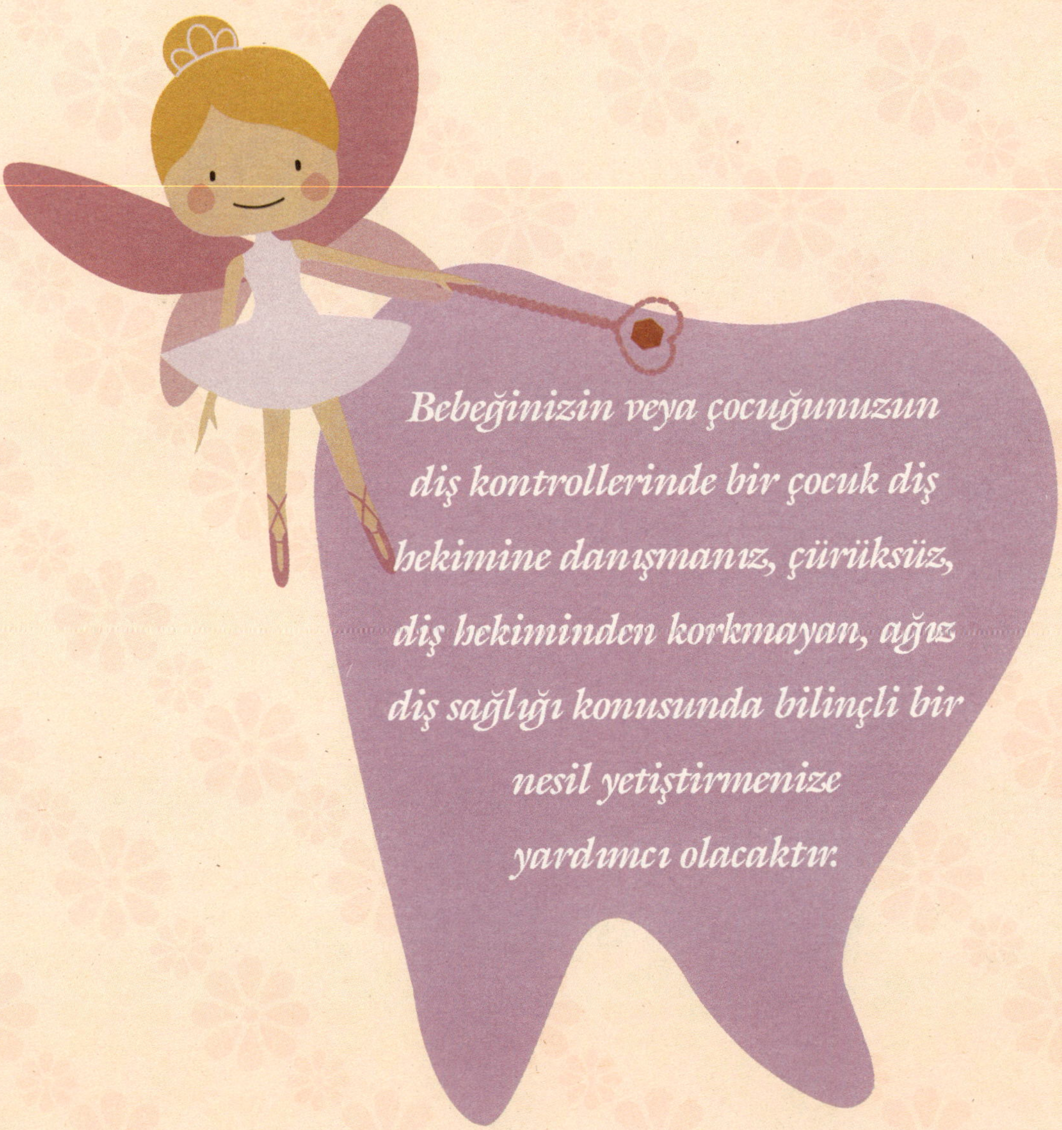
Bebeğinizin veya çocuğunuzun diş kontrollerinde bir çocuk diş hekimine danışmanız, çürüksüz, diş hekiminden korkmayan, ağız diş sağlığı konusunda bilinçli bir nesil yetiştirmenize yardımcı olacaktır.

Bebeğinizle Duygusal İletişim

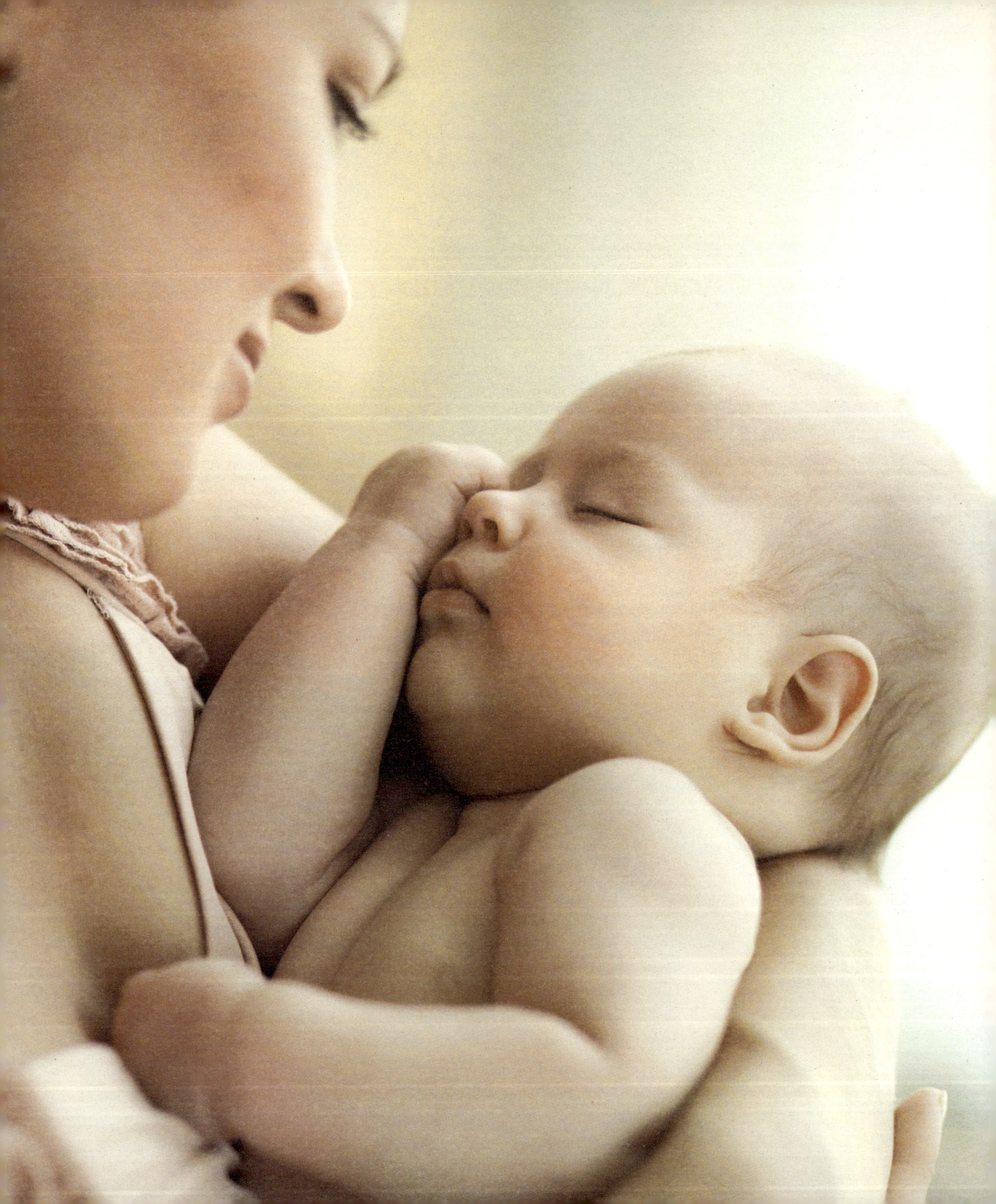

Yeni doğmuş bebeğimizin bakımı için gösterdiğimiz ihtimam, giderek büyüyen, tüm yaşantımız boyunca da sürecek olan sevgi ve ilgi onun gelişebilmesi için ihtiyacı olan gerçek malzemedir. Bu hâl, ebeveyn olan bizlerde, çocuklarımıza karşı hissettiğimiz, doğuştan var olan içgüdüsel bir duyum ve davranıştır.

Her bebek dünyaya sınırsız bir potansiyel ile doğar, bunu bilmek ve onlara rehber ebeveynler olabilmek bizlerin en büyük sorumluluğu ve görevidir. Yeni doğmuş bebeklerin duygusal zekâları vardır, kendisi ve çevresi ile iletişimini bu sayede kurarlar, duygusal zekâ, bedenin de zekâsı olduğu için beden dilinin farkına varır, bedenini kullanarak tanır ve öğrenir, karşısındaki kişilerde ise mutsuzluğu, üzüntüyü, neşeyi, tedirginliği kolayca fark ederler. Empati de duygusal zekânın bir ürünüdür, sözün ötesini empati yeteneğimizle görebiliriz, başkalarının içinde bulunduğu durumu ve hislerini empati kurarak anlayabiliriz.

Merak ve keşfetme arzumuz da duygusal zekâmızın bir ürünüdür. Küçük çocukların meraklı olmaları ve çevrelerini keşfetmek için karşı konulamaz bir arzu duymaları duygusal zekâları ile ilgilidir. Duygusal zekâmızla hareket ettiğimizde kurallara uyma ve mantıklı hareket etme söz konusu olmaz ama bu düşünce biçimi ile ders çıkararak öğreniriz. Açlık duygusu ile yemeyi, anne ile sevgiyi, kırmızı renk ile heyecanı ya da tehlikeyi ilişkilendiririz. İlişkilendirici öğrenme, deneme yanılma yöntemi ile yapılır. Biçimi tanıyan sinir ağı güçlenir ve tanıma otomatik hale gelene kadar bu böyle devam eder. Örneğin bebekler annesinin yüzünü sürekli gördüğü için bu onun tanıdığı bir yüzdür ama bir kez gördüğü yüzleri tekrar görmezse unutur ve bir sonraki karşılaşmada tanıyamaz, anne dışındaki kişileri tanımak için yeni sinir bağlantıları geliştirir, bunun olabilmesi için o yüzü tekrar, tekrar görebilmesi gerekir.

Duygusal zekâmızla ilişkilendirici davranışları sözsüz öğrenerek yaparız, düşünmeden kolayca yaptığımız eylemleri nasıl yaptığımızı anlatamayız ama yaparız. Mesela, araba kullanmak, dans etmek, bir enstrüman çalmak, bisiklete binmek, yüzmek gibi. Duygusal zekâmızı oluşturan sinir ağları çok karmaşık ilişkilerin, desenlerin, örüntülerin tanınmasını sağlar. Beynimiz de ki bu sinir ağlarının tıpa tıp aynı benzer hücrelerin karnımızda da bulunduğu biliniyor, bu yüzden duygusal zihnimiz sadece beynimizle değil, kalbimiz ve bedenimizle de düşünebilme yeteneğimizdir.

Bebekler belli sayıda ve biçimde sinir ağıyla dünyaya gelirler, doğdukları dünyadaki çeşitli deneyimlerle yeni sinir bağlantıları oluşur, deneyimleri zenginleşip çeşitlendikçe de bu bağlantılarda artar ve karmaşıklaşır. Bu nedenle bebeklere sık ve çeşitli uyaranlar sunulmalıdır. Parlak nesneler, farklı sesler, renkler, dokular, tatlar onların sinir bağlantılarının gelişip çoğalmasını sağlar. Nörologlar bir çocuğun beyninin geliştirebileceği sinir bağlantılarının sayısı ve karmaşıklığına dair bir limit belirlenemeyeceğini söylemektedirler.

Beynimizin sağ ve sol olmak üzere iki lobu vardır. Sol lob, analitik düşünür, nesnel verileri değerlendirir, dünyadan gelen verileri bilinçli olarak kaydeder ve tanır. Doğrusal zekâmız IQ olarak adlandırılıp, sol beyin lobumuz ile ışığın, seslerin ve diğer uyaranların bilincinde oluruz. IQ ile adım adım ve mantık kuralları çerçevesinde düşünür ve öğreniriz. Davranışlarımız ve öğrenme biçmimiz önceden belirlenmiş ve planlanmıştır. IQ' muz, mantık, doğrusal ve analitik düşünce, odaklanmış dikkat, hesaplama, ölçme, planlama işlevlerini yapar.

Sağ beyin lobu ise yaratıcılık, sezgi, hayal gücü, bütüncül birleştirici düşünce, farkındalık, mizah anlayışı işlevlerini gerçekleştiren duygusal zekâmız EQ' muzdur. Böylece her iki düşünce biçimi sayesinde yaşadığımız dünyayı tanır ve ona uyum sağlarız. Bunlardan başka 3. Bir düşünce şeklimiz daha vardır. Bu düşünce biçimi ise ruhun zekâsıdır.

Ruhsal zekâ, insan beyninin ve ruhunun doğuştan gelen yeteneği olup, egonun ve analitik zihnin ötesindeki bilgelikle bağlantılı ve en derin kaynağı evrenin kalbidir, bizim kendimizi bir bütün haline getirmek için kullandığımız zekâmızdır. Bu sebeple de çocuklarımızın ne muhteşem varlıklar olduğunu görerek, hareket halindeki zekâlarını durağan düşünce ve duygu formlarına dönüştürmekten ve kalıplara sokarak biçim verdiğimiz zihinler haline getirmekten kaçınmalıyız.

Ruhsal zekâmız, anlam arayan ve dönüştürücü zekâmızdır. Bu zekâmızı anlam ve değerlerle ilgili problemlerin çözümünde kullanırız. "Yaşamın anlamı nedir, kurallar ne için konuyor, bunu neden yapmalıyım, daha iyisi olabilir mi?" gibi varoluşumuzla ilgili sorular sorarız. Kendimizi yenilmiş hissettiğimiz zaman tekrar ayağa kalkıp devam edebilme gücünü veren doğuştan gelen ruhsal zekâmızdır.

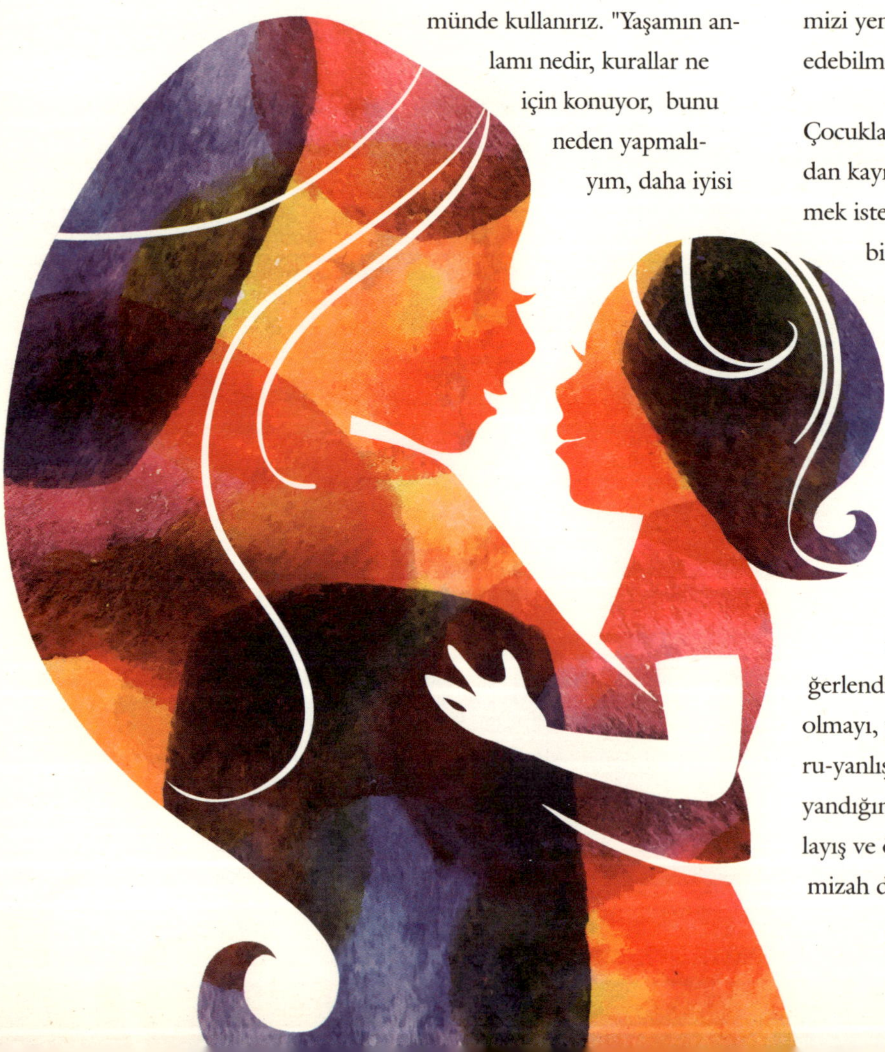

Çocuklarımızın doğal ruhsallıkları yüksek ruhsal zekâlarından kaynaklanır. Kim olduklarını, nereden geldiklerini bilmek ister ve sorular sorarlar " İlk insan nasıl oldu, ilk taş, ilk bitki… nasıl oldu anne, baba?" gibi sorularla sıklıkla karşılaşırsınız. Küçük yaşlarda sorulan bu sorulara verilen üstün körü yanıtların çocuğun yaşam karşısında duyduğu heyecan ve merakı törpülediğini sakın unutmayın.

Böylece gelişmiş zekâya sahip insanlar olurlar, yani varlıkların benzersiz olduğunun farkına varır, bütün bu benzersizliklerin altında yatan ortak ruhu ve canlı cansız tüm var oluşun birbiri ile olan bağlantısını görebilir. Olayları geniş bir bakış açısından değerlendirir. Zihin kalıpları ile ilgilenmez, bu da adil ve dürüst olmayı, yargılamamayı, yansız olmayı sağlar. İyi-kötü, doğru-yanlış gibi yargıların, yargılayan kişinin özel algısına dayandığını bilir. Birliği görüp, tüm varlıklara sevgi, saygı, anlayış ve özen gösterip şefkat duyar. Evrenin dokusundaki mizah duygusunun farkındadır, gelişmiş bir mizah anlayışına sahiptir. Yaratıcıdır, hayal gücü yüksektir. Canlı ve enerjiktir, enerji hareket halindeki yaşam bilgisidir. Güçlü bir yaşam enerjisine sahip olmak öğrenmek, bilmek, bilge olmak demektir. Güçlü bir özsaygı ve benlik anlayışına sahiptir. Yüksek zekâ ve vicdan sahibi kişidir. Bir sorun olduğunda vicdanın temelinde bütün ilişkilerin, bunun çözümü olduğunu bilir ve umutsuzluğa kapılmaz. Böylece çocuklarımız algıları ve gelişmiş beş duyusunun yanı sıra, daha yüksek algısal özelliklere de sahip, sezgileri güçlü bir kişiliğe sahip olurlar.

Eğitimler sırasında gruplara seminer yapan Uzman Gelişim Psikoloğu sevgili Dalya Benbasa'nın anne baba adaylarına verdiği altın değerinde bilgilerin en önemlisi bebeklerinize dürüst olunuz, "miş, muş gibi yapmayınız"dır. "Çünkü onlar duyguları bilirler, sözsel iletişim kuramadıkları için, duygularınızı algılarlar ve bu duygulara göre davranış biçimlerini oluştururlar," demektedir. Bu çok önemli bir mesaj. Hiçbirimiz mükemmel değiliz ama çocuğumuz için yapabileceğimizin en iyisini bulmaya çalışmalıyız. Bir aile için en büyük ödül, çocuk sahibi olabilmek ve o çocuğun da kendine özgü yeteneklerinin olabilmesidir.

Hamile iken büyük bir heyecanla doğumunu bekler ve bebeğinizin kucağınızda olduğunu hayal edersiniz. Doğum olduktan sonrada "zor kısmı bitirdik," diye düşünürsünüz.

Oysaki her şey yeni başlamaktadır!..

Bundan 30 yıl önce, kadınlar bebek doğduktan sonra emzirsek mi, yoksa hazır mamamı versek, eski çocuk bezlerinin yerine yeni model hazır çocuk bezlerimi kullansak gibi kararlar almakta zorlanırlardı. Bir sorun veya soru olduğunda telefonu kaldırıp, annelerinden veya kaynanalarından akıl alırlardı. Kocaların görevi ise, anne, çocuk (zaten anne çocuğun bakımını yapıyordu) ve aile için gereken parayı kazanmaktı.

Şimdi bu soluk aile modeli ise, sadece ezici değişiklikler geçiren ebeveynlik rol ve stillerini bize gösteren, atalarımızdan kalan şeyleri sergilemek adına güzeldir.

Çift kariyerli aileler günümüzde yaygın. Aslında yeni aile yapısında her çeşidi görmek mümkün. Bazı aileler bir anneye sahip olup, babayla birlikte oturmuyor olabilir, bunun tam tersini de düşünebiliriz. Bazen iki anne ve baba oluyor. Bazen de aile büyükleri ebeveynlik rolünü zorunlu olarak üstleniyorlar.

Ailelerin arzularında ise değişen bir şey yok. Çocuklarının en başarılı olması! Sanatta, sporda veya akademik olarak en üstün olmasını istiyorlar. Günümüzün yüksek teknolojisinde, eğitimli ve zenginleşen dünyasında, kendimizin ve çocuklarımızın göz önünde tutacağı pek çok seçenek olacak.

Mesela bir çocuk en erken ne zaman bilgisayar kullanmalı? İsteksiz bir genci bir spor dalında nasıl cesaretlendirmeliyiz? Bazense en gençlerimizin, yani çocuklarımızın hiçbir yeteneği olmadığını düşündüğümüz zamanlarda olmuyor değil. Ancak rahatlamalısınız; tüm çocuklar yeteneklidir. Heyecan verici taraf o yeteneği keşfetmektir. Eğer çocuğunuz sanatsal, müzikal, atletik veya akademik bir yıldız değilse geriye ne kalır?

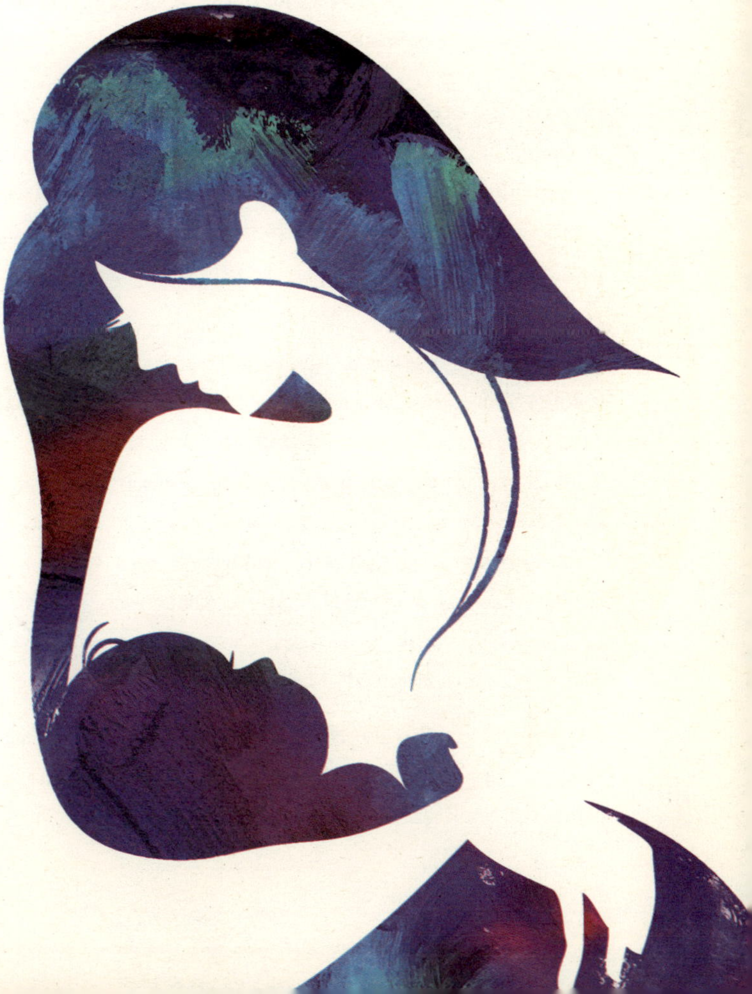

Birkaç örnek;

- Bu çocuğu herkes "en iyi arkadaş" olarak ister. Empatik (başkasının duygularını anlayabilen) bir dinleyicidir.
- Uğraştığı şeyi organize eder (Doğal bir liderdir)
- Akranlarının her zaman çözüm için geldiği biridir. (Pratik "fikir adamı"dır.)
- Çok hırçın bir çocukken, bir anda gülüşüyle veya yaptığı bir hareketle gülmekten kırıp geçirebilir. (Doğuştan bir komedyendir.)
- Henüz yeni yürümeye başlamış bir çocukken, çevresine kesin talimatlar verebilir. (Üstün yetenekleri olan biridir.)
- Yerine göre kurnazca iş çeviren. En az zorlandığım iş en iyi iştir diyen biridir. (Doğuştan delegedir.)

Tüm bu yetenekler de olmasını istediğimiz diğer yetenekler kadar dikkate değerdir. Hepsinin sürpriz bir şekilde açığa çıkarılması kolaydır ve cesaretlendirmeye değecek kadar önemlidir. Çocuk kendi vücudunu ve kafasını şarj edebilmek için zaman zaman tek başına kalmaya da ihtiyaç duyar. Onların vaktini anlamlı uğraşılar yapmak için programlamalısınız.

Ebeveynliğin büyük bir kısmına doğuştan sahibiz. Sevgi ve ihtimam içgüdüseldir. Bunlar çocuğun ihtiyaç duyduğu gerçek malzemedir. Çocuklar ailelerinin güçlerine ya da zayıflıklarına, başarı ve başarısızlıklarına bakmaksızın, onları sevgilerine ihtiyaç duyarlar.

Birlikte Çalışmak

ZAMAN: Bir yolunu bulup bazı diğer önceliklerinizin üstünde, çocuğunuza zaman ayırmalısınız. Bir sonraki hafta, çocuğunuzla harcamış olmayı istediğiniz zamanı geri alamazsınız. Çocuklar bir şeylere dahil edilmeyi severler. Onunla birlikte alışverişe, kuru temizlemeciye, kitapçıya veya pastaneye gidebilirsiniz. Önemli olan, satın alacağınız bir hediyeden ziyade, ona sevgi ve ilgi göstermektir. Zaman önemlidir.

KONUŞMA: Sohbet iki şekilde olur. Konuşma ve dinleme. Arabada, akşam yemeğinde, yatmadan önce çocuğunuzla oturun ve onun sizinle konuşmasına izin verin. En küçük

Her çocuğun gün boyu veya her gün evde anne ve babaya sahip olmaması mümkün. Ebeveynlerin işleri başından aşkın ama işinizi yaparken de zaman ayırıp, çocuğunuza destek olabilir ve paylaşımda bulunabilirsiniz. İşin sırrı mükemmeli beklememek, yapabileceğimizin en iyisini yapmaktır.

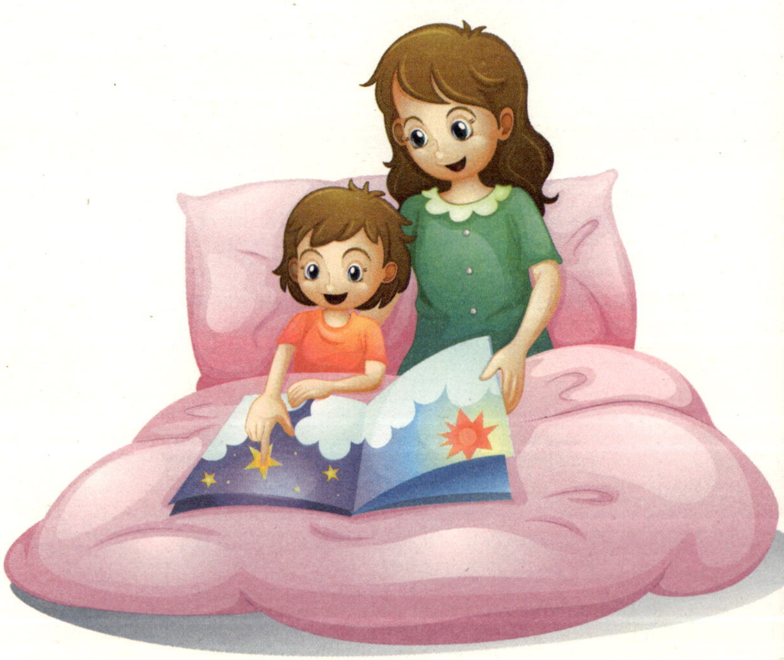

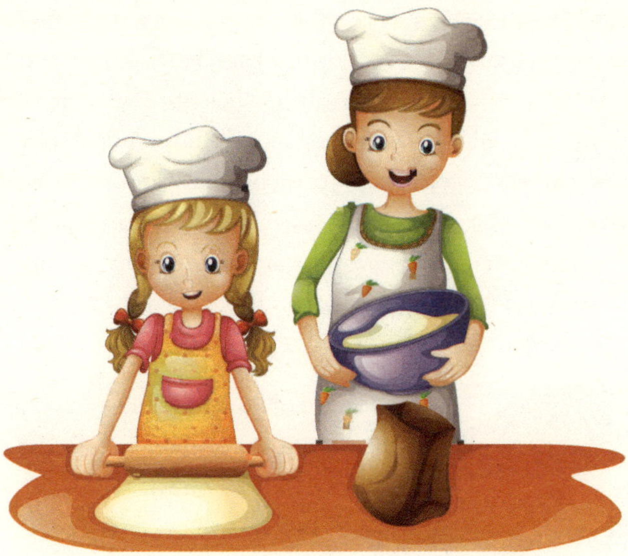

konuşmacılar bile, dinlenmekten zevk alırlar. Dinlediğiniz şeye sıçrayarak veya başka şekilde tepki verin. Bu, çocuğun ilginizi ölçmesini sağlayacaktır. Her çocuk, ailesi onu konuşmalarına dahil ettiğinde kendini değerli hisseder.

YEMEK VAKTİ: Yemekler sadece vücudu beslemezler. Eğer aileyle akşam yemeğinde birlikte değilseniz kahvaltıda onlarla birlikte olacağınıza güvenebilirler mi? Bazıları pazar sabahı kahvaltısını ailenin özel zamanı yaparlar. Bu vaktin ne zaman olacağı, olması kadar önemli değildir.

OKUMA: Bir çocuğa kitap okumak, sadece zihnini zenginleştirmekle kalmayıp, kendine saygısını da sağlayacaktır. Kitap okumaya zaman bulabilmek için neyi tekrar düzenlemeli veya kendinizi neye alıştırmalısınız? Uykuya gitmeden önce, ikindi atıştırmasından sonra, duş zamanı veya TV'yi açtığınız herhangi bir zamanda bunun yerine elinize kitap alabilirsiniz. Seçim ister sizin, ister çocuğun olsun. Çocuğunuz kitap okuyabilecek yaşa geldiğinde de, bir kitaba birlikte zaman ayırmak paha biçilmez bir şeydir.

STRES: Stres, sizin evinizde nasıl ortaya çıkıyor? Her zaman çok yorgun musunuz? Çok yüksek seslemi konuşuluyor? Kapılar çok mu çarpılıyor? Ya da sadece sabırsızlık ve sinirlilik mi var? Bir dakikalığına durun! Bütün bunlar çocuğunuzu nasıl etkiliyor? Ona ne yardım edebilir? Kısa bir konuşma, bir yürüyüş, müzik, birlikte oyun oynama? Çok stresli olduğunuz zaman belki de aranızda belli bir işaretle birbirinize biraz zaman tanımanız gerektiği konusunda uyarıda bulunabilirsiniz. Kim bilir belki de bu başınıza belli bir şapka takmak kadar basit bir işaret olabilir.

PAYLAŞMA: Başka ebeveynler, arkadaşınız veya bir komşunuzla, ilgili biriyle düşünce ve duygularınızı paylaşın. Ebeveynlik her şeyden kendini soyutlamak anlamına gelmez. Paylaşmak size fazladan primde getirebilir.

HOBİLER: Kendiniz için en uygun neyi yapmak istiyorsunuz? Kendi donanımınız neyse sizde onlarla çocuğunuzu zenginleştirebilirsiniz. Dikiş dikmekse o da sizinle birlikte bebeğine bir etek dikebilir, örgü örmekse ona da renkli yünlerle düğüm atmayı gösterebilirsiniz. Birlikte parka, konsere, müzeye, spor karşılaşmalarına gitmek çocuklar için çok heyecan vericidir. Ama hazırlıklı olun. Yanınızda kağıt, pastel boya, küçük oyuncaklar, çerez getirin. Çocuğun dünyası, bu dünyayı kabullenirse daha da genişler.

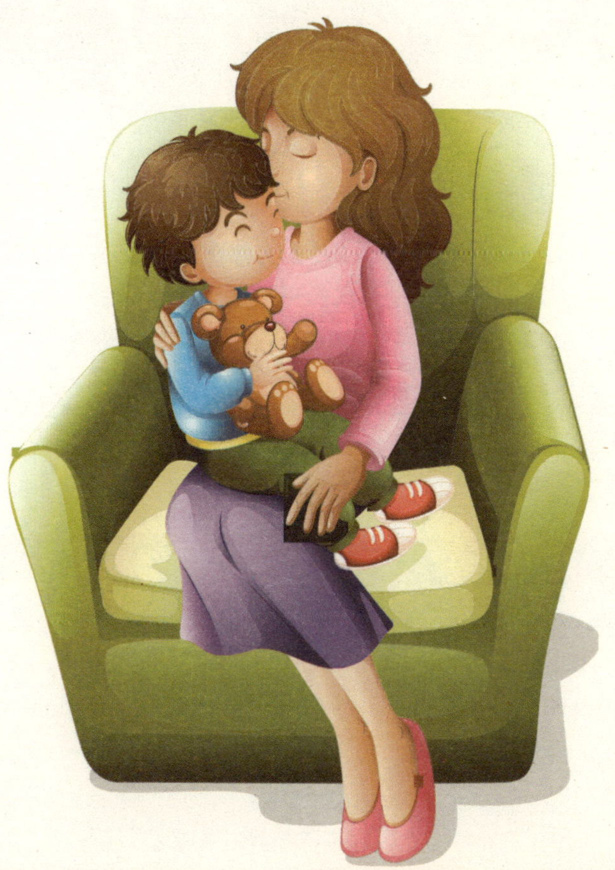

Hafta Sonları veya İzin Günleri

Onlar sizin için nasıl çalışabilir? Küçük bir iş bile paylaşılmalıdır. Çamaşır yıkama, bakkal alışverişi, bahçe düzenlenmesi, temizlik gibi işler için onları, yaşlarına uygun sorumluluklarla görevlendirebilirsiniz.

Yeni yürüyen ve konuşan bir çocuk elbiseleri kendi renklerine göre ayırabilirken, 10 yaşındaki bir çocuk da çamaşır makinesinin deterjanını koyup çalıştırabilir. Çocuklar kendilerine ihtiyaç duyulduğu zaman, kendilerini daha iyi hissederler. Birkaç çocuğunuz varsa her çocuk farklı şeylerden hoşlanabilir. Top oynamak, oyun kiralamak, sinemaya gitmek gibi. Her hafta sonu için farklı bir çocuğa ailenin özel faaliyetlerini seçme imkanı verin.

Bu öneriler, bir fiyata, ödüle ve özel bir zaman dilimine bağlı değillerdir. Biraz el çabukluğu, marifet, biraz plan, en önemlisi de çocukları önceliğiniz haline getirmeli ki bunu hepimiz yapabilmeliyiz - başarabilmelisiniz.

Bir çocuğun yeteneklerini keşfetme ve onları besleme, ebeveynliğin muhteşem ve gerekli bir parçasıdır. Macerayı sevin!

Çalışan Anne

Yaşadığımız çağa ayak uydurmak için çok koşturuyoruz, hele de çalışan anneler. Doğum sonrası en fazla, 4 ila 6 ay kadar bebekleriyle birlikte olup sonrasında iş hayatına geri dönmek zorunda kalmaktalar.

Bazen ücretsiz izinlerle bu süre bir yılı bulabiliyor. İşe başlama zamanı geldiğinde genellikle anneler bana telefon açarlar: "Ayşe hemşire her şey iyiydi ama galiba benim işe başlayacağımı anladı çok huysuz; benim kucağımdan inmiyor, geceleri sürekli koynumda kalıp meme emmek istiyor, ben şimdi ne yapacağım, nasıl ayrılacağız, içim sızlıyor?" Burada cevap, sorunun içinde zaten, bebek annesinin hissettiği duyguların aynısını anneye yansıtmaktadır ve annenin işe başlama zamanının geldiğini bilerek hissettiği kaygıyı bebek de hissetmektedir.

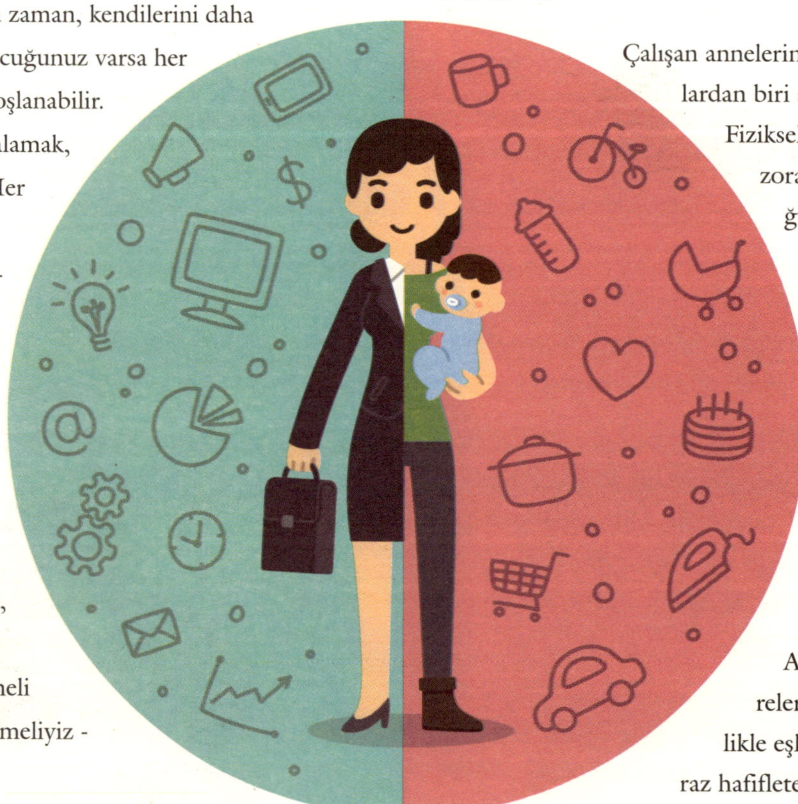

Çalışan annelerin yaşadığı en önemli sorunlardan biri aşırı sorumluluk almasıdır. Fiziksel ve zihinsel olarak anneyi zora sokan bu durum çocuğuna yeterince zaman ayıramama kaygısını da beraberinde getirir. Oysaki annenin çocuğu ile geçirdiği sürenin uzun olmasından çok, kaliteli zaman geçirmesi önemlidir. Hayatlarında öncelik verecekleri işleri sıraya koyup organize edebilirler... Anneler iş yüklerini çevrelerindeki kişilerden, özellikle eşlerinden destek alarak biraz hafifletebilirler. Anneler elinden geldiğince çocuğu ile ilgilenmeye, ona vakit ayırmaya çalışsa da çocuğunu evde bir bakıcı ya da bir aile büyüğü ile bırakmak zorunda kalınca kendini yetersiz hissetmeye başlıyor ve suçluluk duyuyorlar. Suçluluk duygusunu hafifletmek için de akşam iş dönüşü eve ellerinde bir hediye ile geliyorlar, bu hediye bir oyuncak, giysi ve benzeri şeyler olabiliyor. Böylece vicdanını rahatlatmak, kendini daha iyi hissetmek ve suçluluk duygusunu bir nebze de olsa azaltabilmek için sürekli hediye almak; zamanla anne için de, çocuk için de bir rutine dönüşüyor. Anne hediyeyi çocuğuna suçluluk duygusunu azaltacak bir rüşvet gibi sunarken, çocuk için de bu durum bir alışkanlığa dönüşüyor ve hediye konusunda sürekli bir beklenti içinde olabiliyorlar. Akşamları annenin gelişini, anneye duyulan özlemden ziyade, hediyenin heyecanı ve beklentisi içinde karşılamaktalar.

Çocuğunuzla aranızda sağlıklı, sevgi ve güvene dayalı bir ilişki kurmuş iseniz, karşılıklı olarak birbirinizi dinliyor ve duygularınızı açıkça ifade edebiliyorsanız, etkili bir iletişim içinde ve doğru yoldasınız demektir. Siz mutluysanız, onun da mutlu olmaması ve yaşamınızdan olumsuz yönde etkilenmesi için hiçbir sebep yoktur. Çocuklar duygularını ifade edebilmeyi ebeveynlerinden öğreniyor; çocuklarınızla bol bol konuşmak, doğru ve yanlışı anlatmak çok önemlidir. Çocuğunuza sınır koyup gerektiğinde 'hayır' demelisiniz. Bazen çalışan anne olarak hissettiğiniz suçluluk duygusundan dolayı sınır koymakta zorlanabilirsiniz fakat bunun çocuğunuza daha fazla zarar vereceğini unutmayın. Gerekli sorumlulukları yerine getirdiğinizde stres yaşamazsınız, doğal bir akış halinde, huzurlu bir şekilde çocuğunuzla ilgilenirsiniz. Kendinizi başkalarıyla da kıyaslamayın, maalesef toplum olarak yaptığımız yanlışlardan biri de kıyaslama huyumuzdur. Başkalarının daha çok para kazanmasının, çok anlayışlı bir anne veya çok becerikli ev kadını olmasının sizin hayatınızda hiçbir değişiklik yapmayacağını unutmayın. Sizin yapabildiğiniz onca şeyin de çevrenizdekilerin hayatını nasıl kolaylaştırdığını fark edin. Eşinizle iş bölümü yapın, eşiniz çocuğun bakımı ve ev işleri ile ilgili sorumluluk aldığı zaman evlilik kurumunun da çok daha iyi işlediği ve eşler arası ilişki kalitesinin yükseldiği yapılan araştırmalar sonucu ortaya çıkmıştır.

Çalışan annelerin suçluluk duygusu çekmesi bebeği ve kendisini zor bir sürece taşır. Bebeği ile yeterli zaman geçiremediği için üzüntü duyduğunda, bebek mesajı alıp, bu açığı kapamak üzere gece boyunca annesinin memesinde kalıp, kendi yatağında uyumayı reddeder. Anne de uykusuz ve yorgun bir şekilde sabah işe gitmek zorunda kalır. Duygularınıza dikkat etmelisiniz, bebeğiniz sizin beklentilerinizi hisseder. Eve geldiğinizde onunla beraberce geçireceğiniz zaman, bazen 10 dakika, bazen ise birkaç saat olabilir. İşte bu zaman yalnızca orada ve onunla olun. Oyun oynanabilir, kitap okunabilir, dans edilebilir, alışverişe çıkabilirsiniz. Her iki taraf da bundan mutluluk duyacaktır. Siz çocuğunuzu keşfederken o da kendinin değerli ve önemli olduğunu hissedecektir. Yatağa giderken, her ikiniz de birlikte geçirdiğiniz zamandan aldığınız doyum ve hazla, rahat ve güzel bir uyku uyuyabilirsiniz.

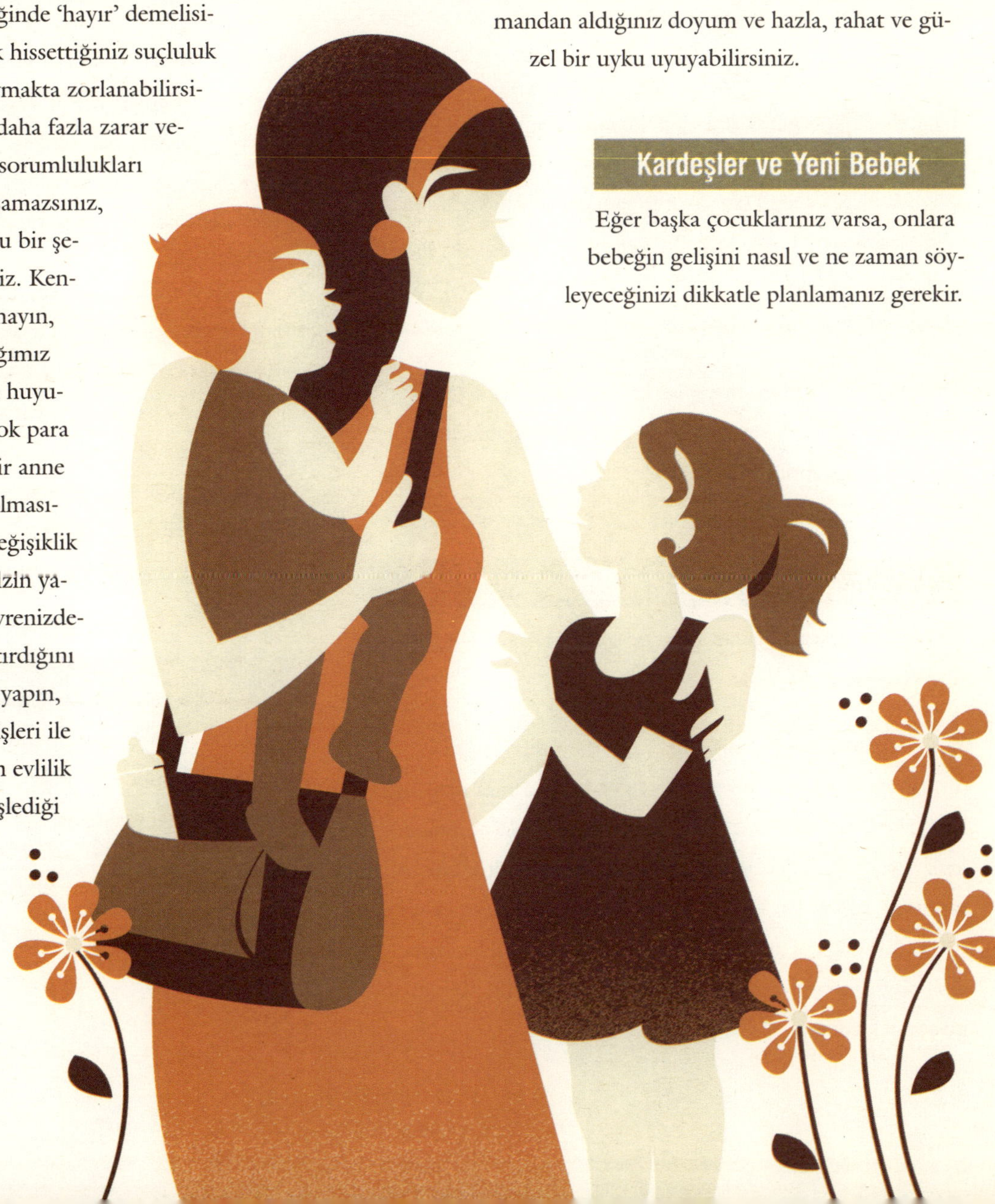

Kardeşler ve Yeni Bebek

Eğer başka çocuklarınız varsa, onlara bebeğin gelişini nasıl ve ne zaman söyleyeceğinizi dikkatle planlamanız gerekir.

4 yaş ve üzeri çocuklarınıza yeni bebeğin gelişini, çevrenize ve akrabalarınıza söylediğiniz zaman söylemelisiniz ve çok basitçe hamilelikten ve bir kız veya erkek kardeşe nasıl sahip olunacağından bahsetmelisiniz. Eğer çocuğunuz 4 yaşından daha küçükse, ona daha sonraki aylarda hazırlık yapmaya başladığınızda söyleyin. Bazı resimli kitaplar size yardımcı olabilir. O size sorular sormasa bile ona bebekten bahsedin. Eğer hastane size hazırlık kursları önermişse, onu da yanınızda götürüp bilgilendirin. Kıskançlığını en aza indirmek için hazırlıklara dahil edin. Alışverişlere birlikte çıkın. Kıskançlık yapıyorsa sinirlenmeyin, kıskançlık çok doğal bir duygudur, kıskanmaması normal bir tepki değildir. Ne derece meşgul olursanız olun, ona mutlaka zaman ayırın.

Kısa bir süre önce bir e-mail aldım. Zeynep isminde bir anne adayı, ikinci bebeğine hamileydi. İlk kızına hamileyken kursuma katılmış, kızı Leyla şu anda 5,5 yaşında ve öğrenmeye çok meraklı. Zeynep Hanım Leyla'yı büyütürken, kursta öğrendiklerinin çok faydalı olduğundan söz etmiş. Bu bebek için de bazı dersleri almak istiyordu. "Bu derslere Leyla'yı da dahil edebilir miyim?" diye soruyordu.

"Tabii ki, evet," dedim. Böyle bir katılım, onun da doğacak kardeşinin bakımını paylaşmak için, annesinin kendisine verdiği değeri hissetmesini sağlayacaktı.

Bebeğin Yürümeye Başlaması

Bebekler en erken 8 buçuk ayda, genellikle 12, 15. aylar arasında yürümeye başlarlar.

Yeni doğmuş bir bebek bile yüzüstü pozisyonda, başını kaldırma çabası gösterir. Bir süre sonra çevreyi görmek için, kollarıyla bedenini kaldırmayı da başarır. Karın kasları çabuk güçlenir, kaka yapması ve gaz çıkarması daha kolay olur. Kolları, omuzları, sırt kasları ve beli güçlenerek kısa sürede emekleme hareketine geçer. Yüzüstü pozisyon denenen bebekler, daha aktif olup, fiziksel ve zihinsel gelişimlerinde, üstün performans göstermektedirler.

Bazen hiç emeklemeden yürüyen çocuklar da olabiliyor. İşte, 8.5. 9 ay gibi erken yürüyen çocuklar, emeklemeden veya çok kısa süre sürünme, emekleme çabalarının ardından yürümeye geçenlerdir.

Kilolu bebeklerin ise yürümesi gecikebilir. Bebeğinizin çok kilolu olmaması için, şekerle ve şekerli besinlerle tanışmasını olabildiğince geciktirin.

Yuvaya veya okula başladığında nasılsa arkadaşlarından bunları öğrenecek. Aynı şekilde tuz da bebekler için gerekli değildir. Sebze püreleri ve yemeğe geçtiği zaman yiyeceklerine tuz eklemeniz gerekmez çünkü tüm sebzelerin kendi tuzu mevcuttur.

Bebeklerin koltuk, kanepe kenarlarına tutunarak ayağa kalkıp sıralamaya başlaması ve kısa süre içinde tutunmadan ayakta durmayı başarması aileyi çok heyecanlandırır. Bazen aşırı tezahürat yapar, çığlıklar atarsanız bebeğiniz ürkebilir! Bir süre yürüme denemeleri yapmayı bırakır.

İlk adımlar genellikle parmak uçlarında başlar, böylece ayak tabanı kuvvetlenir. Eğer bir ayak parmak ucu yürüyor, diğer ayak tam basıyorsa bunu çocuğunuzun doktoruna bildirmelisiniz. İlk adımlarını atarken ayakları yaz ise çıplak, kış ise rahat, sıkmayan ve altı kaymayan çorap giydirmelisiniz. Ayakkabı giydirmeyin. Ayakkabı ancak, sokakta yürümesi gerektiğinde giydirilmeli; ayakkabının tabanı ise elinizde rahatlıkla esnetebileceğiniz yumuşaklıkta olmalıdır.

Çocuğun Tuvalet Alışkanlığı Kazanması

O ana kadar tüm gereksinimleri anında karşılanan çocuk, ilk kez doğal eğilimine ters düşen bir şeyi yapması istenmekte hatta buna zorlanmaktadır.

Uyumak, seslenmek kadar doğal ve refleks düzeyinde süregelen bir algının, irade gücüyle denetlenmesi, geciktirilmesi söz konusudur.

Bebeklikten çocukluğa geçilen 22-24 aylarda, çocuğun kazandığı en önemli davranış gelişimlerinden biri, tuvalet denetimi, çiş ve dışkı kontrolüdür. Bu, anne ve çocuk arasında çatışmaya yol açan bir süreçtir.

Bu denetimi yerine getirebilmesi için çocuk zihinsel açıdan kendinden ne istendiğini anlayabilmeli, fiziki açıdan da yürüyebilmeli ve lazımlığa oturabilmelidir.

Tuvalet alışkanlığını edinmesi için çocuğa yapılacak baskı, zorlama, tehditkar eğitim, ceza verme, korkutma gibi eylemler, olumsuz ve zararlı sonuçlara yol açar. Çocuk bu denetime karşı çıkar, saldırgan davranışlar, panik ve korku davranışları, cinsel tedirginlik ve endişeye kapılır.

Doğru zamanda (çocuğun istekli olduğu) sabırla, sevecenlikle davranıldığında ve yaz ayları seçildiğinde, amaca ulaşmak çatışmalara neden olmaksızın mümkün olacaktır.

Her annenin çocuğu için tuvalet denetimini sağlamaya yardımcı olacak bir model geliştirdiği bilinir. Bu nedenle size maddeler sıralamayacağım.

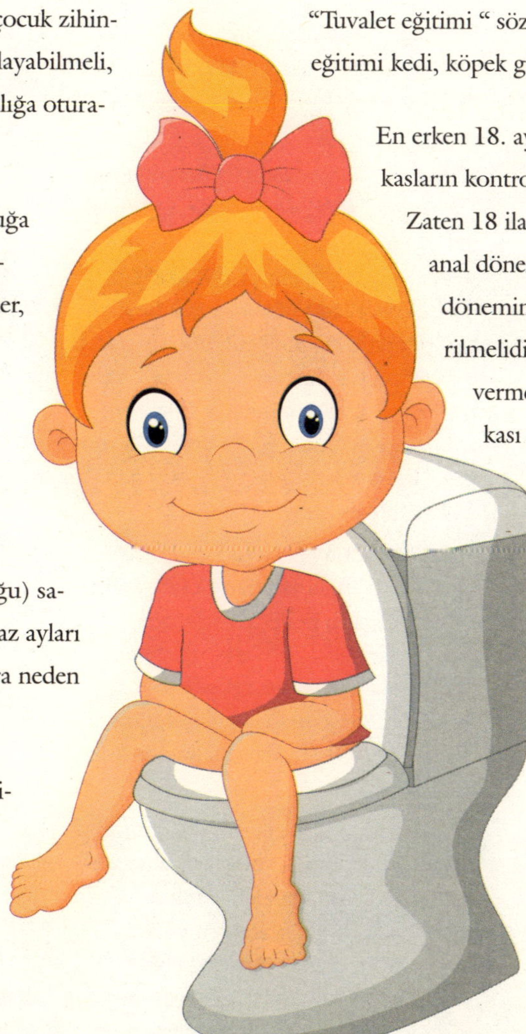

"Tuvalet eğitimi " sözünü de kullanmayalım; çünkü tuvalet eğitimi kedi, köpek gibi hayvanlara verilir.

En erken 18. ayda çocuklar anüs ve üriner sistemdeki kasların kontrol edilebilir olduğunun farkına varırlar. Zaten 18 ila 36 aylık dönem de oral dönemin bitip, anal dönemin başladığı zamandır ve çocuğun bu dönemin haz duyma sürecini yaşamasına izin verilmelidir. Bu dönemde çocuğun çişi ve kakasını verme kararına saygı duyulmalıdır. Çünkü kakası onun için kıymetlidir, isterse verir istemezse de altını değiştirmek için zorlanmamalıdır.

İnsanın kendisi ile ilgili ilk verdiği karar kakasını verme veya tuvalete, lazımlığa yapma kararıdır. Cinsel kimliğin de oluştuğu bu dönemde, yapılan zorlamalar, ayıplamalar, onu utandırmak, kişiliğini olumsuz etkileyebilir.

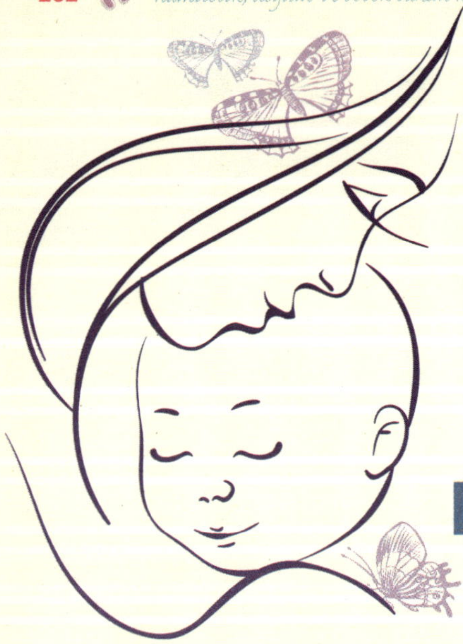

Koşulsuz Sevgi

TUTKU ÇETİN

"Kuantum Çocuklar" kitabından

Koşulsuz sevgi ve kabul en temel yaşam becerisidir. Ve bu temel beceriyi daha çok vurgulamak ve hayata geçirmek gerekiyor. Her çocuk öncelikle hiçbir şarta ve kurala bağlı olmaksızın yalnızca var olduğu ve kendisi olduğu için sevilmek ister ve buna her şeyden çok ihtiyaç duyar. Başarısızlıklarına ve hatalarına rağmen sevildiğini ve yalnızca "O" olduğu için kabul edildiğini bilen bir çocuk sağlıklı büyür ve öz güven duygusunu geliştirir.

"Sen, sen olarak iyisin, seni sevmem için başka türlü olmana gerek yok. Ben seni olduğun gibi her halinle seviyorum"

"Senin nasıl olduğun, neler hissettiğin benim için önemli. Açık ol ve kendini korkusuzca ifade et. Yapmak istediklerini tüm duygularını ve düşüncelerini korkusuzca dile getir. Bu yüzden seni sevmemem mümkün değil"

"Bazen sana kızabilirim, hatalar yapabilirsin, canının sıkıldığı zamanlar olabilir. Ama seni sevmemi asla engellemez."

"Elinden geldiği gibi yap. Elinden geleni yaptığında sonuç ne olura olsun, verdiğin emek ve çaba benim için çok değerlidir."

Böyle koşulsuz iletilerle büyüyen çocuk kendine güvenir, denemekten, hata yapmaktan korkmaz. Hata yaptığı zaman benlik duygusu zedelenmez, tekrar deneyecek güce ve isteğe sahip olur.

Çocukların davranışlarını ve özelliklerini sevgimizin nedeni olarak göstermemiz çocuklara; "seni sevmem için benim istediğim gibi olmalısın" mesajını verir. " Seni seviyorum çünkü çok akıllısın, çünkü çok güzelsin, çünkü çok başarılısın" gibi iletilerin sonucunda çocuk, sevilmek için her zaman çok güzel, çok başarılı, çok akıllı olması gerektiğine karar verecek, bunun için çaba gösterecek, yetersiz kaldığında ise sevilmediğini düşünecektir.

Tabi çocuklarımıza takdir dolu iletiler göndereceğiz. Ama önemli olan, bunları ona sevgimizin nedeni olarak göstermememiz; sevgimizin tek nedeni onun var olmasıdır. Gerçek sevgi nedensiz ve koşulsuzdur. Koşulsuz sevildiğini bilen bir çocuk da koşullu iletilerden zarar görmez.

Çocuklarımızı çok sevsek de, genellikle onları oldukları gibi kabullenmekte zorlanırız. Onlardan beklentilerimize ve isteklerimize uygun olarak davranmalarını isteriz; bizim yapamadıklarımızı yapmalarını, hayallerimizi gerçekleştirmelerini bekleriz. Hatta kendimizle onlar arasına bir sınır koymayıp, bizim kopyamız, uzantımız olmalarını, bizimle aynı duyguları, aynı düşünceleri paylaşmalarını da isteriz. Tüm bunlar onların kendilerine özgü oluşlarını, bireyselliklerini kabul edemediğimiz gösterir.

Bizler genellikle çocuklarımızın duygularını kabul etmekte de zorlanırız "ne var bunda üzülecek! Ne ayıp, erkekler ağlar mı? Sulu gözlü, insan topu kayboldu diye ağlar mı? Hiç insan kardeşini kıskanır mı? Ne varmış korkacak, bak ben korkuyor muyum?"

Bu şekilde yaklaştığımızda çocuğun hissettiği üzüntüyü, korkuyu, öfkeyi, kıskançlığı ve bu gibi duyguları reddetmiş oluruz. Ebeveynler çocuklarının bu tür olumsuz duygular yaşamalarını istemezler. Ancak çocuğun korkusunu, öfkesini yok saymak, inkar etmek ya da küçümsemek, çocuğun varlığını da reddetmek anlamına gelir. Çocuk duyulmadığını, anlaşılmadığını ve kabul edilmediğini düşünür. Daha fazla ağlar, hırçınlaşır ve sorun yaratır.

-Anne çok sıcak oldu.

-Hava soğuk kazağını çıkarma.

-Ama çok terliyorum.

-Hastalanırsın, çıkarma diyorum.

Bu anne çocuğa hissettiklerinin, ihtiyaçlarının önemli olamadığını söylemektedir.

-Anne doydum.

-Ama daha çok az yedin.

-Ama doydum.

-Anlamam, bu yemek bitecek.

Annenin gerçekte söylediği şudur; sen ne hissettiğini bilmezsin, doyup doymadığına ben karar veririm.

Bu gibi yaklaşımlarla çocuğa iletilen mesaj şudur; sen kendi algılarına, hislerine, duygularına güvenme, onlar yanlış. Benim algılarımı, hislerimi, duygularımı kabul et. Ben üşüyorsam sende üşümelisin. Doydum demen önemli değil, ben bu kadar yemekle doyamayacağını düşünüyorum.

Aynı durumla karşılaştığınızı, eşinizin ya da arkadaşlarınızın size bu şekilde davrandığını hayal edin. Bunun saygısızlık olduğunu düşünür, içerler, öfkelenir ve kendinizi küçük düşmüş hissedersiniz. Çocuklarda aynı duyguları yaşarlar. Olay sırasında hissettiklerini, yaşadıklarını anlatmaya çalışır ama engellenirler. Duyguları kabul görmez, dinlenmez ve kendilerini ifade etmelerine izin verilmezse sonuç çatışma, içerleme, öfkelenme ve anlaşılamadığını görerek içe kapanma olur.

Duyguları kabul görmeyen çocuklar zamanla bu tür duygularını göstermemeyi, hatta onları yaşamaması gerektiğini öğrenir. Olumsuz tüm duygular içe atılır, bastırılır. Erkek adam korkmaz, erkekler ağlamaz denildiğini duyan çocuk korkuyu ve üzüntüyü içine atmayı, bastırmayı, ifade etmemeyi öğrenir. Yerinde ve zamanında ifade edilemeyen korku ve üzüntü gibi temel duygular, kılık değiştirip kızgınlık olarak ortaya çıkarlar. Büyük öfkelerin altında çoğunlukla bilinçsizce duyulan ve bastırılan korkular ya da derin üzüntüler yatmaktadır.

Duyguları kabul görmediği için onları bastıran çocuk zamanla bu duygularını inkar etmeye başlar ve büyüdüğünde duygularına yabancılaşmış, onları reddeden duygusal kültlük içinde olan bir yetişkin haline gelir.

İnsanların kendilerini ifade edebilmeleri ruhsal ve fiziksel sağlıkları açısından çok önemlidir. Çocuklar da tıpkı yetişkinler gibi kendilerini ifade etmeyi, duygularının ve düşüncelerinin kabul görmesini, önemsenmesini ister. Ve büyükler gibi, varlıklarına saygı gösterilmesini beklerler.

Saygı, bir insanın yaşı, konumu ya da adı için gösterilen içi boş, kalıplaşmış davranışlardan ibaret değildir. Gerçek saygı; yaşı, konumu, adı ne olura olsun bir insanın bireyselliğini ve haklarını kabul etmek, ihtiyaçlarını, duygu ve düşüncelerini önemsemek ve böylelikle onun varlığını kabul etmek demektir.

Çocuklarımızı gerçek anlamda kabul edebilmek için onların varlıklarına saygı duymayı öğrenmemiz gerekir. Çocuklar saygıyı yaşayarak öğrenir ve gösterirler.

Çocukların dürüst ve adil ebeveynlere ihtiyaçları vardır. Ama çoğunlukla kabul edilen "çocuklara karşı dürüst olmak o kadar da önemli değildir" inancı yüzünden, çocuklar ebeveynlerine duydukları güveni kaybeder ya da bu duyguyu geliştiremezler. Bu nasıl meydana gelir.

-Çocuklara verilen sözler önemli görülmeye bilir, geçiştirilir. "tamam yapacağım söz" deriz. Ama gerisi gelmez. Verdiğimiz söz neyle ilgili olursa olsun, önemli ya da önemsiz bir eylem de olsa, sözümüzü tutmaya çalışmalıyız. Tutamayacağımızı bildiğimiz sözleri vermemeliyiz. Tekrarlanan hayal kırıklıkları onların bize olan güvenlerini kaybetmemize neden olur.

Çifte standart kullanmamalıyız. Onaylamadığımız bir davranışı biz yapmakta sakınca görmeyiz. Açıklama olarak da "ben büyüğüm, yaparım, sen benimle bir değilsin" deriz. Bu gerçek anlamda çocuğa yapılmış bir haksızlıktır. Bu tür açıklamalar çocuğa işe yarar, gerçek bir bilgi vermez, yalnızca ebeveyninin adil olmadığını anlatır. "Ama bu haksızlık!" Sözü çocuklar arasında çok yaygındır. Çocuk hayal kırklığı, kızgınlık, içerleme hisseder. Ebeveynine duyduğu güven sarsılır.

Çoğunlukla olduğumuz gibi değil de olmak zorunda hissettiğimiz kişiler gibi görünmek isteriz. Büyükler her zaman en doğruyu bilirler, anne baba hep haklıdır, doğru anne babalık böyle olur gibi düşünce ve davranış kalıplarını örnek alarak çocuklarımıza "en iyi bilen, en güçlü, en haklı, en doğru" anne babalar olarak görünmeye çalışırız. Korkmayı, üzülmeyi, bazı durumlarda yetersiz kalmayı anne baba olmaya yakıştıramadığımız için, bu tür olumsuz duygularımızı saklarız.

Çocukların her şeyi bilen, en güçlü olan, mükemmel anne babalara değil; içten, samimi, rol yapmayan, gerçek anne babalara ihtiyaçları vardır. Bazen bizimde korkabildiğimizi anlatmamız, yetersiz kalabildiğimiz durumlar olabildiğini söylememiz bizi zayıf ve güçsüz görmelerine neden olamaz. Tersine, böyle açık ve dürüst bir paylaşım bize olan güvenlerini ve saygıların güçlendirir.

Açıklık ve dürüstlük gerçek gücü gerektirir, çünkü içtenlik ve samimiyet kalbin açık olması ile ilgilidir. Gerçek güç kalpten gelir ve çocuklar bunu çok iyi anlarlar.

Çoğunlukla duygularımızı bastırmayı, inkar etmeyi öğrendiğimiz için en başta kendimize karşı ne kadar açık, ne kadar dürüst olduğumuzu görmeye çalışmalıyız. Kendimize karşı dürüst olmadığımız sürece kimseye karşı dürüst olamayız.

Çocuklar büyüme süreçleri içerisinde çeşitli tutumları, davranış modellerini değişen seviyelerde denerler. Zamanla, çocukluk çağının sonlarına doğru kişilikleri belirmeye başlar. Bu olana dek onları değerlendirirken kesin kanılardan, yargılardan kaçınmak sağlıklı bir tutum olacaktır. Çocukların, her türlü sınıflandırmanın dışında yer alan varlıklar olduğunu unutmamalıyız.

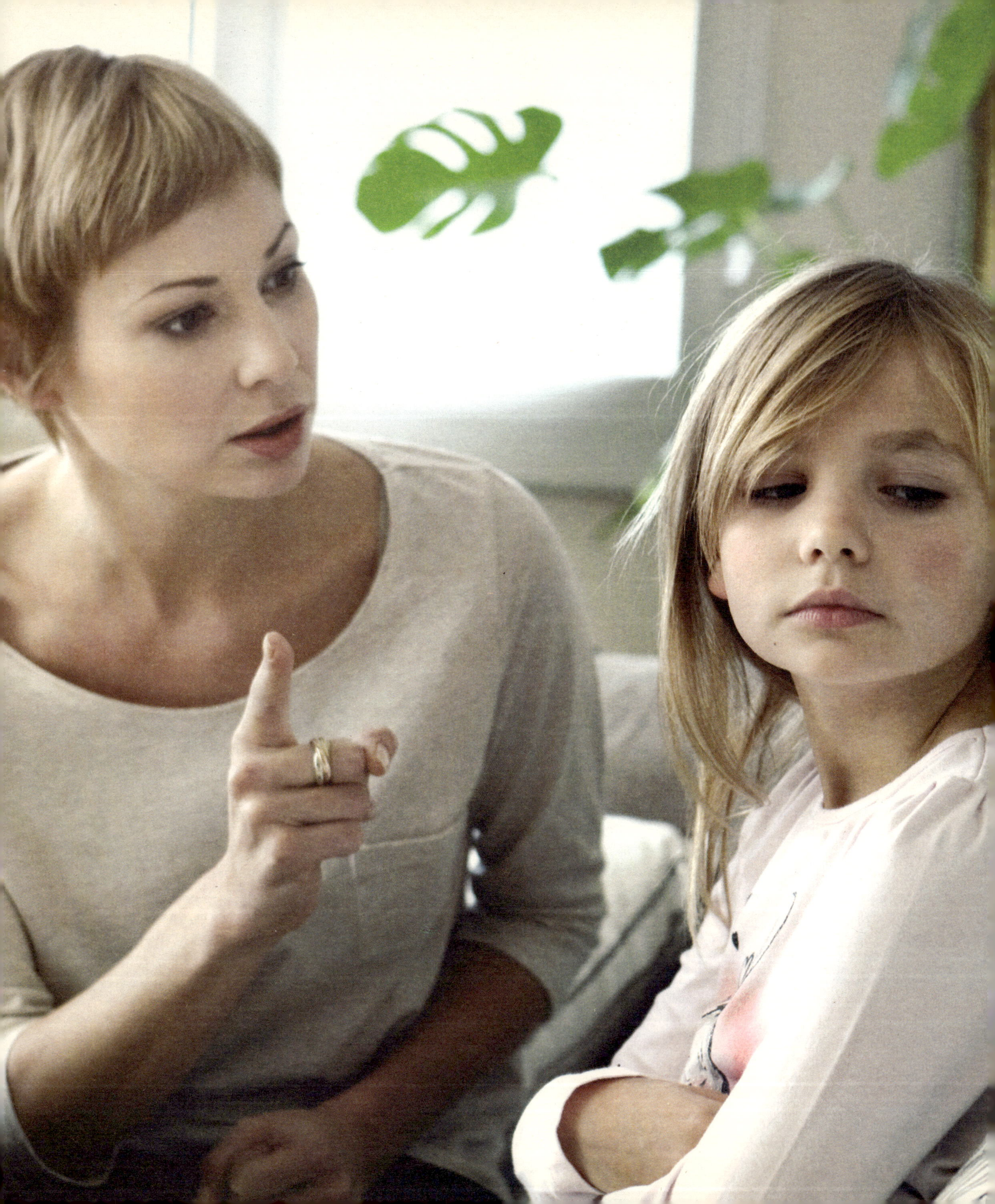

Çocuğa **"Hayır"** Demek

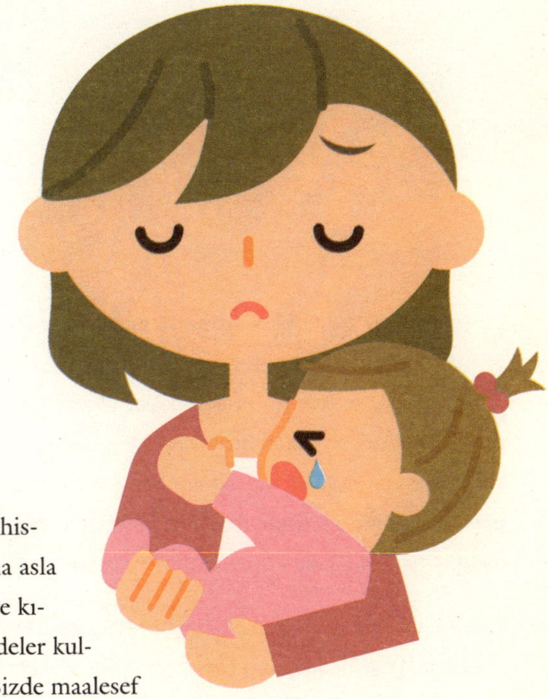

Çocuklar duygularını ifade ederken yargılanma korkusu hissetmemeliler, duygularını ifade edebilmek insan ruhuna rahatlık ve hafiflik verecektir. Bebekler ve çocukların duygusal zihinleri çok gelişmiştir. Bebeklerin algısı anne karnında 20. haftadan itibaren oluşmaya başlar, son 3 aylık dönemde ise duygusal algısı çok yüksektir. Yani anne karnındaki bebeğin duygusal zihni, alt beyni oluşur. Çocukların duygularını ifade etmesine izin verilmelidir. Eğer çocuk duygularını ifade edemez, dışa vuramazsa davranışlarında bunları gösterir. Duygular, çocuğun gelişiminin merkezidir. Anne ve babaların uygun zamanlarda çocuğuna duygularını söylemesi, çocukların da doğru zamanda duygularını nasıl ifade edeceklerini öğrenmeleri açısından önemlidir. Çocuklar her zaman anne ve babalarının sınırlarını öğrenmek için onları sürekli sınar ve sınırı zorlarlar, çünkü onların sınırlarını bilmeye ihtiyaçları vardır. Bu sınırları aşmaya zorladıklarında ebeveynlerinin kızgınlıklarını ona göstermeleri gerekir. Kurslarımda "Bebek Odası Hazırlığı" dersini verirken, "Çocuğunuzun odasının bir duvarını onun çizim duvarı olarak bırakın, eğer bunu yapmazsanız, eline geçen boya kalemleri ile evin tüm duvarlarını çizecektir" derim. Buna rağmen evin tüm duvarlarına çizim yapmaya başlamışsa, ona kızgınlığınızı söyleyin "Çizmen için sana bir duvar hazırladım ve defterlerin var, tüm duvarları çizerek kirlettiğin için üzgünüm ve sana kızgınım," şeklinde konuşarak duygunuzu hissettirin. Ama asla aşağılayıcı ve kıyaslayıcı ifadeler kullanmayın. Bizde maalesef en çok kıyaslama sözleri kullanılır, "Bak Ali'ye hiç evindeki duvarları çiziyor mu, bıktım senden..." gibi sözler sarf etmekten kaçının. Sadece kızgın ve üzgün olduğunuzu bilmesi, kendi duygularını da nasıl yönlendireceğini öğrenmesi açısından hedefiniz olacak ve çocuğunuz ders alacaktır. Çocuğunuzun rol modeli anne ve babasıdır. Bu sebeple sizin de davranışlarınızda seçici olmanız önemlidir. Çocuklarınızın bir birey olduğunu hiç unutmayın ve hemen düşünün; çocukluğunuzda size karşı saygılı, iyi davranan veya sizi hiç dikkate almayıp sanki yokmuşsunuz gibi davranan kişileri mutlaka hatırlayacaksınız. Kalbinizi ısıtan ve hayatınızda daima sevgiyle hatırlayacağınız kişiler çocukluğunuzda sizin bireyselliğinize saygı duyan ve sizi dinleyen, güzel öğütler veren kişiler olduğunu göreceksiniz. Çocukluğunuzu hatırlamak aslında çocuğunuz için nasıl davranacağınızı da bulmanıza yardımcı olur.

Çocuğumuzla birlikte oyun zamanı paylaşırken de sabırlı olmayı bilmek ve oyunda ona sürekli müdahale ederek yaptığı şeyin daha iyi veya hızlı şekilde yapılacağını ona göstermeye

Çocukların duygularını ifade etmesine izin verilmelidir. Eğer çocuk duygularını ifade edemez, dışa vuramazsa davranışlarında bunları gösterir. Duygular, çocuğun gelişiminin merkezidir.

çalışmak, sizden henüz yardım istemeyen çocuğunuza, "Sen yanlış yapıyorsun, benim gösterdiğim şekilde yapmalısın" mesajı alacak ve oyunu bırakıp başka bir şey yapmaya geçecektir. Bu durumu da ebeveynler çoğunlukla " Hiçbir şeye kendini veremiyor hemen sıkılıp başka bir oyuna geçmek istiyor," şeklinde şikayetle dile getirirler. Oysaki çocuğu etkilemekle ona müdahale etmek farklı şeylerdir.

Farkında iseniz çocuklara "hayır" sözcüğünü de yerli yersiz ve çok fazla kullanıyoruz. Çocuklar " hayır" kelimesinin de çoğunlukla gerçek anlamını bilmiyorlar. Sürekli tekrar edildiğinde etkili olan hiçbir söz yoktur. "Hayır" denildiğinde bu çocuk için anlamsız bir kelime değil, sınırlandırma anlamı taşıyan bir sözcük olmalı ve hep öyle kalmalıdır. Çocukları terslemek, vurmak yerine onunla istemediğiniz davranışı yaptığında, "Oyuncaklarını tüm salona dağıtmışsın, bak oyuncaklarının sepeti var, hadi bakalım onları toplayalım," diyerek toplamaya başlayabilirsiniz, belki size hemen katılmayacak, sadece sizi seyredecektir. Neyi nereye koyması hakkında annesinin vereceği bilgi, çocuğun tutumu, tavrı davranışını gözden geçirme imkanı verir ve ebeveyni ile zamanla çatışmak yerine uzlaşmaya varmasını sağlayabilir. Çocuğumuzun bize karşı gelmemesi kadar, onun kendini de bağımsızca ifade edebilmesine de fırsat tanımalıyız.

Çocuklarınız, evinize çocuğu olan arkadaşlarınız geldiğinde gelen arkadaşının oyuncakları ile oynamasına da çoğunlukla izin vermezler ve huysuzluk ederler. Onun elindeki oyuncakları hırsla çekip oyuncaklarına ambargo koyarlar. Böyle durumlarda " Aa ne ayıp, ver oyuncaklarını arkadaşına, hadi birlikte oyna bakalım, yoksa odanda yalnız oturmak zorunda kalırsın," gibi kınama, ceza, emir içeren sözcükler çocuğunuzun daha da sinirlenip aksileşmesine sebep olacaktır. Oysaki çocuklar, "Evet, şu anda onunla oyuncaklarımı paylaşmak istemiyorum, bu beni kızdırıyor, onu bana rakip gibi hissediyorum," diyebilme kapasitesine sahip değildirler. Onun duygusunu bulmasına siz yardımcı olabilirsiniz. "Arkadaşına olan kızgınlığını anlıyorum, oyuncaklarını şimdi onunla paylaşmak istemiyorsun, o zaman size yiyecek birer parça kek vereyim sonra isterseniz birlikte oyuna devam edebilirsiniz," şeklinde konuşmayı deneyebilirsiniz. Böylece duygularını açıklamayı öğrenmeye başlayacak ve zamanla huysuzlanma ihtiyacı da azalacaktır.

Tabii ki çocuğun düşme veya fiziksel tehlike yaratacak hareketleri engellenmelidir. Ancak sürekli "hayır" sözcüğünü kullanmak çocuğunuza güvenmediğinizi ve onun sürekli yanlış yapmasını beklediğiniz anlamına gelir. Sürekli hayır diyen annelerin çoğu, "Ona kuralları öğretmek için kullanıyorum veya onu çok şımartmak istemiyorum, tehlikelerden korumak istiyorum," gibi gerekçeler gösterirler.

Bunları öğrenmesi tabii ki faydalıdır ama ne zaman müdahale edilip edilmeyeceğini de bilmek gerekir; ancak o zaman bebeğiniz ya da çocuğunuz sizi dinlemeye ve güvenmeye başlayacaktır.

Biraz da psikolojimizle de ilgili olabiliyor bu "hayır" lar; eğer o gün canımız sıkkınsa, hemen müdahale etmeye ve "hayır" dememize, keyfimiz yerinde ise dün müdahale edip "hayır" dediğimiz şeylere bugün "evet" diyorsak, bu da çocuğunuzun aklını karıştırıp, size duyduğu güveni sarsabilir.

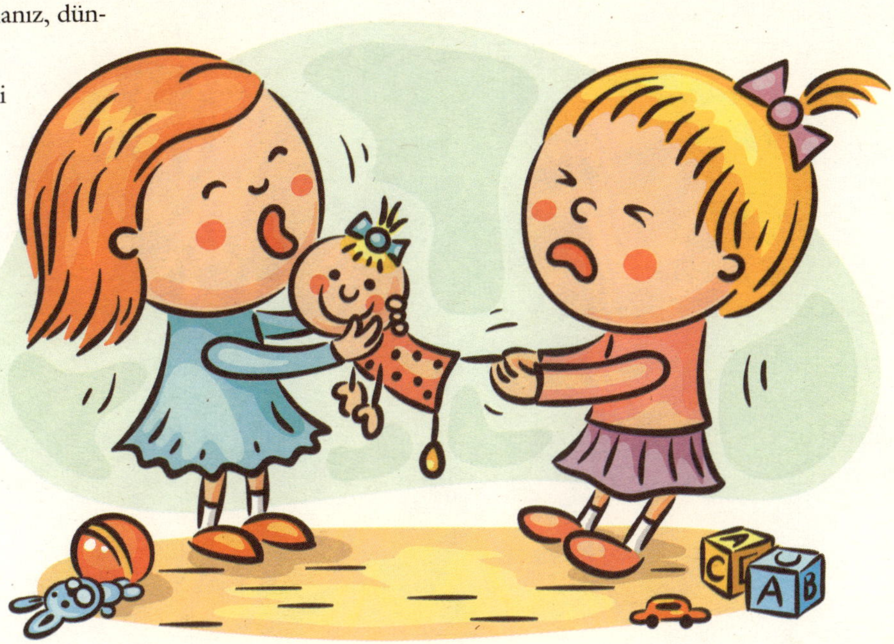

Sürekli "hayır" sözcüğü kullanıyor olmanız, dünyayı keşfeden, öğrenen küçük bir kaşif olan çocuğunuzun merakını ve hevesini de yok edebilir. İlk yardım eğitimlerinde "Evde Alınacak Güvenlik Önlemleri" konusundan söz ederken de, "Evinizde ki kıymetli eşyaları çocuğunuzun hareket alanından kaldırın, çünkü çocuklar eşyayı kendince öğrenirken kırabilir, ağzına sokabilir, dışarı atabilir, bu onun eşyayı öğrenirken kendini de geliştireceği zamandır, bir süre sonra eşyayı korumayı kollamayı da öğrenecektir," derim. Çünkü çocuğun yaşayacağı süreçler engellenirse, bunun ileriki yaşamına getireceği eksiklik veya başarısızlıkların sebeplerinin neden olduğunu düşünür durursunuz. O zaman zarar verebileceği kıymetli eşya ve biblolarınız varsa onları ulaşamayacağı yerlere kaldırırsanız hem çocuğunuza gereksiz bağırmalara gerek kalmaz, hem de çocuğunuz yaşaması gereken önemli süreçleri yaşayarak gelişimini sürdürür. Bağırmak "hayır" sözcüğünü kullanmak ise, onu sindirecek ve doğal keşfetme, öğrenme duygusunu baskılayıp bu süreci sekteye uğratacaktır. Çocuğu takip etmek önemli, onun nerelere yöneldiğine bakın; eğer bunun tehlikeli olduğunu düşünüyorsanız sürekli, "Hayır, oraya yaklaşma," "Hayır, bu senin için değil," "Hayır, o ağıza sokulamaz, dokunma," gibi sözler sarf etmek yerine, gittiği yönü yavaşça değiştirin.

Ben 1997 yılında kendi adıma açtığım merkezimin bir bölümünü 0-3 yaş kreş olarak da hizmete açmıştım, orada bebeklik ve 3 yaşa kadar büyüttüğüm çocuklarda gördüğüm en komik gelen şeylerden biri de yeni emeklemeye başlayan ufaklıklara, "Yapma!" dediğim zaman, sanki bana meydan okurcasına yaptığı şeyi ısrarla yapmaya devam etmesi veya gittiği yere daha süratle gitmeye başlaması idi. Bu zaman sınırsız bir kendini genişletme süreci, ama ona neyin neden olacağını sözsel olarak anlattığınızda ve söylediğiniz şeylere karşı güven derecesi arttığında "hayır" sözcüğünü anlama kapasiteleri geliştiğinde size meydan okuma istekleri de zamanla azalıyor.

Çocuklarımıza bazen nazik bir şekilde "hayır" sözcüğünü kullandığımız zaman da kelimeyi yumuşattığımızı düşünürüz. Mesela, " Haydi balım, bak... hayır, şimdi yatağa gitmeliyiz," gibi ifadeler kullanır ve çoğunlukla bu tür yumuşaklıkla "hayır" kullandığımızda işe yarayacağını düşünürüz ama şaşıracaksınız çoğunlukla işe yaramıyor. Çünkü bu durum çocuğunuz tarafından bir yalvarma ve özür dileme şeklinde algılanıp size karşı gelme isteğini daha da arttırır; kararlı olmak ve verdiğiniz süre dolmuşsa kati bir hitapla, "Haydi bakalım şimdi yatağa gitme zamanı, gelmeni bekliyorum," şeklinde olmalıdır. Çocuğunuza güzel sözcükler kullanarak hitap etmek size iyi gelebilir, "canım, balım, çiçeğim, böceğim" gibi. Bunu çok sık yapmayın; çocuğunuzun kişiliğini geliştirmek ve güçlendirmek için ismi ile hitap etmeniz çok önemli. Özellikle ilk 5 yıl içinde onunla konuşurken mutlaka ismi ile hitap etmelisiniz. Kendi ismini duymak çocuğun kimliğini hissetmesi ve bağımsız biri olduğunu da pekiştirmesini sağlar. Çocuğunuz kendi ismini, o isimle çağırdığınızda öğrenir ve ismini sıkça duymak da kendini iyi hissettirir.

Oyun Dünyası

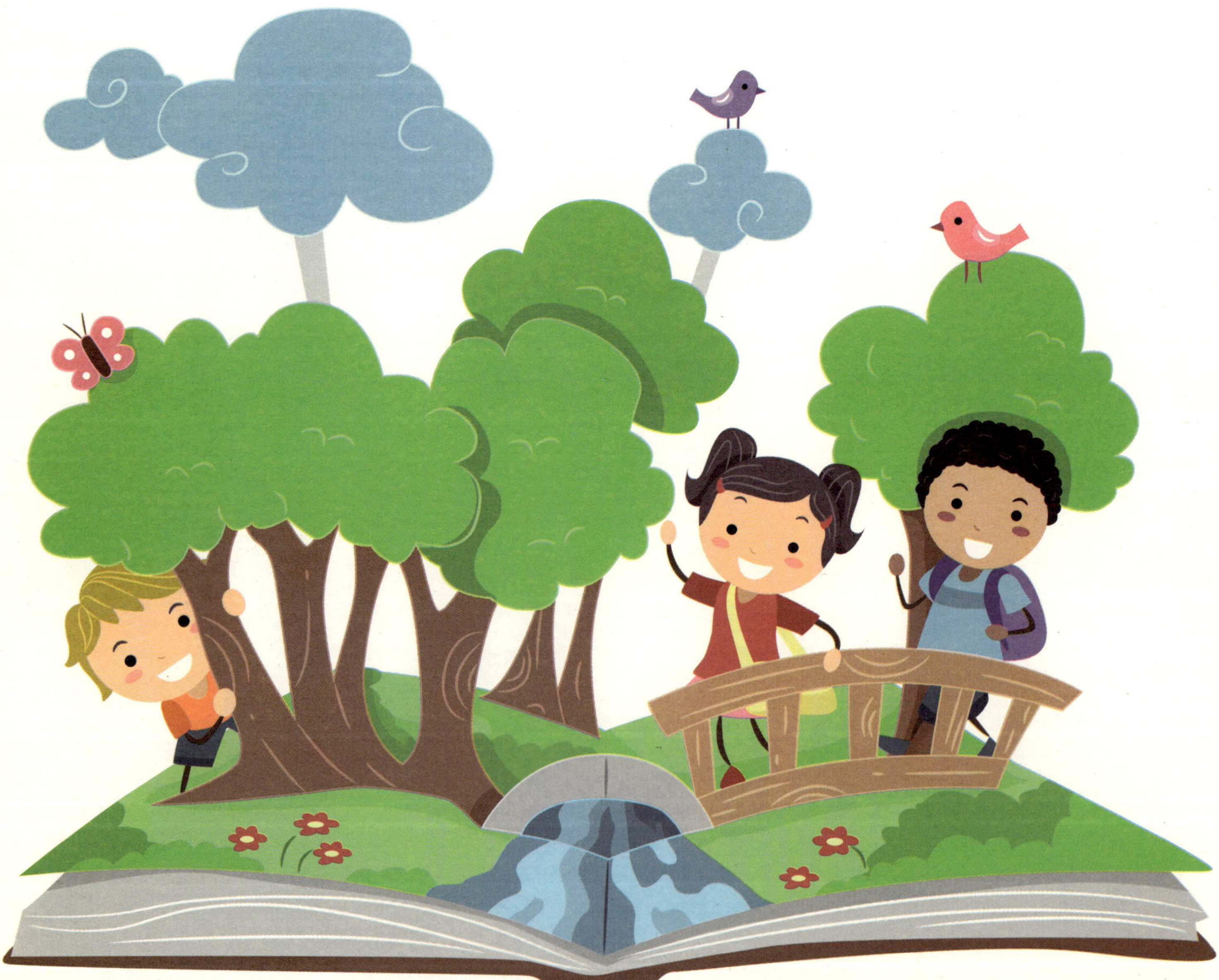

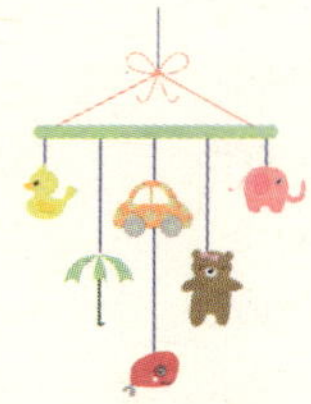

ÇOCUK ve OYUN

Çocuk için oyun, öğrenme sürecinde en güçlü ve yaratıcı araçtır. Çocukluk yıllarımı hatırlıyorum ve ne kadar şanslı çocuklar olduğumuzu düşünüyorum. O yıllarda çocuklar sokaklarda rahatça oynayabiliyorlardı; hayatın akışı yavaş ve doğaldı, kendi aramızda kurguladığımız top oyunları, ip atlama, momik, saklambaç, beş taş, ağac evde evcilik, saklambaç gibi bol koşturmalı, heyecanlı, sportif aktivitelerdi bu oyunlar. Böylece D vitaminini doğrudan enerji kaynağı olan güneşten alan çocuklardık. İnsan bedeninin tam spekturumlu ışığa, yani içinde 7 rengi barındıran güneş ışığına ihtiyacı var. Günümüz de çocuklar doğduktan sonra 15. günde ağızdan verilen D vitaminine mahkumlar ve günde ancak 2, 3 saat ebeveynleri eşliğinde park veya sokakta olup, oynayabiliyorlar. Çocukluğumuzda gece oyunlarımız bile vardı. O yıllarda evlerde toplanılır ve annelerimizin de katıldığı fincan oyunu, isim, şehir, ülke, kulaktan kulağa, sessiz sinema, Türkan teyzeden masal dinleme; gecelerimizi renklendiren ve çok eğlenerek öğrendiğimiz oyunlardı. Evcilik oyunlarında bazen anne, bazen baba, bazen gelin, öğretmen, babaanne gibi çeşitli davranış modellerini deneyerek, hem eğlenir hem de hayat provası yapardık. Hayallerimizi gerçekleştirme çabalarımız, değerbilir olduğumuz, yaratıcılığımız ve yaşama saygımız vardı. Radyo da "çocuk saati" ni dinlerken kardeşlerimizle itişmelerimiz, harçlıkları biriktirerek aldığımız plastik bebeklere floş ipleri tarayarak yaptığımız saçlar… Ben dikiş dikmeyi ve örgü örmeyi bebeklere elbise dikerek ve kazak örerek öğrendim. Yeğenlerim ve arkadaşlarımın doğacak bebekleri için ördüğüm harika takımları hala saklayan arkadaşlarım var. Alman hastanesinde gece nöbetlerim sırasında bebek odasında ki bebeler için zıbın üzerine giydireceğimiz askılı tulumlar örerdim. Bunlar hep çocukluğumda öğrenip geliştirdiğim becerilerimdi. Çocuklar oyunların farklı seviyeleri sayesinde ilerleme sağlıyor. Yeni yetenekler kazanıp, oyunları tekrarlayarak bir üst seviyeye geçiyorlar. Yeni şeyler öğrenip, yeteneklerini denemekten büyük zevk aldıklarından, kendilerini bir adım sonra ne öğrenmesi gerektiğine de kendileri karar vermelidir diye düşünürüm.

Oyun fiziksel, sosyal ve gelişim için en üstün öğrenim programı, hepimizin doğru, bozulmamış yaşam bilgisine ihtiyacı var. İşte bu yaşam bilgisi oyunlarla birikiyor, çocuğun karakteri ve yaradılışında ki kabiliyetleri ortaya

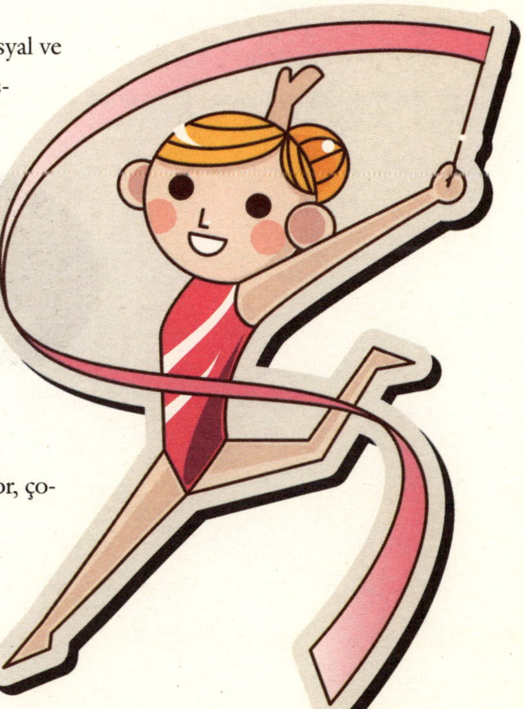

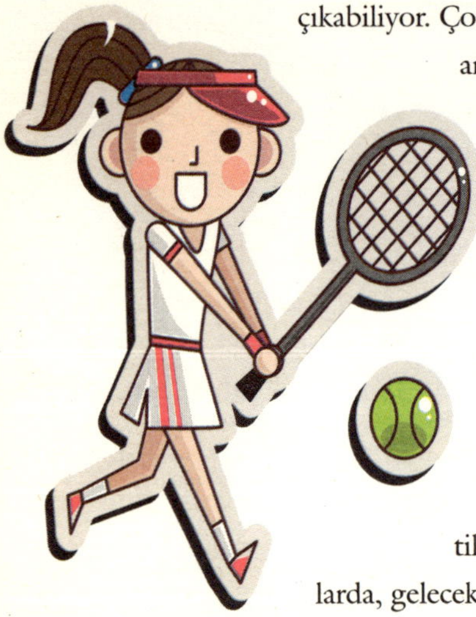

çıkabiliyor. Çocuklar oyun içinde diğer kişiler ve arkadaşları ile iletişim içinde oluyor. Metaryaller kullanarak ve yeteneklerini deneyerek, çevrelerinin kontrolünü ellerinde tutma hissini tadarak, kendilerini becerikli hissederler. Çocuklarımız kendi öğrenim programlarını da kendileri yaratmalı. Oyunlar çocuğa dünya hakkındaki temel bilgileri, dil, matematik, bilim, sosyal bilimler gibi alanlarda, gelecek yaşamında kullanmak için de fırsat vermektedir. Su birikintisinde kurbağa yavruları ile oynayan bir çocuk hayat zinciri hakkında pek çok şey öğrenmektedir.

Bebeklik ve erken çocukluk döneminde başka bebek ve çocuklarla olması çok önemli. Kendi boyutlarında bir varlıkla karşılaşmak onu şaşırtır ve mutlu eder. "Çocuk çocuğun aynasıdır" denilir, doğrudur. Bebekler, çocuklar taklit ederek öğrenirler. Eğer ikinci çocuğunuzsa, evde ki abla ve veya ağabeyini taklit ederek, çabucak konuşur, yürür, tuvalet alışkanlığı edinir. Aynı ay ve yaşta bebekleri olan arkadaşlarınızla sıklıkla buluşmalısınız, böylelikle hem çocuklar birlikte oynayarak, öğrenerek, eğlenerek güzel vakit geçirecek; anneler de birbirleri ile tecrübe ve tavsiyelerini paylaşarak güçleneceklerdir.

Çocuklar bedenleri ile dokunarak, sarılarak, hissederek öğrenirler. Örneğin bir ağaca sarılarak ağacın dokusunu, kokusunu, yapısını algılar, kendi bedeninin diğer vücutlardan ayrı olduğunu fark ettiği yaşa gelince ki bu zihinsel fark edişten ziyade fiziksel bir fark ediştir; böylece vücudu aracılığı ile etkin bir şekilde çevresini öğrenmeye çalışması çok doğal bir davranıştır. En iyi öğrenme hali fiziksel olarak hareket halinde olmasıdır. Koşarken, özellikle de hayal dünyalarını zenginleştiren oyunlar oynarken hiç durmaksızın öğrenirler. Düşünme işlevi çocuğun aktivitesini engellemez, bir çok anne çocuğunun oynarken hızlıca konuşarak düşündüklerini sesli dile getirdiğini görmüştür; çocuk bu şekilde oyundan ve oyundaki yaşantısından öğrenir.

Çocukların beyin gelişiminin % 80 nin 0-5 yaş arasında oluştuğu ve özellikle bu dönemde anneli oyun gruplarına katılmanın çok önemli olduğu biliniyor, mutlaka size yakın bir oyun grubu merkezi bulabilirsiniz. Çocuğunuzu oyun gruplarına götürerek, kendi vücudunu tanımasını, alansal farkındalık ve bilincinin gelişmesini, sosyal, fiziksel ve duygusal gelişimine katkı sağlayacaksınız.

Bebeklik ve çocukluk çağı geniş bir zaman dilimi; en hızlı gelişim süreci ise 0-1 yaş bebeklik dönemi. Doğum sonrası ilk 6 ay, beyni başta olmak üzere birçok organın büyüme ve gelişimini karşılamak üzere bebeklerin kalp atış hızı ve solunum sayısı biz yetişkinlerden daha fazladır. Büyüme bebeğin

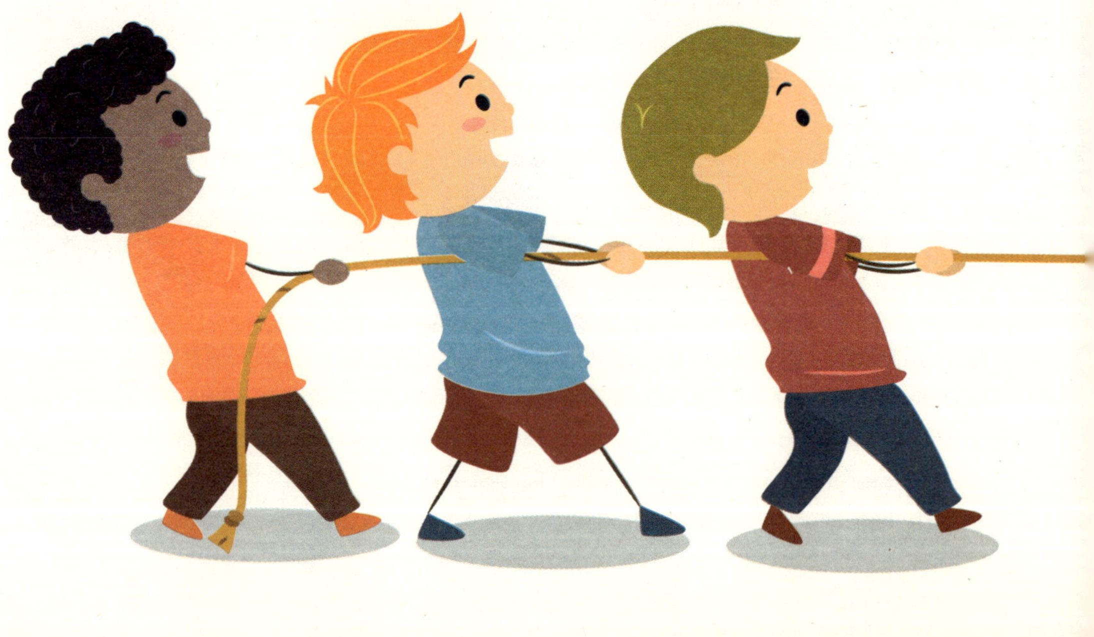

organizmasındaki hücre sayılarının artarak vücut ağırlığının artması ile, gelişme ise hücre ve dokularının yapısında ortaya çıkan değişimlerle işlev kazanabilme durumudur. Büyüme ve gelişme genetik olmakla birlikte; çevre, cinsiyet, beslenme, sosyo-ekonomik ortam, geçirilen hastalıklar, psikolojik ortam gibi faktörlerin de etkisi vardır. Yapılan çalışmalar oyun ve fiziksel aktivitenin bebeklik ve çocukluk çağından itibaren, genetik olan büyüme ve gelişme üzerinde olumlu etkiler sağladığını göstermektedir.

Aslında kadim zamanlardan gelen ve ülkemizde de bebeklere doğumun 40. gününden itibaren, halk arasında "ölçme" adıyla yapılan bazı kol ve bacak hareketleri harika bir "bebek egzersizi" uygulamasıdır. Ben de bu kitapta ve kurslarımda benzer egzersizlerin uygulamalarını anne ve baba adaylarına önermekteyim; özellikle asimetrik uygulamaların bebeğin sağ ve sol beyin lobunu eşit uyarması sebebi ile ne kadar faydalı olduğunu da vurgulamaktayım. Bu aktivite uygulamalarında en önemli kural ise süreklilik gerektirmesidir. Yani uygulamaya başladığınızda bu uygulama zamanlarının düzenini bozmadan yaptığınızda sağladığı faydayı görebilirsiniz. Laf olsun, bir deneyelim, günü geçirelim diye arada bir yaptığınızda ise sadece o güne bir değişiklik getirmiş olabilirsiniz. Sürekli yaptığınızda ise bu egzersiz sırasında bebeğin beyin hücrelerinin bağlantı yapması ve bağlantının güçlenmesi bebeğin hem beyin hem de bedenine fayda sağlayacaktır.

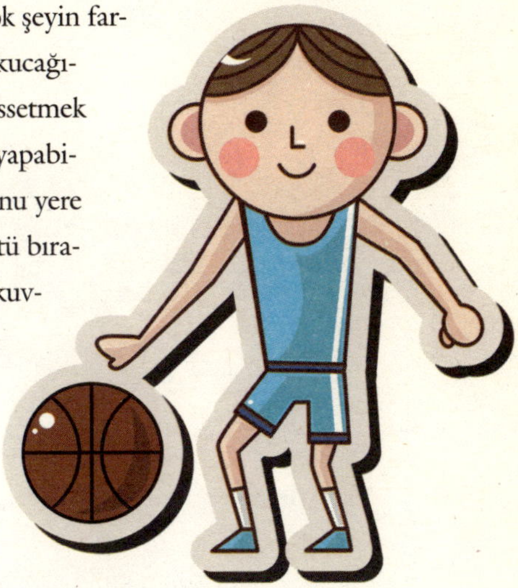

Yeni doğan bebeğiniz daha çok şeyin farkında değildir, o sadece sizin kucağınızda olmak sizin sevginizi hissetmek ister. Yeni doğan bebeğinizle yapabileceğiniz en eğlenceli oyun: onu yere veya yatağının üzerine yüz üstü bırakıp, ayakları ile kendini nasıl kuvvetli ittiğini ve ileri doğru hareket ettiğini görmenizdir. Bu pozisyonda iken başınıda kaldırmaya çalışır; bu onun bedenini harekete geçirdiği ve kullanmayı başardığı tek pozisyondur, sırt üstü yattığında bedenini hareket ettiremez. Bebeğinizi her gün birkaç kez yüzüstü bırakarak onun bedeni ni kullanmayı ve fark etmesi ile ilgili beceri kazanmasına yardımcı olabilirsiniz. Bu yüzüstü pozisyon egzersizini her gün uyanık olduğunda tekrarlayarak zihinsel ve fiziksel gelişimine çok önemli katkı sağlarsınız.

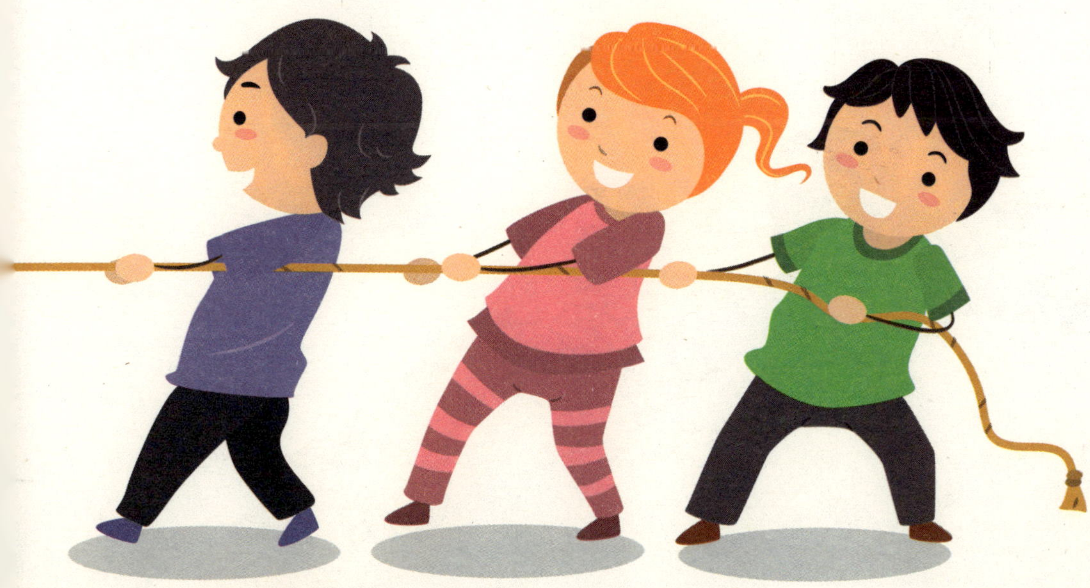

0-6 aylık dönemde oynanabilecek en eğlenceli oyunlardan biri de onu bacaklarınıza yatırıp dizlerinizi kaldırarak kaydırıp kucağınıza indirebilirsiniz ve" hooppa" " ce eee" sesi ile onun heyecanına katılabilirsiniz. Ayna oyunu yine bebeklerin çok ilgisini çeker. Kucağınızdaki bebeğinizle aynanın karşısına geçip, işaret ederek, " bu ağız, burun, göz .....vs." onunla

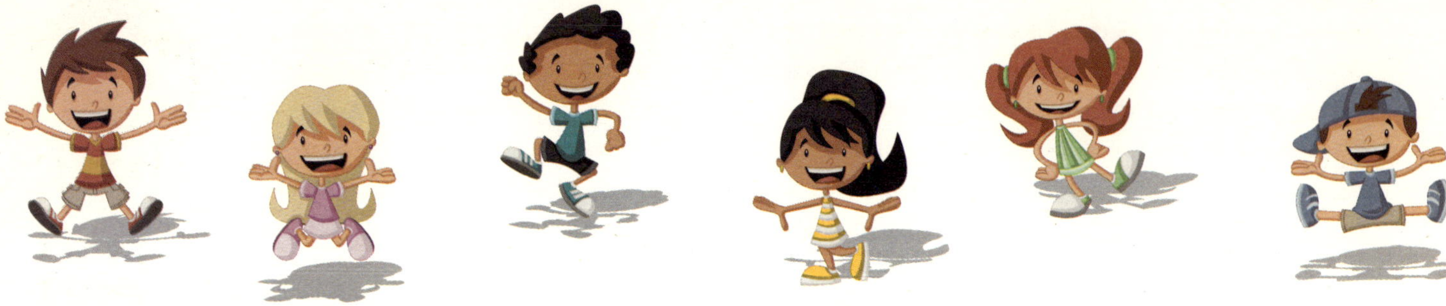

konuşun. Böylece bebek kendini tanımayı ve sizi diğer kişilerden ayırmayı öğrenecektir.

Yukarıda söz ettiğim gibi bebeğinizle, çocuğunuzla, yanınızda, yakınınızda bulabileceğiniz; bebekli, çocuklu arkadaşlar, oyun grubu merkezlerine mutlaka katılın, motor ve fiziksel oyunlar, sosyal oyunlar, yapıcı oyunlar, hayali ve kurallı oyunlar öğrenmeye karşı sevgi yaratarak, gelecekte 8 yıl boyunca alacakları temel eğitime karşı da istek yaratacak olan bir araçtır.

Bebek ve erken çocukluk dönemine müziğin de çok önemli katkısı olmaktadır. Şarkı söyleyerek, hareketli oyunlara katılarak ve basit ritm enstrümanları ile oynayarak edinilen bu deneyimler; çocuğun ince ve büyük kas becerilerinin gelişimine destek vererek genel koordinasyon ile zamanlama yeteneklerini kuvvetlendirmektedir. Bebekler bile bir müzik duyduklarında sallanarak, vücutları ile müziğin ritmine göre hareket ederler. İnsan doğuştan dil ve konuşma yeteneği ile dünyaya gelir; önce çevresindeki sesleri dinler, bunları anlamaya ve benzerini çıkarmaya çalışır. Sonra kendisini anlatmak ve çevresini anlamak için sözcükleri kullanarak cümleler kurar. Sesler çocuğun dış dünya ile ilk iletişimi aracıdır. Bu gelişimi destekleyen en güzel araç da müzik ve şarkılardır. Çocuğunuza bol bol şarkı söyleyin, ilerleyen günlerde bu şarkıları onunla birlikte söyleyeceksiniz. Konsantrasyonu sağlamanın en iyi yollarından biri yine müziktir. Çünkü müziğin ciddi bir dikkat yoğunluğu gerektirmesi, gelişen konsantre olabilme becerisi, çocuğun yaşamındaki diğer alanlara da olumlu yansıyacaktır. Araştırma sonuçlarına göre çocuklar melodik ritimleri algılama ve hatırlama, bir bestedeki yükselen ve alçalan ses tonlarını fark etme, tempo değişikliklerini algılama yönünde muazzam bir kabiliyete sahipler. Araştırmalar aynı zamanda göstermiştir ki, yedi aylık bebekler bildikleri şarkılar ve bir defa dinledikleri şarkılar arasındaki farkı ayırt edebilmekteler; bu da uzun dönem müzik hafızası oluşturabilecek yeteneklerinin olduğunu göstermektedir.

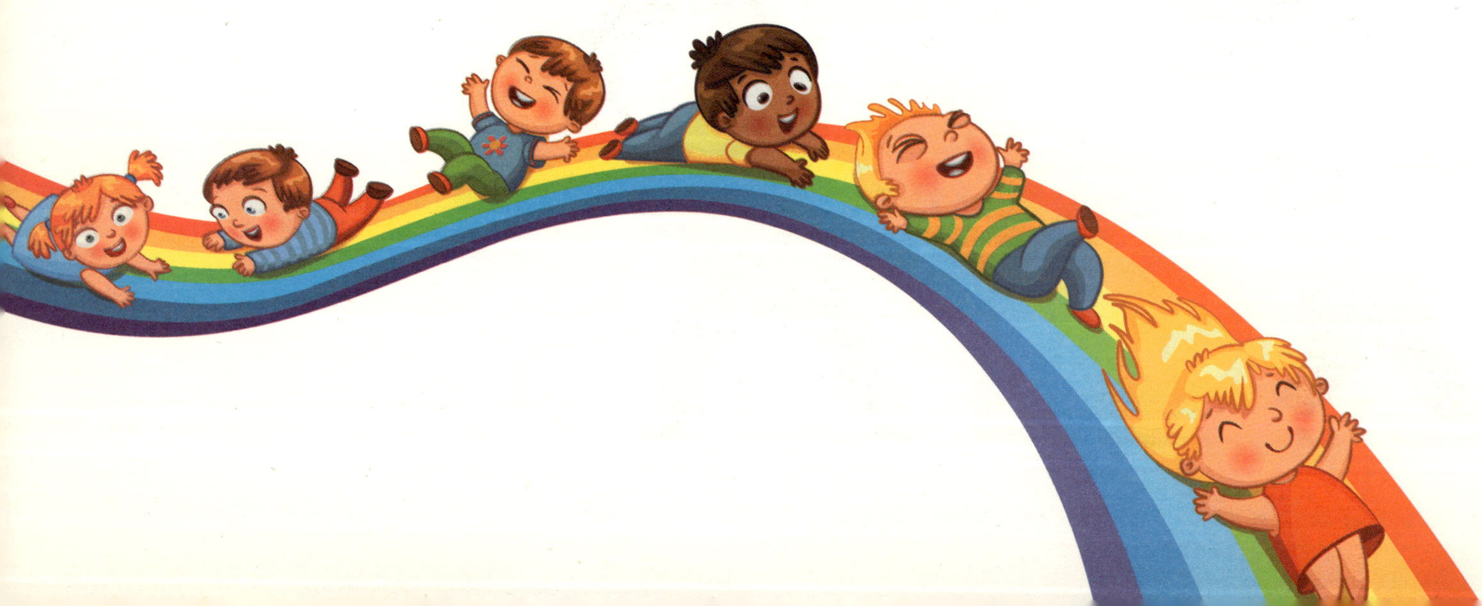

Bebeğinizin İlk Yıllarında Kitap ve Oyun

BURCU GENÇER
Uzman Klinik Psikolog

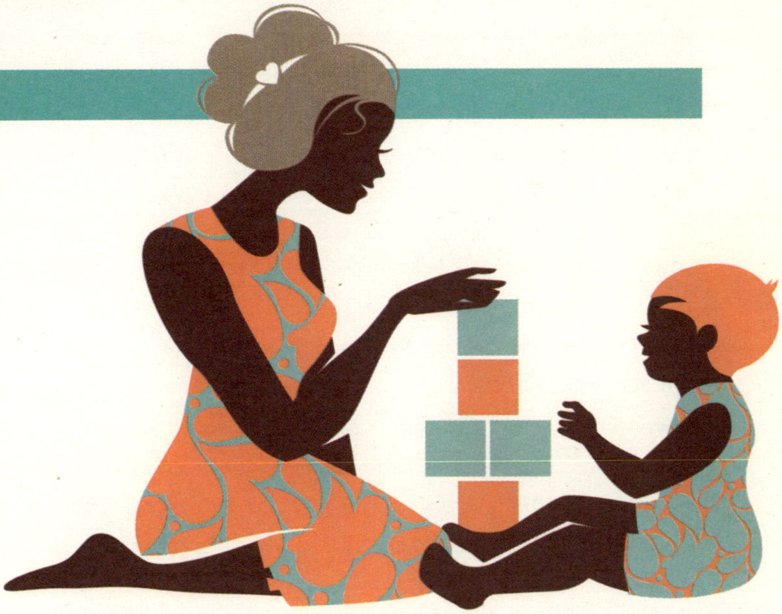

Yenidoğan bebeklerin en önemli çabası tanıştıkları yeni dünya'ya adapte olmaktır. Bizlerin alışık olduğu her türlü uyaran onlar için büyük bilinmezlik. Nefes alıp vermek, sesleri daha net duymak, ışıkla tanışmak, soğuğu hissetmek ilk defa karşılaştığınızda çok şaşırtıcı olabilir.

Bebekler ilk yıllarında dünyayı duyu organları aracılığıyla tecrübe ederler. İlk aylarda henüz kendi başına hareket edemeyen bebeğiniz, vaktinin çoğunu yattığı yerden dünyayı algılamaya çalışmakla geçirir. Dakikalarca etrafını izler; hareketler, duyduğu sesler dikkatini çeker, ellerini, ayaklarını oynatabildiğini keşfeder. Böylece, hem kendi vücuduna hem de yaşadığı ortama dair bilgisi artar. İlk yaş oyunlarının en önemli amacı duyuları uyarmak ve geliştirmek olmalı. Bu sayede bebeğiniz dünyayı tanımak, anlamak ve buraya adapte olabilmek için gerekli bilgi ve becerileri kazanabilir. Bebeğinizin içinde bulunduğu aya göre gelişen becerilerini bilmek, büyüme sürecinde onu desteklemek için ne gibi oyunlar oynamanız gerektiği konusunda da fikir verecektir.

Bebeğinizin duyu organlarının gelişimi anne karnındayken başlar ve doğumdan sonraki üçüncü ayda tamamlanır. Bu zamana kadar bebeğiniz çok yakını ve çok uzağı net göremez. Çok yüksek sesler ve ani hareketler onu huzursuz eder. Bu yüzden bebeğinizin ilk 3 ayında oynayacağınız oyunlarda, sınırlı duyu becerilerini göz önünde bulundurmalısınız. Karışık ve yüksek sesli, aşırı renkli oyuncakları bu dönemde bebeğinize göstermek, onu henüz fiziksel olarak hazır olmadığı bir durumla karşı karşıya getirecektir. Aşırı uyarılan bebeklerde huzursuzluk, yoğun ağlama veya uykuya dalmada sıkıntılar gözlenebilir. Bebeğinizin uyanıkken yüzüne yaklaşıp gülümseyin, yumuşak bir sesle konuşarak veya şarkı söyleyerek iletişim kurmayı deneyin. Farklı yüz ifadeleri kullanarak onunla konuşmanız oldukça ilgisini çekecektir. Kucağınıza aldığınızda sağa sola sallamak, sırtını hafifçe pışpışlayarak dans etmek onları sakinleştireceği gibi sizle fiziksel olarak yakınlık kurmasına da yardımcı olur. Bunların bir kısmı aslında anne karnında geçirdiği zamandan anımsadığı şeylerdir. Orada da annenin veya babanın sesini duyar, anne hareket ettikçe bebek de yavaşça sallanır. Benzer aktiviteleri yapmak tanıştığı yeni dünyada kendini güvende hissetmesini sağlar.

Fiziksel temas, büyüme için gereklidir. Yetimhanede büyümüş ve yeterli fiziksel temas kurulmamış bebeklerin yaşıtlarından daha ufak kaldığını gösteren araştırmalar mevcut. Bebeğinize dokunmak aynı zamanda sağlıklı ebeveyn bebek bağlanması için de çok önemli. Kucağa almak, sarılmak, okşamak bebeğinizin kendini güvende hissetmesine dolayısıyla sizle güvenli bağ kurabilmesine katkıda bulunur. Dokunma duyusunu geliştirmek için bebeğinizin vücuduna, ellerine, yüzüne veya ayaklarına dokunarak, hafifçe masaj yapabilirsiniz. Günlerini genelde sırtüstü yatarak geçiren bebeğinize bebek jimnastiği yaptırmak keyifli bir dokunma oyunu olduğu gibi, kendi kendine hareket ettiremediği kaslarının gelişmesine yardım eder. 3. aydan başlayarak onu farklı dokularla tanıştırabilirsiniz. Bunlar çeşitli oyuncaklar olabileceği gibi herkesin evinde bulunan yün, kadife, ipek veya tüylü kumaşlar da olabilir.

3. ay civarı başlayan ve çok keyif aldıkları bir başka fiziksel aktivite el ve ayaklarını keşfetmektir. Bu keşifle beraber dakikalarca el ve ayaklarını inceler, hareket ettirir, oynattıkça nereye gittiğine bakarlar. Bizlere çok anlamsız ve kolay gelen bu hareketler aslında onların vücutları ve sebep sonuç ilişkisi ile ilgili ilk deneyimleridir. Bu süreci biraz daha keyifli hale getirmek için çoraplarına birer zil veya püskül takabilir veya ellerine bir kurdele bağlayabilirsiniz. Çıkan ses veya renkli görüntü onlar için daha uyarıcı ve eğlenceli olur.

Yenidoğan döneminde anne babaların en çok kullandığı oyuncaklardan biri olan dönence bebeklerin oldukça ilgisini çeker. Görme ve duyma duyularını etkin biçimde uyardığından geliştirici nitelikte olsa da, fazla kullanılması önerilmiyor. Bebekler dönence açık olduğu sürece ondan başka bir şeye odaklanamadıklarından çevrelerine olan ilgileri bölünebilir. Dönence açıldığında susmaları, oyuncağın son derece ilgi çekici olmasındandır. Hatta bazen istemeseler de bakmaya engel olamazlar. Bu yüzden dönence zamanını günde yarım saati aşmayacak şekilde düzenlemek, bebeklerin farklı uyaranlarla da ilgilenebilmeleri için gereklidir. Çevrelerinde keşfedecekleri pek çok şey var.

İlk ayların en keyifli sosyal gelişimi bebeğinizin gülücükleridir. Karşısındaki insanla bir bağ kurma ihtiyacı ve bunu başarmak için gülümsemesi sosyalleşmenin başladığını gösterir. Bebekler taklit etmeyi doğuştan bilirler. Bu yüzden doğduğu günden itibaren ona gülümseyen bir ifadeyle bakarsanız, söylediklerinizi gülerek söylerseniz kısa zamanda onun da karşılık verdiğini görürsünüz. Konuşurken zaman zaman farklı yüz ifadeleri kullanmak duygularla ilgili ilk ipuçlarını almaları için de ayrıca faydalı olacaktır. Yüzünüze şaşkın, heyecanlı veya üzgün ifadeler takınıp, bebeğinizin ilgisini çekebilirsiniz.

Bebeğiniz ilk üç ayın sonunda dünyaya alışma evresini büyük ölçüde tamamlar. Görme duyusunun tam olarak gelişmesiyle beraber artık hem daha uzak mesafeleri görebilir hem de farklı renkleri ayırt edebilir. Bu yüzden etrafındaki dünyayı daha yakından tanımaya odaklanır. 4. aya ulaşan bebeğinizin devamlı kucakta, yüzü dışarı dönük gezmek istediğini fark edeceksiniz. 4-6 ay arası bebeğinizin en 'kucakçı' olduğu dönemdir ve zaman zaman ebeveynler hep böyle devam edeceğinden endişelenir. Bebeklerdeki bu yoğun kucak ihtiyacı aslında dünyayı tanıma çabasından başka bir şey değil. Ancak henüz

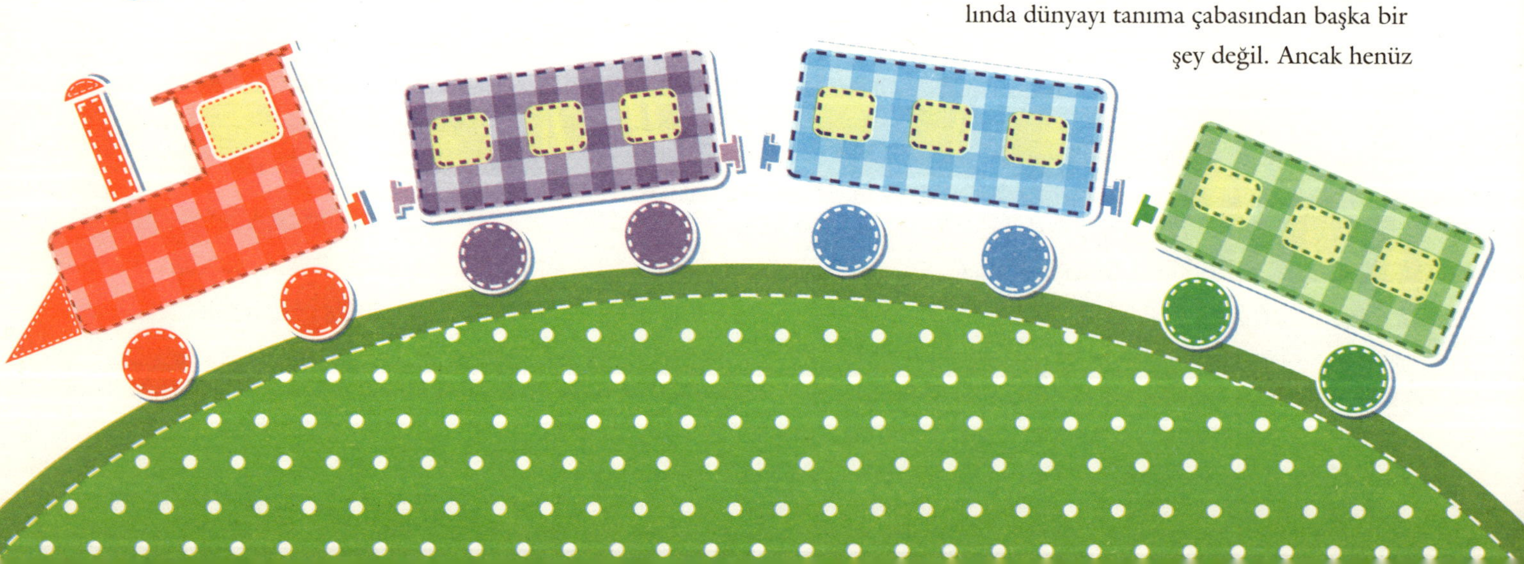

kendileri gezip dolaşacak hareket kabiliyetine sahip olmadıklarından, devamlı birinin onları gezdirip çevrede ne olduğunu göstermesine ihtiyaç duyarlar. Bu bilgiye sahip olduğunuzda bu geçici birkaç ay o kadar da zor geçmez. Emeklemeye veya yürümeye başladığı anda gitmek istediği yere zaten kendi gidebilecek ve bu kucak ihtiyacı kendiliğinden azalacak. 2. üç ayda bebeğinizi bol bol gezdirin. Ona evi dolaştırın, farklı odaları, eşya ve nesneleri tanıtın. Duvardaki fotoğraflar, biblolar, pencereden dışarının görüntüsü, renkli arabalar, yağan yağmur, musluktan akan su, akvaryumdaki balıklar. Hepsi bebekler için yepyeni bilgiler demek. Gezdirirken kucağınızda hissedeceği temas bir yandan da hala yoğun şekilde ihtiyaç duyduğu fiziksel yakınlığı ona sağlayacak ve çevresine alışma döneminde güvende hissettirecektir. Ev dışında, doğada da vakit geçirmeye çalışın. Dolaşırken bol bol konuşun veya gördüklerinizle ilgili şarkılar uydurun. Sesinizi duymak hala çok hoşlarına gidecektir.

Motor becerilerin gelişimi 4. aydan itibaren oldukça hızlanır. Elleriyle kavrama refleks olmaktan çıkar ve bilinçli uzanmalar başlar. Bu sayede istedikleri her şeyi tutabilir, inceleyebilir ve ağızlarına götürebilirler. Onlara ağızlarına sokarak keşfedecekleri temiz oyuncaklar verebilirsiniz. Bebeğinizi uyanık olduğu zamanlarda yüzükoyun yatırmanız boyun kaslarının gelişimine faydalı olur. Kollarının üzerinde kalkmaya çalışmasını teşvik etmek için önüne, sağa sola dönmeyi denemesi için yan taraflarına oyuncaklar yerleştirebilir ve mobilitenin ilk denemelerini gözlemleyebilirsiniz. Bazı bebekler yüzüstü yatmaktan hoşlanmazlar. Sizin bebeğiniz de bu duruma karşı çıkıyorsa onunla birlikte yatmayı, konuşmayı veya şarkı söylemeyi deneyin. Birlikte bir oyuncağı da inceleyebilirsiniz. Sizi yanında görünce daha rahat hissedip orada kalmayı kabul edebilir.

Her türlü uyaran yeni olduğundan, siz de hayal gücünüzü kullanarak farklı oyunlar yaratabilirsiniz. Yüzüne yakın bir yere ufak bir ayna yerleştirerek kendini keşfetmesine olanak sağlayın. Odanın bir köşesinden baloncuklar yapıp ona doğru üflerseniz balonları izleyerek heyecanlanacaktır. Ellerini veya ayaklarını tutup, buraya bir kuş konmuş oynayabilir, onu havada uçurabilir veya hafif bir müzikle dans edebilirsiniz. Böylece fiziksel temas ihtiyacını da karşılamış olursunuz. Bu aktivitelerin çoğu size çok basit gibi gelebilir. Hatta bunların oyun bile olmadığını düşünebilirsiniz. Hele de son dönemde ortaya çıkan zekâ geliştirici oyunlar kavramını göz önünde bulundurursak masaj yapmak veya konuşmak çok sıradan gibi algılanabilir. Oysa bebekler için tüm bu uyaranlar yenidir ve zekâ gelişimi için faydalıdır. Duyularını ve algılarını çok zorlayıp onu hazır olmadığı oyunlarla tanıştırmak yerine, kısıtlı becerilerini güçlendirecek aktiviteleri seçin. Yaşı ilerledikçe onu daha karışık, kurallı veya eğitici oyunlarla tanıştırabilirsiniz elbette. Ama ilk yıl oyunlarının hedefi dünyaya adaptasyonu kolaylaştırmak olmalı.

İkinci 6 ayda bebeklerin en belirgin yeni becerisi tek başına hareket özgürlüğüdür. Kendi başına oturabilmeyi başaran bebekler için bir sonraki hedef artık istedikleri yere kimseye ihtiyaç duymadan gidebilmektir. Keşfetmenin ve dünyayla tanışmanın önemli bir adımı olan hareketlilik başta sürünerek veya emekleyerek, tek başına ayakta durarak, sonra da yürüyerek gerçekleştirilir. Bebekler bu aylarda özellikle hareketli olmaya odaklanacağından, ebeveynler de oynadıkları oyunlarla onları destekleyebilirler. Bebeğinizi yere oturtup biraz uzağına koyacağınız bir oyuncakla, onu ilerlemekle ilgili motive edebilirsiniz. Aynı şeyi ondan biraz uzakta yere oturup kendinize çağırarak da deneyebilirsiniz. Sürünerek veya emekleyerek size ulaştığında onu kucağınıza alıp keyif alacağı oyunlar oynamaya devam edin. Sonucunda hoşuna giden bir şeye ulaşırsa, bir dahaki sefer tekrarlamak için isteği artacaktır. Ayağa kalkmaya çalışmak bebeklerin içgüdüsel olarak yaptıkları bir harekettir. Daha 3 aylık gibi küçük bir yaştan itibaren bebekler kucakta ayaklarını anne babalarının dizlerine koyup destekle ayakta durmaya çalışırlar. 6. aydan sonra bebeğinizin kaslarının gelişim düzeyine göre, ayakta yapılan aktivitelerle tanıştırabilirsiniz. Arkasından destekleyerek sehpaların üzerindeki eşyaları karıştırmak, cam kenarına tutunarak dışarıyı izlemek veya ellerinden tutarak yavaşça ayağa kaldırmak gibi. Oyuncakçılardan alabileceğiniz aktivite masaları üzerlerindeki ilginç, müzikli ve ışıklı düğmeler, dikkatlerini çeker ve aynı zamanda ayakta durmalarını da teşvik eder. Bebeklerin yürümeyi öğrenmesi için sıkça kullanılan yürüteçler zannedilenin aksine çok da faydalı değildir. Her çocuk hazır olduğunda kendi başına yürüyebilir. Ancak bunun için kaslarının yeteri kadar

Bu aylarda çevredeki seslere bebeğiniz için ilgi çekicidir. Dokununca veya sallayınca ses çıkaran oyuncakları severler. Sesli oyuncaklar onları eğlendirdiği gibi sebep sonuç ilişkisi kurabilmelerine de yardım eder. Siz de onunla el çırpma, zil sallama oynayabilirsiniz. Karşısında durup kendi ellerinizi çırparak ses çıkarabileceğiniz gibi, onun ellerini tutup birbirine vurarak ses çıkarmayı da öğretebilirsiniz.

güçlenmesi, vücudunu doğru şekilde koordine edebilmesi ve hatta kendini koruyarak düşmeyi öğrenmesi gerekir. Yürüteç aslında kendi başına kazanması gereken tüm bu becerileri sınırlar. Bu yüzden yürüteç kullanan bebekler yürümeye başladıklarında daha kontrolsüz düşebilir ve yaralanabilirler.

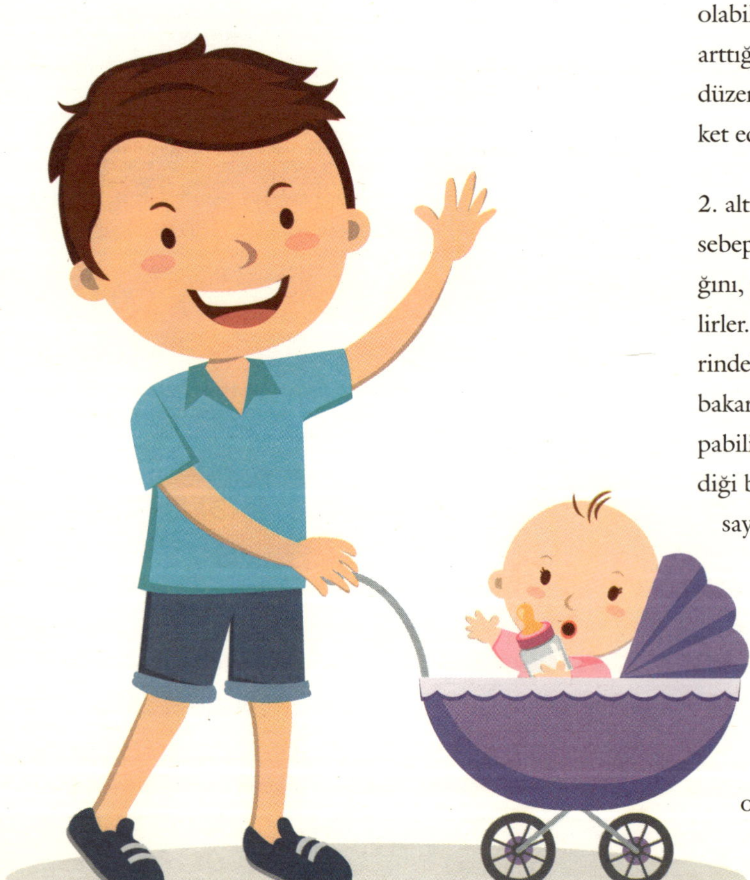

Yürüteç aynı zamanda bebeklerin zamanından önce ayağa kalkmasını sağladığından, keşif süreçlerini de olumsuz etkiler. Bir anda sahte bir hareketlilik kazanan bebek, bunun heyecanıyla evde bir o yana bu yana ilerler. Oysa yürüteç kullanmayan bebekler yerde oynayarak veya emekleyerek çok daha fazla yeni uyaranla tanışır. Genel olarak bakıldığından yürütecin aslında faydasından çok zararı vardır. Takılıp düşmeye neden olabileceğinden fiziksel olarak da tehlikelidir. Hareketliliğin arttığı bu dönemde bebeğinizin işini kolaylaştırmak için evin düzenini bir süre ona göre yeniden düzenleyebilir, rahat hareket edebileceği, daha az tehlikeli bir hale getirebilirsiniz.

2. altı ayda bebeklerin öğrendiği bir başka önemli kavram da sebep sonuç ilişkisidir. Artık olan olayların tesadüfi olmadığını, yapılan bir şeyin belli bir sonuca yol açtığını anlayabilirler. Bu yüzdendir ki mama sandalyesinde otururken ellerindeki çatalı veya oyuncağı ellerinden bırakır ve arkasından bakarlar. Tekrar verirseniz tekrar atarlar ve bunu defalarca yapabilirler. Yetişkinlerin çok anlamsız bulduğu hatta sinirlendiği bu davranış onlar için öğretici bir oyundur. Bu oyun sayesinde neyin neye neden olduğunu keşfetme şansı yakalarlar. Tekrarın başka bir işlevi de her seferinde aynı sonucu alıp almayacaklarını denemektir. Bu da dünyayla ilgili önemli bilgidir. Böyle bakınca çok da anlamsız gelmiyor değil mi? Sebep sonuç ilişkisini kavrayabilmeleri için günlük hayatta pek çok fırsat vardır. Musluğu açınca suyun akması, ışık düğmesine dokununca odanın aydınlanması, ağladığında annenin gelmesi sebep

ve sonuçları gösterir bebeklere. Evde birlikte gezip, buna benzer örnekleri ona anlatabilir ve beraber deneyebilirsiniz. Kendilerinin de bunu tecrübe edebilmeleri için onlara düğmesine basınca fırlayan oyuncaklar, ittirince giden oyuncak arabalar, sallayınca ses çıkaran objeler verebilirsiniz.

Bebekler ilk yıllarında kendilerini genelde ağlayarak ifade ederler. Henüz konuşamadıklarından, ağlama onların ihtiyaçlarını ifade etme şeklidir. Yaklaşık 5 aylıkken gözlemlemeye başlayacağınız agulama, ağlama dışında kullandıkları tek sözel iletişim şeklidir. Bebeğiniz anlamsız da olsa bazı sesler çıkartırken siz de onun karşısına oturun ve onu taklit etmeye çalışın. Böylece karşılıklı iletişimin ilk tecrübesini paylaşmış olursunuz. İçerik manasız olsa da, sırayla konuşmak, karşıdakini dinlemek gibi kavramlarla onu tanıştırmış olacaksınız. Bu dönemde dil gelişimini destekleyecek oyunlar ve aktiviteler, 2 yaş civarı başlayacak olan konuşma için bir temel oluşturur. Bebekler taklit yoluyla öğrendiklerinden, yapabileceğiniz en güzel şey onlarla bol bol konuşmaktır. İşin içine biraz da eğlence katmak için kuklaları veya oyuncakları konuşturabilirsiniz. Böylece görsel olarak da ilgisini çekmiş olursunuz. Birlikte kitap okumaya bebeğiniz oturmaya başladığı andan itibaren başlayabilirsiniz. Bol resimli, renkli, sesli ve hatta içinde bazı dokular olan kitaplar hem uyarıcı ve öğretici olur hem de siz ona okudukça dil gelişimini destekler.

İlk yıllında bebeğiniz için aslında her türlü aktivite öğretici ve eğlenceli birer oyundur. Çünkü her şey onlar için yeni ve heyecan verici. Bu yüzden aslında pahalı oyuncaklar almaya hiç gerek yok. Evinizde bulunan, günlük yaşamınızda kullandığınız her şey bir oyuncak yerine geçebilir. Tencere, tava ve kaşıkları birbirine vurarak ses çıkarmaya bayılırlar, çekmeceleri karıştırmaktan çok hoşlanırlar, plastik bardakları iç içe koymak, dergilere bakmak, eski gazeteleri yırtmak, anahtarları sallayarak ses çıkartmak, hava sıcaksa suyla oynamak onlar için oldukça eğlenceli, bir o kadar da öğreticidir. Çünkü aslında düşünürseniz ilk yılda öğrenmeleri gereken temel bilgi ve beceriler dünyaya dair genel bilgiler, günlük hayatın nasıl işlediği, sebep sonuç ilişkileridir. Ve tüm bunlar da evinizde mevcuttur.

Günümüzde anne babalar çocuklarıyla birebir vakit geçirmek konusunda oldukça dikkatli. Özellikle ilk iki senede sağlıklı ebeveyn bebek bağlanmasının gerçekleşebilmesi için geçirilen birebir ve kaliteli zaman gerekli tabii ki. Ancak her konuda olduğu gibi burada da dengeli olabilmek önemli. Eğer bebekler yalnız zaman geçirmeyi hiç deneyimlemezse, ileride bu konuda sıkıntı yaşayabilirler. İlk aylardan itibaren bebekler yataklarında veya güvenli bir yerde kendi hallerine bırakılmalı. Tüm ihtiyaçları karşılanmış bir bebek zaten oldukça huzurludur ve kendini oyalamak konusunda yeterlidir. Yatağında yatıp etrafını izler, ellerine ayaklarına bakar, varsa etraftaki oyuncaklara uzanmaya çalışır ve kendiyle yalnız olmanın tadına varır. İkinci 6 aylık dönemde de bebeğinizi yerde bir halıya veya oyun parkına oturtup, onu oyuncaklarıyla yalnız bırakabilirsiniz. Böylece sizin yönlendirme ve oyalamanıza ihtiyaç duymadan kendini eğlendirmeyi ve keşfetmeyi deneyimleyecektir. Tüm bu erken adımlar hayatta onun çok işine yarayacak ufak detaylar aslında.

Beyindeki nörolojik gelişimin en fazla olduğu yaş ilk yıldır. İlk yılında bebeğinizi ne kadar çok uyaranla karşılaştırırsanız, o kadar sinirsel bağlantı meydana gelir. Daha fazla uyaran alan bebeklerin yenilikleri algılaması, yorumlaması, adapte olabilmesi, problem çözme becerileri aynı oranda gelişir. Oyun hem zekâ gelişimi, hem de hayata hazırlık anlamında çocukların en büyük kaynağıdır.

Evde Alınacak Güvenlik Önlemleri ve İlk Yardım

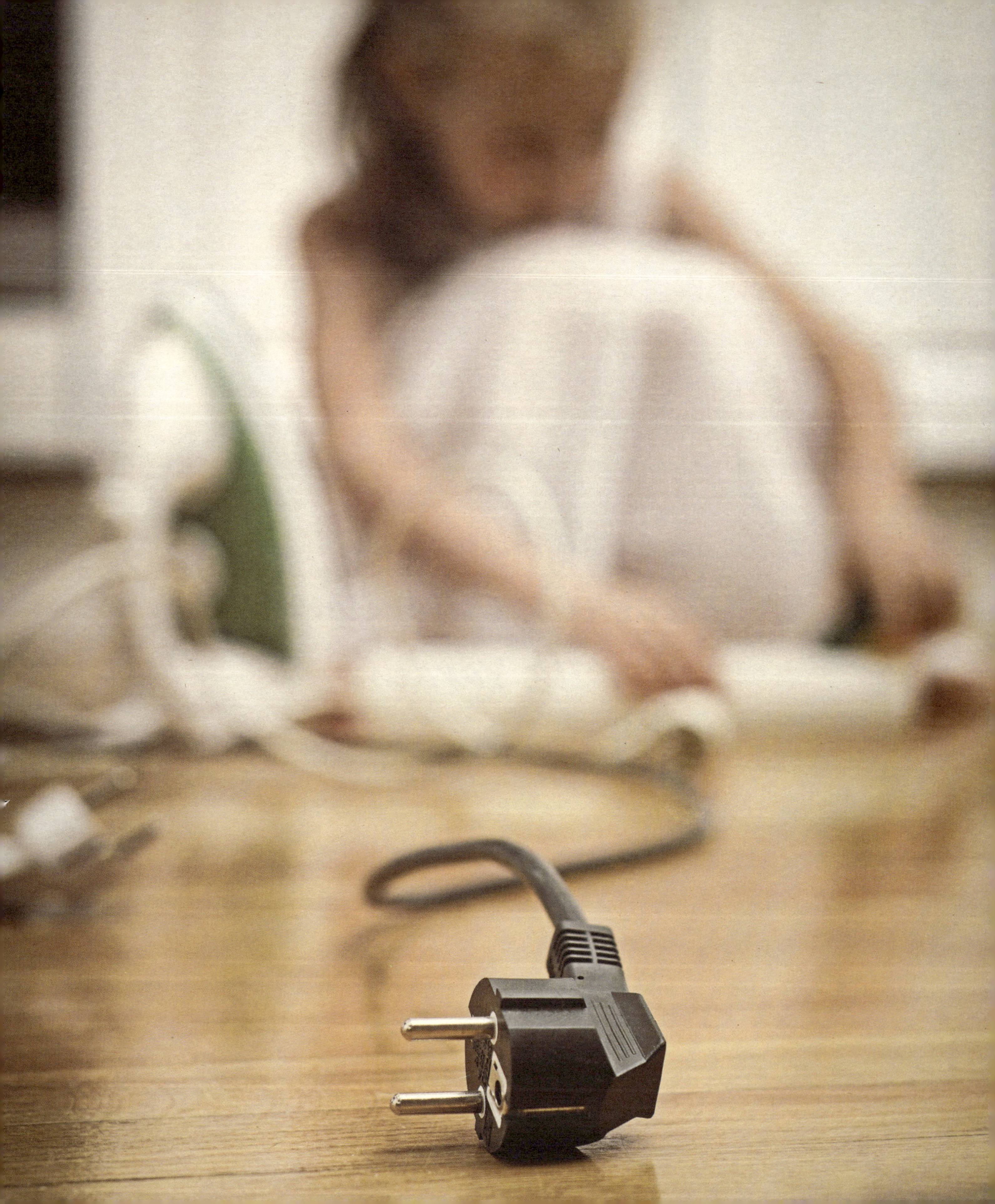

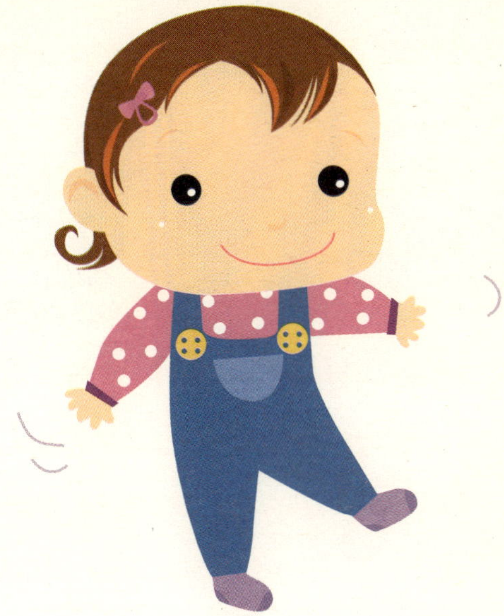

Güvenlik Önlemleri

Bir kaza, hastalık ve yaralanma anında yaşamın devamını sağlamak için yapılan uygulamaya ilk yardım denir. Bu gibi durumlar herkesin başına gelebilir. Ama bebekler ve çocuklar söz konusu olduğunda kanama sıvı ve elektrolit kaybı, hayati önem taşır. Ebeveyn olarak ilk yardımı bilmek, görevimizin bir parçasıdır.

Yapılan istatistiklere göre, bebeklik çağında yaşanan kazaların çoğunu ev kazaları oluşturmaktadır. Bebek emeklemeye başladığı andan itibaren ev kazaları yaşanabilir.

Çünkü bebekler küçük birer kaşiftirler, dünyayı keşfetmeye önce evlerinden başlarlar. Emeklemeye başladıklarında çevre ile ilişkilerinde de yeni boyutlar kazanır, hareket edebilme yeteneği sayesinde evin her yerine ulaşabilirler.

En erken 8.5 ayda, en geç 18. ayda yürümeye başlarlar. Çocuğun çevresi artık daha da genişlemiştir. Uzanabildiği, erişebildiği her şeye dokunur, inceler, evin her yanını karıştırır. Bozar, atar, yırtar, koparır, döker, kırar.

2 yaşında artık bebeklikten çıkmış, tek heceli sözcükleri de kullanmaya başlamıştır. Ancak sosyal alışkanlıklar açısından geri sayılabilir. Hâlâ başkalarından çok kendisi ile ilgilidir. Yalnız oynamak ister, kendi istekleri doğrultusunda davranılsın ister. Engellere ve kısıtlamalara tahammülsüzdür. Otoriteye boyun eğmez, öfkelenir, direnç gösterir, karşı koyar.

Bu, özerklik dönemidir. Kendini evrenin odağı olarak görür. Çevresindeki her şeyin kendi için var olduğunu düşünür. Yapılan her şey onun içindir, evdeki hazırlıklar, alınan şeyler hep onun içindir. Bu dönemde anne baba ayrılmışsa yine bunun da sebebinin kendisi olduğunu düşünür. Bu nedenle ayrılık yaşayan anne babalar çocuklarının ruh sağlığı için davranışlarına dikkat etmelidirler. Ebeveynler ayrılığı uygun bir dille çocuğa anlatmalı, onu sevdiklerini söylemeliler, birbirleri hakkında çocuğun yanında konuşmamalılar, çocukları için dost kalabilmeli ve zaman zaman birlikte alınacak kararlarda muhalefet olmaksızın, çocuk için doğru olan ortak davranış içinde olabilmelidirler. İsteklerinde sınır tanımayan çocuk, benmerkezci bir görüşe sahip olduğu için bağımsız davranma eğilimindedir. Kural ve yasak tanımaz. Zor bir dönemdir ve bu dönem çatışmalara neden olur. Aslında çocuğun amacı karşı koymak, zarar vermek değildir; bu, onun doğasıdır. Yaşamı tanıma ve uyum sağlama çabasıdır. 2 yaş çocuğu annelerine aşırı bağımlı olurlar. Sürekli birlikte olmak isterler, baba da sevilen ve paylaşılamayan bir varlıktır. Ancak küçük kardeşlerinden pek hoşlanmazlar. Başka çocuklarla da geçinemezler, oyuncaklarını diğer çocuklarla paylaşmazlar, güçlü bir sahip olma eğilimi gösterirler.

2 yaş, çocuğun, çevresine büyük bir etkinlikle açıldığı bir zamandır. Bu açılımı yaparken de beceriksiz, bilinçsizdir. El yordamı ile yapılan bir açılmadır. Evde duvarlar çizilir, eşyalar yıpranır, bozulur, kırılır, lekelenir.

Anne ve babalar çocuklarının oyunlarına ve yaptıkları şeylere sürekli müdahale ederlerse çocuğa, "Sen yapamazsın, senin yardıma ihtiyacın var," mesajı verirler. Böylece çocuk da kendini çaresiz hisseder, sinirli olur. Konsantrasyonu bozuktur, bir oyunu veya meşguliyetini tamamlamadan bırakır, başka bir şeye, ondan başka bir şeye geçmek istemesine neden olur.

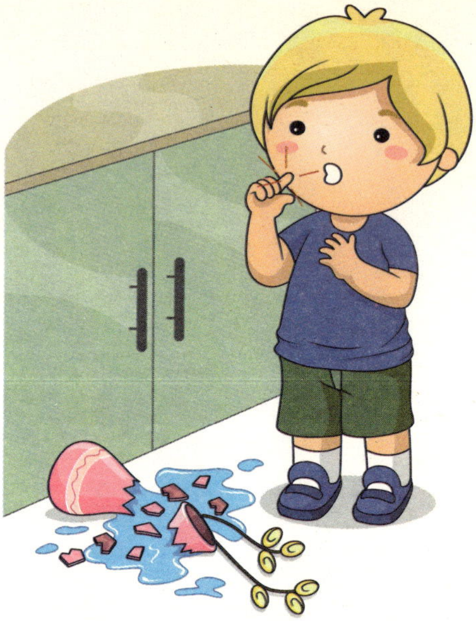

Anne ve babalar çocuğun bu etkinliğine genellikle kısıtlamalar koyarlar. Yasaklar, cezalar, azar ve öfke birer önlem olarak çocuğun önüne sıralanır. Oysaki çocuğun bu baskıları anlaması olanaksızdır. Korkar ve siner ama anlayamaz, çünkü bu etkinlikler onun için yemek, içmek kadar doğal ve gereklidir.

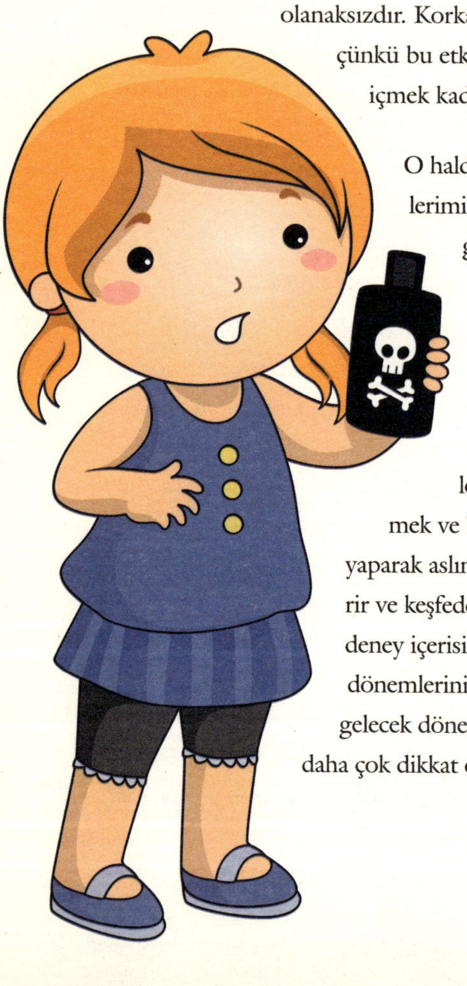

O halde yine en önemli görevlerimizden biri; evde çocuk için güvenli bir ortam ve oyun alanı sağlamak ve dikkatle çocuğu takip etmektir. Müdahale zamanını bilmek önemlidir. Ellerine aldıkları eşyayı kendileri şekillendirmek, idare etmek ve birleştirmek isterler. Böyle yaparak aslında kendilerini şekillendirir ve keşfederler. Onlar için her şey, bir deney içerisinde başka bir deneydir. Bu dönemlerini serbestçe yaşayabilirlerse, gelecek dönemlerde eşyaları gözetmeye daha çok dikkat ederler.

Bazı anneler ise evde hiçbir şeyin yerini değiştirmeden, çocuğun bu düzene alışmasını, eşyalara dokunmamasını isterler ama bunun sakıncaları vardır. Çocuk yetişkin olana kadar geçireceği gelişim içinde bu deneylere şiddetle ihtiyaç duyar, kısıtlama, engelleme onu bunalıma iter. Geçireceği deneyimlerdeki eksiklikler ileride beceri ve yeteneklerinde eksiklik halinde kendini gösterir.

Tabii ki tüm davranışlarının onaylanması mümkün değildir. Olumlu davranışlar takdir görüp, olumsuz davranışlar karşısında da ciddi bir ifadeyle hayır denilerek onaylanmadığı belirtilmelidir. Böylece hangi davranış doğru, hangisi yanlış öğrenecektir. Sizi sürekli dener ve sınırlarınızı görmek ister, ağlamayı kullanmayı öğrenmemelidir. "Hayır"larınızda istikrarlı olun. "Hayır" bir gün sonra veya ağladığında "evet" olmamalıdır.

Ona fırsat verir ve güvenli bir ortam sağlarsak, yaşanacak ufak tefek kazalar bu dünyanın zorlukları ve aşılması, öğrenilmesi gereken tecrübeleri olur. En iyi bakıcı ve en iyi ebeveynlerle bile küçük kazalar yaşanır. Yeter ki alınacak güvenlik önlemleri ile bir trajediyi önleyebilelim.

Türk Kızılay'ı Sosyal Hizmetler Müdürlüğü'nün www.ilkyardim.org.tr sitesinden güncel ilk yardım bilgilerine ulaşabilirsiniz.

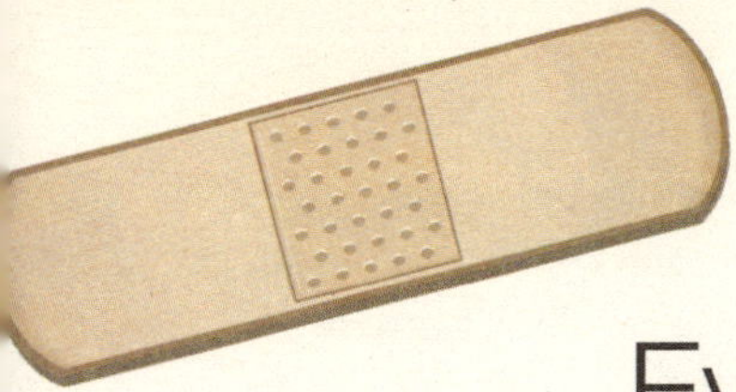

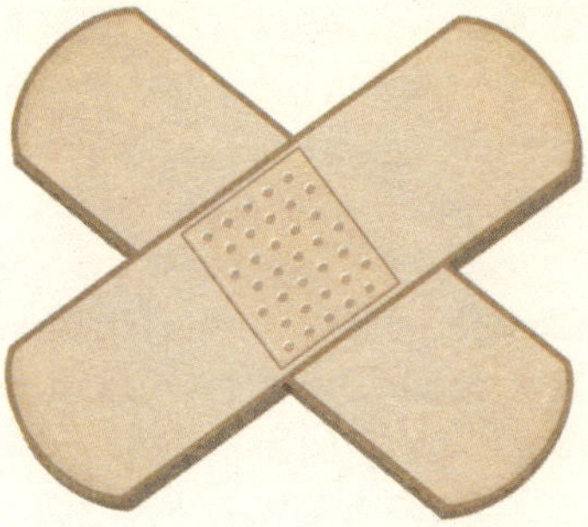

Evde Uygulanacak İlk Yardım ve Güvenlik

Tüm çocuklar kaza eğilimlidir. Gelişim sürecinde çocuğunuzun kazaya diğer çocuklardan daha fazla meyilli olduğunu da görmeniz mümkün. Her bulduğu şeyi ağzına götürüyorsa, kolayca hava yolu tıkanma kazası, yürümeye başladığında paldır küldür gidiyorsa düşme ve çarpma kazaları bu çocuklar için kaçınılmazdır.

Kazalar 14 yaş altı çocuk ölümlerinin önde gelen sebeplerinden biri olup, bu kazaların üçte birinden fazlası evlerde meydana gelmektedir. Ev kazalarının % 50'si 0-6 yaş grubu çocuklarda yaşanmaktadır. Ev kazaları öngörülebilir ve önlenebilir kazalar olduğu için ev ve çevresindeki alanların çocuk için daha güvenli hale getirilmesi ile çocuk için güvenli oyun alanı oluşturmak ve doğru ilk yardım prosedürlerini bilmek, ebeveyn olarak en önemli görevlerimizden biridir. Çünkü yanlış müdahale ve bilinçsiz yapılan uygulamalar çok daha vahim sonuçlara yol açmaktadır.

Bebeklerin ilk 6 aya kadar yaşadıkları kazalar şunlardır:

- Alt değiştirme ünitesinden ve annenin yatağından yuvarlanarak yere düşme.
- Bebeğin yanında içilen veya yenilen yiyeceklerin üzerine dökülmesi sonucu oluşan yanık kazaları.
- Masanın üzerine bebek taşıyıcısı ile konulması sonucu taşıyıcı ile birlikte masadan yere düşmesi.
- Sandalyeye tutunarak ayağa kalkmaya çalışırken sandalye ile birlikte yere düşmesi.
- Otomobilde güvenli taşıma yapılmaması sonucu yaşanan otomobil kazalarıdır.

6 aydan 12 aya kadar yaşanan kazalar şunlardır:

- Mobilyaların sivri kenarları ve çarpma sonucu oluşan dudak ve dil ısırma kazaları.
- Oyuncakların küçük parçaları, ipler, düğme, boncuk, nazarlık, balon parçaları, yiyecekler ile hava yolu tıkanma veya bunları yutma kazaları.
- Sandalye ve koltuktan düşme kazaları.
- Elle tuttuğu kesici nesnelerle kesme ve sıcak nesneleri tutma sonucu oluşan kazalar.
- Otomobilde güvenli taşıma yapılmadığı takdirde yaşanan otomobil kazalarıdır.

1 yaş ila 2 yaş arası yaşanan kazalar şunlardır:

- Mobilyaların üzerine ve yüksek yerlere tırmanma esnasında yaşanan kazalar.
- Zehirlenme kazaları.
- Dolapları, kutuları ve çekmeceleri karıştırırken yaşanan kazalar.
- Havuz, küvet, gölet hatta sığ sularda bile oluşabilen boğulma kazaları.
- Dolaşan, koşturan çocuğun yaşayabileceği kazalar.
- Otomobilde güvenlik koltuğu ile taşınmaması sonucu olabilecek otomobil kazaları.

Evde alınacak güvenlik önlemleri:

- Çocuklu evlerde ilk yardım çantası yerine güvenli bir ecza dolabı mutlaka olmalıdır, seyahatlerde ise olabilecek kazalara karşı ilk yardım çantası bavula konulmalıdır.
- Boğulmaya sebep olabilecek cisimler ise toplu iğneler, düğmeler, lastik ve makaraların bulunduğu kutular çocuğun erişemeyeceği yerde olmalıdır.

- ❑ Sarkan perde ve lamba ipleri kısaltılmalıdır, masa ve sehpa üzerindeki örtüler kaldırılmalıdır. Tehlikeli ve kırılabilir kıymetli eşya ve biblolar kaldırılmalıdır.
- ❑ Parke ve taş zeminde kayabilecek kilim ve halılar altına kaymayı önleyecek altlık yerleştirilmelidir.
- ❑ Mobilya kenarlarının köşeleri silikon yumuşak yastıklarla kapatılmalıdır.
- ❑ Elektrik prizleri kapatılmalı, kordonlar saklama kutuları ve kısaltma aparatları ile çocuğun ulaşamayacağı hale getirilmelidir.
- ❑ Pencere, balkon ve sokak kapıları çocuk için tehlike oluşturmayacak şekilde kilitlenmeli, güvenli hale getirilmelidir.
- ❑ Merdivenleriniz varsa girişlerine güvenlik kapısı konulmalıdır.
- ❑ Düşmesine sebep olacak oyuncak dağınıklığı toplanmalıdır.
- ❑ Mutfakta plastik torbalar çocuğun bulamayacağı şekilde ortadan kaldırılmalıdır.
- ❑ Mutfakta bulunan fırın ve ocak güvenli hale getirilmelidir. Çöp sepeti, buzdolabı için kilit kullanılmalıdır.
- ❑ Çatal, bıçak gibi kesici eşyalar ulaşamayacağı yerlerde olmalıdır.
- ❑ Çekmecelere ve kapılara parmak sıkıştırmaması için güvenlik aparatı kullanılmalıdır.
- ❑ Sabun, deterjan gibi temizlik malzemeleri çocuğun erişemeyeceği şekilde tutulmalı, çocuk için büyük tehlike arz eden korozif maddeler (pas çözücü ve lavabo açıcı) kilitli dolaplarda saklanmalıdır.
- ❑ Çocuklar için kırılmaz bardak kullanılmalıdır.
- ❑ Banyo da küvet veya duşa kabin zeminine kaymayan altlık serilmelidir.
- ❑ Küvet muslukları yumuşak güvenlik aparatı ile kapatılmalıdır.
- ❑ Elektrikli cihazlar (fön ve tıraş makinası) sudan uzakta olmalıdır.
- ❑ Kozmetikler, kremler, tırnak cilası çocuğun ulaşamayacağı dolaplar içinde saklanmalıdır.
- ❑ Küvet içinde su sığ dahi olsa çocuk yalnız bırakılmamalıdır, çünkü çocuk düşüp başı suya girdiğinde ağlamak için derin nefes aldığında ciğerlerine su dolabilir ve çok miktarda su yutarak boğulma kazasına maruz kalabilir.
- ❑ Kapılardaki kilitler üzerinden alınmalıdır, çünkü çocuklar kilit çevirerek kapalı kalabiliyor ve açmayı da başaramıyorlar.

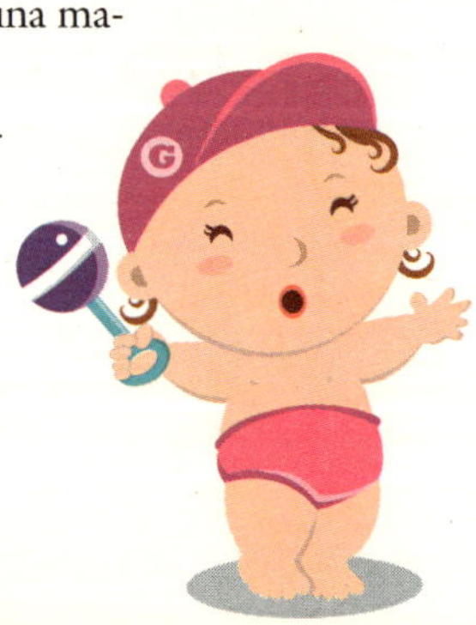

- ❑ Banyo sonrası küvetteki su boşaltılmalıdır.
- ❑ Evde yangına karşı yangın söndürücü bulundurulmalıdır.
- ❑ Çamaşır makinası ve kurutucuların kapakları kapalı tutulmalıdır.
- ❑ Çakmak, kibrit ve kül tablaları ortada bırakılmamalıdır.
- ❑ Bebeğin çocuğun sütü ve maması yanıklara karşı korumak için mikrodalga da ısıtılmamalıdır.
- ❑ Bahçede bulunan hortumlar güvenli bir yerde saklanmalı, sıcak güneş ışığında bırakılmamalıdır, içinde kalan su çok ısınarak yanığa sebep olabilir.
- ❑ Bahçe malzemeleri ve barbekü varsa, kullanılan yanıcı maddeler çocuğun ulaşamayacağı yerlere kaldırılmalı, bitkiler içinde zararlı olabilenlerin etrafı çitle kapatılarak çocuğun zarar görmesi engellenmelidir.

Güvenli Oyuncak Seçimi

Oyuncakların çocuğunuzun boğulmasına sebep olacak küçük parçaları, keskin kenar ve kıymıklarının olmamasına dikkat edin. Oyuncaklar çocuğun gelişim ayına, yaşına ve mizacına uygun olmalıdır.

Oyuncağı almadan önce bükün ve kırılma tehlikesi olup olmadığını kontrol edin, doğum günü partilerinde patlamış balon parçalarını ortadan kaldırın, bunlar çocukların hava yolunu tıkayarak boğulmasına sebep olabiliyor.

Oyuncakları toplayacağınız bir kutu veya sandık olmalı, çünkü oyuncaklar ortada olursa gece çocuk kalktığı zaman karanlıkta üzerine basarak kendini yaralayabilir; kutunun kapağı çocuğun üzerine düşmeyecek şekilde olmalıdır.

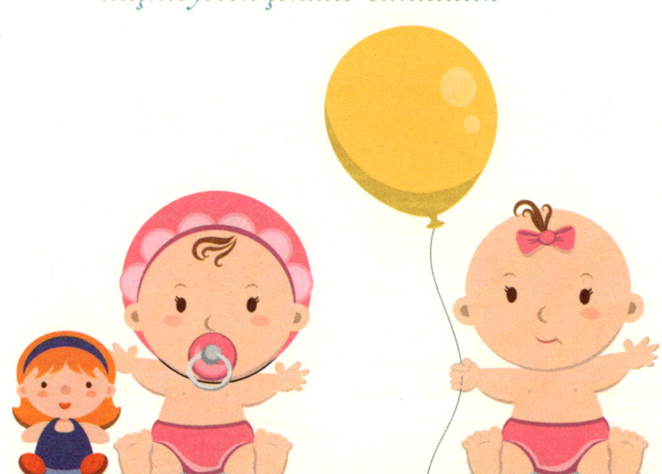

Araba Koltuğunun Kullanımı

Bebeğiniz için otomobil koltuğu çok önemlidir ve hastaneden eve gelirken dahi bebek güvenli şekilde oto koltuğunda taşınmalıdır. Baş etrafına ilk aylarda destek konulmalıdır ki başı düşmesin. Bebek ağladığında, bebek koltuğundan kaldırmadan arabayı kenara çekerek bebekle ilgilenilmelidir. Kullanılmış oto koltuğu alacaksanız, emniyet kilitlerini, sapını ve standartlara uyup uymadığını mutlaka kontrol edin. İlerleyen zamanlarda çocuğunuzun yaşına, ağırlık ve boyuna uygun oto koltuğu alın.

Bebeğin mobilyasının ve duvarlarda kullanılan boyaların kurşun içermemesi önemlidir. Çünkü kurşun zehirlenmesi belirtilerinin uzunca bir zaman sonunda farkına varılmakta olup, küçük miktarlar bile, hafif gelişim geriliği, davranış problemlerine neden olur. Vahim bir durum olan bu sessiz tehlike beyin hasarına bile sebebiyet verebilir. Kurşun kana karışır ve vücut bunu kalsiyum olarak algılayarak önemli hücrelere, kemik iliği, böbrekler ve bu organların çalışması için gerekli enzimleri salgılayan beyne gönderir; zehirlenme belirtileri ise, karın ağrısı, sinirlilik hali, kansızlık ve soluk beniz, kabızlık, büyümede yavaşlık, dikkat eksikliği olarak görülebilir.

Çocuklar kurşunu eski boyalardan, kirli topraktan, kurşunlu çanak, çömlekler ve su borularından gelen sulardan alabilir. Su borularının birleştirildiği kısımlara kurşunla kaynak yapılmaktadır. Buradan kopan partiküller sulara geçmektedir. Bu sebeple, evinize suyun giriş noktasına ağır metal filtresi kullanmak akıllıca olabilir. Eğer çocuğunuz kurşunla temas etmiş ve risk olduğunu düşünüyorsanız, mutlaka doktorunuza danışıp test yaptırmalısınız. Ancak tedavisinde kullanılan ilaçlar hem oldukça pahalı hem de kullanımında acı ve ağrı veren ilaçlar olup, oluşan hasarı geri çevirmeyebilir. En iyisi dikkatli olup kurşunla temas ettirmemektir.

Zehirli Bitkiler

Bu bitkilerin bir kısmının yaprağı, çiçeği veya sıvısı zehirli olabilir. Mümkünse evinizde ve bahçede yetiştirmeyin, bahçedeki yabani otları ve mantarları temizleyin. Difanbahya, zakkum, ortanca, nergis, defne, sümbül, deve tabanı, ıtırşahi, açelya, begonya, yüksükotu, süsen, zehirli sarmaşık, sarısalkım, gündüzsefası, morsalkım, ısırgan otu, yabani ot gibi bazı bitkilerin yaprakları da bazen alerjiye sebep olabilir.

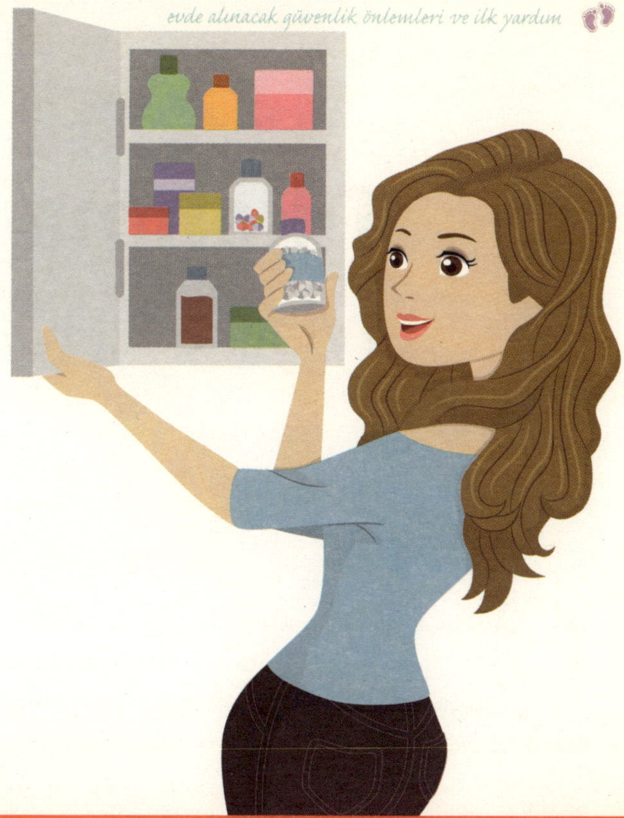

İlk Yardım Dolabında Olması Gerekenler

- ✓ Yara bantları (çocuklar için olan, muhtelif boylarda, resimli yara bantları tercih edilebilir)
- ✓ Sargı bezi
- ✓ Steril gazlı bez
- ✓ Elastik bandaj
- ✓ Çengelli iğne
- ✓ Serum fizyolojik
- ✓ Pamuk
- ✓ Pamuklu çubuk
- ✓ Küt uçlu makas
- ✓ Cımbız
- ✓ Büyüteç
- ✓ Dijital termometre
- ✓ Yakmayan antiseptik solüsyon
- ✓ Oksijenli su
- ✓ Alerji jel ve şurubu
- ✓ Ağrı kesici şurup ve fitil (doktor tavsiyesi ile)
- ✓ Rahatlatıcı özelliği olan yara üzerine koruyucu film oluşturan spreyler.
- ✓ Sıcak veya soğuk kompres için kullanılacak jel torbaları.
- ✓ Antienflamatuar (iltihap reaksiyonunu önleyen madde) jel veya pomad

Çocuklu evlerde mutlaka mobil telefon olmalı ve telefonun tuşlarına acil durumlarda aranacak kişi ve merkezlerin telefonları kodlanmalı ve tuşlarda hangi numaraların olduğu, telefonun sırtına yazılı şekilde yapıştırılmalıdır.

T.C. Sağlık Bakanlığı Ulusal Zehir Merkezi: **114**

Ambulans: **112**

Polis: **155**

İtfaiye: **110**

Doktorun yada hastanenin telefonu:

Bebeklerde ve Çocuklarda Tıkanma Durumunda Uygulanacak İlk Yardım

Çocuklar yemek yemeye başladıkları zaman ebeveynlerin çok dikkatli olmaları gerekir. 4 yaşın altındaki çocukların boğazlarına takılan yemek veya küçük nesnelerin boğulmaya yol açma riskleri yüksektir.

Boğulma solunum yolunun tıkanmasına yol açarak, ciğerlere ve beyne giden oksijeni engeller. Oksijen yokluğunda görülebilecek sorunlar şunlardır:

0-1 dakikada kalpte ritim bozulması
1-4 dakikada beyinde hasara eğilim
4-6 dakikada beyin hasarı başlar
6-10 dakikada beyin hasarı artar
10+ dakikada geri dönüşsüz beyin hasarı

ve sonrasında da ölüm meydana gelir. Her yıl tıkanma sonucu çok sayıda erkek, kadın ve çocuk hayatlarını kaybetmektedir.

Çocuklar ve bebeklerde tıkanma durumunda uygulanacak doğru ilk yardım yöntemleri meydana gelebilecek ölümleri engeller.

İlk Yardım Uygulaması

1. Nefes alıp almadığını, ağlamasını ve konuşmasını gözlemleyin; kuvvetli şekilde öksürüp öksürmediğine bakın. Kuvvetli öksürük orada küçük bir tıkanma olup olmadığını gösterir. Kuvvetli öksürükle bu tıkanmadan kurtulmak mümkündür. Kuvvetli öksürük olduğu taktirde kesinlikle sırtına vurmayınız.
2. Eğer kuvvetli öksürük varsa ilk yardıma başlamayın. Bu durumda ilk yardım aksi tesir yapabilir ve solunum yolu tamamen tıkanabilir. Eğer çocuğunuz öksürüyor, ağlıyor veya konuşuyorsa hemen doktoru arayıp onun fikrini alın.

Kısmi tıkanma belirtileri;

- Öksürür,
- Nefes alabilir,
- Konuşabilir.

Bu durumda hastaya dokunulmaz, öksürmeye teşvik edilir.

Tam tıkanma belirtileri:

- Nefes alamaz,
- Acı çeker, ellerini boynuna götürür,
- Konuşamaz,
- Rengi morarmıştır.

0-12 Ay — Bebeklerde Hava Yolunun Tam Tıkanması Durumunda Uygulanacak İlk Yardım

Hava Yolu Tam Tıkanıklığı:

1. Bebeğin başı bir elle tutularak hava yolu açık tutulacak şekilde, baş enseye doğru çekilir. Çenesine hafifçe basılarak ağız açılır. Hava yolunu tıkayan cismi görebiliyorsanız ve eğer bu cisim alabileceğiniz seviyedeyse uygulanır.

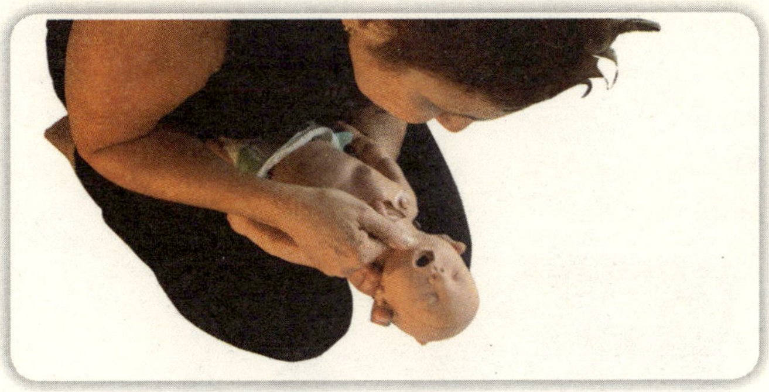

❷ Baş ve işaret parmaklarınızı cımbız gibi kullanarak, cismi bebeğinizin ağzından alabilirsiniz. Eğer solunum yolunu tıkayan cismi göremiyorsanız, kesinlikle parmağınızı daldırarak (kör dalış), aramaya çalışmayınız.

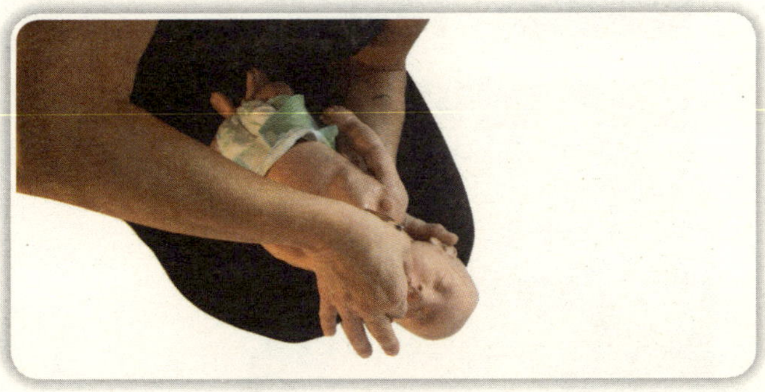

- Bebek ilk yardımcının bir kolu üzerine ters olarak yatırılır,
- Başparmak ve diğer parmakların yardımıyla bebeğin çenesi kavranarak boynundan tutulur ve yüzüstü pozisyonda öne doğru eğilir,
- Baş gergin ve gövdesinden aşağıda bir pozisyonda tutulur,
- El bileğinin iç kısmı ile bebeğin sırtına kürek kemiklerinin arasına 5 kez hafifçe vurulur.

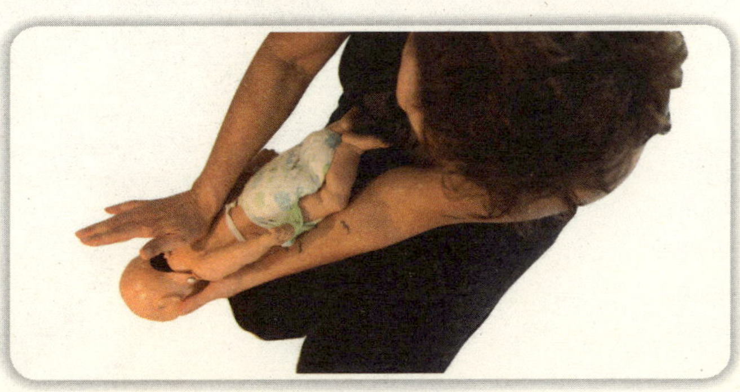

- Diğer kolun üzerine başı elle kavranarak sırtüstü çevrilir,
- Yabancı cismin çıkıp çıkmadığına bakılır,

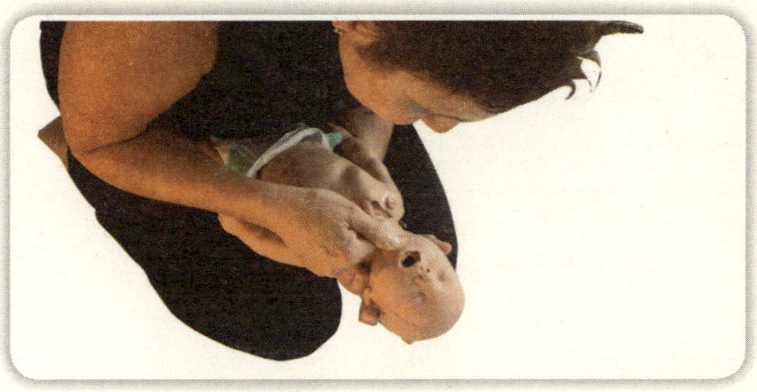

- Çıkmadıysa başı gövdesinden aşağıda olacak sırtüstü şekilde tutulur,

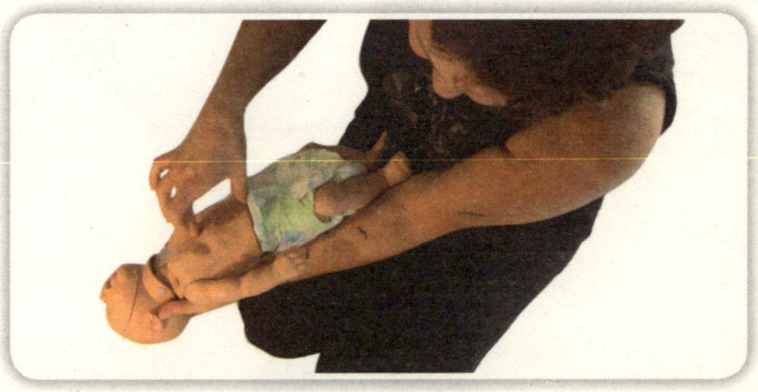

- 5 kez iki parmakla göğüs kemiğinin alt kısmından karnın üs kısmına baskı uygulanır,
- Yabancı cisim çıkana kadar devam edilir,
- Tıbbi yardım istenir (112).

Bebek çok küçük ise ve karından baskı uygulanamıyorsa bebekler için yukarıda anlatılan uygulamalar yapılır. Ancak diğer hallerde bebeklerde yapılan uygulamalar, bilinci kapalı erişkinlerde yapılan hava yolunun açılması uygulamaları ile aynıdır.

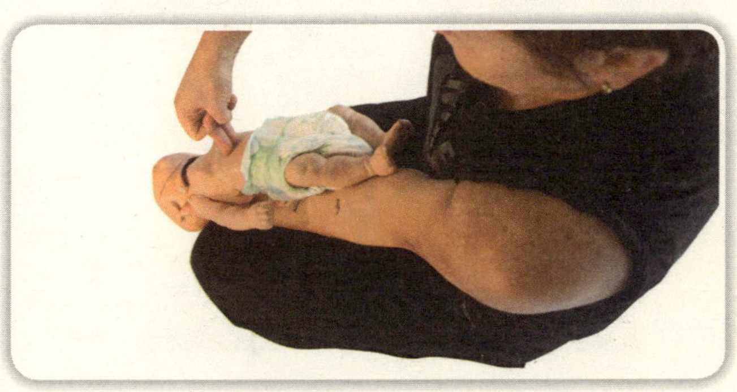

1 Yaş ve üstü

Çocuklarda Hava Yolunun Tıkanması Durumunda Uygulanacak İlk Yardım

Eğer çocuk, öksürüyor, nefes alabiliyorsa müdahale etmeyin. Bu tepki tıkayan nesnenin çıkmasını sağlar. Kesinlikle çocuğunuzun sırtına vurmayın!

Eğer çocuk nefes almakta güçlük yaşıyorsa, öksürük etkisizse ve morarmaya başlamışsa veya hiç nefes alamıyorsa tıkanmada uygulanacak ilk yardım müdahalesini başlatmalısınız.

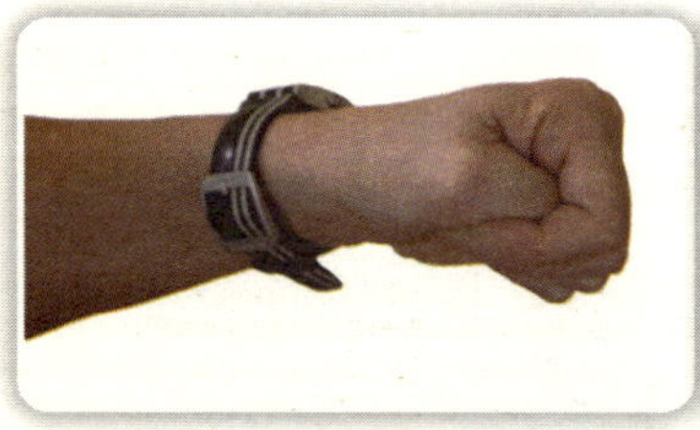

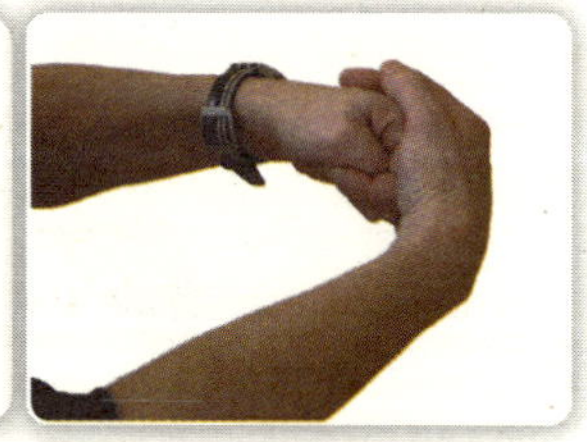

Çocuğun arkasına geçip, kollarının altından, kendi kollarınızı geçirin ve elinizin birini yumruk yapıp diğer elinizi yumruk yapan elinizin üstüne koyun.

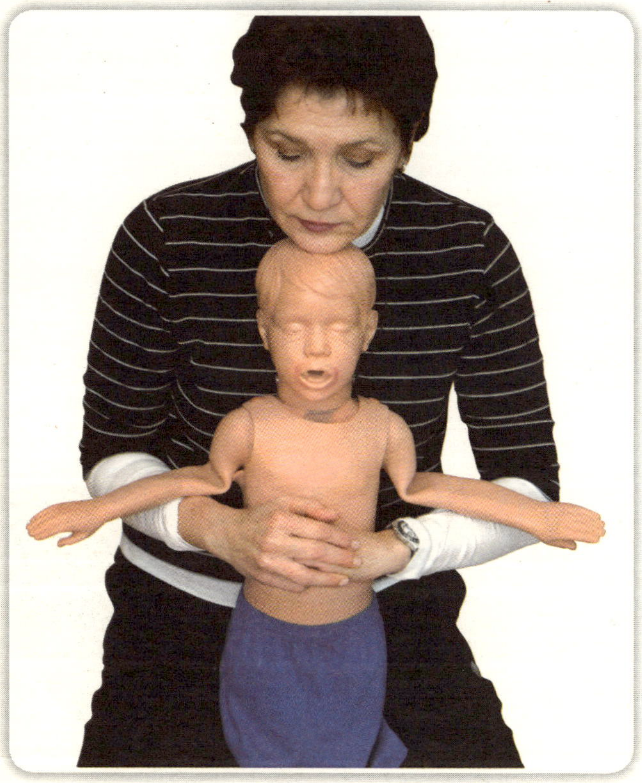

Göbek deliğinin üzerine yumruğunuzun başparmak tarafını yerleştirerek, içeri ve yukarı doğru basınç uygulayın. Ellerinizi kaydırarak göğüs kemiğine veya kaburgalara çarpmamaya dikkat edin. Uygulamayı nesne çıkana ya da ilk yardım ekibi gelene kadar yapın.

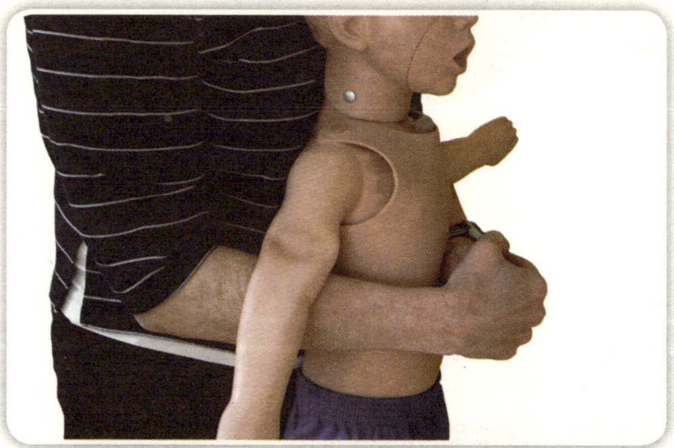

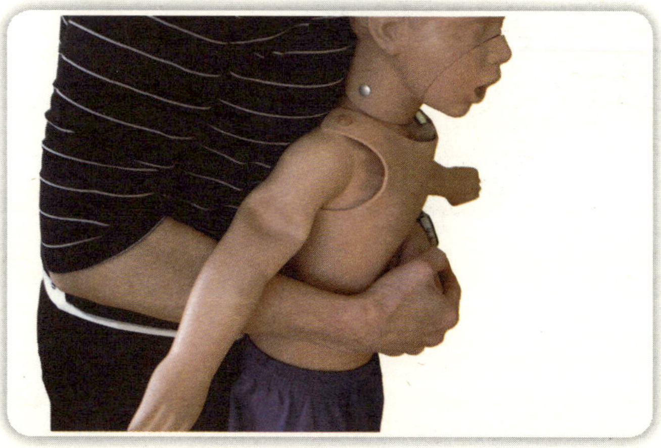

Eğer bilinç kapanırsa, çocuğu sırt üstü sert bir zemine yatırın ve bir elinizi bebeğin alnına, diğer elinizi de çenenin altına koyarak, çeneyi tavana doğru çekin, diğer elinizle de başı enseye doğru iterek baş çene pozisyonunu verin.

Eğer tıkayan nesneyi görebiliyorsanız, işaret ve başparmağınızı cımbız gibi kullanarak, nesneyi çıkarın. Göremiyorsanız kesinlikle parmağınızı sokup (kör dalış) araştırmayın.

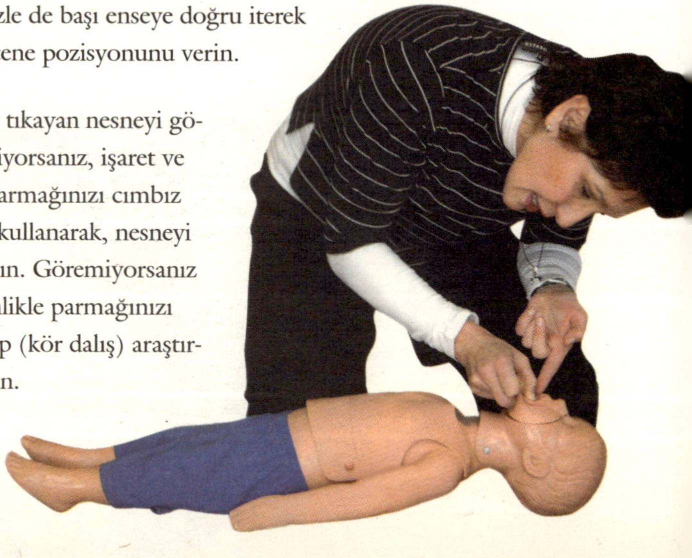

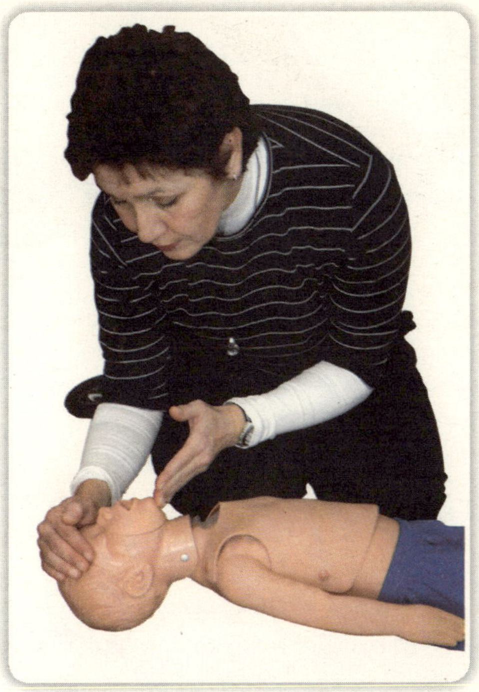

Bilincini kaybetmiş tam tıkanıklık olan çocuklarda hava yolunun açılması:

Eğer tıkanıklık devam ediyorsa çocuğun ayak ucuna geçip diz çökün ve dizlerinizle çocuğun bacaklarını sıkıştırın.

Göbek deliğinin iki parmak üzerine bir elinizin topuğunu yerleştirip, diğer elinizi de onun üzerine koyarak parmaklarınızı birbirine kenetleyip, yukarı çekin.

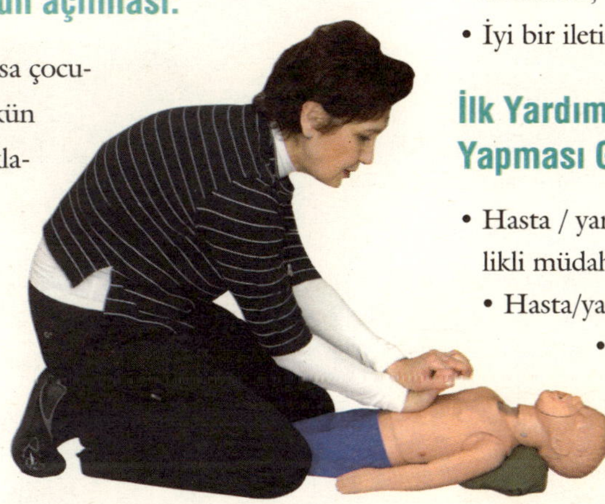

Beş kez seri şekilde, içeri ve yukarı doğru basınç uygulayın. Uygulamayı, tıkanıklık açılana ya da ekip gelene kadar bu şekilde sürdürün.

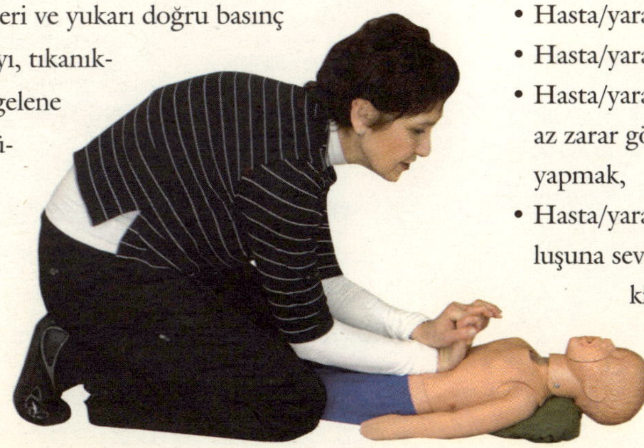

İlk Yardımın Öncelikli Amaçları Nelerdir?

- Hayati tehlikenin ortadan kaldırılması
- Yaşamsal fonksiyonların sürdürülmesinin sağlanması
- Hasta/yaralının durumunun kötüleşmesinin önlenmesi
- İyileşmenin kolaylaştırması

İlk Yardımcının Özellikleri Nasıl Olmalıdır?

Olay yerinde genellikle insanların telaşlı ve heyecanlı oldukları ortamlardır. Bu durumda ilk yardımcı sakin ve kararlı şekilde olayın sorumluluğunu alarak gerekli müdahaleleri doğru olarak yapmalıdır. Bunun için bir ilk yardımcıda aşağıdaki özelliklerin olması gerekmektedir:

- İnsan vücudu ilgili temel bilgilere sahip olmalı
- Önce kendi can güvenliğini korumalı,
- Sakin, kendine güvenli ve pratik olmalı,
- Eldeki olanakları değerlendirebilmeli,
- Olayı anında ve doğru olarak haber vermeli (112'yi aramak),
- Çevredeki kişileri organize edebilmeli ve onlardan yararlanabilmeli,
- İyi bir iletişim becerisine sahip olmalıdır.

İlk Yardımcının Müdahale İle İlgili Öncelikli Yapması Gerekenler Nelerdir?

- Hasta / yaralıların durumu değerlendirilir (ABC) ve öncelikli müdahale edilecekleri belirlemek,
- Hasta/yaralının korku ve endişelerini gidermek,
- Hasta/yaralıya müdahalede yardımcı olacak kişiler organize etmek,
- Hasta/yaralının durumunun ağırlaşmasını önlemek için kendi kişisel olanakları ile gerekli müdahalelerde bulunmak,
- Kırık kemik varlığında yerinde tespit etmek,
- Hasta/yaralıyı sıcak tutmak,
- Hasta/yaralının yarasını görmesine izin vermemek,
- Hasta/yaralıyı hareket ettirmeden (çok zorunlu kalınırsa en az zarar görecek şekilde hareket ettirilebilinir) müdahale yapmak,
- Hasta/yaralının en uygun yöntemlerle en yakın sağlık kuruluşuna sevkini sağlamak (112) (Ancak, ağır hasta/yaralı bir kişi hayati tehlikede olmadığı sürece asla yerinden kıpırdatılmamalıdır.).

Suni solunum, solunumu olmayan kişinin yapay olarak solutulmasıdır. Kişinin başına pozisyon verildikten sonra (baş-çene), alından elin baş ve işaret parmaklarıyla burun kanatları sıkıştırılır, diğer elin üç parmağı çeneyi desteklerken; nefes alınır, hastanın ağzı iyice kavranır ve nefes üflenir (balon şişirir gibi).

Solunum olmadığı zaman, kısa bir süre sonra kalp atışları da duracaktır. Sadece suni solunum yapıldığında, oksijen gönderilir ancak bu oksijenin kalp tarafından pompalanması için kalp masajı uygulanmalıdır.

Suni solunum üç yoldan gerçekleştirilebilir:

1- Ağızdan ağıza, 2-Ağızdan buruna, 3-Ağızdan ağıza ve buruna. Ağızdan ağıza suni solunum, genellikle en çok tercih edilen yoldur. Uygulamanın etkili olması için kişinin ağzı iyice kavranmalı ve burun delikleri iyice kapatılmalıdır. Ağızdan ağıza ve buruna suni solunum, ağız - burun mesafesinin kısa olması nedeniyle bebeklerde uygulanır.

Kazazedenin bilincinin kapalı olduğu anlaşıldıktan sonra solunum kontrolü için mutlaka baş-çene pozisyonu sağlanmalıdır. Zira bilinç kapalı olduğunda refleksler olmadığı ve kaslar yumuşadığı için kas yapıda olan dil gevşeyerek hava yolunu kapatır ve kazazedenin nefes almasına engel olur. Bu durumda baş-çene pozisyonu verilmeden solunum kontrol edildiğinde, nefes sesini duymaz ve nefes hareketini hissetmezsiniz.

0-12 Ay — Bebeklerde Dış Kalp Masajı ve Yapay Solunum Uygulaması

1. Kendisinin ve bebeğin güvenliğinden emin olunur,
2. Bebeğin ayak tabanına hafifçe vurarak bilinci kontrol edilir, eğer bilinci yok ise;
3. Çevreden yardım çağrılır, 112 aratılır. Eğer ilk yardımcı yalnız ise 5 kurtarıcı solunumdan sonra 30 kurtarıcı 2 göğüs basısı ve suni solunum uygulamasının 5 tur (YANİ 1 SİKLUS) tekrarından sonra 112'yi kendisi arar;
4. Bebek sert bir zemin üzerine yatırılır,

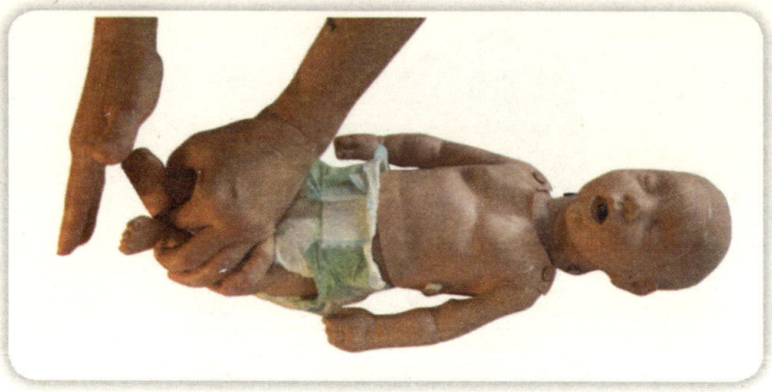

5. İlk yardımcı, Temel Yaşam Desteği uygulayacağı pozisyonu alır (yerde uygulama yapacak ise diz çöker, masa vb. yerde uygulama yapacak ise ayakta durur),
6. Bebeğin boynunu ve göğsünü saran giysileri açılır,
7. Ağız içi gözle kontrol edilir; hava yolu tıkanıklığına neden olan yabancı cisim var ise çıkartılır,
8. Hava yolunu açmak için bir el bebeğin alnına, diğer elin iki parmağı çene kemiğine koyulup baş hafifçe yukarı geri itilerek eğilir,

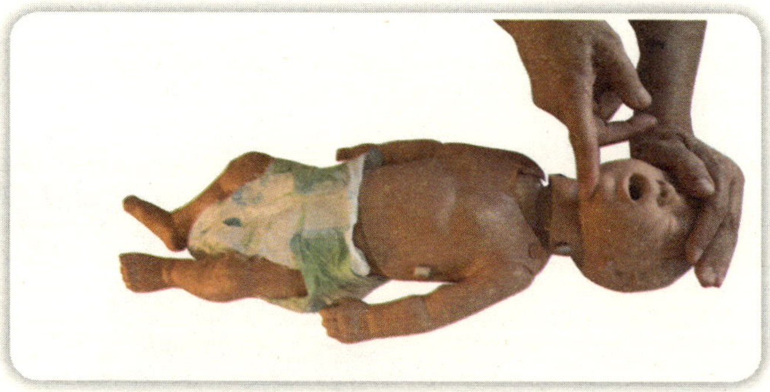

9. Bebeğin solunum yapıp yapmadığı bak-dinle-hisset yöntemiyle 5 saniye süre ile kontrol edilir,

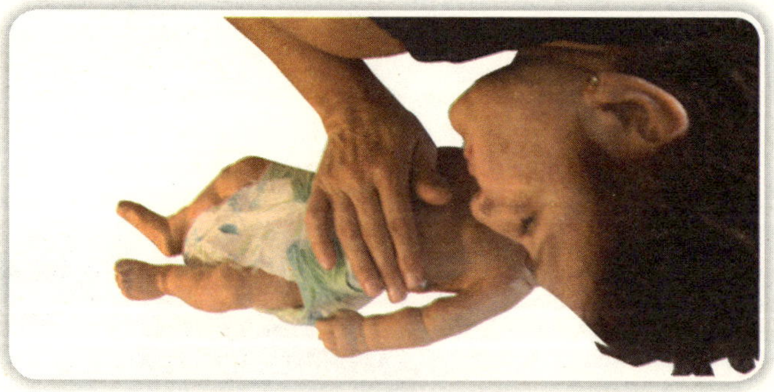

- Göğüs kafesinin solunum hareketlerine bakılır,
- Eğilip, hastanın ağzına kulağınızı yaklaştırarak solunum dinlenir. Diğer taraftan göğüs kafesinin üzerine elinizi hafifçe yerleştirilerek nefes düzeni takip edilir.

10. Soluk alıp vermiyorsa, ağız dolusu nefes alınır ve ağız bebeğin ağız ve burnunu içine alacak şekilde yerleştirilir,

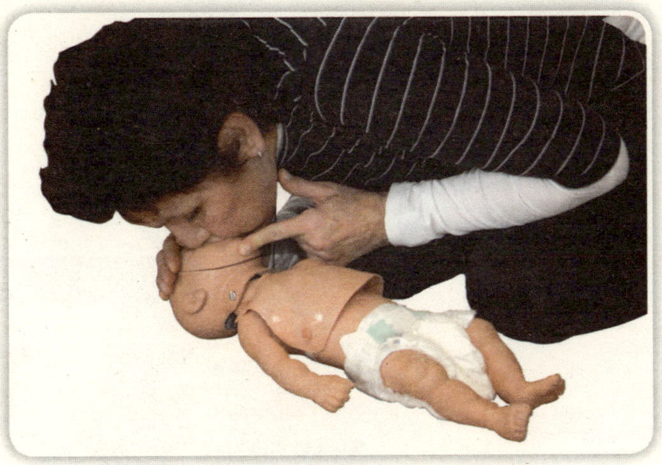

11. Baş-çene pozisyonunda iken çocuğun ağzını içine alacak şekilde ağız yerleştirilir,
12. Bebeğin göğsünü yükseltmeye yarayacak kadar her biri 1 saniye aralıkla 5 kurtarıcı nefes verilir, havanın geriye çıkması için zaman verilir,
13. Kalp basısı uygulamak için bebeğin (iki memesi arasında hayali bir çizgi olduğu varsayılarak bu çizginin orta noktası göğüs kemiği merkezini oluşturur) göğüs kemiği merkezi belirlenir,
14. Bir elin orta ve yüzük parmağı bebeğin göğüs kemiği üzerine yerleştirilir.
15. Göğüs kemiği 2,5–3 cm aşağı inecek şekilde (yandan bakıldığında göğüs yüksekliğinin 1/3'ü kadar) bası uygulanır, bu işlemin hızı dakikada 100 bası olacak şekilde ayarlanır,
16. Çocuğa 30 kalp masajından sonra 2 solunum yaptırılır, (30; 2),

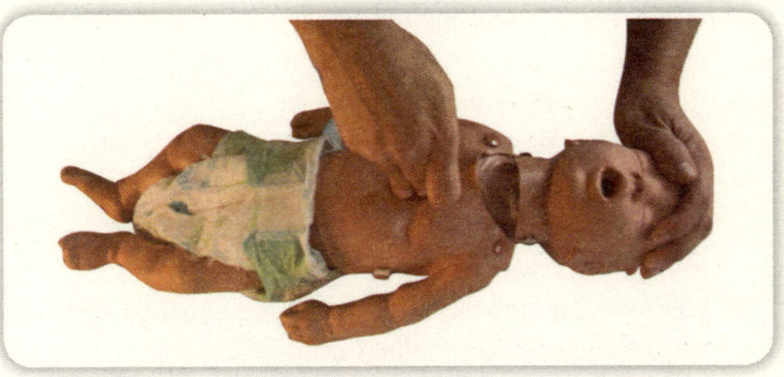

17. Temel yaşam desteğine çocuğun yaşamsal refleksleri veya tıbbi yardım gelene kadar kesintisiz devam edilir.

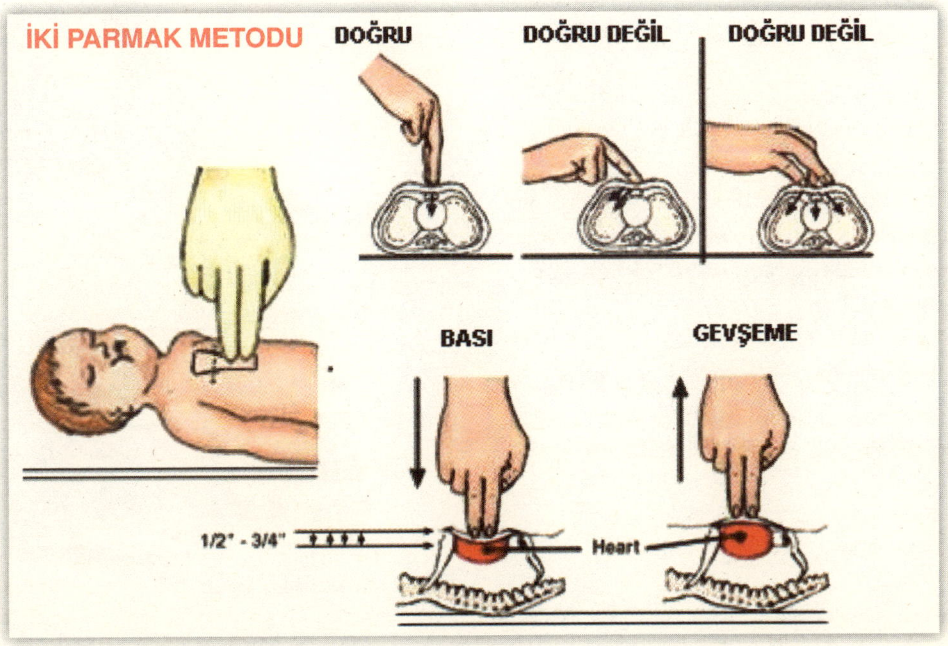

1-8 Yaş

Çocuklarda Dış Kalp Masajı ve Yapay Solunumun Uygulanması

1. Kendisinin ve çocuğun güvenliğinden emin olunur,
2. Çocuğun omuzlarına dokunulur ve "İyi misin?" diye sorarak bilinci kontrol edilir, eğer bilinci yok ise;
3. Çevreden yardım çağrılır,112 aratılır; eğer ilk yardımcı yalnız ise 30/ 2 göğüs basısı ve suni solunum uygulamasının 5 tur (YANİ 1 SİXLUS) tekrarından sonra 112'yi kendisi arar;
4. Çocuk sert bir zemin üzerine yatırılır,
5. Çocuğun yanına diz çökülür,
6. Çocuğun boynunu ve göğsünü saran giysileri açılır,
7. Ağız içi gözle kontrol edilir, hava yolu tıkanıklığına neden olan yabancı cisim var ise çıkartılır,
8. Hava yolunu açmak için bir el çocuğun alnına, diğer elin iki parmağı çene kemiğinin üzerine yerleştirilir,
9. Çene kemiğinin uzun kenarı yere dik gelecek şekilde alından bastırılıp, çeneden kaldırılarak baş geriye doğru itilir, hastaya baş-çene pozisyonu verilir.
10. Hasta/yaralının solunum yapıp yapmadığını bak-dinle-hisset yöntemiyle 5 saniye süre ile kontrol etme:
    - Göğüs kafesinin solunum hareketlerine bakılır,
    - Eğilip, hastanın ağzına kulağınızı yaklaştırarak solunum dinlenir. Diğer taraftan göğüs kafesinin üzerine elinizi hafifçe yerleştirilerek nefes düzeni takip edilir.
11. Soluk alıp vermiyorsa, alnının üzerine konulan elin baş ve işaret parmağını kullanarak çocuğun burnu kapatılır,
12. Baş-çene pozisyonunda iken çocuğun ağzını içine alacak şekilde ağız yerleştirilir,
13. Eğer solunum yoksa çocuğun göğsünü yükseltmeye yarayacak kadar, her biri 1 saniye süren 2 kurtarıcı nefes verilir, havanın geriye çıkması için zaman verilir,
14. Kalp basısı uygulamak için göğüs kemiğinin alt ve üst ucu tespit edilerek alt yarısına bir elin topuğu yerleştirilir, (çocuk yetişkin görünümünde ise yetişkinlerde olduğu gibi iki el ile kalp basısı uygulanır),
15. Parmakları, göğüs kafesi ile temas etmeden, dirsekler bükülmeden, göğüs kemiği üzerine vücuda dik olacak şekilde tutulur,
16. Göğüs kemiği 2,5–3 cm aşağı inecek şekilde (yandan bakıldığında göğüs yüksekliğinin 1/3'ü kadar) bası uygulanır, bu işlemin hızı dakikada 100 bası olacak şekilde ayarlanır,
17. Çocuğa 30 kalp masajından sonra 2 solunum yaptırılır (30;2),
18. Temel yaşam desteğine çocuğun yaşamsal refleksleri veya tıbbi yardım gelene kadar kesintisiz devam edilir.

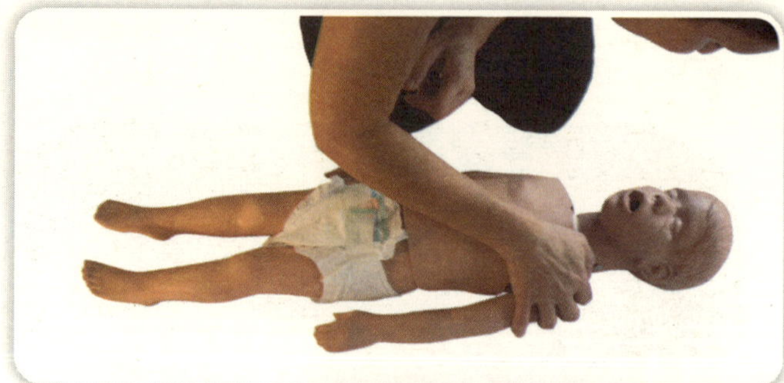
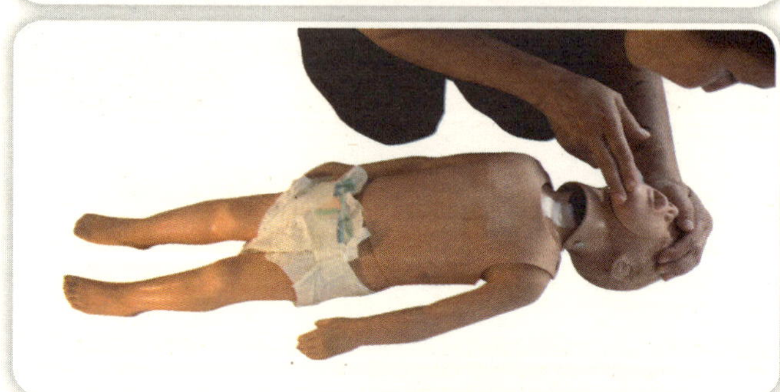
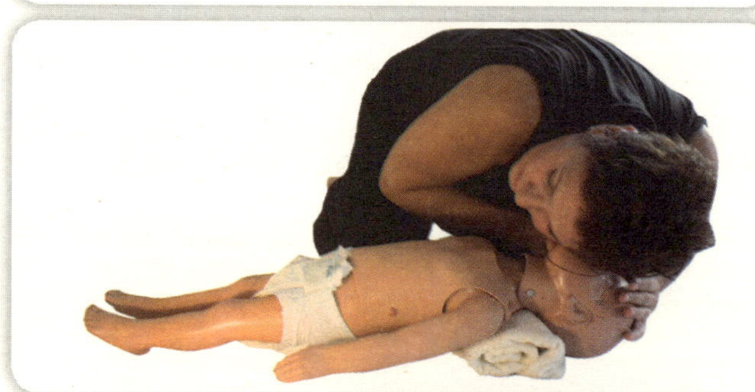
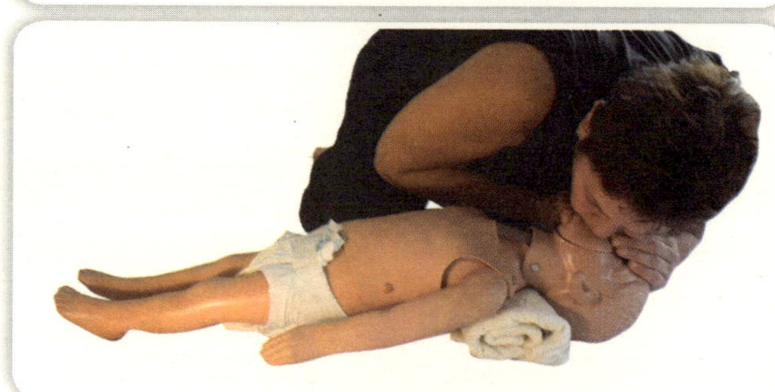
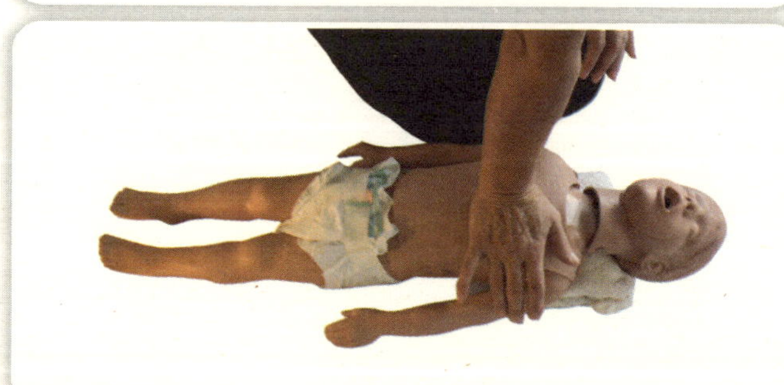

Kazalarda Çocuklara İlk Yardım

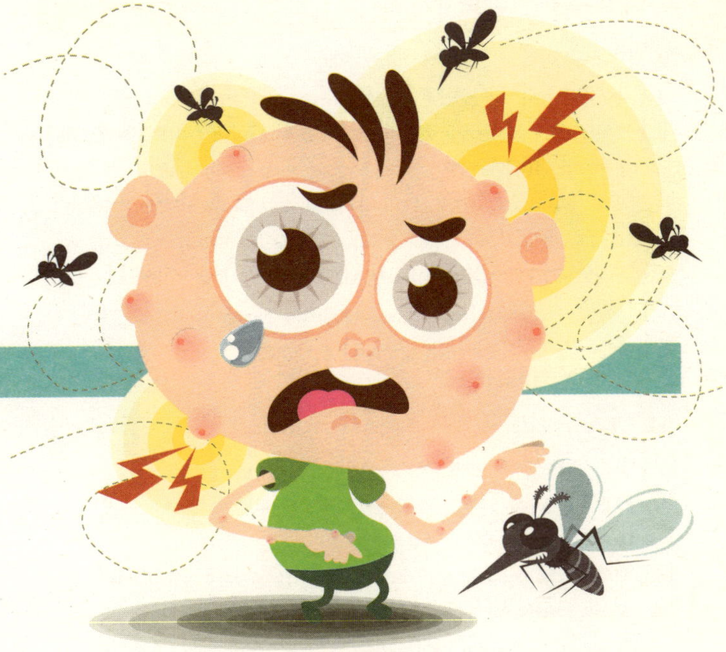

DR. MEHMET UÇAR
İlk yardım Eğitici Eğitmeni / İş Sağlığı ve Güvenliği Eğitimcisi

Kanamalar

Çocuklar sıklıkla düşerek dudaklarını kanatabilirler. Kanama müdahale gerekmeksizin durabilir. Çocuk izin verirse, temiz bir mendil veya gazlı bez ile basınç uygulamak işe yarar.

Sıklıkla koşarken, yanak veya kafalarını bir yere, eşyaya çarparak yaralanabilirler. Böyle bir durumda kesik ve kanama olmasa bile, mor şişlik oluşabilir. Bu durumu önlemek için, buzdolabında soğutulmuş jel torbası, bir peçete ile sarılarak, kısa aralıklarla, çarpan yere soğuk uygulama yapılır. Üzerine ödem ve şişliği engelleyen pomad veya jel uygulanır.

Yüz ve başta oluşan kesikler, bu bölgede damarlanma çok olduğu için fazla kanayabilir. Çocuk tepkisini sizin tepkinize göre verir. Sakin olmaya çalışın ve kesik üzerine temiz bir kompres bulabilirseniz steril gazlı bez ile basınç uygulayın. Eğer kesik derinse ve dikiş konulması gerekiyorsa yakınınızdaki bir sağlık kuruluşuna gitmeniz gerekir.

Kol veya bacakta oluşan kesiklerde, kanama varsa aynı şekilde basınç uygulamanız, kolu veya bacağı kalp mesafesinden yukarıda tutarak basıncı kanama durana kadar devam ettirmeniz gerekir.

Eğer kanama şiddetli ise, atardamar kesiği olasılığı vardır. Böyle bir durumda ambulans çağırmalısınız. Kuvvetli bir basınç uygulamaya, ambulans gelene kadar devam edilmeli, kol veya bacak kalp seviyesinin yukarısında tutulmalı aynı anda kanama kolda ise kol altındaki atardamar üzerine, bacakta ise, kasıktan atardamar üzerine de diğer el ile basınç uygulaması yapılmalıdır.

Kafa Travmaları

Çocuk şiddetli bir kafa darbesi geçirmişse ve omurga zedelenmesi olma ihtimali yüksekse, hareket ettirmeden ve çocuğun hareket etmesini de önleyerek, acil ambulans çağırmalısınız. Kusma oluyor ve yan döndürmeniz gerekiyorsa birkaç kişi ile birlikte; biri baş ve omuzları, diğer kişi gövdeyi, üçüncü kişi de kalça ve bacakları tutarak bir bütün halinde yana çevrilmelidir.

Kafa çarpmasının ardından çocuk iyi görünse bile doktora bildirilmeli, 24 saat içinde ortaya çıkabilecek aşağıdaki bulguların biri veya birkaçını gördüğümüzde, çocuk hemen hastaneye götürülmelidir.

Kaza sonrası, gündüz uykusu sırasında ve gece uyuduğunda, iki saatte bir uyandırılarak, bilinç açık olup olmadığı kontrol edilmelidir. Bilinç kapanırsa hemen çocuğu hastaneye götürmelisiniz.

Kafa Travmalarında Doktora Başvurmanız Gereken Acil Durumlar

1. Bilinç değişikliği varsa
2. Anormal nefes alıyorsa
3. Kafada çökme ya da bir şekil değişikliği görünüyorsa ya da ciddi bir yarası varsa
4. Burundan, ağızdan ya da kulaktan kan ya da sıvı geliyorsa
5. Kusma başlamışsa (arka arkaya, ya da fışkırır tarzda)
6. Göz bebekleri eşit değilse ya da farklı yönlere bakma varsa
7. İdrar ve kakasını kontrol edemiyorsa
8. İdrarında kırmızı renk değişikliği varsa
9. Konuşması bozulursa
10. Görmesinde sorun olduğunu söylüyorsa
11. Çok sinirli ve kontrol edilemiyor bir ruh hali varsa
12. Boyun ağrısından ya da baş ağrısından yakınıyorsa
13. Bir tarafını koruyor ve hareket ettirmiyorsa
14. Yürürken aksıyorsa doktor gözetiminden geçirilmelidir.
15. Bunun yanı sıra yüksekten düşen her çocuk, klinik bulgusu olmasa da mutlaka bir doktor tarafından değerlendirilmelidir.

Önemli Bilgiler

1. Anne ve babalar genel durumu iyi olan çocuklarda, daha sonra gelişebilecek kusmalar, sürekli uyuklama, solunum sıkıntısı, şiddetli karın ağrısı, solukluk, idrarda renk değişikliği ya da havale geçirme olasılığı gibi durumlar için özellikle ilk 24 saatte dikkatli olmalıdırlar.
2. Baş derisi çok kanlanan bir bölge olduğu için, çarpma ya da düşmeler sonucu çok hızlı kan toplanması olabilmektedir.
3. Çocukları uzun süre uykusuz bırakamayacağımız için uyuduktan sonra arada uyandırarak veya küçük uyarılarla kontrol edebilirsiniz.

Zehirlenmeler:

Çocuklar ağızları ile öğrendikleri dönemde her şeyi ağızlarına alıp, çiğneyebilir, yutabilirler. Zehirlenmeler intihar amaçlı olmadığı için doğru müdahale uygulanırsa hayati tehlike önlenir.

Zehirlenme belirtileri, zehirlenmeye neden olan ilaç veya kimyasal maddenin türüne bağlı olarak değişir.

Şikayeti olmayan sağlıklı bir çocukta ani başlayan karın ağrısı, kusma, sersemleme, havale, bilincin kapanması, şok tablosu, çocuğun yanında ilaç kutusunun ve ilaç artıklarının bulunması, zehirlenme belirtisidir.

Doktora, hastaneye veya zehir danışma merkezine başvurarak ne yapılması gerektiğini öğrenmelisiniz. Bilinç kaybı varsa, asit ve alkali içeren sıvı temizlik deterjanları, çamaşır suyu, mazot, sıvı mobilya cilası gibi bazılarını bir yudum içmesi halinde dahi, yemek borusu yanıklarına sebep olan sıvıları kusturmak sakıncalıdır.

Hayati bulguları, nabız ve solunumu kontrol edilip, gerektiğinde temel yaşam desteği uygulanmalıdır.

Ulusal Zehir Danışma Merkezi

Merkez, ülkemizde tedavi maksatlı kullanılan ilaçlar, böcek ilaçları, tarım ilaçları, mantarlar ve çeşitli bitkilerle olan zehirlenmelerden, zehirli hayvan ısırmalarına ve sokmalarına kadar geniş bir yelpazedeki zehirlenmelerde hem halka hem de sağlık çalışanlarına yönelik olarak 24 saat hizmet vermektedir.

Ayrıca, zehirlenmelerde gerekli antidot/antitoksin ihtiyacını da karşılayan Merkez'e, ihtiyaç duyulduğunda danışma hizmeti almak amacıyla Türkiye'nin her yerinden 114 numaralı telefondan ulaşılabilir.

Yanıklar:

Çocuğu yanık kazalarından korumak için dikkat edilmesi gereken noktalara güvenlik önlemleri bölümünde değinmiştik.

Derinin yalnızca üst tabakasını kapsayan birinci derece küçük çaplı yanıklarda tazyiksiz akan suyun altına yanık bölgeyi ağrı azalıncaya kadar tutmak veya soğuk su dolu bir kabın içine sokarak çocuğu oyalamak iyi sonuç verir.

Yanık dokuya direkt olarak buz tatbik edilmemelidir. Bir bez ya da tülbente buzu koyarak dolaylı yoldan tatbik etmek yararlıdır. Hatta eğer buza ulaşamaz isek soğuk suya (çeşmede) tutabiliriz.

Derinin üst ve orta tabakasını etkileyen ikinci derece, derinin tüm tabakalarını ve yağ, kas, kemiğe kadar ulaşan üçüncü derecedeki yanıklarda, yanık bölgesinin genişliği, (vücutta yanık yüzdesi) yanık derecesinden daha vahimdir.

Yanan çocuğun üzerinde giysi varsa, kesilerek çıkarılmalı, giysinin yapışan yerlerini kaldırmaya çalışmamalıdır.

Temiz ütülü bir çarşafa sarılarak, bilinci yerindeyse ağızdan su içirilerek hemen hastaneye götürülmelidir.

Yanık doku üzerine, yanık kremi de dahil hiçbir şey sürülmemeli.

Kimyasal yanıklarda, yanık bölge bol su ile yıkanmalı, yıkama suyunun sağlam bölgelere gelmemesine dikkat edilmelidir.

Eğer çocuğun giysileri yanıyor ise koşmasına, dışarı çıkmasına imkan vermeden, mümkünse, kendinizi tehlikeye atmadan çocuğu yere yatırın, bulabilirseniz üstüne su dökün veya sentetik olmayan kilim, battaniye gibi bir örtüye sarın. Başını kapamayın.

Çocuğumuzu Güneş Yanığından Nasıl Koruruz?

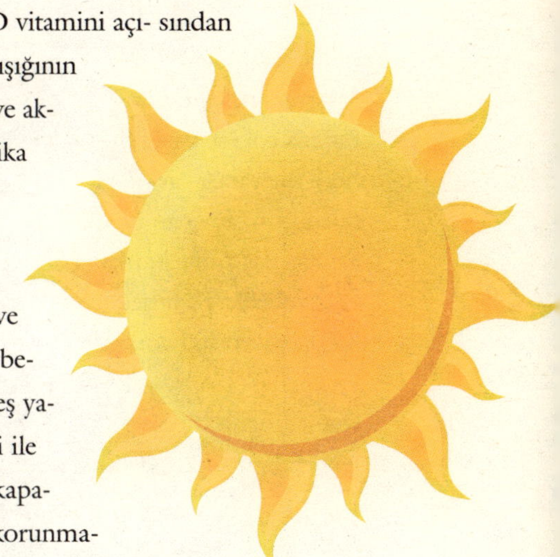

Bebekler için güneş ışığı D vitamini açı- sından çok önemli. Ancak güneş ışığının eğik olarak geldiği sabah ve akşam üstü saatlerde 10 dakika yeterlidir.

Deniz kenarında bir şemsiye altında bile kumdan ve sudan yansımak suretiyle bebeğin hassas teninde güneş yanığı olabilir. İnce bir giysi ile vücudu, kol ve bacakları kapatılmalı, başı ise şapka ile korunmalıdır. Bebekler için özel güneş koruyucular kullanılmalıdır. Mustela Güneş ürünleri serisi, yüksek toleranslı ve hipoalerjeniktir. Bebeğinizin hassas cildine zarar vermeden UVA ve UVB ışınlarına karşı etkin koruma sağlar.

Elektrik çarpması:

Hafif elektrik çarpması, elektrik akımına maruz kalan noktada iğnelenme tarzı acıya sebep olurken, şiddetli elektrik çarpmalarında, kalp ve solunum durması ve ciddi yanıklar, organ kaybı (kol, bacak gibi) ve ölüme yol açabilir.

Çocuk elektrik akımına maruz kalmış ise hemen sigortadan elektriği kesebiliriz.

Sigortaya ulaşamayacaksak, iletken olmayan, süpürge sapı, tahta bir eşya, sertleştirilmiş kağıt ile çocuğu elektrik kaynağından uzaklaştırmalıyız.

Elektrik akımının girdiği noktada küçük bir yanık izi olabilir ve çocuk da iyi görünebilir. Organlarda bir hasar olup olmadığını kontrol ettirmek için mutlaka doktor kontrolü gerekir.

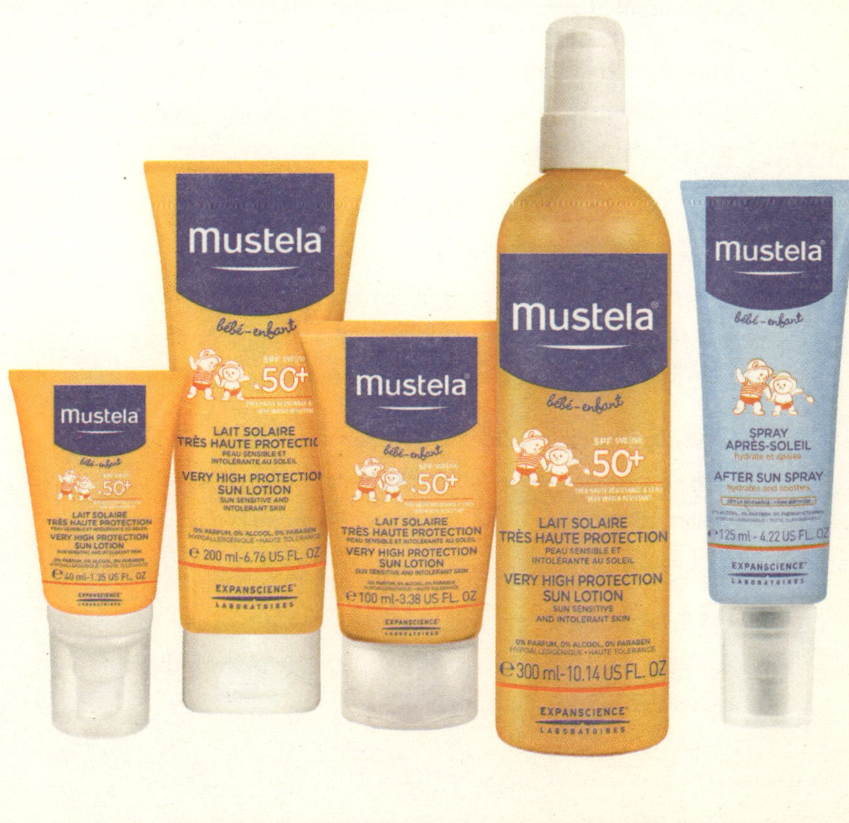

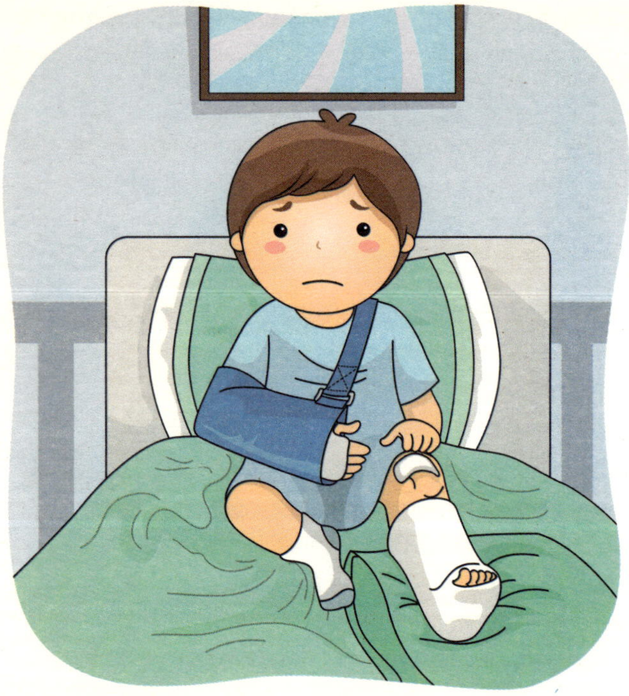

Kırık ve Çıkıklar:

Bebekler ve çocuklarda kemikler yeterince sertleşmediğinden kırık görülme olasılığı çok azdır. Taze söğüt dalı nasıl kırılmaz, sadece dıştaki yeşil kısım kopar içi sağlam kalır, bebek ve çocuğun da kemiği benzer şekilde kırılır.

Bu sebeple kırık varsa görüntüden anlamak zordur. Ağrı ve şişlik olduğunda ancak doktorun önerisiyle yapılan röntgen tetkiki ile teşhis edilip, tedavi uygulanır.

Eğer çok ciddi bir kaza sonucu kırık oluşmuşsa, kırık organ iki yanına destek konularak sabitlenmeli, çocuğun hareket etmesi engellenmeli, boyun kırığı olasılığı varsa, baş dik ve geriye eğik şekilde tutulmalı, başı öne eğilmemelidir. Ambulans çağırılarak, hastaneye götürülmesi sağlanmalıdır.

Çocuklarda çıkık görülme sıklığı daha fazladır. Erişkinlerin aceleyle çocuğu elinden tutup çekiştirmeleri, "uçtu, uçtu" yapmaları, çıkığa sebep olabiliyor, eklemi oluşturan kemikler birbirinden ayrılıyor.

Çıkan organ, bilek veya omuz ise, vücuda bağlanarak sabitlenir. Çene çıkığında, üst çeneye bağlanır ve hastaneye gidilerek tedavisi doktor tarafından yapılır.

Burkulma:

Eklemi destekleyen bağların zedelenmesidir. Ayak bileğinde oluşan burkulma çocukken hepimizin sıkça yaşadığı bir kazadır.

Tedavi için, ayak bir yastık üzerine konulup, ayakkabı ve çorap nazikçe çıkarılır, bileğe soğuk uygulama yapılıp dinlenmesi sağlanır.

Ağrı ve şişlik artarsa daha ciddi bir sorun ihtimali söz konusu olacağı için, çocuğun hastaneye götürülmesi gerekir.

Düşmeler sonucunda olabilecek yaralanmalar:

Çocukta düşme sonucu sıyrık oluşmuşsa sabun ve suyla yıkanır. Açık ve toprakla kirlenmiş yaralar, sabun ve suyla yıkanıp, yakmayan bir antiseptik kullanılmalıdır.

Paslı Metal Batması ve Kesikler:

Her türlü deri bütünlüğünün bozulduğu durumlarda (kesi, delici bir madde, yanık vb.) tetanoz riski vardır. Ve aşı profili değerlendirilmelidir. Gerekirse aşı yapılmalıdır.

Burun Kanaması:

Çocuklar burun deliklerine sıklıkla bir şey sokmayı denerler. Eğer görmüşsek buruna kaçan yabancı cisim asla ve asla çıkartılmaya çalışılmamalıdır (karabiber koklatmak, sümkürtmek vb.) Derhal doktora götürülmelidir. Burun içindeki damarlar ince olduğundan, çocuk parmağı ile burnunu karıştırarak, biz görmeden burun deliğine yabancı madde sokar ve maddenin orada kalması sonucu, düşme veya darbe sonucu burun kanaması olabilir.

Çocuğu sakinleştirip, başını öne eğerek kemikli kısmın altından 10 dakika boyunca sıkarak beklenir. Alına ve enseye soğuk uygulama yapılabilir.

Burun kanaması sıklıkla tekrarlıyorsa, neden ve tedavi için mutlaka doktora gidilmelidir.

Yabancı cisim kulağa kaçarsa, kulakta kaşıntı, ağrı ve işitme sorunu olabilir.

Kulağa kaçan şey alınabilecek gibi ise ve sert değilse, bir cımbız yardımı ile çıkarılabilir. Daha derinde ise, kendimiz çıkarmayı denememeli, çocuğu doktora götürmeliyiz.

Göze Kaçan Yabancı Cisim:

Bebeklerin göz temizliği yapılırken pamuk kullanılmamalı, ince bir tülbentle göz silinmelidir, çünkü pamuktan kirpikte kalan tüyler göz içine kaçarak bebeği rahatsız eder. Çıkartmak için, temiz bir tülbentin ucunu nemlendirilir, bebeğin göz kapağını çekilip, tülbentin ucuyla göz içindeki tüy çıkarılır.

Çocuk parkta ve bahçede oynarken gözüne kum, toz ve yabancı cisim kaçabilir.

Kaşıması halinde göze zarar verecek çizikler olur. Bazen gözün sulanması ve çocuğun gözünü kırpması ile toz ya da kum kendiliğinden çıkabilir. Çıkmamışsa, birinin yardımı ile çocuk yatırılıp, baş, yabancı cisim kaçan gözün tarafına doğru çevrilir Göz kapakları elle açılarak su dökülüp yıkanabilir.

Eğer göze kaçan nesneyi çıkarmayı başaramazsak, çocuğun gözünü ovuşturmasını engelleyip hemen hastaneye gitmemiz gerekir.

Göze bir şey batması durumunda da çıkartmaya çalışmamalıdır. Bu durumda göz daha çok zarar görür. Çocuğun da göze elini götürmesi engellenerek hemen hastaneye gidilmelidir.

Suda Boğulma:

Çocuk sudan çıktığında, ağlıyor, öksürüyor ise onu azarlayarak bağırarak daha çok korkmasına neden olursunuz. Onu sakinleştirmek, kucaklamak sevmek, güven vermek gerekir. Eğer hava soğuksa, çocuğu hemen sıcak ve kapalı bir mekana taşıyıp, ıslak giysileri çıkarıp, ısınmasını sağlayarak ve şefkatle onu kucaklayıp güven duygusunun geri gelmesini sağlamalıyız.

Eğer çocuk sudan çıktığında kendinde değilse, hemen, ağız içinde hava yolunu tıkayabilecek, çamur, yosun gibi şeyler varsa temizleyin ve solunumunu kontrol edin. Nefes almıyorsa suni solunum uygulayın. Kusmaya başlarsa başını yana çevirin ve ağzındaki kusmuğu temizleyin.

Çocuğunuz nefes almaya başlamışsa doktor kontrolü için hemen hastaneye götürün.

Diken ve Kıymık Batması:

Çocuğun eline diken veya kıymık battığında, eğer ucundan bir cımbız ile çekebilirsek çıkartıp sabun ve su ile yıkamalıyız. Eğer kıymık deri altında ise bir iğnenin ucu yakılarak mikroplar öldürülüp batan yerin üstündeki deri çizilir ve kıymığın görünür hale getirilmesi ile temiz bir cımbız yardımıyla çıkarılıp, su ve sabun ile yıkanır.

Batan cisim çıkarılamaz ve kızarıklık şişlik olursa doktora götürülmelidir.

Arı ve Sivrisinek Sokması:

Arı sokmasında arının iğnesini görüyorsak, alttan bıçağın sırtı veya kredi kartının kenarı ile iterek çıkmasını başarırsak, zehir kesesi patlamaz.

Eğer iğnenin görülen ucundan çıkartmak istersek zehir kesesi patlayabilir. Bu durumda sokulan nokta şişer, kızarır ve ağrı artar.

Soğuk uygulama yapılabilir ve birkaç damla sulandırılmış amonyak sürülebilir. Antihistaminikli pomad veya jel sürmekde işe yarar.

Çocukta kızarıklık, arının soktuğu noktada yayılan şişlik, nefes alma zorluğu görülürse, alerjik reaksiyonun tespit edilmesi ve gerekenin yapılması için hastaneye götürülmelidir.

Sivrisinek ısırığına karşı bebekleri korumak için, bebekler için özel sivrisinek koruyucusu kullanılmalı, ısırık yerindeki kızarıklıkda şişlik ve kaşıntıyı giderici antihistaminik solüsyonlar ve jeller kullanılmalıdır.

Yılan, akrep, örümcek sokmaları tehlikeli ve öldürücü olabilir.

Yılan sokması halinde zehrin yayılmasını hızlandırmamak için, fazla hareket ettirmeden, hızlıca hastaneye gidilerek doktor kontrolü sağlanmalıdır.

Tetanoz aşısının son yapılma tarihini de kontrol etmelisiniz.

Isırıklar:

Çocuklar için hayvanlar bazen tehlikeli olabilir. Hayvan, çocuğa sorumluluk duygusu öğretir ve iyi arkadaş olur. Ama hayvana nasıl yaklaşacağı ve davranacağı konusunda ebeveynler yardımcı olmalılar.

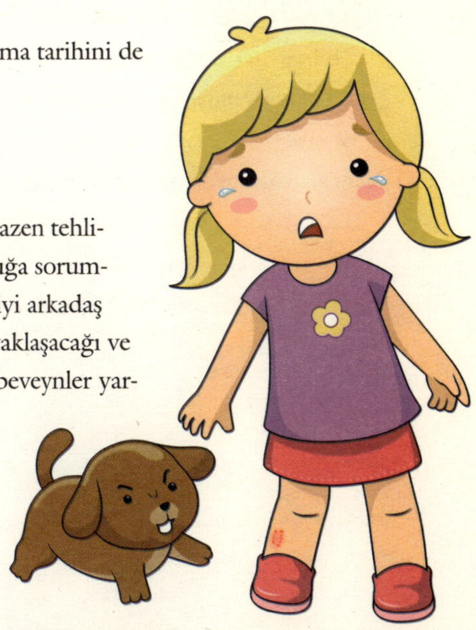

Eğer hayvanın canını yakar, provoke ederse hayvan da refleks olarak ısırabilir.

Köpekler, kedilere göre çocuklara karşı daha hoşgörülüdürler. Özellikle dişi köpekler, bebeğe, çocuğa karşı korumacı davranır. Ancak dişi kedilere karşı dikkatli olunmalı, daha vahşi ve tahammülsüz olabilirler.

Çocuk veteriner kontrolünde olan, aşılanmış bir hayvan tarafından ısırıldığında, ısırık yerinde kanama varsa, basınç uygulanarak, kanama durdurulur.

Isırık yeri, sabun ile, akan suyun altında beş dakika kadar yıkanır ve kapatılarak enfeksiyon açısından takibe alınır. Isıran hayvanın da gözlem altında tutulması gerekir.

Eğer ısıran hayvan bilinmiyorsa, ısırık yerine aynı uygulama yapılıp, 24 ila 48 saat içinde ısırık yerinde ağrı, kızarıklık, şişlik artarsa, kuduz mikrobu bulaşma ihtimaline karşı hemen hastaneye götürülmelidir.

Kedi tırmalamaları tehlikeli olur. Bazen çocuğun yüzünü, gözünü yaralayabilir. Eğer pençe göze gelmişse, temiz bir gazlı bez ile kapatılarak, çocuk göz doktoruna götürülmelidir. Tırmık yeri, sabun ve bol su ile yıkanmalıdır.

Doktorun önerisiyle antibiyotik içeren pomad kullanılabilir.

Diş Kırılması:

1. Kırılmış dişi kökünden tutmayın, tepesinden tutun.
2. Suyla, herhangi bir sıvı ya da elle temizlemeyin.
3. Küçük çocuk değilse, dişi yerine yerleştirip diş hekimine başvurun. Küçük çocuklar (4 yaş altı) kırık dişi yutabilirler.
4. Yerine koyamıyorsanız evde serum fizyolojik içine, temiz bir gazlı bez içine yoksa süt içine koyabilirsiniz.
5. Diş hekimine gitmeden önce hazırlık için durumunu telefonla bildirin.

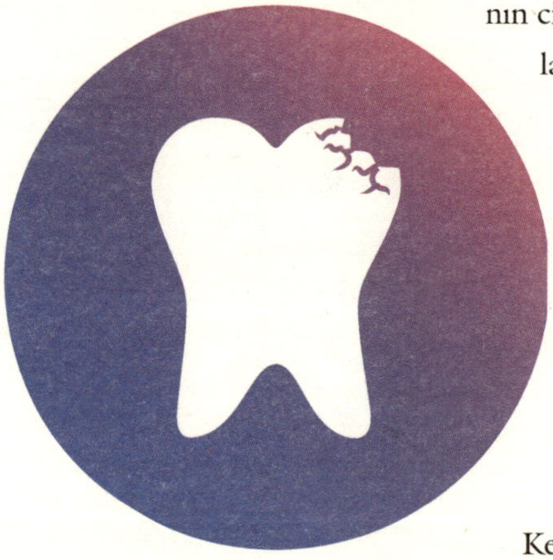

Şok:

Kanama, alerji, ağrı (yanıklarda, kırık olduğunda) ciddi enfeksiyonlarda, kalp has-talığında şok tablosu ortaya çıkabilir.

Şok belirtileri, renk solması, cildin soğuk ve nemli olması, bilinç kaybı, susuzluk hissi, bulantı, kusma, nefes sıkıntısı, nabzın hızlanması ve zor alınır hale gelmesidir (ipliksi nabız).

Eğer çocuğun bilinci yerindeyse, kafa ve göğüs darbesi almamışsa, bacakta açık kırığı yoksa, sırt üstü yatırın, ayaklarını yerden 20–30 cm yukarı kaldırın. Karın travmasında, ilk kanama ihtimali söz konusu olabileceğinden, şok belirtileri izlenerek hastaneye taşınmalı ve bu aradaki zamanda gerekli olduğunda temel yaşam desteği uygulanmalıdır.

Başa veya göğse darbe almış ve nefes sıkıntısı yaşıyorsa otur-tur şekilde taşıyarak, hastaneye ulaşması sağlanmalıdır.

Üstü battaniye ile örtülebilir. Sıcak uygulama yapmak yanıklara sebebiyet verebilir; bu nedenle sıcak uygulama yapmayın. Ayrıca kanamaya bağlı şoklarda, hayati önemi olan, kalp ve beyne giden kanın azalması söz konusu olduğundan, cilt yüzeyi sıcak uygulama aracılığıyla ısıtıldığında, kanın ciltteki damarlara akışı artıp hayati organlara giden kanın daha da azalmasına sebep olabiliriz.

Bu bölüm "Klinisyen İlk Yardım Eğitim Merkezi"nde katıldığım "İlk Yardım Eğitici Eğitimi Sertifika Programı" sırasında tanıdığım kıymetli hocam Sayın Dr. Mehmet Uçar'ın değerli emek ve desteği ile oluşturulmuştur.

Kendisine minnet ve teşekkürlerimi sunuyorum. Ebeveyn olurken bebek ve çocuk için doğru ilk yardım bilgisi ile donanımlı olmak en önemli ebeveynlik görevlerimizden biridir.

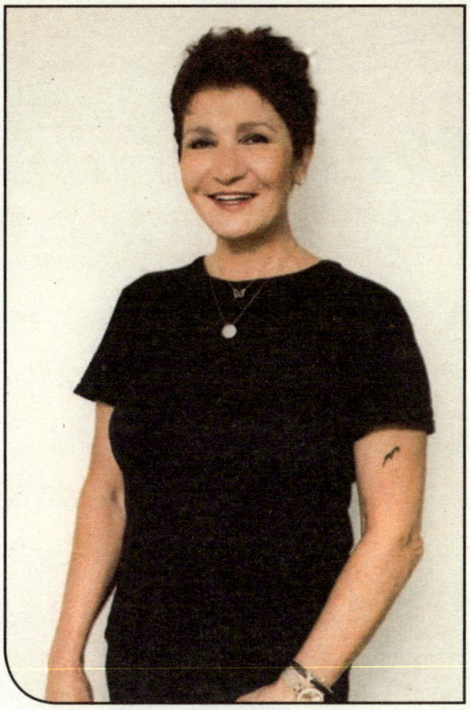

Bebeğiniz size verilen en muhteşem hediyedir ve ben 1989'dan beri bu muhteşem hediyeye en sağlıklı şartlarda kavuşabilmeniz için bilgilerimi ve deneyimlerimi sizlerle paylaşmaya çalışıyorum.

AYŞE ÖNER

1974-1975 döneminde Hacettepe Üniversitesi Hemşirelik Bölümün den mezun olduktan sonra, uzun seneler çeşitli hastanelerin " Kadın Doğum" ve "Yeni Doğan" bölümlerinde sorumlu hemşire olarak görev yapmıştır. Kadınların zor ve ağrılı doğum deneyimleri yaşamalarını, doğum sonrası süreçte ise bebek bakımında kaygılı dönemler geçirdiklerini gözlemlemiş ve hamilelik, doğum, bebekle yaşamın ilk günlerindeki sürece destek olmak amacıyla araştırma çalışmalarına başlamıştır. Gelişmiş ülkelerde doğum öncesi antenatal (doğum öncesi) sınıf çalışmalarını izlemiş, seminerlere katılmış, konu ile ilgili birikimlerini ilk kez 1988 yılında İnternational Hospital de hastane ve "Kadın Doğum Bölümü"nün de desteği ile doğum öncesi kurs çalışmalarını başlatarak, üç yıl boyunca hastanede sürdürmüştür.

1991 yılında Türkiye de ilk kez kurulan"Hamile Eğitim Merkezi"de 1997 yılına kadar anne ve baba adaylarına doğum öncesi rehberlik etmeyi sürdürmüş, 1997'den bu yana da "***Ayşe Öner Hamile Rehberlik Hizmetleri***" adı altında çalışmalarını sürdürmektedir.

"İstanbul Üniversitesi Tıp Fakültesi Ana Çocuk Sağlığı ve Aile Planlaması Vakfı" nın düzenlediği halka açık seminerde gönüllü çalışmış, yine vakıf adına Türkiye de ilk kez "***Hamilelik de Nefes ve Fiziksel Egzersizler***" konulu tanıtıcı video hazırlamıştır.

Sponsorlar işbirliği ile İstanbul ve Türkiye'nin çeşitli şehirlerinde yapmış olduğu seminerleri 9 yıl boyunca sistemli ve başarılı bir şekilde sürdürmüştür. Uzun yıllara yayılan çalışmalarıyla yoğrulan bilgi ve tecrübeler, derslerinde ve devam eden seminer programlarında ***Ayşe Öner*** tarafından coşkulu, kendine özgün tarzıyla ve anlaşılır bir üslupta verilmektedir. Hamilelik, doğum, doğum sonrası ve yeni doğan bakımına gerçekçi, empatik ve sevgi dolu yaklaşımı bu programın en önemli farkıdır.

"İstanbul Büyük Şehir Belediyesi Meslek Edinme Eğitimleri" (İSMEK) de dönemsel, meslektaşı hemşireler, ebelere ve meslek edinen kursiyerlere "Bebek Bakımı" eğitimleri vermektedir.

2010 yılında Ankara "Tusdata Eğitim Kurumu" dan "İlk Yardım Eğitici Eğitmenliği" sertifikası alarak eğitimlerinde bebek ve çocuk ilk yardımı gibi çok önemli konularda ebeveynleri eğitmektedir. 2012 yılında "Birthlight Perinatal Yoga Eğitmenliği" sertifikası programına katılmıştır."İstanbul doğum Akademisi"(İDA) de "***Doğuma Hazırlık Eğitimcisi ve Doula*** Eğitimi" sertifika programının eğitmenlerindendir.

2014 yılından bu yana Karnaval Radyo Grubunda ***'BabyJoy'*** radyosunun kuruluş aşamasından itibaren "***Annelik Sanatı***" ve "***Anneler Anlatıyor***" programlarını yapmaya devam etmektedir.

9 yıl önce yazdığı ve bugüne kadar bir çok baskısı yapılan ***Hamilelik, Doğum ve Bebek Bakım Kitabı*** ise hamilelerin, annelerin, babaların hatta anneanne, babaanne ve bebek bakımına yardım edenlerin başucu kitabı haline gelmiştir.

Ayşe Öner bir hemşiredir, yaşamının misyonu ise, doğum öncesi anne - baba adaylarına doğuma hazırlık ve aile olmaya adım attıkları bu önemli süreçte bilinçlenmelerine yardımcı olabilmektir.

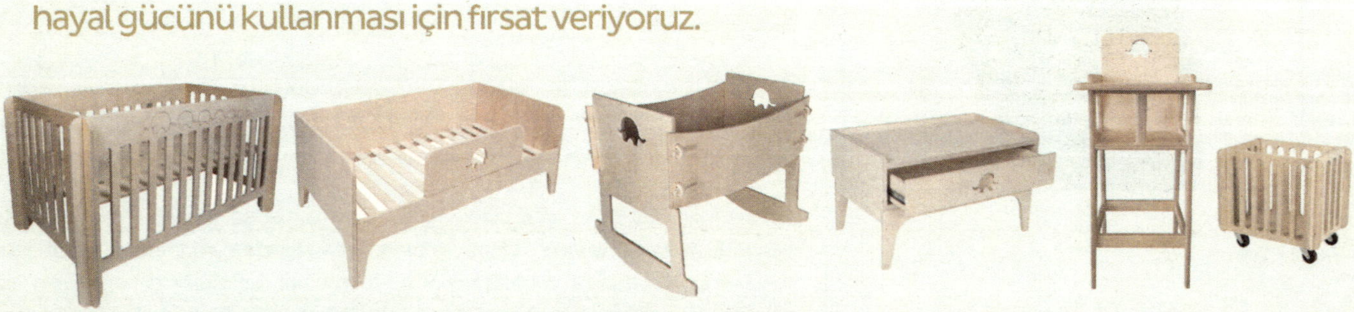

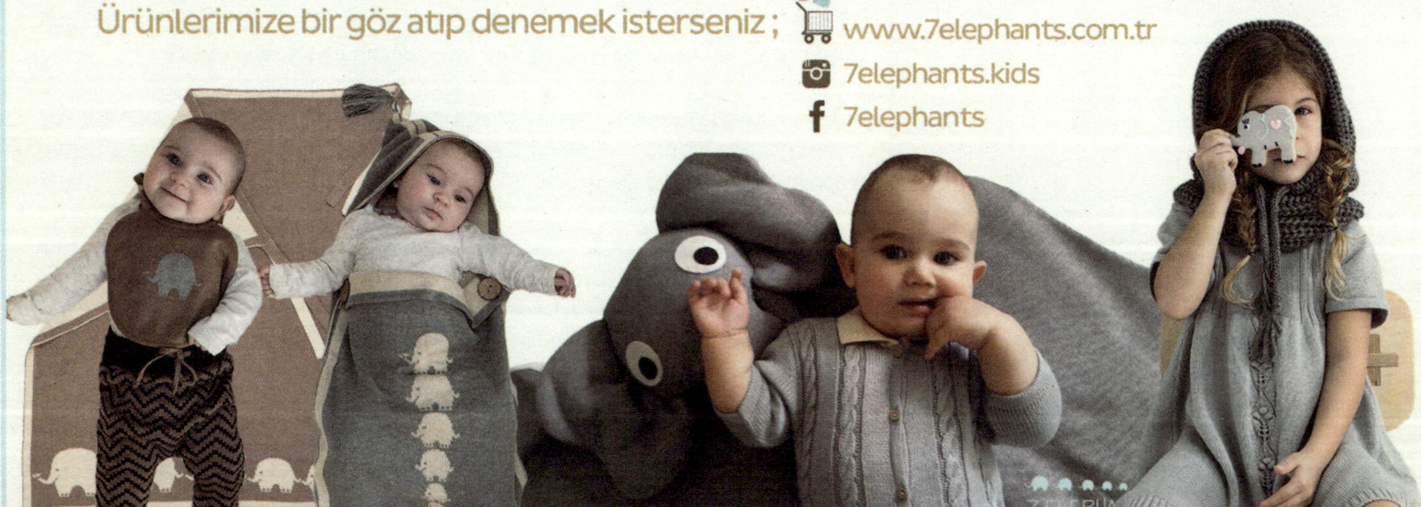

Notlar:

Notlar: